FORTSCHRITTE DER
KIEFER- UND GESICHTS-CHIRURGIE
BAND XXXVI

Fortschritte der Kiefer- und Gesichts-Chirurgie

Ein Jahrbuch

Begründet von Karl Schuchardt

Herausgegeben von Norbert Schwenzer
und Gerhard Pfeifer

Georg Thieme Verlag Stuttgart · New York

Band XXXVI

Traumatologie des Mittelgesichts

Tagungspräsident: Ernst Waldhart

Mit Beiträgen von 208 Autoren

283 Abbildungen in 378 Einzeldarstellungen, 66 Tabellen

Georg Thieme Verlag Stuttgart · New York 1991

Herausgeber

Schwenzer, N., Prof. Dr. Dr., Klinik u. Poliklinik für Kiefer- und Gesichtschirurgie der Universität Tübingen, Osianderstr. 2–8, 7400 Tübingen

Pfeifer, G., Prof. Dr. Dr., Abteilung für Mund-Kiefer-Gesichtschirurgie, Nordwestdeutsche Kieferklinik des Universitätskrankenhauses Eppendorf, Martinistr. 52, 2000 Hamburg 20

CIP-Titelaufnahme der Deutschen Bibliothek

Traumatologie des Mittelgesichts : mit 66 Tabellen / mit Beitr. von 208 Autoren. Tagungspräsident: Ernst Waldhart. – Stuttgart ; New York : Thieme, 1991
   (Fortschritte der Kiefer- und Gesichts-Chirurgie ; Bd. 36)
NE: Waldhart, Ernst [Hrsg.]; GT

Wichtiger Hinweis:

Wie jede Wissenschaft ist die Medizin ständigen Entwicklungen unterworfen. Forschung und klinische Erfahrung erweitern unsere Erkenntnisse, insbesondere was Behandlung und medikamentöse Therapie anbelangt. Soweit in diesem Werk eine Dosierung oder eine Applikation erwähnt wird, darf der Leser zwar darauf vertrauen, daß Autoren, Herausgeber und Verlag große Sorgfalt darauf verwandt haben, daß diese Angabe dem Wissensstand bei Fertigstellung des Werkes entspricht.

Für Angaben über Dosierungsanweisungen und Applikationsformen kann vom Verlag jedoch keine Gewähr übernommen werden. Jeder Benutzer ist angehalten, durch sorgfältige Prüfung der Beipackzettel der verwendeten Präparate und gegebenenfalls nach Konsultation eines Spezialisten festzustellen, ob die dort gegebene Empfehlung für Dosierungen oder die Beachtung von Kontraindikationen gegenüber der Angabe in diesem Buch abweicht. Eine solche Prüfung ist besonders wichtig bei selten verwendeten Präparaten oder solchen, die neu auf den Markt gebracht worden sind. Jede Dosierung oder Applikation erfolgt auf eigene Gefahr des Benutzers. Autoren und Verlag appellieren an jeden Benutzer, ihm etwa auffallende Ungenauigkeiten dem Verlag mitzuteilen.

© 1991 Georg Thieme Verlag, Rüdigerstraße 14, D-7000 Stuttgart 30
Printed in Germany
Satz: Druckhaus Götz KG, Ludwigsburg (Linotype System 5 [202])
Druck: K. Grammlich, Pliezhausen

ISBN 3-13-180601-X

Vorwort

In dem vorliegenden 36. Band der Fortschritte der Kiefer- und Gesichts-Chirurgie sind die auf der 40. Jahrestagung der Deutschen Gesellschaft für Mund-, Kiefer- und Gesichts-Chirurgie 1990 in Innsbruck zum Hauptthema gehaltenen Vorträge veröffentlicht.

Der für unser Fach bedeutsame Bereich der Traumatologie war zuletzt 1975 und 1977 in unserer Jahrbuchreihe abgehandelt worden. Seitdem hat sich ein deutlicher Wandel in den Behandlungsmethoden vollzogen. Dies war der Anlaß, das Thema „Traumatologie des Mittelgesichtes" erneut eingehend zu besprechen. Verletzungsursachen, diagnostische Möglichkeiten der zentralen, zentrolateralen und lateralen Mittelgesichtsfrakturen, deren Begleitverletzungen und die heute bevorzugten operativen Therapiemöglichkeiten werden eingehend besprochen. Auf diese Weise entsteht ein repräsentativer Querschnitt moderner Behandlungsverfahren, wie sie im deutschsprachigen Raum geübt werden. Die Therapiekonzepte und zahlreiche Spätergebnisse zeigen, daß heute die anatomische Wiederherstellung der frakturierten Skelettanteile und deren Fixierung mit Miniplattensystemen die bevorzugten Verfahren sind, da sie das Repositionsergebnis zuverlässig sichern und somit die Gewähr für optimale Ergebnisse darstellen. Die Erhaltung und Wiedervereinigung auch kleiner Knochenbezirke, und

nicht deren mitunter noch geforderte Entfernung im Sinne einer Enttrümmerung, ermöglichen es, Form und Funktion der Mittelgesichtsregion unter Einbeziehung einer regelrechten Okklusion optimal wiederherzustellen. Vielfach ist es sogar möglich, auf die früher fast immer erforderliche intermaxilläre Fixierung zu verzichten. Dies erfordert nicht nur die Erfassung sämtlicher Bruchlinien, die mit Hilfe heutiger bildgebender Verfahren möglich ist, sondern auch technisches Können und besondere Erfahrung in der Knochenchirurgie des Gesichtsskelettes.

Der vorliegende Jahrbuchband zeigt besonders deutlich die im Zeitraum von 15 Jahren zu verzeichnenden Fortschritte in der Traumatologie des Mittelgesichtes auf und dürfte alle Fachgebiete, die sich mit Verletzungen, insbesondere Kopfverletzungen befassen, interessieren.

Gedankt sei dem Georg Thieme Verlag, der auch diesen Band in bewährter Weise ausgestattet hat. Außerdem danken wir den Firmen Howmedica GmbH, Oswald Leibinger GmbH und Synthes GmbH für die gewährte Unterstützung, die die Herausgabe dieses Bandes in dem vorliegenden Umfang ermöglicht hat.

Tübingen/Hamburg, Mai 1991   N. Schwenzer
G. Pfeifer

Inhaltsverzeichnis

Walter Hoffmann-Axthelm, Freiburg i. Br.

Festvortrag zur 40. Jahrestagung der Deutschen Gesellschaft für Mund-, Kiefer- und Gesichtschirurgie

„Mit 40 Jahren ist der Berg erstiegen, wir stehen still und schaun zurück." Wenn wir dieses Zitat des Poeten Rückert auf das Werden und Wachsen unserer Gesellschaft beziehen, so beginnt die Rückschau mit dem ebenso für das Fach und für sie selbst entscheidenden Jahr 1950: Am 25. und 26. März fanden sich die deutschen Fachärzte für Zahn-, Mund- und Kieferkrankheiten in Göttingen zum ersten Male seit Kriegsende wieder zusammen und erneuerten unter der Leitung von Wilhelm Schwiesow (1901–1980) aus Hamburg ihren Facharztverband. Auf der zweiten Tagung am 25. und 26. November in Hamburg hielt der um die Entwicklung des Faches so hochverdiente Berliner Klinikchef Martin Waßmund (1892–1956) (Abb. **1**) sein grundlegendes Referat, in welchem er seinen versammelten Kollegen den Abschied vom Zahn verordnete, also den Verzicht auf konservierende und prothetische Zahnheilkunde, dafür aber das Gesicht hinzunahm, weil „die Mundhöhle und die Kieferknochen sich nicht trennen lassen von den deckenden Gesichtsteilen". Nachdem so die neuen Grenzen abgesteckt waren, forderte er abschließend: „Wir müssen eine wissenschaftliche Gesellschaft für Mund-, Kiefer- und Gesichtskrankheiten (oder -chirurgie) gründen! ... Das muß unsere nächste Aufgabe sein."
Diese Aufgabe wurde am 28. April 1951 innerhalb der nächsten Verbandssitzung in Bad Nauheim gelöst. Waßmund hatte die Gründung wohlvorbereitet, auch durch Verhandlungen mit den Berufsverbänden der Ärzte und Zahnärzte abgesichert. Seine Wahl zum 1. Vorsitzenden

erfolgte mit einer gewissen Selbstverständlichkeit, nachdem zuvor die neue Facharztordnung mit obligatorischer Doppelapprobation und vierjähriger Fachausbildung beschlossen worden war. Am nachfolgenden Sonntag fand mit drei Rednern und einigen Diskutanten die erste „wissenschaftliche Tagung" statt, das Ereignis, dessen 40. Wiederkehr wir heute freudig begrüßen.
Als Gast war damals auch der Berliner Ordinarius für Kieferchirurgie Georg Axhausen erschienen, der einige Wochen später die Neugründung als „Totgeburt" bezeichnete. Er betrachtete dieses Gebiet als der Zahnheilkunde zugehörig, was später dadurch bestätigt wurde, daß er sich zum Ehrenvorsitzenden der im Herbst 1951 wiedererweckten, mehr zahnärztlich eingestellten „Arbeitsgemeinschaft für Kieferchirurgie" wählen ließ. Beide Gesellschaften standen zunächst in einem gewissen Spannungsverhältnis, das sich aber, nachdem die alten Matadore abgetreten waren, weitgehend ausgeglichen hat. So gibt es zahlreiche Doppelmitglieder, die z. T. in beiden Vorständen mitarbeiten.
Karl Schuchardt (1901–1985) (Abb. **2**) war nicht anwesend, schloß sich aber später unserer Gesellschaft an, deren Leitung er 1956, nach Waßmunds Tod, übernahm. Es ist sein besonderes Verdienst, daß es ihm dank einer noch aus Kriegszeiten herrührenden Verbindung mit dem Thieme-Verleger Bruno Hauff gelang, die Jahrbuchreihe „Fortschritte der Kiefer- und Gesichts-Chirurgie" ins Leben zu rufen, in der, beginnend mit dem Kongreß von 1954, die ab 1956 unter Hauptthemen gestellten Vorträge

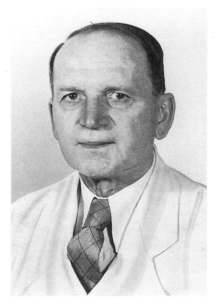

Abb. **1**   Martin Waßmund

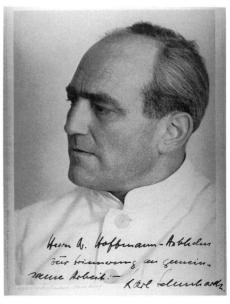

Abb. **2**   Karl Schuchardt

publiziert wurden. Damit hatte er ein sich ständig erneuerndes, heute 35 Bände umfassendes Lehrbuch auf den Weg gebracht, das über unser Fachgebiet hinaus auch in die Nachbardisziplinen wirkt.

Der Mitgliederkreis der Gesellschaft weitete sich bald in die deutschsprachigen Regionen der Nachbarländer aus. Der Zusammenschluß der österreichischen Kieferchirurgen zunächst zu einer Arbeitsgemeinschaft erfolgte 1967, und seit 1975 gibt es auch hier offiziell den Facharzttitel für Mund-, Kiefer- und Gesichtschirurgie. Dieser Entwicklung ist es zu danken, daß wir uns heute in der schönen Stadt Innsbruck zusammenfinden.

Hier in Innsbruck wurde nach längeren Vorwehen 1905 eine Lehrkanzel für Zahnheilkunde durch Bernhard Mayrhofer (1868−1938) (Abb. 3) begründet, die zunächst in einer Privatwohnung und seit 1909 in einem Gebäude im Komplex der Krankenanstalten Unterbringung fand. Ab April 1910 standen sogar drei Zimmer für stationäre Patienten zur Verfügung, womit man den adäquaten reichsdeutschen Einrichtungen um Jahrzehnte voraus war. Mayrhofer wurde 1935 einstimmig zum Rektor gewählt. Im Alter wandte sich dieser hochgebildete, die alten Sprachen beherrschende Mann der Medizingeschichte zu; 1937, ein Jahr vor seinem Tode, erschien sein „Kurzes Wörterbuch zur Geschichte der Medizin", das auch dem Referenten schon manchen Rat erteilt hat.

Mayrhofer hat 1916 durch einen Bericht aus der Abteilung für Kieferverletzte des klinischen Reservespitals Innsbruck über „Mundschleimhaut-, Wangen- und Lippenplastik nach Schußverletzungen des Gesichtes und der Kiefer" auch kiefer-gesichtschirurgische Interessen dokumentiert. Im selben Jahr, dem zweiten Kriegsjahr, erschien ein umfangreicher Beitrag in der von ihm redigierten „Zeitschrift für Mund- und Kieferchirurgie" über Unterkiefer-Schußfrakturen, in welchem er seiner Freude Ausdruck gab, daß er bereits 300 Kieferfälle **im**

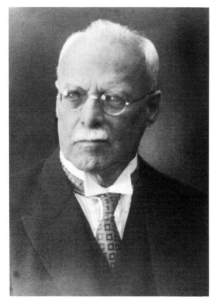

Abb. 3 Bernhard Mayrhofer

eigenen Wirkungskreise (auch im Original in Fettdruck), also in seiner kleinen Station, hatte behandeln können. Nach Mayrhofer schlief die Kieferchirurgie ein; erst nachdem Karl Häupl (1898−1960) nach dem Kriege Klinik und Lehrstuhl restituiert hatte, erfolgte ihre Wiederwekkung unter dessen Nachfolgern Otto Preissecker (1898−1963) und vor allem Hans Wunderer (geb. 1912). Unter seiner Leitung erfolgten Ausbau und Modernisierung der Klinik; unser Fach nahmen darin als erste Otto Neuner (geb. 1927) und Herbert Mehnert (geb. 1915) wahr.

In Mayrhofers den Kieferbrüchen gewidmeten Publikationen finden wir nichts über unser Jahresthema, die Frakturen des Mittelgesichts. Es ist überhaupt erstaunlich, wie wenig in der älteren Literatur über Frakturen speziell des Oberkiefers zu lesen ist. Trotz mancher Bemühung fand der Referent die früheste Erwähnung erst im 17. Jahrhundert. Der Leibchirurg mehrerer britischer Könige Richard Wiseman (1616?−1676) berichtete in seinem kasuistischen Werk „Severall chirurgicall cases" von 1676, wie er zu einem Jungen gerufen wurde, dem „durch Hufschlag sein Gesicht hineingeschlagen war und der Unterkiefer herausstand". Dieser britische Paré, wie ihn die Zeitgenossen nannten, ging mit dem Finger hinter die Uvula und zog den Oberkiefer nach vorn, der aber, losgelassen, sofort wieder zurücksank. Nun fertigte er ein an einem Ende hochgebogenes Instrument an, wohl eine Art Haken, das er „my Extender" nannte, holte damit die Maxilla nach vorn, doch sank diese immer wieder zurück. Daraufhin ließ er sie mit einem verbesserten, aber nicht näher beschriebenen Instrument abwechselnd durch das Kind, die Mutter oder seine Diener bis zur Kallusbildung nach vorn ziehen, eine recht aufwendige Fixierung.

1731, also 55 Jahre später, beschrieb der Chefchirurg an der Pariser Charité Henri-François Le Dran (1685−1770) die Versorgung eines partiellen Oberkieferbruchs: Bei einem alten Mann waren durch Überfahren die vier letzten oberen Molaren (Prämolaren und Molaren wurden damals noch nicht unterschieden) mit den Alveolen gaumenwärts gekippt und der Unterkiefer im Kinnbereich mehrfach gebrochen. Zur Befestigung des wackelnden Oberkieferfragments ließ er durch den Dentiste du Roi Jean François Caperon (1722?−1763) die vier noch fest im frakturierten Alveolarfortsatz wurzelnden Zähne mit Fäden umschlingen und am vorderen Nachbarzahn anbinden; entsprechend wurden die sechs unteren Zähne ligiert und eine Kinnschleuder angelegt. Schon nach 10−12 Tagen fielen die Fäden ab, doch die Fragmente hatten sich inzwischen gefestigt. – Ein frühes Beispiel chirurgisch-zahnärztlicher Zusammenarbeit.

Einen großen Fortschritt brachte eine Apparatur, die der erste Vertreter der Chirurgie an der 1810 gegründeten Berliner Universität, Carl Ferdinand von Graefe (1787−1840), 1822 durch seinen Doktoranden Carl C. F. Reiche (1796−1860) veröffentlichen ließ. Von Graefe war der Begründer der Berliner Schule der plastischen Chirurgie; ihm war 1817 als erstem überhaupt der Verschluß einer Gaumenspalte gelungen, und durch die erstmalige Wiederholung sowohl der italienischen als auch der indischen Nasenplastik wurde er zum Wegbereiter für seine Amtsnachfolger Dieffenbach und Langenbeck. Das

Neuartige an seiner Konstruktion war die Ruhigstellung der frakturierten Maxilla durch eine Verankerung am Kopf, ein Vorgehen, das vermutlich durch einen 1799 auch am Kopf fixierten Unterkieferverband des preußischen Regimentsarztes Rütenick beeinflußt worden war. Von Graefe bediente sich eines gepolsterten Stirnreifens aus Stahl, der zwei verstellbare Bügel trug. Durch diese sollte das Fragment in der richtigen Lage erhalten werden (Abb. **4**).

Mit der Einführung des Kautschuks in die zahnärztliche Prothetik Mitte des 19. Jahrhunderts und dessen Anwendung in der Behandlung von Kieferbrüchen durch zwei amerikanische Dentisten während des Sezessionskriegs gelangte dieses Gebiet in die Hand der Zahnärzte, denn diese wußten mit dem neuen Material am besten umzugehen. Man nahm nach provisorischer Reponierung des gebrochenen Unterkiefers Abdrücke von beiden Kiefern und fertigte danach einen „Interdental splint" an, der beide Zahnreihen umfaßte und durch eine Kinnschleuder fixiert wurde. Der bedeutende New Yorker Zahnarzt Kingsley vervollkommnete 1880 das Verfahren durch Einfügen zweier extraoraler Bügel in den unteren Splint, die an einer Kinnbandage befestigt wurden.

Nunmehr war es nicht mehr weit zu der Idee, dieses Vorgehen auch bei Oberkieferbrüchen anzuwenden. Die Bügel wurden mit einer Kopfkappe verbunden, eine Apparatur, die im deutschen Sprachgebrauch bald den recht plastischen Namen Hirschgeweih erhielt. Die zunächst starre Verbindung ersetzte man gegen Ende des vorigen Jahrhunderts durch Gummizüge. Neben den Kautschukplatten verwandte man auch solche aus Metall, bei bezahntem Oberkiefer auch gegossene oder gestanzte Kappenschienen. In den 20er Jahren nahm Waßmund diese Technik in sein System der freihändigen Kieferbruchversorgung auf, ersetzte also die Platte durch einen am Patienten gebogenen Bügel. Als Kopfkappe benutzte er an Stelle des schweren Gipsverbandes eine elastische

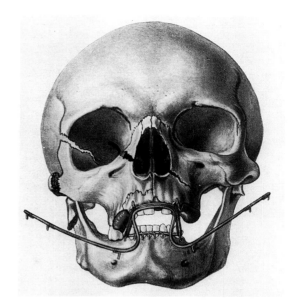

Abb. **5** M. Waßmund: Fixierung der Oberkieferfraktur durch freihändig gebogenes „Hirschgeweih" (1927)

Binde (Abb. **5**). Die Reposition eines nach hinten verlagerten Kieferkörpers wurde auch am liegenden Patienten durch Zug von Gewichten über eine Rolleneinrichtung vorgenommen.

Während des 2. Weltkrieges begannen bei der Versorgung frischer Oberkieferbrüche auch chirurgische Verfahren Anwendung zu finden. So schlug der amerikanische Kieferchirurg William Milton Adams (1905–1957) 1942 vor, den abgesprengten Oberkieferkörper durch subkutan verlaufende Drähte am unteren Orbitalrand nach dessen Umschlingung aufzuhängen (Abb. **6**), ein Vorgehen, daß inzwischen manche Variante erfahren hat, wie z. B. in der Fixierung am Jochbogen und an der Spina nasalis. Es hat sich bei gegebener Indikation fest neben der konservativen Methode etabliert. Heute wird zunehmend auch die Plattenosteosynthese zur Befestigung von Oberkieferbrüchen verwandt.

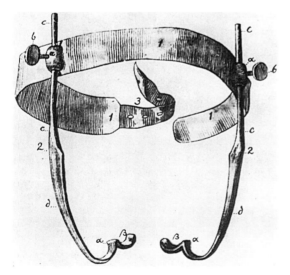

Abb. **4** C. F. v. Graefe: Fixierung der Oberkieferfraktur durch Stirnreifen (1822)

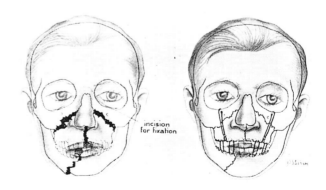

Abb. **6** W. M. Adams: Drahtaufhängung des frakturierten Oberkiefers am unteren Orbitalrand (1942)

Um die Systematik der Oberkieferfrakturen haben sich zwei französische Autoren verdient gemacht: 1866 beschrieb der Pariser Chirurg Alphonse Guérin (1817–1895) die seinen Namen tragende Querfraktur der Maxilla ohne Dislokation. Dazu stellte 1901 der Chirurg in Lille, René Le Fort (1869–1951), fest, daß die Fraktur ohne Verlagerung die Regel ist. Diese Erfahrung, die wahrscheinlich das Interesse an derartigen Brüchen solange hatte ruhen lassen, sammelte er an 35 Leichenschädeln, die er den unterschiedlichsten Traumen ausgesetzt und anschließend präpariert hatte. Vor allem aber fand er bei diesen Untersuchungen jene typischen drei Bruchformen am Gesichtsschädel, die seither seinen Namen tragen (Abb. 7), wobei der Typ Le Fort I der Querfraktur von Guérin entspricht, Typ II die Auslösung von Maxilla und Nase und III die Auslösung von Maxilla, Nase und Jochbögen bedeutet, wobei es natürlich auch Mischformen gibt.

Noch später als mit den Oberkieferbrüchen begann man sich mit der doch recht häufigen Jochbein-Impressionsfraktur zu befassen, und es ist erstaunlich, wie hilflos man ihr noch in der 1. Hälfte des vorigen Jahrhunderts gegenübergestanden hat. Joseph François Malgaigne (1816–1865), der große Theoretiker der neuzeitlichen Chirurgie, scheiterte, wie er 1842 in seinem Spezialwerk über die Knochenbrüche zugab, aus anatomischen Gründen bei der Aufrichtung vom Mundinnern aus mit dem Finger, und er scheute die bereits von anderer Seite praktizierte Freilegung und Reposition von außen.

1844 empfahl der damals in Freiburg wirkende Chirurg Louis Stromeyer (1804–1876) in seinem „Handbuch der Chirurgie" die Aufrichtung des Jochbogens mit einem scharfen einzinkigen Haken durch die äußere Haut, ein noch heute überwiegend praktiziertes Vorgehen. Gurlt (1825–1899) hatte in seinem Handbuch über Knochenbrüche von 1864 diese Methode recht kritisch diskutiert,

doch kannte man damals noch keine Antisepsis, auch hatte Stromeyer seinen Vorschlag mangels Gelegenheit noch nicht praktisch selbst erproben können. Andere Wege bestehen in der Aufrichtung durch ein subkutan eingeführtes Raspatorium, nach Gillies (1927) durch einen Schnitt in der behaarten Temporalisgegend, nach Dingman (1964) in der Augenbraue, aber auch vom Mundvorhof aus, wie es bereits 1909 der Chirurg William W. Keen in Philadelphia vorgeschlagen hatte.

Eine äußere Retention nach Reposition ist, was auch Waßmund 1927 festgestellt hat, bei dem heute überwiegend geübten Vorgehen nach Stromeyer im allgemeinen überflüssig. Das Fragment springt nach Waßmunds und eigenen Beobachtungen „mit deutlichem Knacken an seine alte Stelle" und bleibt hier auch. Ergibt sich aber die Notwendigkeit einer Befestigung, so wird ein besonderer Haken an einem von einer Kopfkappe getragenen Gestänge fixiert, wie es wohl zuerst der Berliner Zahnarzt Franz Ernst auch 1927 angegeben hat. Ggf. wird heute die Plattenosteosynthese für die Versorgung der Jochbogenfrakturen angewandt.

Im Gegensatz zu den bisher behandelten Frakturen des Mittelgesichts fand sich ein Therapievorschlag des gebrochenen Nasenbeins bereits im altägyptischen Papyrus Smith. Hier lesen wir in der Übersetzung von Westendorf: „Wenn du einen Mann untersuchst mit einem Bruch am Pfeiler seiner Nase; seine Nase ist breitgeschlagen, eingeebnet ist sein Gesicht... Er gibt Blut aus seinen Nasenlöchern. Dann mußt du dazu sagen: einer mit einem Bruch am Pfeiler seiner Nase. Eine Krankheit, die ich behandeln werde." Diese Behandlung bestand in Reinigung und Einlegen von zwei ölgetränkten Tupfern in die Nasenlöcher. Danach Bettruhe.

Etwa 1 Jahrtausend später wird im Corpus Hippocraticum beim gebrochenen Nasenbein vor der Druckwirkung von Verbänden gewarnt, durch welche die durch den Bruch eingedrückte Nase nur noch platter wird. Sie wurden „schöne Verbände ohne Verstand" genannt, die auch beim Unterkieferbruch Entstellungen anrichten. Noch am Unfalltag soll man die Nase mit dem eingeführten Finger aufrichten, dann einen (erhärtenden) Teig aus Weizenmehl auflegen, bei Plattnase auch die Nasengänge mit Scharpie oder Leder ausstopfen. Nach 10 Tagen ist dann die Nase fest.

Im ersten nachchristlichen Jahrhundert unterließ der Römer Celsus zwar die berechtigte griechische Warnung vor den Verbänden, folgte aber im übrigen der überlieferten Regel des Ausstopfens, jetzt mit Scharpie, Schwammstücken oder umwickelten Federkielen (durch die man atmen konnte). Durch die Pelotte aus Weizenmehl legte er einen Riemen, der um den Kopf geführt und an der Stirn festgeklebt wurde.

Das griechisch-römische Erbe wurde durch die byzantinische Medizin weitergeführt. Mit dem Vordringen des Islams im 7. Jahrhundert gelangten diese Schriften in arabische Hand, wurden übersetzt und von bedeutenden, meist persischen Ärzten erweitert. Im 11. und 12. Jahrhundert übertrugen italienische und spanische Übersetzer diese arabischen Lehrbücher ins Lateinische und brachten damit die antiken Kenntnisse zurück in das Abendland. Dort erlangten Werke wie der „Canon medicinae" des persischen Arztes Avicenna (um 980–1037) über Jahrhunderte geradezu kanonische Bedeutung.

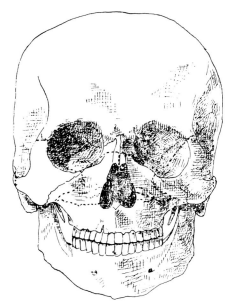

Abb. **7** R. Le Fort: die 3 typischen Bruchlinien der Oberkieferfraktur (1901)

So stoßen wir im Hohen Mittelalter bei dem großen Chirurgen in Avignon, Guy de Chauliac (gest. um 1368), und durch ihn vermittelt in der Renaissance bei dem Begründer der Pariser chirurgischen Schule, Ambroise Paré (1510–1590), wieder auf die antiken Behandlungsmethoden, auch des gebrochenen Nasenbeins. Paré richtete es mit der äußerlich tastenden Hand und einem ins Nasenloch gesteckten umwickelten Spatel auf und empfahl statt der Federkiele des Celsus das Einlegen von Röhren aus Gold, Silber oder Blei, die er mit Fäden an einer Kopfkappe befestigte.

1723 lehnte der Pariser Chirurg Jean-Louis Petit (1674–1760), Verfasser eines zweibändigen Werkes über Knochenkrankheiten, das Stützen und Ausstopfen der eingesunkenen Nase ab und begnügte sich mit einem Spezialverband, ebenso übrigens bei der Versorgung des frakturierten Unterkiefers, also ein deutlicher Rückschritt gegenüber den hippokratischen Lehren. Ganz im Gegensatz hierzu berief sich 1847, also 124 Jahre später, Malgaigne ausdrücklich und namentlich auf Hippokrates, „weil die Neueren in der Tat nur diesem gefolgt sind".

An diesen Methoden hat sich im Grundsatz bis heute nichts geändert. Die intranasalen Metallröhren wurden durch Gummischläuche, anatomisch geformte und durchbohrte Kautschuk- und später Kunststoffkegel ersetzt, die ggf. an einem Stirngips oder einer Oberkieferschiene fixiert werden. Bereits 1914 hatte Franz Ernst in Berlin an der Bierschen Klinik eine derartige Apparatur entwickelt, die zusätzlich die Nasenform durch verstellbare äußere Druckpelotten beeinflußte. Ein im Prinzip ähnliches Gestänge konstruierte 1933 Kazanjian (1879–1974) in Boston, während Schuchardt 1942 die obere Zahnreihe als Stütze bevorzugte und dafür ein entsprechendes, leicht abnehmbares Gerät entwarf, das sich gut bewährt hat (Abb. **8**).

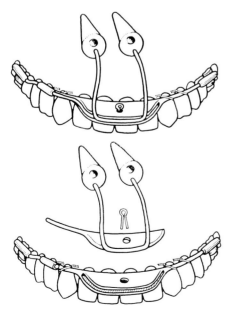

Abb. **8** K. Schuchardt: am Oberkiefer fixierte Apparatur zur Nasenformung (1942)

Damit sind wir am Ende unserer historischen Betrachtung angelangt und bereits in die Zeitgeschichte eingetreten; zugleich ist aber auch meine Zeit abgelaufen. Informationen über Anamnese und Gründung unserer Gesellschaft mußten notgedrungen etwas zu kurz kommen. Manches darüber ist im Vortrag auf der 25. Tagung nachzulesen, anderes läßt sich in 10 Jahren auf der 50. Jahrestagung ergänzen. Heute aber freuen wir uns auf Innsbruck.

Literatur

Adams, W. M.: Internal wiring fixation of facial fractures. Surgery 12 (1942) 523–540

Celsus, A. C.: Über die Arzneiwissenschaft. Übers. E. Scheller, Braunschweig 1906

Celsus, A. C.: De medicina. Transl. W. G. Spencer, Vol. III. London/Cambridge (Mass.)

Ernst, F.: Verletzungen des Gesichtsskeletts. In: Kirschner, M., O. Nordmann: Die Chirurgie, Bd. IV 1. Berlin 1927 (S. 819–866)

v. Graefe, C. F., zit. bei Reiche 1822

Guérin, A.: Des fractures des maxillaires supérieurs. Arch. gén. méd. 6, Série 8 (1866) 5–13

Gurlt, E.: Handbuch von der Lehre von den Knochenbrüchen, II. Teil, Hamm 1864

Härle, F.: Die Entwicklung der Arbeitsgemeinschaft für Kieferchirurgie. Dtsch. zahnärztl. Z. 12 (1989) 924–931

Hippokrates: Die Werke des H., 5. Bd. Stuttgart 1933–1940

Hoffmann-Axthelm, W.: Die geschichtliche Entwicklung der Mund-, Kiefer- und Gesichtschirurgie. In Schuchardt, K., G. Pfeifer: Fortschritte der Kiefer- und Gesichts-Chirurgie, Bd. XXI. Stuttgart 1976 (S. 1–8)

Hoffmann-Axthelm, W.: Die Geschichte der Zahnheilkunde. 1. und 2. Aufl. Berlin 1973 u. 1985

Kingsley, N. W.: A treatise on oral deformities … New York 1880

Le Dran, H.-F.: Observations de chirurgie, Tome I, Paris 1731

Le Fort, R.: Etude expérimentale sur les fractures de la mâchoire supérieur. Rev. Chir. 23 (1901) 208–227, 360–379, 479–507

Malgaigne, J. F.: Traité des fractures et des luxations. Tome I, Paris 1847

Mayrhofer, B.: Das neue k. k. Zahnärztliche Institut der Universität Innsbruck. In Öst. Vjschr. Zahnheilk. 28 (1912) 126–129

Mayrhofer, B.: Mundschleimhaut-, Wangen- und Lippenplastik nach Schußverletzungen des Gesichtes und der Kiefer. Öst. Vjschr. Zahnheilk. 32 (1916) 11–130

Mayrhofer, B.: Dehnungsbehandlung … ungünstig verwachsener Unterkieferschußfrakturen. Zschr. Mund-Kieferchir. 2 (1916) 1–33

Moeser, E.: Apparat zur Behandlung eines schweren Oberkieferbruches. Dtsch. mschr. Zahnhk. 16 (1898) 62–64

Paré, A.: Oeuvres … en 28 livres, 4. éd. Paris 1585

Petit, J.-L.: Traité des maladies des os, Tome II, Paris 1723

Petit, J.-L.: Abhandlung von denen Krankheiten derer Knochen …, Bd. II, Berlin 1725

Reiche, C. F. G.: De maxillae superioris fractura. Med. Diss. Berlin 1822

Schuchardt, K.: Eine einfache Apparatur zur Befestigung von Operationsunterlagen am Oberkiefer. Dtsch. Zahn-Mund-Kieferheilk. 45 (1942) 496–499

Stiebitz, R.: 125 Jahre zahnärztliche Chirurgie, Mund-Kiefer-Gesichtschirurgie. Z. Stomatol. 83 (1986) 463–477

Stromeyer, L.: Handbuch der Chirurgie, Bd. I, Freiburg i. Br. 1844

Waßmund, M.: Frakturen und Luxationen des Gesichtsschädels. Berlin 1927

Waßmund, M.: Arbeitsgebiet, Fachtitel und Fachausbildung des Facharztes für Zahn-Mund-Kieferkrankheiten. Schreibmasch.-Man. 1950

Westendorf, W.: Papyrus Edwin Smith. Bern 1966

Wiseman, R.: Severall chirurgicall treatises. London 1676

Wunderer, H.: Lehrkanzel für Zahnheilkunde und Zahn- und Kieferklinik. In Hundert Jahre Med. Fakultät Innsbruck 1869–1969. Innsbruck 1969

Kontaktadresse
Prof. Dr. Dr. Walter Hoffmann-Axthelm
Schlierbergstr. 84
W-7800 Freiburg i. Br.

Norbert Schwenzer, Tübingen, und Hans-Georg Luhr, Göttingen

Behandlung der Mittelgesichtsfraktur im Wandel der Zeit – Rückblick und Ausblick

Die Diagnostik und die Therapie des Mittelgesichtstraumas haben sich im Verlauf der letzten 35 Jahre – ein Zeitraum, über den wir aus eigener Anschauung berichten möchten – grundlegend geändert. Wahrscheinlich hätten wir unser Thema in den 50er Jahren ganz anders formuliert und von „Oberkieferbrüchen" gesprochen, so wie Waßmund sie in seinem 1927 erschienenen Werk über Frakturen und Luxationen des Gesichtsschädels bezeichnet.

Heute spricht man bei derartigen Knochenverletzungen, die die mittlere Gesichtsetage betreffen, von Mittelgesichtsfrakturen, da außer der Maxilla auch noch andere Knochen des Mittelgesichts betroffen sind. Diese können untereinander getrennt, aber auch vom Hirnschädel abgelöst sein. Wir unterscheiden heute zwischen zentralen, zentrolateralen und lateralen Frakturen des Mittelgesichts, in denen die Einteilungen von Le Fort und Waßmund untergebracht wurden und die sich speziell für die operativen Behandlungsmethoden anboten.

Konservative Behandlungsmethoden

In den ersten Jahren nach dem 2. Weltkrieg wurden praktisch alle sog. Oberkieferbrüche konservativ behandelt (Abb. 1). Die Prinzipien der Behandlung bestanden bereits damals in der „Reposition und Fixation" der frakturierten Knochen untereinander und zum Hirnschädel hin. Ein integrierter Bestandteil der Therapie war die Wiederherstellung der Okklusion, die als einziges Kriterium für die ordnungsgemäße Reposition der bezahnten Kieferanteile galt. Die Reposition der frakturierten Mittelgesichtsknochen erfolgte manuell, vielfach jedoch auch apparativ, insbesondere dann, wenn der Verletzte relativ spät – und das war häufig der Fall – in fachärztliche Behandlung kam. Zur Reposition der bezahnten Knochenanteile wurden an den Schienen angreifende intraorale Gummizüge benutzt. Zum Anheben des Mittelgesichts dienten extraorale Bügel (sog. Hirschgeweih) und an einem Kopfgips fixierte Gummizüge; zum Vorziehen bediente man sich entweder des Stenzel-Bügels oder, in hartnäckigen Fällen, der Rollenextension, die auch noch heute hin und wieder bei veralteten Frakturen zur Anwendung kommt. Zur Fixation von zentralen und zentrolateralen Mittelgesichtsfrakturen war die sog. externe Skelettfixation die Methode der Wahl. Das universelle Halteelement war der Kopfgips, an dem mit Gummizügen (Waßmund 1927) oder bilateralen Gipsstegen (Kapovits 1959) der Oberkiefer mit Hilfe eines sog. Hirschgeweihs fixiert wurde (Abb. 2). Auch Gestänge mit Universalschrauben kamen zur Anwendung. Diese Repositions- und Fixationsmethoden hatten den Nachteil, daß die Fragmente nur mit Hilfe des tastenden Fingers in die richtige Position gebracht werden konnten und die achsengerechte Reposition mehr oder weniger

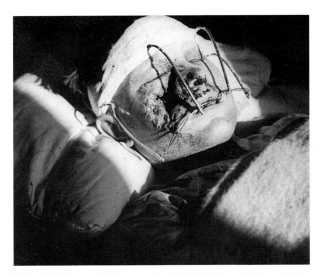

Abb. **1** Kriegsverletzter aus dem 2. Weltkrieg mit einem Oberkieferschußbruch. Das Mittelgesicht ist mit Hilfe von extraoralen Metallbügeln und einem sog. Hirschgeweih an einem Kopfgipsverband fixiert

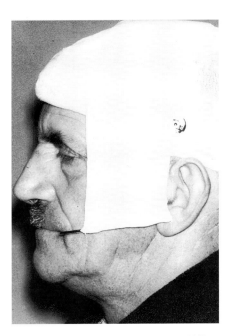

Abb. **2** Starre Fixation des Mittelgesichts mit Hilfe von lateralen Gipsstegen, ein Verfahren, das Ende der 50er Jahre benutzt wurde

Glückssache war. Pseudarthrosen, Deformierungen, insbesondere in Form des Tellergesichts (dish-face), kennzeichneten vielfach den Mittelgesichtsverletzten zeit seines Lebens.

Die Patienten litten nach Verletzungen im zygomatikoorbitalen Bereich sehr häufig an einem Enophthalmus, da die Repositionsergebnisse im Bereich des Orbitabodens häufig zu wünschen übrigließen. Zur Reposition von Jochbeinfrakturen diente der Waßmund-Haken. Das reponierte Jochbein wurde anschließend mit Hilfe eines am Kopfgips befestigten extraoralen Bügels 14 Tage lang fixiert.

Geschlossene Nasenbeinfrakturen wurden manuell und mit Hilfe von endonasal eingebrachten Elevatorien reponiert, anschließend mit Gips fixiert, ein Verfahren, das sich bewährt und bis heute gehalten hat. Bei Trümmerbrüchen wurde vielfach die transnasale quere Drahtung mit Fixation über Bleiplättchen benutzt. Mit Hilfe des sog. Halo Frame wurde eine etwas invasivere Form der Fixierung des Mittelgesichts über transfaziale Drähte eingeführt, ein Verfahren, das sich bei uns nicht durchgesetzt hat.

Mit Zunahme der Motorisierung wurden auch die Gesichtsschädeltraumen häufiger, und man suchte, unzufrieden mit den Ergebnissen der konservativen Therapie, nach neuen Wegen der Behandlung.

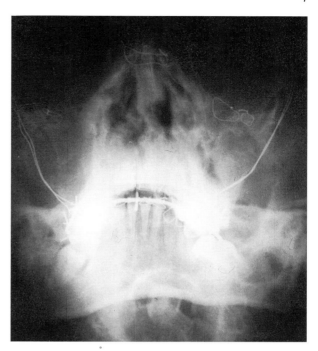

Abb. 3 Fixation des Mittelgesichts mit Hilfe einer „kraniofazialen Drahtaufhängung" und Drahtnähten

Operative Behandlungsmethoden

Zu Beginn der 60er Jahre entsann man sich der von Adams 1942 angegebenen internen Skelettfixation in Form der Aufhängung mit Draht, die erstmals die bis dahin wegen der Infektionsgefahr und der technischen Schwierigkeiten verpönte Freilegung des Stirnbeinpfeilers erforderte (Abb. **3**). Es zeigte sich sehr schnell, daß eine exakte Reposition der Bruchenden bessere ästhetische und funktionelle Ergebnisse brachte. Eine systematische Beschreibung der Operationstechnik und der Zugangswege erfolgte 1964 (Schwenzer). Nach und nach ging man dazu über, außer dem Stirnbeinpfeiler und dem Infraorbitalrand später auch die abgesprengte Nasenwurzel operativ freizulegen, die Fragmente mit Drahtnähten zu fixieren. Auch Jochbeinfrakturen wurden unter Sicht reponiert, wobei die routinemäßige Kontrolle des Orbitabodens die Ergebnisse deutlich verbesserte. Zusätzlich erfolgte bei allen zentralen und zentrolateralen Frakturen die kraniofaziale Aufhängung und als deren Modifikation später auch die von Kuffner 1970 angegebene Aufhängung an der Glabella. Es gelang auf diese Weise, die anatomischen Verhältnisse wesentlich besser wiederherzustellen, wobei nach wie vor auf die Schienenelemente nicht verzichtet werden konnte, die auch heute noch benutzt werden. Hier hat die Drahtbogenkunststoffschiene, die direkt und ohne Modellherstellung angelegt werden konnte, bis heute gute Dienste geleistet. Diese Verfahren der Drahtosteosynthese und der Drahtaufhängung haben sich bis heute gehalten (Schwenzer 1986).

Gewisse Nachteile der Drahtaufhängung waren jedoch nicht zu übersehen. Sie bestanden darin, daß vor allem bei schwersten Trümmerfrakturen eine Verkürzung des Mittelgesichts resultieren konnte und eine durch Narbenzug der Weichteile bedingte Abflachung des Gesichts

nicht immer auszuschließen war. Eine Dorsalverlagerung konnte insbesondere bei gleichzeitiger Unterkieferfraktur nicht zuverlässig vermieden werden. Diesen Nachteil versuchte man durch Benutzung des Halo Frame, der sich heute in Großbritannien noch großer Beliebtheit erfreut, zu beheben. Er arbeitet nach dem alten Hirschgeweihprinzip, wobei das am Schädel ansetzende Element mit Schrauben in der Kalotte fixiert wird.

Die Therapie der Mittelgesichtsfraktur wurde aber insbesondere im Zuge der Entwicklung der funktionsstabilen Plattenosteosynthese am Unterkiefer wiederum richtungweisend beeinflußt, indem Miniplatten zur Fixierung der früher mit Draht vereinigten Knochen zunächst am Stirnbeinpfeiler eingeschraubt wurden. Die erste diesbezügliche Publikation von Snell u. Dott erschien schon 1969. In den darauffolgenden 10 Jahren erfolgten weitere Einzelveröffentlichungen (Schilli u. Mitarb. 1977). Eine weite Verbreitung fand die Plattenosteosynthese bei Mittelgesichtsfrakturen jedoch erst mit Beginn der 80er Jahre, als die ursprünglich eher für Jochbeinfrakturen verwandten Platten sich auch für den Stirnbeinpfeiler und den Infraorbitalrand als geeignet erwiesen. Die von Luhr schon sehr frühzeitig propagierte Verwendung von selbstschneidenden Schrauben in der Gesichtsschädelchirurgie hat sich ebenfalls erst sehr langsam durchsetzen können und hat zusammen mit der Entwicklung neuer Plattentypen und -formen zu einer Ausweitung der Osteosynthese auch auf den infrazygomatikalen Bereich geführt (Abb. **4**). Dadurch konnten auch Bruchlinien in der Le Fort-I-Ebene von intraoral überbrückt und somit die leidige intermaxilläre Fixation zumindest in bestimmten Fällen nach der Reposition und Fixation wieder gelöst werden (Abb. **5**). Es hat sich vor allem gezeigt, daß durch die

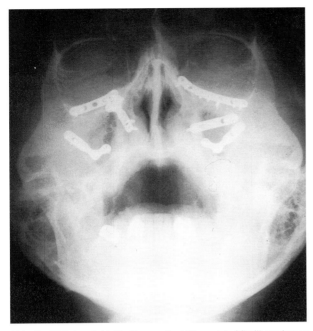

Abb. 4 Mittelgesichtsfixation mit Hilfe von Vitalliumplatten nach Luhr

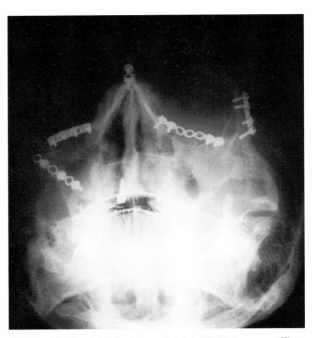

Abb. 5 Mittelgesichtsfixation mit Mini-AO-Platten aus Titan. Die intermaxilläre Fixation kann nach Einstellung der Okklusion wieder gelöst werden

Miniplatten eine mehrdimensionale Stabilität zwischen Gesichtsschädel und Mittelgesicht erreicht werden konnte (Machtens 1987). Insbesondere haben sich die Miniplatten auch bei der Versorgung von gleichzeitig vorhandenen frontobasalen Frakturen bewährt. Sie werden auch zur Fixation von Schädelknochentransplantaten benutzt, da man immer mehr dazu übergeht, zertrümmerte Strukturen, z. B. Orbitaboden, Kieferhöhlenwände, sofort zu rekonstruieren (Prein u. Hammer 1988).

Neuerdings ist auch eine Mikroplatte erhältlich mit deutlich im Vergleich zu den üblichen Plattensystemen verkleinerten Dimensionen (Abb. 6). Sie ist insbesondere zur dreidimensionalen Stabilisierung von kleinen oder sehr dünnen Fragmenten im Infraorbital- und Nasoethmoidalbereich sowie bei Stirnbeinfrakturen geeignet (Luhr 1990). Der Vorteil gegenüber den Drahtnähten liegt hier vor allem in der dreidimensionalen Stabilisierung.

Derartige Fixationsmaßnahmen erfordern jedoch neben einer guten Schulung des Operateurs eine exakte präoperative Darstellung der Frakturlinien, was durch neue bildgebende Verfahren, insbesondere das Computertomogramm, ermöglicht wurde.

Die immer noch diskutierte Frage „Metallentfernung oder nicht" hat man dadurch zu lösen versucht, daß Vitallium- oder Titanplatten, die keiner Entfernung mehr bedürfen, an Stelle der Stahlplatten traten.

Trotz dieser ingeniösen Methoden wird der Traumatologe immer wieder mit Situationen konfrontiert, in denen er insbesondere im dentoalveolären und maxillären Bereich infolge zahlreicher Fragmente keine Platten fixieren kann, so daß er zusätzlich auf die kraniofaziale Aufhängung zurückgreifen muß, die sich ohne weiteres mit einer Miniplattenosteosynthese im Bereich der oberen Pfeiler kombinieren läßt.

Bei einer abschließenden Betrachtung einer 35jährigen Entwicklung in der Mittelgesichtstraumatologie hat sich ein enormer Wandel vollzogen. Die konservative Frakturbehandlung ist die Ausnahme, die operative Frakturbehandlung die Regel. Sie ist ohne exakte Diagnostik nicht möglich und erfordert großes technisches Können. Allerdings ist die Wiederherstellung von Form und Funktion optimal möglich. Der im Bereich des Mittelgesichts traumatisierte Patient ist kein Gesichtsversehrter mehr, so wie das früher der Fall war. Allerdings hat alles seinen Preis.

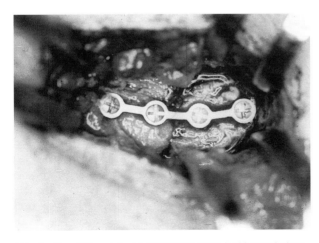

Abb. 6 Sog. Mikroplatte zur Fixierung einer Jochbogenfraktur

Zusammenfassung

Aus eigener Anschauung geben die Verfasser einen gerafften Überblick über die Behandlung der Mittelgesichtsfrakturen – früher Oberkieferfrakturen genannt – über einen Zeitraum von 35 Jahren. Angefangen von der externen Skelettfixation mit Kopfgips und Hirschgeweih über die interne Drahtaufhängung bis zur Miniplattenosteosynthese wird der Wandel vom rein konservativen zum operativen Vorgehen aufgezeigt. Mit dem Ziel, die Miniplatten zu belassen, werden heute Vitallium und Titan benutzt. Es hat sich gezeigt, daß der große Vorteil der Verwendung von Miniplatten, die dreidimensionale Stabilisierung, mit keiner anderen Methode möglich ist, besonders wenn es sich um ausgedehnte Frakturen handelt.

Literatur

Kapovits, M.: Die Behandlung von Oberkieferfrakturen durch Fixation mit Drahtpalavitverbänden, Kopfgips und Verschraubungen. In Schuchardt, K.: Fortschritte der Kiefer- und Gesichts-Chirurgie, Bd. V. Thieme, Stuttgart 1959 (S. 323)

Kuffner, J.: A method of craniofacial suspension. J. Oral Surg. 28 (1970) 260

Luhr, H.-G.: Indications for the use of a Microsystem for internal fixation in craniofacial surgery. J. craniofac. Surg. 1 (1990) 35

Luhr, H.-H.: Stabile Fixation von Oberkiefer-Mittelgesichtsfrakturen durch Minikompressionsplatten. Dtsch. zahnärztl. Z. 34 (1979) 851

Machtens, E.: Das frontale Trauma. Diagnostik und Behandlungsablauf aus der Sicht des Mund-Kiefer-Gesichtschirurgen. In Schwenzer, N., G. Pfeifer: Fortschritte der Kiefer- und Gesichts-Chirurgie, Bd. XXXII. Thieme, Stuttgart 1987

Prein, J., B. Hammer: Stable Internal Fixation of midfacial fractures Facial plast. Surg. 5 (1988) 221

Schilli, W., H. Niederdellmann, F. Härle: Schrauben und Platten am Mittelgesicht und Orbitaring. In Schuchardt, K., R. Becker: Fortschritte der Kiefer- und Gesichts-Chirurgie, Bd. XXII. Thieme, Stuttgart 1977 (S. 47)

Schwenzer, N.: Zur Osteosynthese bei Frakturen des Gesichtsskeletts. Thieme, Stuttgart 1964

Schwenzer, N.: Treatment of central and centrolateral midface fractures. In Krüger, E., W. Schilli: Oral and Maxillofacial Traumatology, vol. 2 Quintessenz, Chicago 1986

Snell, J. A., W. A. Dott: The use uf small metallic plates in Surgery of the Facial Skeleton. Plast. Reconstr. Surg. Transactions of the fourth internat. Congress. Medica Found. Amsterdam 1969 (p. 571)

Waßmund, M.: Frakturen und Luxationen des Gesichtsschädels. Meusser, Berlin 1927

Kontaktadresse
Prof. Dr. Dr. N. Schwenzer
Klinik für Kiefer- und Gesichts-
chirurgie der Universität Tübingen
Osianderstr. 2–8
W-7400 Tübingen

Hans-Joachim Neumann, Berlin

Gibt es einen Wandel in der Ätiologie von Gesichtsschädelfrakturen?

Einleitung

Wenn man den Versuch unternimmt, anhand von statistischen Auswertungen zu Aussagen über die Ätiologie von Gesichtsschädelfrakturen und deren Wandel im Laufe der letzten Jahrzehnte zu gelangen, so müssen aus mehreren Gründen Unsicherheiten in der Verbindlichkeit der Aussage von vornherein einkalkuliert werden. Es bedarf kaum der Erwähnung, daß Verkehrsunfälle als Unfallursache heute eine bedeutendere Rolle spielen als etwa 1945, und es leuchtet ebenso ein, daß Statistiken aus großen Städten und Ballungsgebieten mit ihren spezifischen Besonderheiten anders ausfallen müssen als aus überwiegend landwirtschaftlichen Gebieten. Das trifft auf alle Unfallursachen gleichermaßen zu.

Bei aller gebotenen Zurückhaltung in der Interpretation solcher Erhebungen sind aber dennoch ein Wandel und mögliche Entwicklungstendenzen ablesbar, die durch den Vergleich mit weiteren statistischen Mitteilungen sicherer und damit aussagekräftiger werden.

Eigene Ergebnisse und Literaturvergleich

An der Klinik für Kiefer- und Gesichtschirurgie der Charité wurden von 1970–1989 5273 Patienten mit Gesichtsschädelfrakturen behandelt, darunter 2157 Patienten unter stationären Bedingungen. Unseren Ausführungen liegen die Ergebnisse einer Auswertung der stationären Krankenunterlagen zugrunde. Danach belief sich der Anteil an Verkehrsunfällen als Verletzungsursache im Laufe der Jahre auf durchschnittlich 33,6%. Er liegt im Vergleich mit anderen statistischen Erhebungen im mittleren Drittel. Rohheitsdelikte wurden dagegen in 47,4% der Fälle registriert, ein extrem hoher Anteil. Weitere Ursachen wie z.B. der Arbeitsunfall, der im Durchschnitt bei 3,09% lag, sind nahezu bedeutungslos geworden (Abb. **1** und **2**).

1952 hat Hofer die Entstehungsursachen von Gesichtsschädelfrakturen ausgewertet, so daß ein Vergleich mit späteren Analysen und eigenen aktuellen Befunderhebungen unter Berücksichtigung o. g. Einschränkungen Aufschlüsse über den Wandel in der Ätiologie zuläßt (Abb. **3**).

Interessant ist, daß in der prozentualen Verteilung der Unfallursachen bei Hofer der Faustschlag zwar mit 28,7% an erster Stelle rangiert. Jedoch liegt sein Anteil weit unter dem von heute, denn immerhin beläuft sich das durchschnittliche Vorkommen von Rohheitsdelikten nach einer Rostocker Auswertung auf 38,7% (Sonnenburg u. Härtel 1985), nach der Berliner sogar auf 47,4%.

Nach einer Mitteilung von Berényi u. Mitarb. (1979), derzufolge Ungarn mit ca. 10 Mill. Einwohnern und mehr als 1,5 Mill. Kraftfahrzeugen bezüglich der Entstehung von Gesichtsverletzungen als Durchschnittsmodell dienen kann, sind die Verkehrsunfälle neben dem Faust-

10

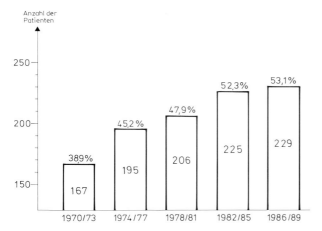

Abb. 1 Entwicklungstendenzen der Roheitsdelikte nach einer Berliner Auswertung von 1970–1989 (2157 Patienten insgesamt, davon 1022 Roheitsdelikte = Ø 47,48 %)

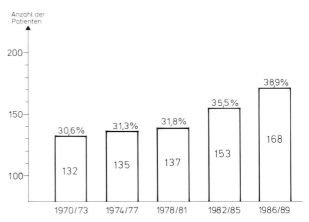

Abb. 2 Entwicklungstendenzen der Verkehrsunfälle nach einer Berliner Auswertung von 1970–1989 (2157 Patienten insgesamt, davon 725 Verkehrsunfälle = Ø 33,6 %)

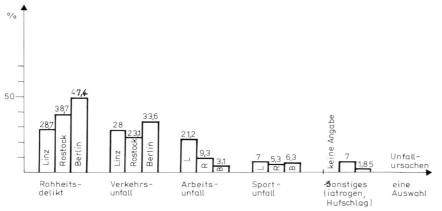

Abb. 3 Unterschiede in der Häufigkeit verschiedener Entstehungsursachen von Gesichtsschädelfrakturen nach einer Linzer, Rostocker und Berliner Auswertung (Hofer, O. 1952, Sonnenburg, M., J. Härtel 1985, Neumann, H.-J. 1989)

schlag die häufigsten Entstehungsursachen von Gesichtsschädelfrakturen. Betriebs- und Sportunfälle spielen auch hier eine untergeordnete Rolle. Will man einige Trendberechnungen zur Statistik der Gesichtsschädelfrakturen ableiten, so läßt sich zunächst generell eine Steigerung der Anzahl von Patienten mit Gesichtsschädelfrakturen in den letzten 3 Jahrzehnten für Europa konstatieren. In Hamburg hat sich die Gesamtzahl innerhalb von 20 Jahren verdoppelt. Im Hallenser Raum wurde sogar eine Vervierfachung beobachtet. Parallel zur Häufigkeitszunahme wird eine Steigerung des Schweregrades der Verletzungen mit zerebralen Begleiterscheinungen registriert.

Nach einer umfangreichen statistischen Erhebung mit 6073 Krankenunterlagen konnte Schneider 1987 einen deutlichen Trend zur jährlichen Steigerung nachweisen, der von 1948–1983 auf das Fünffache anstieg. Auch hier stehen Roheitsdelikte und Verkehrsunfälle im Ursachenkomplex eindeutig vorn und zeigten mit hoher Sicherheit einen ansteigenden Trend über den gesamten Zeitraum, wobei der Anstieg der Verletztenzahlen nach Schlageinwirkung am steilsten war. Der zuletzt genannte Umstand ist natürlich von gesellschaftlicher Bedeutung,

da 90% aller Roheitsdelikte unter dem Einfluß alkoholischer Getränke entstanden. Die Angaben korrelieren natürlich mit dem Pro-Kopf-Verbrauch an alkoholischen Getränken, der, um nur noch eine Zahl zu nennen, nach den statistischen Jahrbüchern der ehemaligen DDR allein beim Bier von 68,5 l 1955 auf 146,7 l im Jahre 1983 anstieg, bei Spirituosen im gleichen Zeitraum von 4,4 l auf 14,4 l.

Ein Wandel in der Ätiologie hat im Laufe der Jahre und Jahrzehnte nur bedingt stattgefunden. Als Ursachen dominieren heute wie gestern Roheitsdelikte und Verkehrsunfälle. Gewandelt haben sich also nicht die eigentlichen Ursachenkomplexe, nur ihre Häufigkeiten. Es nimmt demzufolge nicht wunder, daß andere Ursachen, die vor Jahren noch teilweise im Vordergrund standen, wie Arbeits- und Sportunfälle, Sturzverletzungen, aber auch der Hufschlag heute nahezu zur Bedeutungslosigkeit herabgesunken sind.

Zusammenfassung

Die Ergebnisse einer Berliner Auswertung über die Häufigkeit verschiedener Unfallursachen bei der Entstehung von Gesichtsschädelfrakturen werden vorgestellt. Der Vergleich mit anderen

Erhebungen macht deutlich, daß Rohheitsdelikte und Verkehrsunfälle dominieren. Ein grundsätzlicher Wandel in der Ätiologie ist nicht festzustellen; gewandelt hat sich im wesentlichen nur die Häufigkeit der einzelnen Ursachen.

Literatur

Berényi, B., A. Ackermann, V. Péter: Häufigkeit, Ursache und Versorgung der Gesichtsverletzungen in Ungarn. In Acta Chirurgiae Maxillo Facialis Bd. 4. Barth, Leipzig 1979 (S. 11–12)

Schneider, D.: Trendberechnungen zur Statistik der Gesichtsschädelfrakturen an 6073 stationär behandelten Patienten aus einem Zeitraum von 36 Jahren. Wiss. Z. Univ. Halle XXXVI, H. 2 (1987) 21–26

Sonnenburg, M., J. Härtel: Zur Epidemiologie der Gesichtsschädelfrakturen im Zeitraum von 1945 bis 1980. Zahn-, Mund- u. Kieferheilkd. 73 (1985) 350–357

Kontaktadresse
Prof. Dr. sc. med. Dr. Hans-Joachim Neumann
Klinik für Kiefer- und Gesichtschirurgie der Charité
Schumannstr. 20/21
O-1040 Berlin

Rudolf H. Reich und Dietmar Otte, Hannover

Verletzungsmechanismen bei Mittelgesichtsfrakturen im Straßenverkehr

Einleitung

Die Einführung der Anschnallpflicht im PKW hat nicht nur dazu geführt, daß die Zahl getöteter PKW-Insassen erheblich abgenommen hat, sondern daß auch die Häufigkeit einzelner Verletzungen gemindert wurde (Friedel u. Mitarb. 1986). Von einer Verringerung der Zahl schwerer Gesichtsverletzungen um bis zu 75% kann ausgegangen werden (Reath u. Mitarb. 1989, Heil 1980). Mittelgesichtsfrakturen stellen bei polytraumatisierten Unfallopfern nach der Unterkieferfraktur die zweithäufigste knöcherne Verletzung dar (Nerlich u. Mitarb. 1986). Es ist dazu zu fragen, welche Verletzungsmechanismen diesen Frakturtypen bei den verschiedenen Verkehrsteilnehmern zugrunde liegen. Aus der Beantwortung dieser Frage könnten Hinweise auf weitere Verbesserungen zur Prophylaxe oder Verringerung von derartigen Unfallschäden abgeleitet werden.

Material und Methode

Zur Beantwortung der Frage wurden zwei Kollektive von verletzten Verkehrsteilnehmern herangezogen, die von der Verkehrsunfallforschung der Medizinischen Hochschule Hannover aufgenommen worden waren. Dabei waren jeweils Untersuchungen am Unfallort und am Unfallfahrzeug durchgeführt worden. Die Befunde, zusammen mit der Diagnose und dem Krankheitsverlauf, wurden computerisiert erfaßt. Die Patienten waren dabei in 22 Kliniken des Stadt- und Landkreises Hannover, die den Studien der Verkehrsunfallforschung angeschlossen waren, eingeliefert und behandelt worden. Das Kollektiv I erfaßte 7670 Unfallverletzte aus den Jahren 1973–1988. Von diesen wurden bei 340 Personen Mittelgesichtsfrakturen festgestellt. Das Kollektiv II erfaßte als Teil des Kollektivs I 3487 Unfallverletzte aus den Jahren 1985–1988, unter ihnen 84 mit Mittelgesichtsfrakturen. Die Auswahl dieser Gruppe erfolgte zunächst durch Anwendung eines statistischen Stichprobenplanes im Rahmen der Unfallaufnahme vor Ort und eines Vergleichs der amtlich dokumentierten Verkehrsunfälle im Erhebungsgebiet (Otte 1989). Dadurch ist die Auswertung dieser Unfälle als repräsentativ für das Unfallgeschehen in der Bundesrepublik Deutschland anzusehen. Das Kollektiv II diente dazu, die Häufigkeit der verschiedenen Verletzungen statistisch gesichert anzugeben; das Kollektiv I wurde zur detaillierten Darstellung der Verletzungsmechanismen genutzt.

Ergebnisse

Der Anteil von Personen mit Mittelgesichtsfrakturen bei Straßenverkehrsverletzten liegt bei 2,4% (Abb. 1). Bei den einzelnen Verkehrsteilnehmern variiert die Zahl; bei

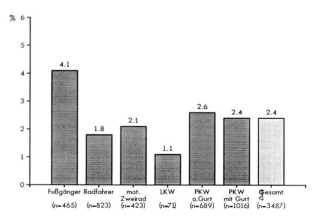

Abb. 1   Häufigkeit von Verletzten mit Mittelgesichtsfrakturen im Gesamtkollektiv aller Unfallverletzter. Stichprobe repräsentativ für das Unfallgeschehen im Erhebungsraum (gewichtet, Kollektiv II, s. Text). Mehrfachnennungen für Frakturlokalisationen waren möglich. Die Bezeichnungen „Oberkiefer" und „knöcherner Gesichtsschädel" beinhalten aus methodischen Gründen Frakturen der Maxilla sowie der Le Fort-Ebenen, die Lokalisation „Orbita", hauptsächlich Orbitarand- und -bodenfrakturen, z. T. auch als Frakturlinie einer Jochbeinfraktur

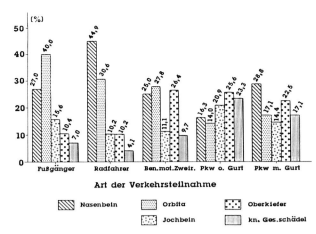

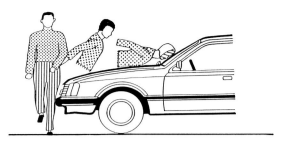

Abb. 3 Kinematik des Fußgängerunfalls. Aufprall des Gesichtsbereiches gegen die Fronthaube und die Windschutzscheibe in Abhängigkeit von der Fahrzeugform

Abb. 2 Verteilung der Frakturlokalisationen im Mittelgesicht (n = 485) bezogen auf einzelne Verkehrsteilnehmer-Gruppen mit Mittelgesichtsfrakturen (100 %) (Kollektiv I, s. Text). Mehrfachnennungen für Frakturlokalisationen waren möglich. Bezüglich der Benennungen s. Abb. 1

Fußgängern war mit 4,1 % der höchste Anteil feststellbar. Am häufigsten sind mit 42,4 % Nasenbeinfrakturen und mit 19,2 % Frakturen der Orbita. Festzuhalten ist damit, daß insgesamt die strukturschwache und exponierte Gesichtsregion hauptsächlich betroffen ist. Allerdings zeigen sich Unterschiede für verschiedene Verkehrsteilnehmer (Abb. 2).

Einblicke in den Verletzungsmechanismus werden nach Aufschlüsselung der Frakturverteilungen bei den einzelnen Verkehrsteilnehmern möglich.

Fußgänger

Die qualitativ und quantitativ wichtigste Verursachung von Fußgängerverletzungen ist die Kollision mit dem PKW. Unter den Mittelgesichtsverletzungen sind Orbita- und Nasenbeinfrakturen am häufigsten (40 bzw. 27 % aller Mittelgesichtsfrakturen), Jochbeinfrakturen am zweithäufigsten. Frakturen im Oberkiefer und in den Le-Fort-Ebenen werden bei Fußgängern seltener bemerkt.

Nach der Einzelanalyse wird der Fußgänger je nach der Höhe der Fahrzeugfront mit dem Oberkörper, später auch mit dem Becken, auf die Fronthaube aufgeschöpft und zusätzlich mit einem Drehmoment versehen (Abb. 3). Der Kopf schlägt frontal, parietal oder seitlich auf die Fronthaube oder bei höheren Anprallgeschwindigkeiten auf die Windschutzscheibe. Von der Unfallgeschwindigkeit und der Oberflächengestaltung des Fahrzeuges hängt es daher ab, welche knöchernen Verletzungen resultieren. Die Analyse zeigt, daß die Mittelgesichtsfrakturen bei diesem primären Anprall an die Frontscheibe oder den seitlichen Rahmen auftreten. Die Anprallgeschwindigkeit liegt in der Regel oberhalb 50 km/h (52 %). Die exponierte Nasen-, Orbita- und Jochbeinregion ist besonders gefährdet. In einer zweiten Phase löst sich der Fußgänger durch die Geschwindigkeitsverzögerung des PKW vom Fahrzeug und trifft auf die Straße. Die Verletzungen dieses sekundären Aufpralls sind weniger gravierend und in der oberen Kopfpartie lokalisiert.

Radfahrer

Hier sind Nasenbeinfrakturen bei weitem am häufigsten (44,9 % aller Mittelgesichtsfrakturen). Die Häufigkeit von Frakturen im Oberkiefer und in den Le-Fort-Ebenen ist ähnlich wie bei Fußgängern (Abb. 2).

Die Auswertung unfallindividueller Einzeldaten ergibt einen ähnlichen Verletzungsmechanismus wie beim Fußgänger (Abb. 4). Durch den Stoßimpuls zunächst auf das Fahrrad und die höhere Rotation ist der Auftreffwinkel des Körpers auf das Fahrzeug meist jedoch steiler als beim Fußgänger. Dadurch ist die obere Kopfpartie des Radfahrers stärker gefährdet. Nase und Orbita treffen insbesondere auf die Windschutzscheibe und den unteren oder seitlichen Rahmen. Infolge der geringfügig höheren Schwerpunktlage des Radfahrers sind Mittelgesichtsfrakturen bereits bei niedrigen Geschwindigkeiten zu beobachten und deshalb auch häufiger festzustellen als bei Fußgängern.

Benutzer motorisierter Zweiräder

Gegenüber dem Verletzungsmuster der Radfahrer ergibt sich bei den Benutzern motorisierter Zweiräder ein erheblich größerer Anteil von Oberkiefer- und Le-Fort-Verletzungen (Abb. 2). Der Frakturmechanismus unterscheidet sich prinzipiell nicht von dem des Radfahrers. Allerdings ist eine andere Kinematik des Unfalls als beim Radfahrer festzustellen. Nach Einzelanalyse kommen die häufigeren Oberkiefer- und Le-Fort-Verletzungen dadurch zustande, daß der Motorradfahrer unter hoher Kollisionsgeschwindigkeit meist an kantigen Fahrzeugteilen anprallt und dabei der Kopf frontal direkt aufschlägt

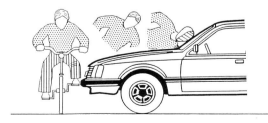

Abb. 4 Kinematik des Radfahrerunfalls. Aufprall des Kopfes auf die Fronthaube und Windschutzscheibe unter steilerem Winkel, dadurch größere Gefährdung des oberen Mittelgesichts

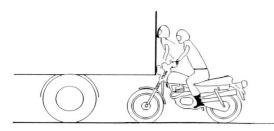

Abb. **5** Kinematik des Motorradunfalls. Die höhere Kollisionsgeschwindigkeit bewirkt einen direkten und flachen Aufprall des Gesichtsbereichs auf die Windschutzscheibe bzw. ihre Begrenzung

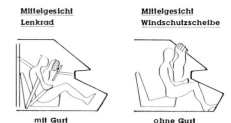

Abb. **6** Kinematik des PKW-Fahrerunfalls. Mit Gurt: Eine Kopfnickbewegung stellt den Kontakt zum Lenkradkranz oder evtl. zum Armaturenbrett her. Ohne Gurt: flacher, direkter Aufprall des Ober- und Mittelgesichtsbereichs auf die Windschutzscheibe

(Abb. **5**). Deshalb ist erklärlich, weshalb diese Verletzungen auch trotz Helmbenutzung auftraten.

PKW-Insassen

Mit und ohne Gurt zeigen sich überraschenderweise Mittelgesichtsfrakturen gleich häufig (2,4 bzw. 2,6%; Abb. **1**). Nicht angeschnallte PKW-Insassen (hauptsächlich Frontsitze, ca. 90%) zeigen am häufigsten Verletzungen des Oberkiefers bzw. des knöchernen Gesichtsschädels (25,6 bzw. 23,3% aller Mittelgesichtsfrakturen, Abb. **2**), ansonsten aber eine recht gleichmäßige Verteilung der Frakturen in der gesamten Mittelgesichtsebene. Die Verletzungen sind damit großflächiger und schwerer als bei Gurtträgern. Bei angeschnallten PKW-Insassen ist hingegen die Nasenbeinfraktur mit 42,7% aller Mittelgesichtsfrakturen dominierend (Abb. **2**). Verletzungen des Oberkiefers einschließlich der Le-Fort-Ebenen sind um etwa 20% weniger häufig. Nach der Einzelanalyse ist der Bewegungsablauf angeschnallter und nicht angeschnallter PKW-Insassen während des Unfalls unterschiedlich. Der nicht angeschnallte Insasse auf den Vordersitzen bewegt sich mit dem gesamten Körper nach vorn und prallt mit dem Gesichtsschädel vorwiegend flach gegen die Windschutzscheibe. Die Verzögerung trifft also den gesamten Mittel- und Obergesichtsbereich voll und direkt (Abb. **6** rechts). Verletzungen nicht angeschnallter Insassen auf den Rücksitzen treten hinter diesen in der Häufigkeit und der Schwere zurück, da die aufgezeigte Frontalbewegung hier zu einer ausgeprägten Rotation des Oberkörpers führt und der Kopf ausschließlich beim Seitanprall an harten Teilen der Karosse anprallen kann.

Durch die Anlage des Sicherheitsgurtes wird die Körpervorverlagerung reduziert und der Körperstammbereich nahezu in Sitzstellung zurückgehalten. Allerdings können sich Kopf, Arme und Beine entsprechend der verbliebenen Freiheitsgrade bewegen (Abb. **6** links). Nach Ansprechen des Gurtes kommt deshalb eine Kopfnickbewegung zustande, die einen Kontakt zwischen Lenkradkranz und dem Kopf ermöglichen kann. Daher kommt es trotz Gurt in großer Häufigkeit zumindest zur Nasenbeinfraktur. In jedem Fall ist das Verletzungsausmaß im Mittelgesichtsbereich partiell lokalisiert.

In der Analyse zeigt sich, daß schwere Mittelgesichtsfrakturen erst bei hohen Fahrzeugverzögerungen auftreten.

Ein Maß hierfür ist der Geschwindigkeitsabbau infolge der Kollision Δv. Dieser Wert lag bei schweren Mittelgesichtsverletzungen angeschnallter Insassen oberhalb 60 km/h.

Bezüglich der Mittelgesichtsfrakturen führt der Gurt also bis zu Δv von 60 km/h zu einer erheblichen quantitativen und qualitativen Verringerung von Mittelgesichtsverletzungen.

Diskussion

Die medizinischen Daten der von uns herangezogenen Kollektive stammen aus chirurgischen Abteilungen von 22 verschiedenen Kliniken des Erhebungsgebietes der Unfallforschung der Medizinischen Hochschule Hannover sowie aus mehreren Beobachtungsjahren. Damit ist insbesondere die Verwendbarkeit der Diagnose der Frakturtypen problematisch. Daher wurden aus den aufgenommenen Gesichtsschädelverletzungen möglichst eindeutige Verletzungslokalisationen herausgearbeitet und zusammengefaßt (vgl. Abb. **1** u. **2**). Um das Typische des Verletzungsmechanismus bei den einzelnen Verkehrsteilnehmern zu erfassen, wurden bei der Einzelanalyse der Unfälle Besonderheiten, wie z. B. ein Überschlag oder das Lebensalter des Verkehrsteilnehmers, vernachlässigt. Die Gesamthäufigkeit von Verletzten mit Mittelgesichtsfrakturen in bezug auf alle Unfallverletzten ergibt mit 2,4% erstmals eine Zahl, die repräsentativ für das gesamte Unfallgeschehen in der Bundesrepublik Deutschland ist.

Die hohe Inzidenz von Nasenbeinverletzungen ist insbesondere durch die geringe Belastbarkeit dieser Region auf Druckkräfte bedingt. Alle anderen Strukturen des Gesichtsschädels sind hingegen um ein Mehrfaches widerstandsfähiger, bis zur höchsten Festigkeit des Os frontale (Stanley 1988, Huelke u. Compton 1983, Nahum 1975). Kantige Strukturen der PKW-Karosse treffen meist partiell auf das Mittelgesicht, und die Stoßkraft wirkt kranial auf den Schädelknochen (Abb. **7**). Für die verschiedenen Verkehrsteilnehmer zeigen sich keine Unterschiede im Frakturmechanismus, allerdings sind die kinematischen Abläufe z. T. andersartig.

Unsere Ergebnisse bei Fußgängern und Radfahrern bestätigen die Wichtigkeit der Form des kollidierenden Fahrzeugs für die Art und Schwere der Gesichtsverletzungen (Gotzen u. Mitarb. 1980), dabei sind Windschutz-

14

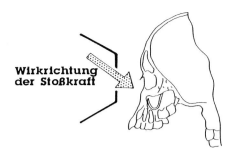

Abb. 7 Kantige Stoßkörper wirken partiell auf den Mittelgesichtsbereich und übertragen die Stoßkraft kranial

scheiben aus Verbundglas anzustreben sowie Rahmen flächig und energieabsorbierend zu gestalten. Der Schutz des Gesichtsschädels durch den Helm ist insbesondere für die bisher ungeschützten Radfahrer anzuraten. Allerdings gibt das relativ häufige Auftreten von Frakturen trotz Helmschutz bei motorisierten Zweiradbenutzern einen Hinweis darauf, daß die bisherigen Helmkonstruktionen noch keinen ausreichenden Schutz gewähren (Jessl u. Otte 1984). Damit ist erneut die dringende Forderung nach verstärkter Auslegung des Kinn- und Gesichtsbereiches in der Helmnorm (ECE 22-02, Economic Comission for Europe United Nations: Uniform provisions concerning the approval of protective helmets) zu erheben.

Auch in unserer Untersuchung bestätigt sich die bekannte qualitative und quantitative Verminderung schwerer Mittelgesichtsfrakturen bei Anlegen des Sicherheitsgurtes im PKW (Reath u. Mitarb. 1989, Nerlich u. Mitarb. 1986, Huelke u. Compton 1983, Heil 1980, Niederer u. Mitarb. 1980). Eine Verringerung der trotz des angelegten Gurtes auftretenden Nasenbein- und Le-Fort-Frakturen ist auf verschiedenen Wegen erreichbar:

Insbesondere sind ein größerer Insassenfreiraum und Fahrerabstand zum Lenkradkranz notwendig. In diesem Zusammenhang ist zu fordern, daß die gesetzlich vorgeschriebenen Crashtests von Automobilen mit eine Sitzeinstellung ganz vorn durchgeführt werden.

Das bereits angebotene System Pro Con Ten geht den umgekehrten Weg, indem beim Aufprall das Lenkrad nach vorn weggezogen wird und damit aus der Reichweite des Kopfes kommt.

Bei den Gurtsystemen kommt es darauf an, daß der Insasse in der Crashphase in abgestimmter Weise in den Sitz zurückgezogen wird, was sich schon heute durch Gurtstrammer- oder -straffersysteme verbessert erreichen läßt (Otte 1988). In Anbetracht der auch in dieser Studie aufgezeigten Unfallkinematik ist insbesondere vom Airbag-System eine wirkungsvolle Reduzierung von Mittelgesichtsverletzungen bei PKW-Insassen zu erwarten.

Zusammenfassung

Anhand der Daten von insgesamt 7670 Verkehrsunfallverletzten aus den Jahren 1973–1988 wurde festgestellt, daß der Anteil von Personen mit Mittelgesichtsverletzungen an allen Verkehrsunfallverletzten als repräsentativer Wert für den Straßenverkehr 2,4% beträgt. Aufgrund der unterschiedlichen Verletzungsmuster bei den einzelnen Verkehrsteilnehmern und der Rekonstruktion der Unfallkinematik ist beim Fußgänger speziell die Nasenbeinregion in der Phase der Aufschöpfung durch ein Fahrzeug gefährdet. Rad- und Motorradfahrer haben einen steilen Auftreffwinkel auf das Fahrzeug. Die Frakturen betreffen mehr den oberen Mittelgesichtsbereich. Nichtangeschnallte PKW-Insassen auf den Frontsitzen zeigen aufgrund des frontalen Aufpralls des Gesichts auf die Windschutzscheibe insgesamt schwerere Mittelgesichtsverletzungen als angeschnallte. Trotz Gurt sind jedoch Nasenbein- und Jochbeinfrakturen, ab Geschwindigkeitsabbau von Δv 60 km/h auch Le-Fort-Frakturen durch Kontakt mit dem Lenkradkranz möglich. Aufgrund der Ergebnisse werden technische Lösungen zur Verringerung der Verletzungsrisiken für Mittelgesichtsfrakturen diskutiert.

Literatur

Friedel, B., Höh, H., Lund, O.-E., Marburger, E. A., Otte, D., Tscherne, H., Wagner, H.-J.: Auswirkungen der Gurtanlegepflicht – ärztliche Aspekte. Dtsch. Ärztebl., Ausgabe 3, 83 (1986) 243–248

Gotzen, L., Flory, P. J., Otte, D.: Der Fußgängerunfall – seine Verletzungssituation und Kollisionsmechanik. Unfallheilkunde 83 (1980) 306–314

Heil, U.: Verletzungen von Autoinsassen bei Unfällen ohne und mit Sicherheitsgurten – Tragobligatorium. Unfallchir. 6 (1980) 28–34

Huelke, D. F., Compton, C. D.: Facial injuries in automobile crashes. J. oral maxillofac. Surg. 41 (1983) 241–244

Jessl, P., Otte, D.: Biomechanische Wertung von Unfallbeschädigungen an Schutzhelmen motorisierter Zweiradbenutzer. Z. Verkehrsunfall u. Fahrzeugtechnik 11 (1984) 302–306

Nahum, A. M.: The biomechanics of maxillofacial trauma. Clin. plast. Surg. 2 (1975) 59–64

Nerlich, M. L., Reich, R. H., Reilmann, H., Otte, D.: Verletzungsmuster und Ursachen der Gesichtsschädelfrakturen bei Verkehrsteilnehmern. Unfall- u. Sicherheitsforsch. Straßenverkehr 56 (1986) 107–110

Niederer, P., Walz, F., Weissner, R.: Verletzungsursachen beim PKW-Insassen, Verletzungsminderung durch moderne Sicherheitseinrichtungen. Unfallheilkunde 83 (1980) 326–340

Otte, D.: Change in Injury Situation for Belted Front-seat Car-passengers in the Course of Development in Vehicle Construction. Vortrag 32nd STAPP Car Crash Conference, 17th–19th October, 1988, Atlanta/ USA

Otte, D.: The Significance of Accident Inquires and Suggestions for Standardisation of Data and Methods. Proc ISRT 1st Round Table Meeting. De Wispelberg, Niederlande, October 1989

Reath, D. B., Kirby, M. D. J., Lynch, M., Maull, K. I.: Patterns of maxillofacial injuries in restrained and unrestrained motor vehicle crash victims. J. Trauma, 29 (1989) 806–810

Stanley, R. B.: Concepts and classification of craniofacial trauma: biomechanical principles. Facial plast. Surg. 5 (1988) 193–195

Kontaktadresse
Prof. Dr. Dr. Rudolf H. Reich
Klinik und Poliklinik für Mund-, Kiefer- und Gesichtschirurgie,
Medizinische Hochschule Hannover
Konstanty-Gutschow-Str. 8
W-3000 Hannover 61

Wolfgang Puelacher, Gabriel Röthler, Heinrich Strobl, Franziska Toifl und Ernst Waldhart, Innsbruck

Mittelgesichtsfrakturen im traumatologischen Krankengut der Innsbrucker Abteilung für MKG-Chirurgie von 1982–1988 unter besonderer Berücksichtigung der Wintersportverletzungen

Einleitung

In allen hochzivilisierten Ländern gewinnen Kopfverletzungen besonders infolge der zunehmenden Motorisierung immer mehr an Bedeutung (Lentrodt 1982, Müller 1963, Otte u. Selle 1979, Reither 1956, Schuchardt u. Mitarb. 1966). Soziologische und andere Veränderungen im Lebensstandard – wie z. B. vermehrte Freizeit für Reisen, Ausübung von Sport etc. – bedingen eine ätiologische Umlagerung von Frakturursachen sowie eine Steigerung der Fallzahlen (Linn u. Mitarb. 1986, Panzoni u. Mitarb. 1983, Puelacher 1989).

Material und Methode

Wegen der überragenden Bedeutung des Wintersportes in den alpinen Regionen – die westlichen Bundesländer Österreichs weisen die höchste Schiliftdichte der Welt auf – wurden wintersportbedingte Mittelgesichtsfrakturen aus dem traumatologischen Krankengut der Jahre 1982–1988 (7 Jahre) nach Alter und Geschlecht, Frakturlokalisation und -häufigkeit, Ursache, Sportart, Unfallhergang sowie Begleitverletzungen analysiert und statistisch ausgewertet.

Ergebnisse

Im Krankengut unserer Abteilung befanden sich 2489 Patienten mit Gesichtsschädelfrakturen aus 7 Jahren, entsprechend einer Verteilung von 73,7% männlichen zu 26,3% weiblichen Patienten. 46,5% der Frakturen waren auf das Mittelgesicht und 45,2% auf den Unterkiefer beschränkt; 8,3% wiesen kombinierte Brüche des Mittel- und Untergesichtes auf (Tab. 1).

Von 422 sportbedingten Gesichtsschädelfrakturen (16,95%) betrafen 216 (51,1%) das Mittelgesicht, 192 (45,6%) den Unterkiefer und 14 (3,3%) beide Gesichtsdrittel.

Betrachtet man die Ätiologie der Sportverletzungen, so finden sich – bedingt durch die klimatischen Verhältnisse in den alpinen Regionen – 80,5% Wintersportunfälle (172 Patienten) mit den höchsten Unfallziffern in den ersten zwei Kalendermonaten (Lang u. Mitarb. 1980, Waldhart 1973). Gliedert man die Mittelgesichtsfrakturen (n = 172) nach Wintersportarten auf, so ergibt sich folgendes Bild (Tab. 2): In 60,5% handelt es sich um Schiunfälle, in 24,9% um Rodelunfälle; 8,1% der Unfälle passieren beim Eislaufen bzw. Eishockey. Der Rest verteilt sich auf Verletzungen durch Aufstieghilfen, beim Snowboarding etc.

Bei der Aufschlüsselung des Unfallherganges bei Schisportlern – 60,5% aller Wintersportler – zeigt sich als Hauptursache der einfache Sturz (28,8%); in je einem Viertel der Fälle kam es zur Kollision mit anderen Schifahrern bzw. Sturz gegen ein Hindernis, und in 17,3% war die Verletzung durch ein Sportgerät, meist durch den Schistock, verursacht (Tab. 3). Bei Personenkollisionen kam es oft zu Jochbein-Orbitaboden-Frakturen, und zwar meist durch den Kopf des Kontrahenten bedingt (Berghold u. Hauser 1988).

Tabelle 1 Gegenüberstellung der Frakturen des Gesichtsskelettes

	Mittelgesicht (%)	Unterkiefer (%)	Mittelgesicht u. Unterkiefer (%)
Reither 1945–1953 n = 679	10,4	85,2	4,4
Müller 1948–1961 n = 1303	15,4	75,8	8,8
Schuchardt 1958–1963 n = 1335	33,7	59,8	6,5
Lentrodt 1967–1975 n = 2716	50	40	10
Puelacher u. Mitarb. 1982–1988 n = 2489	46,5	45,2	8,3

Tabelle **2** Ätiologie der wintersportbedingten Mittelgesichtsfrakturen (n = 172)

	Anzahl	Prozentsatz
Schilauf	104	60,5
Rodeln	43	24,9
Eislauf, Eishockey	14	8,1
Langlauf	3	1,8
Snowboard	2	1,2
Paragleiten	1	0,6
Verletzung durch Aufstiegshilfe	5	2,9

Tabelle **3** Unfallhergang beim Schisport (n = 104)

einfacher Sturz	30	28,8%
Sturz gegen Hindernis	27	26%
Kollision mit anderer Person	25	24,1%
Verletzung durch das Sportgerät	18	17,3%
Verletzung durch Aufstiegshilfe	4	3,8%

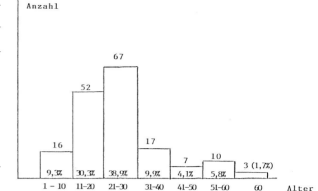

Abb. **1** Altersverteilung der wintersportbedingten Mittelgesichtsfrakturen (n = 172)

Die Auswertung der Altersverteilung bestätigt frühere Untersuchungen von Wintersportverletzungen (Afzelius u. Rosen 1980, Petitpierre 1939, Waldhart 1973), wo die Altergruppe zwischen dem 21. und 30. Lj. (38,9%) die meisten Verletzten stellt (Abb. **1**). 63,4% der Patienten waren männlichen Geschlechtes.
Beachtenswert scheint die oftmalige Traumatisierung des lateralen Mittelgesichtes bei männlichen Patienten zwischen dem 15. und 25. Lj. Die Jochbein-Jochbogen-Frakturen (Tab. **4**) sind mit 46,4% aller Mittelgesichtsfrakturen am häufigsten zu beobachten, gefolgt von Alveolarfortsatzfrakturen (18,7%) und Brüchen der Orbita (16,3%). Orbitabodenfrakturen wurden vor dem 7. Lj. nie beobachtet.
Traumatisierungen des mesiofazialen Schädels nach Le Fort I–III kamen in 7,5% der Fälle vor; im Verhältnis zu verkehrsbedingten knöchernen Verletzungen – Schuchardt (1966) berichtet über 34,6% der Mittelgesichtsfrakturen – ein wesentlich geringerer Prozentsatz. Dies

wird auch durch Untersuchungen von Linn u. Mitarb. (1986) bestätigt. Im Beobachtungszeitraum 1963–1969 waren 28 (Waldhart 1973), von 1982–1988 172 sportbedingte Frakturen des mesiofazialen Schädels in unserem Krankengut zu finden; dies entspricht einer Versechsfachung der Fallzahlen. Im Beobachtungszeitraum (1982–1988) konnte kein signifikantes Ansteigen der Mittelgesichtsfrakturen beobachtet werden.
Intrakranielle Komplikationen waren bei Traumatisierungen des Mittelgesichtes in 32% (Müller 1963) zu beobachten. Nach Otte u. Selle (1979) ist die Ratio der C.C. signifikant von der Art der Kieferfraktur abhängig; sie ist bei Mittelgesichtsfrakturen häufiger. Polytraumen – es stehen dabei Hirn- und Gesichtsschädel, Thorax und Extremitätenverletzungen im Vordergrund – lagen bei 11 Patienten (6,4%) vor, Schädelbasisfrakturen wurden in 4,1% (7 Patienten) diagnostiziert. Bei Polytraumatisierten stellen die Schädelverletzungen einen Anteil von 81,8% dar (Lang u. Mitarb. 1980). Das Tragen eines Sturzhelmes war bei 3 Patienten eruiert worden, das Trinken von Alkohol bedeutend öfter (Waldhart u. Röthler 1976). Nach Untersuchungen von Tasanen u. Mitarb. (1975) erlitten 34,3% der Patienten unter Alkoholeinfluß Frakturen im Kiefer-Gesichtsbereich.

Tabelle **4** Wintersportverletzungen des Mittelgesichtes (n = 172)

Frakturlokalisation	1982	1983	1984	1985	1986	1987	1988	Summe	
Le Fort I	1	1	–	–	–	2	1	5	(2,9%)
Le Fort II	–	1	1	–	1	1	1	5	(2,9%)
Le Fort III	–	–	–	1	–	–	2	3	(1,7%)
Jochbeinfraktur	7	9	12	7	9	10	14	68	(39,5%)
Jochbogenfraktur	2	2	2	1	3	2	–	12	(6,9%)
Orbitafraktur	3	4	5	5	1	4	6	28	(16,3%)
OK-Fraktur	1	1	1	1	–	2	–	6	(3,5%)
Alveolarfortsatzfraktur	4	5	4	3	5	7	4	32	(18,7%)
Nasenbeinfraktur	3	2	3	1	–	3	1	13	(7,6%)
Summe	21	25	28	19	19	31	29	172	(100%)

Diskussion

Statistische Untersuchungen mit geringen Prozentzahlen an Mittelgesichtsfrakturen im Verhältnis zu UK-Frakturen sind meist älteren Datums (Müller 1963, Reither 1956, Schuchardt u. Mitarb. 1966). Während Sportunfälle bei der Mehrzahl der Untersuchungen eine untergeordnete Rolle spielen (Lentrodt 1982, Otte u. Selle 1979), weisen 16,95% sportbedingte Gesichtsschädelfrakturen mit Dominanz der Wintersportverletzungen (Waldhart u. Röthler 1976) auf regionale Eigenheiten und ätiologische Umlagerungen hin. Einerseits sind — bedingt durch die Änderungen im Lebensstandard — erhöhte Fallzahlen zu beobachten, andererseits finden sich Änderungen im Sportverletzungsmuster. Diese äußern sich in einer geringen Zunahme schwererer Verletzungen, wenn auch das Verletzungsrisiko insgesamt rückläufig erscheint (Berghold u. Hauser 1988).

Das Geschlechtsverhältnis variiert zwischen den Patientenkollektiven. Wie allgemein zu beobachten, ist auch bei sportbedingten Frakturen eine vermehrte Beteiligung des femininen Geschlechtes zu finden. Der relativ niedrige Prozentsatz (7,5%) wintersportbedingter Frakturen nach Le Fort I—III unterstreicht die Tatsache, daß die im alpinen Schilauf erlittenen Frakturen des Viszerokraniums nicht schwerer als die anderer Sportarten sind (Afzelius u. Rosen 1980, Hill u. Mitarb. 1985, Linn u. Mitarb. 1986, Sane u. Mitarb. 1988). Bei Jochbein-Orbitaboden-Frakturen dominieren die Frakturen des mittleren Gesichtsdrittels. Junge Männer (15—25 Jahre) sind auffällig oft davon betroffen (Waldhart u. Röthler 1976). Dies scheint nicht nur durch das Geschlechtsverhältnis, sondern auch durch Fehleinschätzung des eigenen Könnens und Nichtbeachtung von Schutzmaßnahmen bedingt zu sein (Waters 1986). Abschließend kann gesagt werden, daß der Wintersport — im speziellen der alpine Schilauf — entgegen verbreiteter Vermutung nicht als überdurchschnittlich verletzungsanfällig in bezug auf Mittelgesichtsfrakturen bezeichnet werden kann. Polytraumen mit gelegentlich tödlichem Ausgang stellen im modernen Freizeitwintersport ein zwar seltenes, jedoch besorgniserregendes Phänomen dar (Berghold u. Hauser 1988).

Zusammenfassung

Von 422 sportbedingten Gesichtsschädelfrakturen betreffen 51,1% das Mittelgesicht, 45,6% den Unterkiefer und 3,3% beide Gesichtsdrittel. Während wintersportbedingte Frakturen nach Le Fort I—III (7,5%) im Vergleich zu verkehrsbedingten knöchernen Verletzungen selten vorkommen, sind Jochbein-Orbitaboden-Frakturen in 64,4% zu beobachten. Wenn auch das Verletzungsrisiko im modernen Freizeitwintersport insgesamt rückläufig erscheint, findet sich eine geringe Zunahme schwerer Verletzungen.

Literatur

Afzelius, L. E., Rosen, C.: Facial fractures. A review of 368 cases. Int. J. Oral Surg. 9 (1980) 25—32

Berghold, F., Hauser, W.: Das Verletzungsmuster im modernen alpinen Schilauf. Österr. Ärzteztg. 43 (1988) 39—46

Hill, C. M., Crosher, R. F., Mason, D. A.: Dental and facial injuries following sport accidents: A study of 130 patients. Brit. J. oral Max.-fac. Surg. 23 (1985) 268—274

Lang, Th., Biedermann, H., Röthler, G., Daniaux, H.: Kollisionsverletzungen auf der Schipiste. Akt. Traumatol. 10 (1980) 169—177

Lentrodt, J.: Maxillofacial injuries. In Krüger, E., Schilli, W.: Statistics and Causes of accidents in Oral and Maxillo-facial Traumatology. Quintessenz 1982

Linn, E. W., Vrijholf, M. M. A., Wijn, J. R., Coops, H. M., Cliteur, B. F., Merloo, R.: Facial injuries sustained during sports and games. J. max. fac. Surg. 14 (1986) 83—88

Müller, W.: Die Frakturen des Gesichtsschädels. Dtsch. Zahn-, Mund- u. Kieferheilk. 39 (1963) 115—128

Otte, H., Selle, G.: Statistische Auswertung von Kieferfrakturen. Z. W. R. 88 (1979) 858—861

Panzoni, E., Branchi, R., Piccioli, A.: Considerationi etiologice su 2060 casi di fratture del massiccio faciale. Riv. ital. Stomatol. 11 (1983) 907—911

Petitpierre, M.: Die Wintersportverletzungen. Enke, Stuttgart 1939

Puelacher, W.: Behandlungskonzept zur chirurgischen Versorgung von Mittelgesichtsfrakturen. Kongreßband d. Workshop der Internat. Ges. f. Kiefer-Gesichtschir. St. Pölten 1989 (S. 47—49)

Reither, W.: Statistische Untersuchungen an Hand des Kieferbruch-Krankenguts der Klinik für Zahn-, Mund- und Kieferkrankheiten der Universität München aus den Jahren 1943—1953. Dtsch. zahnärztl. Z. 11 (1956) 384—391

Sane, J., Lindqvist, C., Kontio, R.: Sports-Related Maxillo-Facial Fractures in a Hospital Material. Int. J. oral max.-fac. Surg. 17 (1988) 122—124

Schuchardt, K., Schwenzer, N., Rottke, B., Lentrodt, J.: Ursachen, Häufigkeit und Lokalisation der Frakturen des Gesichtsschädels. In Schuchardt, K.: Fortschritte der Kiefer- und Gesichtschirurgie, Bd. XI. Thieme, Stuttgart 1966

Tasanen, A., Lamberg, M. A., Kotilainen, R., Rantio, P.: An etiological analysis of fractures of the lower and middle third of the facial skeleton. Proc. Finn. dent. Soc. 71 (1975) 220—227

Waldhart, E.: Schisportverletzungen im Kiefer-Gesichtsbereich. Med. u. Sport 13 (1973) 24—27

Waldhart, E., Röthler, G.: Verletzungen im Kiefer-Gesichtsbereich beim Wintersport. ZFA 52 (1976) 1413—1416

Waters, E. A.: Should pedal cyclists wear helmets. A comparison of head injuries sustained by pedal cyclists and motor cyclists in road traffic accidents. Injury 17 (1986) 372—375

Kontaktadresse
Univ. Ass. Dr. Wolfgang Puelacher
Abteilung für Mund-, Kiefer- und Gesichtschirurgie
Univ.-Klinik für Zahn-, Mund- und Kieferheilkunde
Anichstr. 35
A-6020 Innsbruck

Jürgen Düker, Freiburg

Konventionelle Röntgendiagnostik beim Mittelgesichtstrauma

Einleitung

Die konventionelle Röntgendiagnostik erlaubt eine schnelle, übersichtliche Beurteilung der Verletzungen im Gesichtsskelett. Vorteil der Summationsbilder ist die Gesamtdarstellung aller knöchernen Strukturen in einer Ebene; Überlagerungseffekte können dabei allerdings die Aussage erschweren. Die Entscheidung für spezielle Röntgenuntersuchungen wird erst nach Auswertung der Standardaufnahmen unter Berücksichtigung klinischer Symptome getroffen.

Erstuntersuchung

Bei der Erstuntersuchung des Patienten mit Schädelverletzungen in chirurgischen Kliniken werden meist zwei Aufnahmen in zwei Ebenen angefertigt: Schädelübersicht anteroposterior und Schädelübersicht seitlich. Diese Gesamtdarstellungen dienen der primären Diagnostik von Frakturen der Kalotte, der Basis und des Gesichtsskeletts. Sie erfordern keine besondere Position des Verletzten und können auch beim bewußtlosen liegenden Patienten angefertigt werden. Die Bildqualität läßt häufig, bedingt durch Schwellung, Verband, Unruhe des Verletzten und großen Objekt-Film-Abstand, zu wünschen übrig. Für die Diagnostik der Mittelgesichtsfrakturen auf diesen Aufnahmen bedarf es einiger Erfahrung. Der Geübte kann jedoch in Ergänzung zur klinischen Untersuchung wertvolle Hinweise bekommen. Die Schädelübersicht anteroposterior erlaubt die Beurteilung der kranialen Orbitabegrenzung, der Stirnhöhle und der frontalen Schädelbasis. In Abhängigkeit von der Überlagerung durch die mittlere Schädelbasis mit dem Felsenbein kann auch die Crista zygomaticoalveolaris – Prädilektionsstelle vieler Oberkieferfrakturen – zur Darstellung kommen. Auf der seitlichen Schädelübersicht erscheinen die Mittelgesichtsstrukturen verwaschen.

Frakturen der Stirnhöhle, der vorderen Schädelbasis und des Nasenbeins sind gut zu erkennen. Dislokationen an den Infraorbitalrändern und Konturunterbrechungen der Kieferhöhlenhinterwände können bei genauer Betrachtung auffallen. Für die anatomische Orientierung ist die Symmetrie der Einstellung von Bedeutung. Sie kann anhand der projektionsbedingten Verschiebung der Gelenkfortsätze und Kieferwinkel des Unterkiefers sowie der Jochbeinfortsätze des Oberkiefers abgeschätzt werden, wobei jedoch traumatische Dislokationen berücksichtigt werden müssen.

Von Clementschitsch (1948, 1966) wurde als dritte Aufnahme für die Untersuchung Schwerverletzter eine Schädelübersicht anteroposterior in kaudal-exzentrischer Projektion gefordert. Sie entspricht etwa der Nasennebenhöhlen-Übersichtsaufnahme in umgekehrtem Strahlengang.

Nasennebenhöhlen-Übersichtsaufnahme

Als bestgeeignet wird für die zentralen und lateralen Mittelgesichtsfrakturen eine kranial-exzentrische posteroanteriore Projektion angesehen. Sie sollte als Übersichtsaufnahme nicht nur auf die Nasennebenhöhlen ausgeblendet sein, sondern beide Jochbogen mit abbilden. Diese Nasennebenhöhlen-Übersichtsaufnahme ist für alle Oberkieferfrakturen, Jochbein-, Jochbogen-, Orbita- und Stirnhöhlenfrakturen die wichtigste Aufnahme, die uns mit einer Gesamtdarstellung auch die Möglichkeit der Frakturklassifikation erlaubt. Deshalb sollte auf die exakte Einstellung dieser Aufnahme besonders Wert gelegt werden. Bei schwerverletzten Patienten kann sie auch in Rückenlage im umgekehrten Strahlengang angefertigt werden. Nachteile des anteroposterioren Strahlenganges sind die schlechtere Zeichnung und stärkere Vergrößerung des filmfernen Gesichtsskeletts. Durch die Verwendung einer strahlendurchlässigen Unfalltrage und eines speziellen Schädelröntgengerätes kann die günstigere, posteroanteriore Projektion auch in Rückenlage erfolgen.

Wenn es der Zustand des Patienten zuläßt, bevorzugen wir zwei Aufnahmen mit unterschiedlicher kranial-exzentrischer Einstellung des Zentralstrahls: die okzipitonasale und die okzipitodentale Projektion (Abb. 1). Sie lassen sich besonders gut unter Durchleuchtung an der Bildverstärker-Fernsehkette einstellen. Bei der okzipitonasalen Projektion wird der Kopf weniger überstreckt. Von Vorteil ist: Orbita und Stirnhöhle werden ohne Verzeichnung abgebildet; die Nasenwurzel und die vordere Schädelbasis sind gut zu beurteilen. Nachteilig ist: Durch die Überlagerung des Felsenbeins ist die Beurteilung von Jochbogen, Jochbein, Kieferhöhle und Crista zygomaticoalveolaris erschwert. Bei der okzipitodentalen Projektion wird der Kopf weiter überstreckt. Von Vorteil ist: Jochbogen, Jochbein und Crista zygomaticoalveolaris werden überlagerungsfrei dargestellt; die ganze Kieferhöhle ist zu überblicken. Nachteilig ist: Orbita und Stirnhöhle werden verzerrt; die Nasenwurzel und die vordere Schädelbasis sind nicht gut zu beurteilen.

Mit der Nasennebenhöhlen-Übersicht okzipitonasal bzw. okzipitodental sind die Einteilung in zentrale, zentrolaterale und laterale Mittelgesichtsfrakturen und die weitere Differenzierung nach Le Fort und Waßmund (Schwenzer u. Krüger 1986) sowie der Jochbeinfrakturen nach Spiessl u. Schroll (1972) möglich.

Sowohl bei den Jochbein- als auch bei den großen Oberkieferfrakturen spielt die Beurteilung der Sutura frontozygomatica eine Rolle, da in ihr die meisten Frakturen der lateralen Orbitawand verlaufen (Meyer u. Mitarb. 1977). Im Gegensatz zu den übrigen Nähten des Schädels beginnt ihre Verknöcherung relativ spät und ist häufig unvollständig. Bei vielen Menschen bleibt die Sutur auch zeitlebens erhalten (Sicher 1965, Kokich 1976). In der Traumatologie fällt die Entscheidung Fraktur oder Sutur

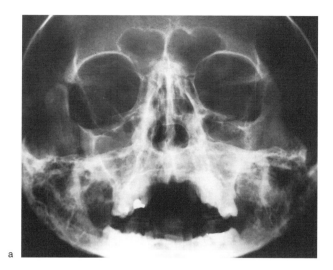

a

b

Abb. 1a u. b Nasennebenhöhlen-Übersichtsaufnahmen in zwei unterschiedlichen kranial-exzentrischen Einstellungen: **a** weniger überstreckt, **b** weiter überstreckt

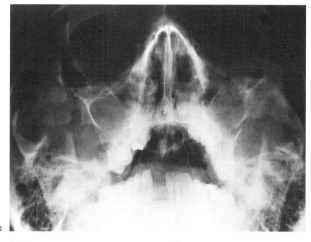

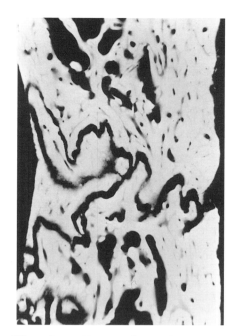

Abb. 2 Mikroradiographie einer Sutura frontozygomatica mit ausgeprägten Interdigitationen

Es bleibt allein der Seitenvergleich, wobei zu berücksichtigen ist, daß nur in 65% eine absolut seitengleiche Transparenz und in 42% eine absolut seitengleiche Breite der Suturen zu erwarten ist (Ritschel 1984).

Auch der Hinweis auf eine isolierte Orbitabodenfraktur („blow-out fracture") ist bei entsprechender klinischer Symptomatik über die Nasennebenhöhlen-Aufnahme möglich (Galanski u. Friedmann 1977). Dazu muß man wissen, daß normalerweise Infraorbitalrand und Orbitaboden getrennt abgebildet werden (Abb. **3**). Der Orbitaboden erscheint als zarte Knochenlamelle, die den Canalis infraorbitalis umschließt, unterhalb des relativ breiten, gleichmäßig dichten Infraorbitalrandes. Eine Orbitabodenfraktur ist an dem Einbruch der Knochenlamelle in die Kieferhöhle, dem auch Orbitainhalt folgt, zu erkennen. Der Infraorbitalrand ist darüber durchgehend erhalten (Abb. **4**).

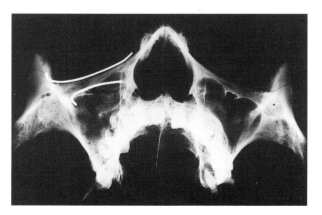

Abb. 3 Nasennebenhöhlen-Übersichtsaufnahme mit Markierung des Infraorbitalrandes (kranial) und des Orbitabodens (kaudal) am Phantom

mitunter schwer. Für den Operateur stellt sich die entscheidende Frage, ob eine Stabilisierung am lateralen Orbitarand notwendig ist. Liegt eine breite Diastase oder Stufe vor, ist die Diagnose Fraktur eindeutig. Impressionen des Jochbeins in die Kieferhöhle sind zumindest mit einer Abknickung und Lockerung der Naht verbunden. Geringe Dislokationen sind schwer zu beurteilen. Wie Untersuchungen an unserer Klinik ergeben haben (Ritschel 1984), nehmen Transparenz und Breite der Sutura frontozygomatica auf Nasennebenhöhlen-Aufnahmen nichttraumatisierter Patienten mit dem Lebensalter zu. Dies läßt sich durch die altersbedingte Änderung der Suturmorphologie erklären. Mit steigendem Alter wird der Suturverlauf unregelmäßiger; die Sutur wird stärker gezackt, wobei die Anzahl sowie die Länge der Interdigitationen zunehmen (Abb. **2**). Hinzu kommt eine Abnahme der Kalottendicke und -dichte, die sich als schwächerer Überlagerungseffekt auswirkt. Somit kann das Alter des Patienten nicht zur Diagnose einer Fraktur an der Sutura frontozygomatica herangezogen werden.

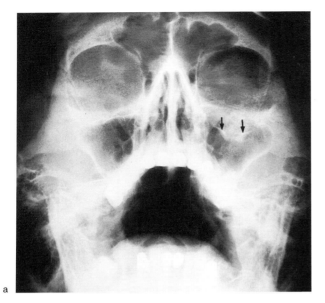

a

b

Abb. **4 a** u. **b** Isolierte Orbitabodenfraktur links. **a** Auf der Nasennebenhöhlen-Übersichtsaufnahme intakter Infraorbitalrand und Einbruch des Orbitabodens mit Orbitainhalt in die Kieferhöhle (Pfeile). **b** Darstellung in der frontalen Tomographie

Jochbogenaufnahme

Für die Frakturen des Jochbogens reicht die Nasennebenhöhlen-Aufnahme nicht aus. Die Impression des Jochbogens mit dem typischen doppelten Knickbruch kommt wesentlich besser in einer basalen Ebene zur Darstellung.

Die axiale Projektion kann in submentovertikaler oder umgekehrter Richtung erfolgen. Die symmetrische Abbildung beider Jochbogen (sog. Henkeltopfaufnahme) erlaubt den Seitenvergleich, die Freiprojektion der Jochbogen von der Kalotte ist jedoch nicht immer möglich. Einfacher ist die einseitige Abbildung unter Durchleuchtung.

Seitliche Aufnahme der Nase

Bei Verdacht auf Nasenbeinfraktur kann auf die seitliche Aufnahme der Nase nicht verzichtet werden. Sie erlaubt die Beurteilung der Nasenwurzel, der Nasenbeine, der Stirnfortsätze und des Oberkiefers, der Apertura piriformis und der Spina nasalis anterior.

Panoramaaufnahmen

Für die Röntgendiagnostik der Mittelgesichtsfrakturen ist die Panoramaschichtaufnahme, verglichen mit der Nasennebenhöhlen-Aufnahme, von untergeordneter Bedeutung (Moilanen 1984). Da neben dem dentoalveolären Bereich aber auch angrenzende Regionen zur Darstellung kommen, können sich außer den Alveolarfortsatzbrüchen auch die zentralen und lateralen Mittelgesichtsfrakturen abzeichnen. In der Standardeinstellung der Panoramaschichtaufnahme kommen allerdings nur wenige anatomische Strukturen, die für die Mittelgesichtsfrakturen von Bedeutung sind, besser zur Abbildung als auf den Schädelaufnahmen. So läßt sich mit keiner anderen Technik vergleichbar gut der Frakturverlauf durch die Kieferhöhlenhinterwand und den Flügelfortsatz nachweisen, wobei rechte und linke Seite getrennt zur Darstellung kommen (Abb. **5**). Mit genauer Kenntnis der Röntgenanatomie lassen sich auch Le-Fort-Frakturen an der Apertura piriformis, an der Crista zygomaticoalveolaris (Processus zygomaticus des Oberkiefers), am Jochbogen und an der dorsalen Begrenzung der Kieferhöhle verfolgen. Selten ist eine Bruchlinie oder eine Stufe am Infraorbitalrand eindeutig zu sehen. Gut zu erkennen sind die Bruchlinien einer Jochbogenfraktur (Rottke 1972, Fischer 1981, Fischer-Brandies 1983). Aufgrund der lateralen Abbildung läßt sich die typische Impression allerdings nicht beurteilen.

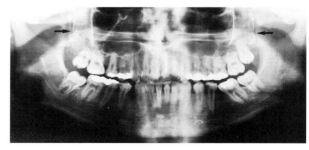

Abb. **5** Frakturverlauf durch die Hinterwände der Kieferhöhlen (Pfeile) auf der Panoramaschichtaufnahme bei einer Mittelgesichtsfraktur Typ Le Fort II

Die Panoramavergrößerungsaufnahme des Oberkiefers ergänzt die Röntgenuntersuchung durch eine bessere Zeichenschärfe im Alveolarfortsatz. Neben den Alveolarfortsatzbrüchen sind Le-Fort-Frakturen an der Apertura piriformis und in den Wänden der Kieferhöhle sowie auch sagittale Spaltungen des Oberkiefers zu erkennen.

Schädel-Fernröntgenaufnahme seitlich

Bei den Impressionsfrakturen des Mittelgesichtes ist die seitliche Fernröntgenaufnahme eine wichtige Hilfe zur Beurteilung der Dislokation des Oberkiefers. Diese läßt sich unter Berücksichtigung der gestörten Okklusion erkennen. Schwierig wird die Interpretation allerdings, wenn gleichzeitig Unterkieferfrakturen vorliegen.

Zusammenfassung

Bei Mittelgesichtsfrakturen kann auf konventionelle Röntgenaufnahmen nicht verzichtet werden. Sie stellen immer noch die Basis der Röntgenuntersuchung dar. Lediglich bei Patienten, die mit einem schweren Schädel-Hirn-Trauma zur Diagnostik der Hirnschädelverletzung im Computertomographen untersucht werden, ist es sinnvoll, die Schnittbilder primär auch auf das Gesichtsskelett auszudehnen und für die Versorgung auf die Nasennebenhöhlen-Übersicht und die Panoramaschichtaufnahme zu verzichten. Zur konventionellen Röntgendiagnostik des Mittelgesichtstraumas gehören die Schädelaufnahmen der Erstuntersuchung in zwei Ebenen, die Nasennebenhöhlen-Übersicht, die Jochbogenaufnahme, die seitliche Aufnahme der Nase und die Panoramaaufnahme. Viele früher notwendige Spezialprojektionen erübrigen sich heute durch die Computertomographie.

Literatur

Clementschitsch, F.: Röntgendarstellung des Gesichtsschädels. Urban & Schwarzenberg, Wien 1948

Clementschitsch, F.: Zur röntgenologischen Darstellung der Gesichtsschädelverletzungen. In K. Schuchardt: Fortschritte der Kiefer- und Gesichtschirurgie, Bd. XI. Thieme, Stuttgart 1966

Fischer, J.: Zur Darstellung der Jochbeinfrakturen in der Panorama-Schichtaufnahme. Zahnmed. Diss., Freiburg 1981

Fischer-Brandies, E.: Die Beurteilung des Jochbogens auf dem Orthopantomogramm. Dtsch. zahnärztl. Z. 38 (1983) 1073

Galanski, M., G. Friedmann: Röntgenanatomische Gesichtspunkte zur Diagnostik von Orbitabodenfrakturen. In K. Schuchardt, R. Becker: Fortschritte der Kiefer- und Gesichts-Chirurgie, Bd. XXII. Thieme, Stuttgart 1977

Kokich, V. G.: Age changes in the human frontozygomatic suture from 20 to 95 years. Amer. J. Orthod. 69 (1976) 411

Meyer, H., E. Reuter, W. Schilli: Ursachen und Verlauf der Frakturen der lateralen Orbita. In K. Schuchardt, R. Becker: Fortschritte der Kiefer- und Gesichts-Chirurgie, Bd. XXII. Thieme, Stuttgart 1977

Moilanen, A.: Midfacial fractures in dental panoramic radiography. Oral Surg. 57 (1984) 106

Ritschel, M.: Ein Beitrag zur röntgenologischen Darstellung der Sutura frontozygomatica. Zahnmed. Diss., Freiburg 1984

Rottke, B.: Die Bedeutung der Panoramadarstellung in der Kieferchirurgie. Dtsch. zahnärztl. Z. 27 (1972) 961

Schwenzer, N., E. Krüger: Midface fractures. 1. Classification, diagnosis, and fundamentals of treatment. In E. Krüger, W. Schilli: Oral and Maxillofacial Traumatology, Vol. 2. Quintessence, Chicago 1986

Sicher, H.: Oral Anatomy. Mosby, St. Louis 1965

Spiessl, B., K. Schroll: In H. Nigst: Spezielle Frakturen- und Luxationslehre, Bd. I, 1. Thieme, Stuttgart 1972

Kontaktadresse
Prof. Dr. Dr. Jürgen Düker
Universitätsklinik für Zahn-, Mund- und Kieferheilkunde,
Sektion Röntgen, Klinikum der Albert-Ludwigs-Universität Freiburg
Hugstetter Str. 55
W-7800 Freiburg i. Br.

Egbert Machtens und Lothar Heuser, Bochum

Prinzipielles und abgestuftes Vorgehen in der Röntgendiagnostik bei Mittelgesichtstrauma in Abhängigkeit vom Schweregrad und von der Lokalisation

Einleitung

Die Fülle der unterschiedlichen bildgebenden Verfahren verlangt grundsätzlich bei jedem Patienten eine Überlegung zur Stufendiagnostik. In Abhängigkeit von der Verletzungsart, dem Zustand des Patienten und vom Einsatz der Nachbardisziplinen muß im Einzelfall eine Entscheidung über den Ablauf der einsetzbaren Verfahren getroffen werden.

Fragestellungen zum Thema

1. Welches pathologische Substrat stellt sich?

Die klinische orientierende Untersuchung steht wie überall vor der Entscheidung über die radiologische Diagnostik.

Die Bewußtseinslage des Patienten bestimmt entscheidend das Vorgehen. Die Untersuchung im Hinblick auf die Mobilität des Mittelgesichtes, das vorhandene und vor allen Dingen in der Entwicklung bewertete Brillenhämatom, Monokelhämatom usw. und die Stufenbildung bei der Palpation am Infraorbitalrand in Verbindung mit möglichen Weichteilverletzungen sind die bekannten Kriterien, die primär bewertet werden müssen. Möglicher Liquorfluß, Sehvermögen, weiterführende neurologische Untersuchungen (Messung evozierter Potentiale) (s. Beitrag Cornelius u. Mitarb.) bestimmen weitergehende Entscheidungen über die einzusetzenden radiologischen Verfahren.

2. Welche bildgebenden Möglichkeiten sind vorhanden?

Die orientierende Mittelgesichtsfrakturdiagnostik ist durch die *Nasennebenhöhlen-Aufnahme* – kurz *NNH* genannt – möglich (Frey u. Mitarb. 1989, Ritter 1981). Sie ist im okzipitomentalen Strahlengang projiziert.

Offenkundig werden immer noch, auch bei erkennbaren Mittelgesichtsfrakturen, standardisierte Übersichtsaufnahmen im sagittalen und seitlichen Strahlengang erstellt. Diese Bilder sind insbesondere in mund-kiefer-gesichtschirurgischen Behandlungsbereichen nach Übernahme aus allgemeinchirurgischen Kliniken beigegeben. Die zuletzt genannten Aufnahmen reichen für die Diagnostik des Mittelgesichtes – auch als Orientierung – sicher nicht aus. In das Oberkiefermassiv hinein projizierte Felsenbeine und unklare Strukturen mit Überlagerung durch die Schädelbasis schränken die Aussagefähigkeit ein. Die *NNH*-Projektion bietet mit einem der jeweiligen Fragestellung angepaßten Format eine Fülle von Aussagen. Auch der niedergelassene Mund-Kiefer-Gesichts-Chirurg vermag damit ohne eine aufwendige apparative Ausstattung in der weiterführenden bildgebenden Diagnostik und in der überwiegenden Anzahl der Fälle entscheidende Folgerungen abzuleiten.

Die konventionelle Röntgendiagnostik wird durch die Jochbogen-Vergleichsaufnahme (sog. *Henkeltopf*) ergänzt, die eine Beurteilung der Jochbögen (weniger der Jochbeine) zuläßt. Als weiterführende konventionelle Aufnahme der Orbita hat sich die „*Brillenaufnahme*" im okzipitofrontalen Strahlengang bewährt. Sie wird allerdings heute durch die weiterführenden Schnittbildverfahren (z. B. CT) zunehmend eingeschränkt.

Eine weitere Technik und sicherlich auch der entscheidende Fortschritt in der Verfeinerung der Diagnostik stellt die konventionelle *Schichtaufnahme* in ein- oder besser mehrdimensionaler Verwischung dar. In den 60er Jahren bedeutete dieses Aufnahmeverfahren für das eigene Fachgebiet eine verbesserte Darstellung, insbesondere des Orbitabodens und der gesamten Mittelgesichtsstruktur. Die Tomogramme eröffneten neue und weitergehende Analysemöglichkeiten der sich überlagernden Strukturen. Es ist ein Verdienst dieser Aufnahmetechnik, daß chirurgische Interventionen verstärkt, aber auch gezielter vorgenommen werden.

Zu den konventionellen Aufnahmetechniken gehören sicherlich auch das *Orthopantomogramm (OPG)* bzw. das *Panoramazonogramm*. Bei geeigneter und variabel eingesetzter Position gelingt es schon mit dem OPG z. B. die Recessus alveolares der unteren Kieferhöhlenregion darzustellen (Rottke 1972). Das *Zonarc-Gerät*, das allerdings wegen der hohen Anschaffungskosten nicht überall zur Verfügung steht, demonstriert in überzeugender Form, welche Möglichkeiten mit Geräten modernster Art in verschiedenen Variablen eröffnet werden können (Abb. 1). Im Gegensatz zum *OPG* erreicht man mit dem *Panoramazonogramm* insbesondere am liegenden, auch bewußtlosen Patienten qualitativ hervorragende Darstellungen, die die gewünschte Übersicht möglich machen, soweit sie Oberkiefer, Kieferhöhlen, Orbitaboden und z. T. auch die Jochbeine und die obere Halswirbelsäule betreffen.

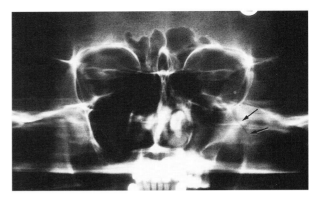

Abb. 1 Panoramazonogramm (Zonarc) des Mittelgesichts. Darstellung einer linksseitigen Fraktur des Jochbeinkörpers (Pfeile)

Mit dieser Auflistung ist die konventionelle Röntgendiagnostik kursorisch dargestellt.

Die nächste qualifiziertere diagnostische Variante ist in den Großgeräten, wie der *Computertomographie*, in der *Angiographie/DSA*, in der *Szintigraphie*, und in einzelnen Fällen auch in der *Kernspintomographie* zu sehen.

Wird eine *Computertomographie* (Abb. 2) notwendig, und dies gilt bei hirn-/schädeltraumatisierten Patienten immer, sollte primär bereits die Überlegung angestellt werden, ob auf die konventionelle Röntgendiagnostik verzichtet und sofort die *CT* des Mittelgesichts in verschiedenen Projektionen eingesetzt werden kann (Köster 1988, Zouaoui u. Mitarb. 1986). Belastungen des Patienten durch Umlagerungen und Transporte sowie unnötige Strahlenexpositionen sind unter solchen Gesichtspunkten

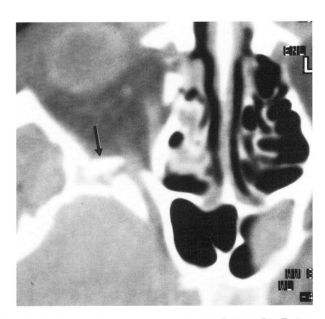

Abb. 2 Axiales Computertomogramm der Orbitae. Die Frakturen der medialen und lateralen Orbitawand sind gut erkennbar. Ursache für den rechtsseitigen Visusverlust war ein ausgesprengtes Fragment im Orbitatrichter (Pfeil), das zu einer Spießungsverletzung des N. opticus geführt hatte

zu berücksichtigen (Vajda u. Mitarb. 1987). Es ist in die diagnostische Überlegung einzubeziehen, daß CT-Schichten bei thorakoabdominellen Traumen für die knöcherne und Weichteilaussteuerung des Gesichtsschädels zu erweitern sind. Im axialen und koronalen Strahlengang im Gesichts-/Schädelbereich sind alle Aussagen beizubringen, die der MKG-Chirurg benötigt.

In der Hand des sachkundigen Radiologen oder Mund-Kiefer-Gesichts-Chirurgen bietet die Computertomographie in den verschiedenen Fenstereinstellungen eine solche Fülle von Aussagen, daß man bei vorhandener Kapazität, bei dem reduzierten Allgemeinzustand des Patienten schon von Anbeginn an diese Technik nutzt.

Die aufgeführten bildgebenden Verfahren der *Angiographie/DSA* (Steudel u. Mitarb. 1986), der *Szintigraphie* und der *Kernspintomographie* sind sicher nur in Ausnahmefällen und zwangläufig größeren Kliniken mit entsprechender apparativer Ausstattung vorbehalten.

Die Angiographie und die digitale Substraktionsangiographie sind im Fachgebiet der Mund-Kiefer-Gesichts-Chirurgie dann notwendig, wenn der Verdacht auf eine arteriovenöse Fistel (Debrun u. Mitarb. 1988) besteht (Abb. **3** u. **4**). Sie ist darüber hinaus Voraussetzung für interdisziplinäre konventionelle radiologische Eingriffe, z. B. die Embolisation. Letztere kommt auch in Einzelfällen zum Einsatz, wenn durch massive Blutungen im Gesichts-/Schädelbereich lediglich durch Obliteration der zuführenden Gefäße (beiderseitig!) die schwere lebensbedrohende Blutung zum Stillstand gebracht werden kann.

Die *Szintigraphie* hat bei Liquorfluß im schädelbasisnahen Bereich ihre Indikation. Sie wird u. U. mit der *CT-Zysternographie* kombiniert. Beide Methoden liefern den Beweis für die Existenz und den Ort der Fistel (Abb. **5**).

Schließlich hat die *Kernspintomographie*, wenn auch nur mit großer Einschränkung, bei Orbitafrakturen (Abb. **6**) und im schädelbasisnahen Bereich ihre Indikation (Hell u. Mitarb. 1990). Ob eine Forderung nach der Kernspintomographie und ihre Überlegenheit gegenüber der klassischen Röntgenuntersuchung und der *CT* mit verschiedenen Aussteuerungen gegeben sind, mag dahingestellt sein. Die Unruhe des Patienten bei der langdauernden Untersuchungstechnik und die eingeschränkte Möglichkeit der Intensivüberwachung, die mangelnde Kapazität und das u. U. schneller notwendig werdende Handeln sprechen z. Z. noch gegen dieses Verfahren.

3. Wodurch wird die Reihenfolge der Anwendung bestimmt?

Entscheidend steht im Vordergrund der Bewertung die Bewußtseinslage des Patienten (Galanski u. Peters 1986, Jaspers u. Mitarb. 1989). Ein bewußtseinsgetrübter oder bewußtloser Patient verlangt in der Mittelgesichts- und Hirnschädeldiagnostik immer ein *CT* oder sogar ein *MR*. In diesem Fall sollte man auf eine konventionelle Röntgenuntersuchung verzichten. Auch beim bewußtseinsklaren Patienten mit Mittelgesichtsfrakturen, der aus anderen Gründen der Computertomographie des Thorax oder des Abdomens zugeführt wird, sollten ergänzende Schichten im Mittelgesicht erstellt werden. Dadurch kann man klinikintern Transporte von einem Raum zum ande-

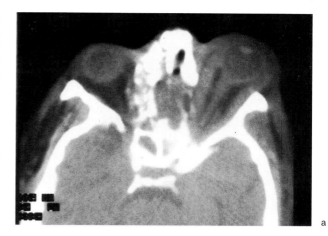

a

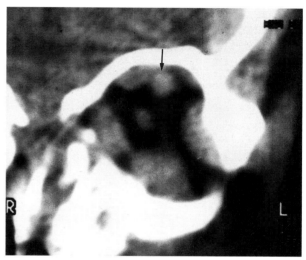

b

Abb. **3a** u. **b** Traumatische Karotis-Sinus-cavernosus-Fistel: Computertomogramm im axialen (**a**) und koronalen (**b**) Strahlengang. Exophthalmus der linken Seite mit deutlicher Schwellung aller Orbitastrukturen. Erweiterung der V. ophthalmica (Pfeil)

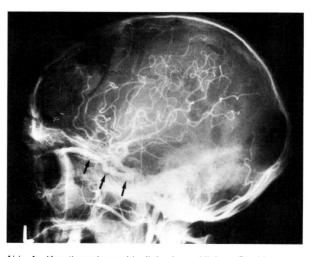

Abb. **4** Karotisangiographie links im seitlichen Strahlengang. Frühzeitige Füllung der deutlich erweiterten V. ophthalmica (Pfeile) über die Karotisfistel zum Sinus cavernosus

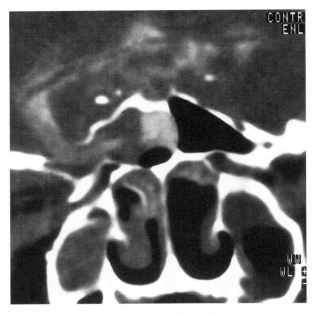

Abb. **5** CT-Zisternographie nach lumbaler Applikation von Jopamidol: In der koronalen Projektion erkennt man einen lateralen Defekt in der rechten Keilbeinhöhle mit Austritt von kontrasthaltigem Liquor

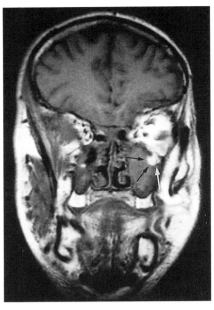

Abb. **6** Kernspintomographie bei linksseitiger „blow-out-fracture": Der Austritt von orbitalem Fettgewebe in die linke Kieferhöhle ist an Hand der signalreichen Struktur (Pfeile) deutlich erkennbar

ren vermeiden. Der traumatisierte Patient ist keinesfalls immer so belastungsfähig, daß man ihm zahlreiche Einstellungen, Lagerungen und entsprechende Wege zumuten kann.

Umgekehrt ist es natürlich völlig unzulässig, kritiklos die gesamte Skala der konventionellen und weiterführenden bildgebenden Diagnostik zu kombinieren. Die Einzelentscheidung ist in diesem Zusammenhang immer wieder gefragt. Der erfahrene Kliniker ist mit einer qualifiziert durchgeführten Röntgendiagnostik häufig in der Lage, die notwendigen Therapiemaßnahmen zu ergreifen. Die Situation des niedergelassenen Kollegen ist verständlicherweise eine unvergleichbar schwierigere als die des im Krankenhaus tätigen Mund-Kiefer-Gesichts-Chirurgen.

Ein weiterer grundsätzlicher Vorteil ist aber auch noch bei dem CT gegenüber den konventionellen Techniken durch die bessere Reproduzierbarkeit ohne Qualitätsverlust gegeben. Variationen in der Einstellung, bedingt durch Ödeme und damit auch durch unterschiedliche Transparenz oder Belichtungsqualitäten bei der konventionellen Aufnahme sprechen eher für die CT.

Zusammenfassung

Im Pro und Kontra der einen oder anderen Aufnahmetechnik ist immer eine Einzelentscheidung zu treffen. Das vorhandene Spektrum der Kombinationsmöglichkeiten verschiedener bildgebender Verfahren muß der Mund-Kiefer-Gesichts-Chirurg beherrschen, um für den Patienten am wenigsten belastend, für die therapeutische Konsequenz am zügigsten einsetzbar und schließlich auch um kostensparend tätig zu werden.

Literatur

Debrun, G. M., F. Vinuela, A. F. Fox, K. R. Davies, H. S. Ahn: Indications for treatment and classification of 132 carotid-cavernous fistulas. Neurosurgery 22 (1988) 85−89
Frey, K. W., K. Mees, Th. Vogl: Bildgebende Verfahren in der HNO-Heilkunde. Enke, Stuttgart 1989
Galanski, M., P. E. Peters: Hirnschädel. In W. Frommhold, W. Dihlmann, H.-St. Stender, P. Thurn: s. Thieme-Gesamtvers. 89, S. 102. Radiologische Diagnostik in Klinik und Praxis, Bd. V, Teil 1. Thieme, Stuttgart 1986
Hell, B., H. Woerner, G. Bill: Kernspintomographie in der Diagnostik funktionell wirksamer Orbitafrakturen. Dtsch. Z. Mund-Kiefer-Gesichts-Chir. 14 (1990) 154−160
Jaspers, U., L. Heuser, E. Machtens: Die Wertigkeit moderner bildgebender diagnostischer Verfahren in der Behandlungsplanung bei Schußverletzungen im Kiefer-Gesichtsbereich. In L. Ploner: Special Congress of the German Association for Oral and Maxillofacial Surgery. Stampa Athesia, Bozen 1989
Koorneef, L., F. W. Zonneveld: The role of direct multiplanar high resolution CT in the assessment and management of orbital trauma. Radiol. Clin. North Amer. 25 (1987) 753−766
Köster, O.: Computertomographie des Felsenbeines. Thieme, Stuttgart 1988
Machtens, E.: Diagnostik und Behandlungsablauf aus der Sicht des Mund-Kiefer-Gesichtschirurgen. Fortschr. der Kiefer- und Gesichtschirurgie, In Schwenzer, N., G. Pfeifer: Fortschritte der Kiefer- und Gesichts-Chirurgie, Bd. XXXII. Thieme, Stuttgart 1987 (S. 221−223)
Ritter, W.: Röntgenuntersuchung der Zähne, der Kiefer und des Gesichtsskelettes. In Schwenzer, N., G. Grimm: Zahn-Mund-Kieferheilkunde Bd. 1. Thieme, Stuttgart 1981
Rochels, R.: Sonographie bei Orbitabodenfrakturen. In Schwenzer, N., G. Pfeifer: Fortschritte der Kiefer- und Gesichts-Chirurgie, Bd. XXXII. Thieme, Stuttgart 1987 (S. 144−147)
Rothfus, W. E., Z. L. Deeb, R. H. Daffner, E. R. Prostko: Head-Hanging CT: An alternative method for evaluating CSF rhinorrhea. Amer. J. Neuroradiol. 8 (1987) 155−156
Rottke, B.: Die Bedeutung der Panoramadarstellung in der Kieferchirurgie. Dtsch. zahnärztl. Z. 21 (1972) 961

Steudel, L. A., Th. Harder, K. Lackner, B. Schneider, L. Orellano: Digitale Subtraktionsangiographie in der Traumatologie. Fortschr. Röntgenstr. 144 (1986) 30−35

Vajda, L., W. Zahn, St. Bonorden: Vergleichende Untersuchungen zwischen computertomographischen Befunden und dem Operationssitus bei fronto-basalen Frakturen. In Schwenzer, N., G. Pfeifer: Fortschritte der Kiefer- und Gesichts-Chirurgie, Bd. XXXII. Thieme, Stuttgart 1987 (S. 80−82)

Zouaoui, A., J. Metzger, G. Princ: Computerited tomography in orbito-frontal injuries. J. Neuroradiol. 13 (1986) 291

Kontaktadresse
Prof. Dr. Dr. Egbert Machtens
Klinik für Mund-, Kiefer- und Gesichtschirurgie
Plastische Operationen
Ruhr-Universität Bochum − Knappschafts-Krankenhaus
In der Schornau 23/25
W-4630 Bochum-Langendreer

Gabriel Röthler, Isolde Bangerl, Michael Philadelphy, Innsbruck

Lymphoszintigraphische Untersuchungen bei Mittelgesichtsfrakturen

Interstitiell verabfolgte Radiokolloide werden lymphogen abtransportiert und im retikuloendothelialen Gewebe der Lymphknoten phagozytiert (zum Winkel 1975). Aufgrund der Impermeabilität der Blutkapillarwände für Kolloide kommt es zur indirekten Lymphanfärbung, welche in der Literatur vielfach auch als indirekte Lymphographie bezeichnet wird (zum Winkel 1975, Stutte u. Arnaudow 1976, Mostbeck u. Mitarb. 1985, Müller u. Mitarb. 1985 u. a.).

Diese einfach durchführbare, für den Patienten nicht belastende Untersuchungsmethode liefert Informationen über die Funktion des Lymphsystems, bietet jedoch im Vergleich zur Lymphographie eine unterlegene Detailerkennbarkeit der Strukturen.

Die Lymphoszintigraphie des Kopf- und Halsgebietes dient im klinischen Bereich zur onkologischen Diagnostik (Fernholz 1967, Jung u. Mitarb. 1983, Jung u. Munz 1985 u. a.). Es erschien daher überaus interessant, den Lymphtransport auch im Rahmen der Traumatologie, insbesondere bei Mittelgesichtsverletzungen, mit Hilfe dieses Verfahrens zu analysieren.

24 Patienten (15 Männer und 9 Frauen im Alter zwischen 19 und 60 Jahren) mit einem gedeckten, unilateralen Trauma im Bereich der Orbita nahmen an dieser präoperativen Untersuchung teil. Es handelte sich dabei um 15 Jochbein-, 3 Infraorbitalrand-, 4 Orbitaboden- und 2 nasoorbitale Frakturen mit verschieden stark ausgeprägter Dislokation und Weichteilschwellung. Weiterhin wurde eine aus 8 Personen bestehende Kontrollgruppe (4 Männer und 4 Frauen im Alter zwischen 19 und 58 Jahren) in die Studie einbezogen. Bei allen Patienten und Probanden erfolgte beidseits infraorbital bei 6 Uhr die subkutane Injektion von 18,5 MBq ^{99m}Tc-Lymphoscint Solco (Solco Basel AG, CH-4127 Birsfelden). Das verabreichte Aktivitätsdepot betrug pro Injektion weniger als 0,1 ml. Unmittelbar nach Applikation des Mikrokolloids und sequentiell nach 2, 4, 6 sowie nach 24 Std. wurden mit einer Gammakamera (ZLC 370/750, Digitrac, Siemens AG) in drei verschiedenen Projektionen (a.-p. und lateral beidseits) Lymphoszintigramme angefertigt.

Alle von der Kontrollgruppe gewonnenen Lymphoszintigramme lassen nach 2 Std. bilateral mindestens einen fazialen oder Parotislymphknoten mit unterschiedlicher Aktivitätsintensität erkennen. Nur auf einem Lymphoszintigramm kann ein submandibulärer Lymphknoten identifiziert werden. Nach 4 Std. nimmt die Aktivität zu; es kommen zu diesem Zeitpunkt auch submandibuläre Lymphknoten zur Darstellung. Nach 6 und 24 Std. läßt sich kein wesentlicher Aktivitätsverlust beobachten. Die Hälfte der Probanden zeigt erwartungsgemäß ein asymmetrisches Aktivitätsmuster. Analog dokumentieren Thommesen u. Mitarb. (1981) an 45 Probanden nach Lymphoszintigraphie des Kopf- und Halsbereiches außerordentlich starke Seitenschwankungen in bezug auf die Anzahl der dargestellten Lymphknoten und die Aktivitätsintensität. Zum Winkel (1975) bemerkt in diesem Zusammenhang: „Jeder Mensch hat sein eigenes, individuelles Lymphsystem!"

In der Gruppe der Patienten läßt sich auf der unverletzten Seite ein adäquater Aktivitätstransport nachweisen; diese Befunde stehen mit jenen der Probanden im Einklang. Die lymphoszintigraphischen Resultate der traumatisierten Gesichtshälfte korrelieren mit der Intensität der periorbitalen Weichteilschwellung. Der Grad der Frakturdislokation scheint dabei eine untergeordnete Rolle zu spielen. Bei einer mäßigen Schwellung kann nicht immer eine deutliche Seitendifferenz der Aktivität demonstriert werden, während bei Vorliegen einer stärkeren Schwellung ein verzögerter Lymphabfluß erkennbar ist. Bei Patienten mit einem stark ausgeprägten Ödem des verletzten Areals verbleibt das Aktivitätsdepot fast ausnahmslos auch nach 24 Std. am Injektionsort; somit ist lymphoszintigraphisch kein Lymphabfluß feststellbar (Abb. 1). Die unfallbedingte Zunahme der lymphpflichtigen Eiweißlast im Interstitium der periorbitalen Region beeinflußt die Transportkapazität des Lymphsystems. Je nach Ausmaß und Perpetuierung des traumatischen Ödems manifestiert sich die Reduktion des Lymphtransportes (M. Földi 1984, E. Földi 1985). Die Resultate der Lymphoszintigramme von den untersuchten Patienten spiegeln dieses pathophysiologische Geschehen wider.

Zusammenfassung

Um Informationen über die Funktion des Lymphsystems bei Mittelgesichtsverletzungen zu gewinnen, wurde an 24 Patienten

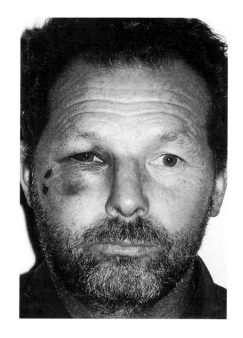

a

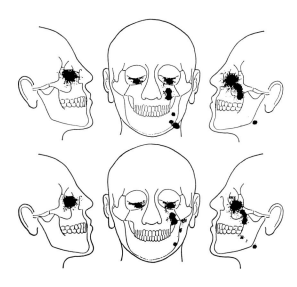

b

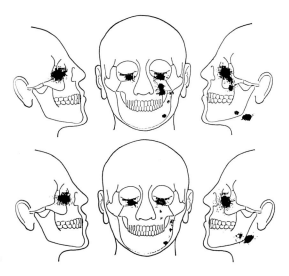

c

Abb. **1a–c** Jochbeinfraktur rechts.
a Zustand 5 Tage nach dem Unfall.
b Lymphoszintigramm in drei Projektionen nach 2 und 4 Std.
c Lymphoszintigramm nach 6 und 24 Std. Auf der verletzten rechten Seite verbleibt das Aktivitätsdepot am Injektionsort; auf der unverletzten Seite zeigt sich ein adäquater Aktivitätstransport

mit unilateralen Frakturen im Bereich der Orbita und an 8 Kontrollpersonen eine lymphoszintigraphische Exploration durchgeführt. Die nach beidseitiger infraorbitaler Injektion von 18,5 MBq ^{99m}Tc-Lymphoscint Solco sequentiell angefertigten Lymphoszintigramme zeigen einen von der Intensität der periorbitalen Schwellung abhängigen Aktivitätstransport. Die Lymphoszintigramme von den Probanden lassen einen adäquaten Lymphabfluß erkennen; die Hälfte davon weist erwartungsgemäß ein asymmetrisches Aktivitätsmuster auf.

Literatur

Fernholz, H. J.: Lymphoszintigraphie im Kopf-Hals-Bereich. Fortschr. Röntgenstr. 106 (1967) 524

Földi, E.: Pathogenese des Lymphödems. In Holzmann, H.: Dermatologie und Nuklearmedizin. Springer, Berlin 1985 (S. 395)

Földi, M.: Die Pathophysiologie des Lymphoedems – die Insuffizienz des Lymphgefäßsystems. In Bollinger, A., H. Partsch: Initiale Lymphstrombahn. Thieme, Stuttgart 1984 (S. 2)

Jung, H., D. L. Munz: Die präoperative peritumorale-interstitielle Lymphoszintigraphie beim Plattenepithelkarzinom im Mundhöhlen- und Gesichtsbereich. In Holzmann, H.: Dermatologie und Nuklearmedizin. Springer, Berlin 1985 (S. 181)

Jung, H., D. L. Munz, Gr. Hör, G. Frenkel: Lymphabflußuntersuchungen mit ^{99m}Tc-Antimontrisulfid-Kolloid und ^{67}Ga-Zitrat bei Malignomen im Gesichtsschädel- und Mundhöhlenbereich. Dtsch. Z. Mund-Kiefer-Gesichts-Chir. 7 (1983) 445

Mostbeck, A., H. Partsch, P. Kahn: Quantitative Isotopenlymphographie. In Holzmann, H.: Dermatologie und Nuklearmedizin. Springer, Berlin 1985 (S. 426)

Müller, R.-P., B.-I. Wenzel-Hora, A. Hemprich, H.-W. Addicks: Simultane indirekte Lymphographie im Kiefer-Gesichtsbereich mit einem wässerigen Kontrastmittel. Dtsch. Z. Mund-Kiefer-Gesichts-Chir. 9 (1985) 89

Stutte, H. J., M. Arnaudow: Zur Lymphographie des Gesichts-Hals-Bereiches. Laryng. Rhinol. 55 (1976) 575

Thommesen, P., J. Buhl, K. Jansen, P. Funch-Jensen: Lymphoscintigraphy in the head and neck in normals diagnostic value. Fortschr. Röntgenstr. 134 (1981) 80

Zum Winkel, K.: Nuklearmedizin. Springer, Berlin 1975 (S. 249)

Kontaktadresse
Univ.-Doz. Dr. med. Gabriel Röthler
Abteilung für Mund-, Kiefer- und
Gesichtschirurgie der Universitätsklinik Innsbruck
Anichstraße 35
A-6020 Innsbruck

Mostafa Farmand und Alfons Gottsauner, Erlangen

Endoskopische Befunde der Kieferhöhle bei frischen Mittelgesichtsfrakturen

Einleitung

Aufgrund der anatomisch-topographischen Lage der Kieferhöhle sind deren Wandungen bei jeder Art von Mittelgesichtsfrakturen betroffen. Dabei kommt es zur Hämatombildung und damit zu einer röntgenologischen Verschattung der betroffenen Kieferhöhle. Das Röntgenbild zeigt die Frakturstellen, läßt aber keine eindeutige Aussage über die Schleimhautverhältnisse zu. Die endoskopische Beurteilung ist hierfür wohl die Methode der Wahl (Görisch u. Behncke 1985, Pfleiderer u. Mitarb. 1986).

Während neben klinischen und röntgenologischen Untersuchungen nach Mittelgesichtsfrakturen und Osteotomien nur endoskopische *Spät*befunde in der Literatur angegeben sind (Perko 1972, Kreidler u. Koch 1975, Schelhorn u. Mitarb. 1985, Bell u. Mitarb. 1986, Kahnberg u. Engström 1987) kennen wir bei Patienten keine Untersuchung über den Zustand der Kieferhöhlenschleimhaut direkt nach einem Trauma.

Material und Methode

Neben der konventionellen röntgenologischen Dokumentation wurde deshalb bei Frakturen des Mittelgesichtes vor der operativen Reposition und Fixation die Kieferhöhle ohne größere Dislokation der frakturierten Fragmente von einem transoralen Zugang endoskopiert. Die praktisch immer mit einem Hämatom ausgefüllte Kieferhöhle wurde vorher vorsichtig ausgespült.

Insgesamt wurden 28 Kieferhöhlen endoskopiert. Es handelte sich dabei um Frakturen, die weder am Mundhöhle noch nach extraoral offen waren. Bei der Beurteilung haben wir zuerst eine Unterscheidung zwischen den zentralen bzw. zentrolateralen und den lateralen Frakturen getroffen. Beim letzten Frakturtyp besteht im allgemeinen keine Öffnung zur Nase (Abb. **1**).

Zur Endoskopie verwendeten wir starre Endoskope; meist kam die 70°-Optik, selten kamen andere Winkeloptiken (0°, 30°, 120°) der Firma Storz u. Wolf zur Anwendung. Zur Dokumentation wurden eine TTL-Blitz-Einheit der Firma Storz und Filme mit 400 Asa eingesetzt.

Da die nachträgliche Beurteilung von endoskopischen Bildern äußerst schwierig und manchmal fast unmöglich ist, wurde standardisiert vorgegangen. Die Kieferhöhlenwände und das Ostium naturale und besonders die Frak-

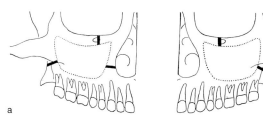

Abb. **1a** u. **b**   Anzahl der Kieferhöhlensinuskopien (n = 28).
a Fraktur Orbitaboden Crista zygomaticoalveolaris, mediale Nasenwand (n = 12).
b Fraktur Orbitaboden Crista zygomaticoalveolaris (n = 16)

turgegend wurden nach einem festgelegten Schema endoskopiert.

Ergebnisse

Die sinuskopischen Bilder sind verhältnismäßig einheitlich, so daß die ursprüngliche Einteilung zwischen zentralen bzw. zentrolateralen und den lateralen Frakturtypen unbeachtet bleibt. Die Ergebnisse sind:

- Ödem und Schwellung der Schleimhaut (scheinbar unabhängig vom Trauma) Schleimhautpolypen, Mukozelen
- keine freien Knochensplitter
- Hämatom (intramural, Kieferhöhle)
- gute Elastizität der Schleimhaut, Zerreißungen bei großen Dislokationen
- Prolaps des periorbitalen Fettes kaum feststellbar
- Ostium nicht immer einsehbar, Einengung durch Schwellung und Hämatom

Scheinbar unabhängig vom Frakturausmaß kommt es zu Ödemen und Schwellungen der Schleimhaut. Teilweise sind Polypen und Mukozelen auch an Stellen vorhanden, die nicht direkt vom Trauma betroffen sind (Abb. **2**).

Wir konnten in allen Kieferhöhlen Hämatome und intramurale Einblutungen finden (Abb. **3**).

Die Schleimhaut zeigt im allgemeinen eine gute Elastizität. Häufig sind die Frakturen endoskopisch nicht lokalisierbar (Abb. **4**). Zerreißungen kommen nur bei stärkerer Fragmentdislokation vor. Vor allem kommen dann im

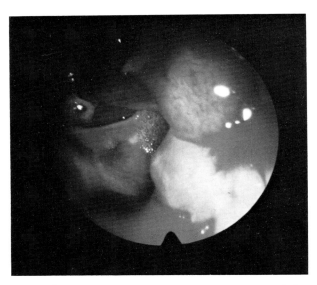

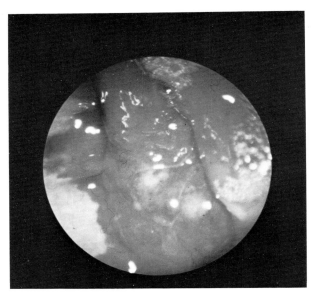

Abb. **2** Ödematöse und geschwollene Schleimhaut des Kieferhöhlendaches mit Polypen und Mukozelen bei einer lateralen Fraktur. 70°-Optik

Abb. **3** Hämatom und intramurale Einblutungen am Kieferhöhlendach bei einer lateralen Fraktur. 70°-Optik

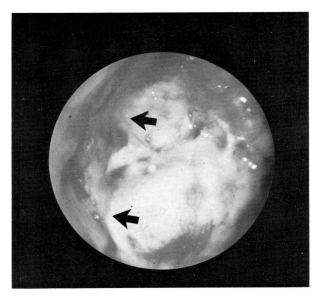

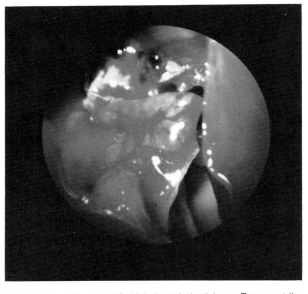

Abb. **4** Die Schleimhaut zeigt im allgemeinen eine gute Elastizität; teilweise sind die Frakturen endoskopisch nicht lokalisierbar. Der Frakturverlauf ist hier mit Pfeilen dargestellt. 70°-Optik, laterale Fraktur

Abb. **5** Zerreißung der Schleimhaut bei stärkerer Fragmentdislokation im Bereich der Crista zygomaticoalveolaris bei einer lateralen Fraktur, keine freien Knochensplitter. 70°-Optik

Bereich der Crista zygomaticoalveolaris, selten an der medialen Wand, entsprechende Schleimhautrisse vor. Die Knochenfragmente sind jedoch alle schleimhautbedeckt; es gibt somit keine freien Knochensplitter (Abb. **5**).

Ein Prolaps des periorbitalen Fettes ist kaum darstellbar. Trotz vorhandener Dislokation der Orbitafragmente und klinisch sichtbarer Einklemmung des periorbitalen Fettes kann in unseren Fällen endoskopisch am Kieferhöhlendach meist nur eine ödematöse Schleimhaut mit Einblutungen gesehen werden (Abb. **3**).

Das Ostium naturale ist nicht immer gut einsehbar. Wir konnten in der Hälfte der Fälle das Ostium lokalisieren. Dies ist jedoch häufig von Hämatomen verlegt. Ein aktiver Transport von Blutresten ist in wenigen Fällen bei längerer Beobachtung der Ostiumgegend feststellbar.

Diskussion

Anhand der gezeigten sinuskopischen Bilder stellt man fest, daß es doch zu größeren Veränderungen der Schleimhaut nach einem Trauma kommt. Erstaunlich ist die Tatsache, daß es nach lege artis durchgeführten Versorgungen der Mittelgesichtsfrakturen, in bezug auf die Kieferhöhle, zu keinen größeren Komplikationen kommt. Bereits frühzeitig wurde von einer routinemäßigen Revision der Kieferhöhle abgeraten (Waßmund 1956, Reichenbach u. Schaps 1960, Luhr 1967, Spiessl u. Schroll 1969, Schade 1971, Rink 1977), obwohl vor allem HNO-Kollegen die Revision bei Mittelgesichtsfrakturen früher forderten (Pfaltz 1966).

Aber auch bei diesen hat sich ein Wandel zu einer konservativen schleimhauterhaltenden Operation, wie sie u. a. auch von Wigand u. Mitarb. 1978 und Wigand 1981a, b bei der Behandlung von chronischen Sinusitiden gefordert wird, durchgesetzt.

Die Schleimhaut zeigt eine gute Regenerationsfähigkeit (Wigand 1981a u. b). Die Stadien der Ausheilung und Regeneration konnten in tierexperimentellen Untersuchungen nach gesetzten Verletzungen der Kieferhöhlenschleimhaut gezeigt werden (Schade u. Schade 1980, Schade 1989, Hosemann 1990). Operative Revisionen in der Kieferhöhle mit evtl. Austamponierung führen zu vermehrten Infektionen, Narben und Strangbildungen (Finlay u. Mitarb. 1984, Schelhorn u. Mitarb. 1985). Andere Komplikationen wie posttraumatische Mukozelen, die sich zu Pneumozelen transformieren, sind in der Kieferhöhle äußerst selten (Bandtlow 1967, Ganz 1979, Wolfensberger 1987).

Bei der Ausheilung spielen die Ventilation und die Drainage eine wesentliche Rolle. Dabei muß beachtet werden, daß das Ostium der Kieferhöhle in den mittleren Nasengang mündet und der Zilienschlag mit dem Transport dorthin gerichtet ist (Messerklinger 1966). Posttraumatische, chronische Sinusitiden können teilweise ihre Ursache auch außerhalb der Kieferhöhle haben. So kann ein an sich offenes Ostium naturale durch eine starke Septumdeviation mit Synechien im Bereich des mittleren Nasenganges und Hyperplasie der Muschel von außen verlegt werden, was zu einer Sinusitis maxillaris führen kann (Bandtlow 1967, Ungerecht 1967).

Deshalb sollte nach einer Mittelgesichtsfraktur generell auch der Zustand des Septums beurteilt werden.

Schlußfolgerung

Aufgrund der Erfahrungen wird von einer frühzeitigen Revision der Kieferhöhle bei Mittelgesichtsfrakturen abgeraten. Die Schleimhäute sollen erhalten werden; auch kleinere gestielte Knochenfragmente sollen vorsichtig ohne größere Denudierung reponiert und belassen werden. Eine Reposition des frakturierten Orbitabodens via Kieferhöhle sollte nur in seltenen Ausnahmefällen durchgeführt werden.

Zusammenfassung

Im Rahmen einer klinischen Untersuchung wurden vor der operativen Revision und Osteosynthese von Mittelgesichtsfrakturen 28 Kieferhöhlen endoskopiert. Die sinuskopischen Befunde sind verhältnismäßig einheitlich. Es kommt zu Ödemen und Schwellungen der Schleimhaut mit intramuralen Einblutungen. Die Schleimhaut zeigt sonst eine gute Elastizität; Zerreißungen sind nur bei größeren Fragmentdislokationen vorhanden. Aufgrund der guten Regenerationsfähigkeit der Schleimhäute wird von einer frühzeitigen Revision der Kieferhöhle bei Mittelgesichtsfrakturen abgeraten.

Literatur

Bandtlow, O.: Traumatische Mukozelen im Nasennebenhöhlenbereich. In Schuchardt, K.: Fortschritte der Kiefer- und Gesichts-Chirurgie, Bd. XII. Thieme, Stuttgart 1967 (S. 177)

Bell, C. S., Thrash, W. J., Zysset, M. K.: Incidence of maxillary sinusitis following Le Fort I maxillary osteotomy. J. oral max.-fac. Surg. 44 (1986) 100

Finlay, P. M., Ward-Booth, R. P., Moos, K. F.: Morbidity associated with the use of antral packs and external pins in the treatment of the unstable fracture of the zygomatic complex. Brit. J. oral max.-fac. Surg. 22 (1984) 18

Ganz, H.: Postoperative Mukozelen der Kieferhöhle. Hals-, Nas.- u. Ohrenarzt 27 (1979) 267

Görisch, I., Behncke, K.: Endoskopie der Kieferhöhlen. Erfahrungsbericht aus der HNO-Klinik der Karl-Marx-Universität Leipzig über das Material von 1978 bis 31.7.1983. Stomatol. d. DDR 35 (1985) 5

Hosemann, W.: Die Wundheilung nach operativen Eingriffen an den Nasennebenhöhlen. Vortrag physikalisch-medizinische Sozietät Erlangen, 16.5.1990

Kahnberg, K.-E., Engström, H.: Recovery of maxillary sinus and tooth sensibility after Le Fort I osteotomy. Brit. J. oral max.-fac. Surg. 25 (1987) 68

Kreidler, J. F., Koch, H.: Endoscopic findings of maxillary sinus after middle face fractures. J. max.-fac. Surg. 3 (1975) 10

Luhr, H.-G.: Zur Frage der Revision der Kieferhöhle bei Oberkiefer- und Jochbeinfrakturen. Dtsch. zahnärztl. Z. 22 (1967) 905

Messerklinger, W.: Über die Drainage der menschlichen Nasennebenhöhlen unter normalen und pathologischen Bedingungen. 1. Mitteilung. Mschr. Ohrenheilk. 100 (1966) 56

Perko, M.: Maxillary sinus and surgical movement of the maxilla. Int. J. oral Surg. 1 (1972) 177

Pfaltz, C. R.: Zur Indikation der operativen Versorgung von Mittelgesichtsfrakturen durch den Otorhinolaryngologen. Hals-, Nas.- u. Ohrenarzt 14 (1966) 355

Pfleiderer, A. G., Croft, C. B., Lloyd, G. A. S.: Antroscopy: its place in clinical practice. A comparison of antroscopic findings with radiographic appearances of the maxillary sinus. Clin. Otolaryngol. 11 (1986) 455

Reichenbach, E., Schaps, P.: Zur Frage der grundsätzlichen Revision der Kieferhöhle bei Oberkieferfrakturen. Dtsch. Zahn-, Mund- u. Kieferheilk. 33 (1960) 297

Rink, B.: Spätergebnisse konservativer Behandlungsmethoden bei geschlossenen Kieferhöhlenverletzungen. Stomatol. d. DDR 27 (1977) 183

Schade, K.: Histologische Untersuchungen der Kieferhöhlenschleimhaut nach verschiedenen operativen Behandlungsmethoden bei lateralen Mittelgesichtsfrakturen. Dtsch. Stomatol. 21 (1971) 609

Schade, K.: Untersuchungen zur Reaktion der Kieferhöhlenschleimhaut auf ein Trauma. Dtsch. Z. Mund-Kiefer-Gesichts-Chir. 13 (1989) 444

Schade, K., Schade, J.: Tierexperimentelle Untersuchungen zu entzündlichen Veränderungen der Kieferhöhlenschleimhaut nach Mittelgesichtsfrakturen. Zahn-, Mund- u. Kieferheilk. 68 (1980) 676

Schelhorn, P., Zenk, W., Reuter, W.: Endoskopische Spätbefunde nach Mittelgesichtsfrakturen mit Kieferhöhlenbeteiligung. Stomatol. d. DDR 35 (1985) 702

Spiessl, B., Schroll, K.: Zur Frage der routinemäßigen Revision der Kieferhöhle bei Mittelgesichtsfrakturen. Dtsch. Zahnärztebl. 9 (1969) 407

Ungerecht, K.: Posttraumatische Veränderungen der Schleimhaut der Nase und der Nasennebenhöhlen. In Schuchardt, K.: Fortschritte der Kiefer- und Gesichts-Chirurgie, Bd. XII. Thieme, Stuttgart 1967

Waßmund, M.: Verletzungen der Weichteile, der Nebenhöhlen und der Orbita bei den Brüchen des Gesichtsskelettes. In Schuchardt, K.: Fortschritte der Kiefer- und Gesichts-Chirurgie, Bd. II. Thieme, Stuttgart 1956 (S. 62)

Wigand, M. E.: Transnasale, endoskopische Chirurgie der Nasenneben-
höhlen bei chronischer Sinusitis. I. Ein bio-mechanisches Konzept der
Schleimhautchirurgie. Hals-, Nas.- u. Ohrenarzt 29 (1981 a) 215
Wigand, M. E.: Transnasale, endoskopische Chirurgie der Nasenneben-
höhlen bei chronischer Sinusitis. II. Die endonasale Kieferhöhlen-
Operation. Hals-, Nas.- u. Ohrenarzt 29 (1981 b) 263
Wigand, M. E., Steiner, W., Jaumann, M. P.: Endonasal sinus surgery
with endoscopical control: from radical operation to rehabilitation of
the mucosa. Endoscopy 10 (1978) 255
Wolfensberger, M.: The pathogenesis of maxillary sinus pneumoceles.
Arch. Otolaryngol. 113 (1987) 184

Kontaktadresse
Priv.-Doz. Dr. Dr. Mostafa Farmand
Klinik und Poliklinik
für Mund-Kiefer-Gesichtschirurgie der
Universität Erlangen-Nürnberg
Glückstr. 11
W-8520 Erlangen

Hans-Georg Luhr, Göttingen

Plattenosteosynthese in der Traumatologie des Mittelgesichtes – ein Fortschritt?

Nachdem seit etwa 10 Jahren die Plattenosteosynthese in
der Traumatologie auch des Mittelgesichtes eine breite
Anwendung gefunden hat, ist die Frage berechtigt, ob
dieses Therapieverfahren einen Fortschritt gegenüber
den früher angewandten Methoden gebracht hat. Die
Beantwortung erfordert eine Definition der Ziele unserer
Therapie, eine Klassifizierung der Verletzungsregion und
der Schwere des Verletzungsgrades sowie eine kritische
Analyse der möglichen Komplikationen.

Hinsichtlich der Ziele besteht offensichtlich ein allgemei-
ner Konsens. Es sind eine anatomisch exakte Reposition
verlagerter Skelettanteile und ihre stabile Fixation in
dieser ursprünglichen Position anzustreben. Dieses ist die
Grundvoraussetzung für eine Wiederherstellung der
ursprünglichen Gesichtsdimensionen, d. h.

– der Vorwärtsprojektion (Profil),
– der transversalen Dimension (Gesichtsbreite),
– der vertikalen Dimension (Mittelgesichtshöhe) und
– der Okklusion, wenn die Maxilla beteiligt ist.

Da die Plattenosteosynthese in den verschiedenen Regionen des Mittelgesichtsskeletts in Abhängigkeit vom Frakturtyp und vom Schweregrad der Verletzung eine unterschiedliche Wertigkeit aufweist, erweist sich für die nachfolgende Diskussion eine einfache Gliederung als sinnvoll. Es werden daher im folgenden die Verletzungsregio-
nen, wie 1. der Jochbeinkomplex, 2. der frontonasoorbi-
tale Komplex und 3. der maxilläre Komplex im einzelnen
im Hinblick auf die Wertigkeit der Plattenosteosynthese
diskutiert.

Jochbeinfrakturen

Zur Stabilisierung der einfachen Jochbeinfraktur bevorzugen wir, wie auch zahlreiche andere Autoren, die Einpunktfixierung an der Sutura zygomaticofrontalis, allerdings durch eine Kompressionsminiplatte. Dislokationen
durch den starken Muskelzug des M. masseter, wie sie
früher nach Drahtosteosynthesen beobachtet wurden,
sind ausgeschlossen. Nach 12 Jahren positiver Erfahrung

halten wir dieses Verfahren auch heute noch für die
Standardtechnik. In den seltenen Fällen, in denen intraoperativ Zweifel an der Stabilität der Einpunktfixierung
bestehen, empfehlen wir eine zusätzliche Platte an der
Crista zygomaticoalveolaris – alternativ auch, mechanisch
jedoch weniger günstig, im Infraorbitalbereich. Besonders bewährt hat sich die Plattenosteosynthese – mit ganz
eindeutigen Vorteilen gegenüber Drahtnähten – bei
Trümmerfrakturen des Jochbeinkomplexes (Abb. 1).
Nach ausgedehnter Freilegung, hier auch des Jochbogens, und anatomisch genauer Reposition gewährleisten
Platten eine ausreichende Stabilität in allen drei Dimensionen des Raumes. Wenn auch die Diskussion über die
notwendige Zahl der Platten und den Ort ihrer Plazie-
rung noch kontrovers geführt wird, besteht doch kein
Zweifel, daß die Plattenosteosynthese generell im Jochbeinbereich einen Fortschritt gegenüber älteren Therapieverfahren darstellt.

Frakturen des frontonasoorbitalen Komplexes

Dieser obere, zentrale Komplex des Mittelgesichtes hat
hinsichtlich der Symmetrie und der Vorwärtsprojektion
besondere Bedeutung für die Ästhetik des Gesichtes.
Besonders die Vorwärtsprojektion konnte weder durch
interne Drahtaufhängungen und Knochendrahtnähte
noch durch den Fixateur externe mit perkutanen Draht-
suspensionen dauerhaft erreicht werden. Der bald nach
der Versorgung einsetzende Narbenzug führte in vielen
Fällen zu einer sekundären Verlagerung derart instabil
versorgter Skelettanteile mit der bekannten ästhetisch
ungünstigen Abflachung des Mittelgesichtes. In der Traumatologie auch dieser Region hat die Plattenosteosynthese zweifellos einen entscheidenden Fortschritt
gebracht. Durch Platten ist eine dauerhafte dreidimensionale Fixierung möglich als Bedingung für ästhetisch
akzeptable Spätergebnisse. Gewisse Nachteile der üblichen 2-mm-Miniplattensysteme – und auch der wenigen
1,5-mm-Systeme – waren jedoch nicht zu übersehen.

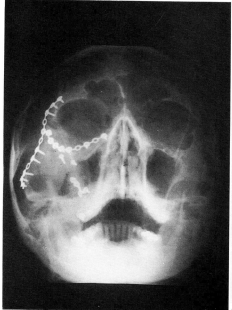

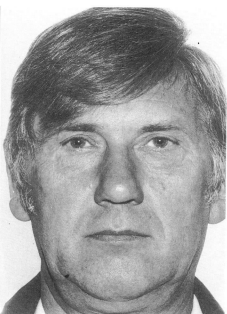

Abb. **1 a** u. **b   a** Zustand nach Plattenosteosynthese einer Trümmerfraktur des rechten Jochbein- und Periorbitalkomplexes mit Freilegung und Stabilisation auch des Jochbogens durch Bügelschnitt. 2 Zugschrauben sind in dem kräftigen Knochen des Jochbeinmassivs plaziert.
b Zustand des Patienten 1 Jahr nach dem Unfall   a

Diese Systeme, ursprünglich entwickelt, um starken Muskel- oder Kaukräften Widerstand zu bieten, sind für Knochenfixationen in diesem zentralen Mittelgesichtsbereich mit seinen relativ dünnen und zarten Knochenlamellen überdimensioniert. Unter der dünnen Weichteildecke der Nase, der Stirn und der Lider können diese relativ großen Platten überdies störend vom Patienten tastbar sein und geben häufig Anlaß für eine spätere Plattenentfernung. Es wurde daher ein Mikroplattensystem entwickelt (Luhr 1988, 1990) mit deutlich verkleinerten Dimensionen im Vergleich zu den üblichen Miniplatten. Trotz des extrem reduzierten Durchmessers der selbstschneidenden Schrauben auf nur 0,8 mm ist die Haltekraft der Schrauben mit ihrem optimierten Gewinde erstaunlich groß. Sie liegt nur geringfügig unterhalb der Werte einer 2-mm-Schraube mit Gewindevorschnitt. Durch die spezielle Konstruktion der Verbindungsstege lassen sich die Mikroplatten auch in der Horizontalebene, d. h. über die Kante biegen, ohne daß eine Deformierung der Plattenlöcher auftritt. Dies erlaubt eine dreidimensionale Konturierung und Anpassung an praktisch jede der komplexen Knochenstrukturen des Mittelgesichtsskeletts. Die wesentlichen Indikationen, wie sie sich seit mehr als 2 Jahren bewährt haben, zeigt die Abb. **2**.

Bei diesen speziellen Indikationen hat das Mikrosystem zweifellos einen Fortschritt bei der Plattenosteosynthese gebracht, erlaubt es doch anders als bei der Drahtosteosynthese eine für diese Skelettanteile ausreichend stabile dreidimensionale Fixierung, ohne daß die Implantate späterhin störend tastbar sind.

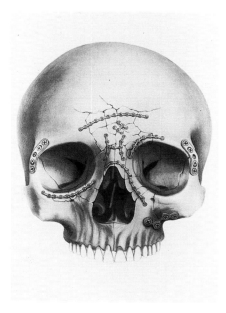

Abb. **2**   Indikationen für Mikroplatten bei Frakturen der dünnen, nichtkrafttragenden Knochenabschnitte der Nasoethmoidal-, Infraorbital- und Frontalregion. Beachte, daß die stärkeren Muskel- und Kaukräften ausgesetzten Regionen des Jochbeins und der Maxilla mit den größeren Miniplatten stabilisiert werden müssen

Maxillärer Komplex

Der hinsichtlich der Plattenosteosynthese kritischste Skelettabschnitt ist der maxilläre Komplex mit dem Problem der Wiederherstellung einer befriedigenden Okklusion. Es ist zwingend, daß während der Plattenverschraubung die Okklusion eingestellt und durch intermaxilläre Immo-

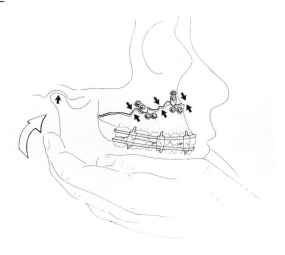

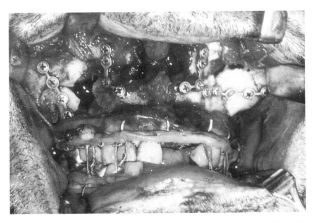

Abb. 3 Bei maxillären Frakturen ist während der Plattenosteosynthese durch Ausübung eines mäßigen Druckes auf die aufsteigenden Äste nach kranial und anterior dafür Sorge zu tragen, daß die Gelenke in der Pfanne positioniert sind

Abb. 4 Stabilisation der vier tragenden Pfeiler der Maxilla durch Miniplatten bei einer Oberkiefertrümmerfraktur. Während des Eingriffes ist die Okklusion durch Schienenverbände und intermaxilläre Immobilisation gesichert

bilisation und Schienenverbände gesichert werden muß. Ebenso ist bei diesen dünnen Knochenabschnitten eine axiale Kompression wegen der Gefahr einer unerwünschten Verkürzung durch Übereinanderschiebung einzelner Fragmente zu vermeiden. Es sind daher neutrale Fixationsplatten vorzuziehen.

Kritisch ist nach wie vor das exakte Anbiegen der Platte an die jeweilige Knochenoberfläche. Die Platte muß absolut passiv den reponierten Fragmenten anliegen. Wird dieses nicht perfekt durchgeführt, d. h., die Platte steht ab, wird beim Anziehen der Schrauben das zahntragende Fragment an die Platte herangezogen. Bei noch liegender intermaxillärer Immobilisation überträgt sich dieser Zug über den gesamten maxillomandibulären Komplex auf die Kiefergelenke, die aus der Fossa gezogen werden. Nach Lösen der IMF und der spontanen Rückstellung der Gelenke resultiert daraus eine Störung der Okklusion im Sinne eines frontal oder seitlich offenen Bisses. Passives Adaptieren der Platten und eine Positionierung der Gelenke durch einen Handgriff, mit dem die aufsteigenden Äste nach kranial und geringfügig nach anterior gedrückt werden (Abb. 3), sind die wichtigsten Maßnahmen, um derartige Störungen zu vermeiden.

Bei maxillären Frakturen ist die Wiederherstellung der tragenden Pfeiler der Maxilla bds. der Apertura piriformis und der Crista zygomaticoalveolaris essentiell. Hier bedeutet die Plattenosteosynthese zweifellos einen Fortschritt, da es anders als bei der perfazialen Drahtaufhängung gelingt, die Vertikaldimension des Mittelgesichtes zu erhalten, d. h. die früher beobachtete Verkürzung des Mittelgesichtes zu vermeiden. Ein Fallbeispiel zeigt das operative Vorgehen (Abb. 4).

Können die tragenden Pfeiler aus ortsständigen Knochen nicht rekonstruiert werden, sind Transplantate (Rippe oder Kalotte), mit Platten oder Zugschrauben fixiert, angezeigt (Schilli u. Mitarb. 1977).

Diskussion

Der wesentliche Fortschritt der Plattenosteosynthese in der Mittelgesichtstraumatologie besteht in der stabilen dreidimensionalen Rekonstruktion des Mittelgesichtsskeletts. Bei Beteiligung des Oberkiefers ist die drastische Verkürzung der postoperativen intermaxillären Immobilisationszeiten oder sogar ein gänzlicher Verzicht auf diese Maßnahme ein weiterer, vor allem für den Patienten entscheidender Fortschritt. Postoperative Ödeme nach stabiler Verplattung scheinen gegenüber den alten Verfahren reduziert aufzutreten, ebenso wie der gesamte Krankheitsverlauf nach stabiler Fixation abgekürzt wird. Das Infektionsrisiko nach Verplattung ist extrem gering und keinesfalls im Vergleich zur Drahtosteosynthese erhöht.

Als mögliche Nachteile müssen folgende Punkte diskutiert werden: Implantatkosten, schwierige Operationstechnik, verlängerte Operationszeiten, spätere Implantatentfernung (Zweiteingriff) und das Risiko einer Okklusionsstörung. Die im Vergleich zur Drahtosteosynthese höheren Implantatkosten werden allerdings durch verkürzte Liegezeiten und insgesamt verkürzten Krankheitsverlauf mehr als wettgemacht. Es trifft zu, daß die Plattenosteosynthese höhere technische Anforderungen an den Operateur stellt und auch längere Operationszeiten erfordert als die perfaziale Drahtaufhängung, d. h. die „blinde" Reposition des maxillären Komplexes gegen die Schädelbasis. Vergleicht man allerdings den Schwierigkeitsgrad und die Operationsdauer der Plattenosteosynthese mit direkten Knochendrahtnähten, sind beide Verfahren gleichermaßen schwierig und zeitaufwendig. Die Entfernung von Implantaten und der damit erforderliche Zweiteingriff sollten bei Verwendung der heutigen korrosionsbeständigen Materialien, wie Vitallium oder Titan, auf die wenigen Fälle beschränkt bleiben, bei denen Platten störend vom Patienten tastbar sind oder

Kälte- bzw. Wärmesensationen bei extremen Temperaturen bedingen. Als wesentliches Problem der Plattenosteosynthese bei Mittelgesichtsfrakturen verbleibt allerdings das Risiko einer Okklusionsstörung, das bis heute nicht in jedem Einzelfall ganz auszuschließen ist. Das Erkennen und eine kritische Diskussion dieses Problems werden jedoch auch in der Zukunft in dieser Hinsicht bessere Ergebnisse bringen. In kritischer Abwägung der Vor- und Nachteile kann man heute zu dem Schluß kommen, daß die Plattenosteosynthese einen eindeutigen Fortschritt in der Traumatologie des Mittelgesichtes darstellt.

Zusammenfassung

Eine durch die Plattenosteosynthese mögliche stabile dreidimensionale Rekonstruktion des Mittelgesichtsskeletts ist einer der größten Vorteile dieses Verfahrens. Die drastische Verkürzung der postoperativen intermaxillären Immobilisationszeiten bei Beteiligung des Oberkiefers oder sogar ein gänzlicher Verzicht auf diese Maßnahmen sind weitere für den Patienten entscheidende Vorteile. Die im Vergleich zur Drahtosteosynthese höheren Implantatkosten werden durch verkürzte Liegezeiten und einen insgesamt verkürzten Krankheitsverlauf mehr als wettgemacht. Nach kritischer Abwägung der Vor- und Nachteile dieses Verfahrens muß man zu dem Schluß kommen, daß die Plattenosteosynthese einen Fortschritt in der Traumatologie des Mittelgesichtes bedeutet.

Literatur

Luhr, H. G.: A micro-system for cranio-maxillofacial skeletal fixation. J. cranio-max.-fac. Surg. 16 (1988) 312

Luhr, H. G.: Indications for use of a microsystem for internal fixation in craniofacial surgery. J. craniofac. Surg. 1 (1990) 35

Schilli, W., H. Niederdellmann, F. Härle: Schrauben und Platten am Mittelgesicht und Orbitaring. In Schuchardt, K., R. Becker: Fortschritte der Kiefer- und Gesichts-Chirurgie, Bd. XXII. Thieme, Stuttgart 1977

Kontaktadresse
Prof. Dr. Dr. Hans-Georg Luhr
Kieferchirurgische Abteilung im Klinikum
der Universität Göttingen
Robert-Koch-Str. 40
W-3400 Göttingen

Herbert Niederdellmann, Regensburg

Zur Wiederherstellung von Form und Funktion des Mittelgesichtskomplexes

Gesichtspunkte der Ästhetik (Abb. **1**) stellen eine Herausforderung dar, möglichst grazile Osteosynthesemittel zu entwickeln, die bei der Versorgung von Gesichtsschädelverletzungen ein Höchstmaß an Genauigkeit versprechen, um Form und die damit verbundene Funktion wiederherzustellen. Wenn diese Verfahren Stabilität garantieren, dann verringern sie die Infektionsgefahr für den Patienten, ermöglichen ihm eine größere Mobilität und tragen dazu bei, die Morbidität zu reduzieren.

Für die Behandlung von Mittelgesichtsfrakturen stehen verschiedene Plattensysteme zur Verfügung, die sich im wesentlichen im Design und weniger in ihrer Funktionali-

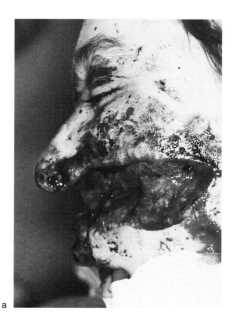 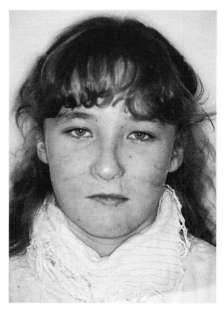

Abb. **1 a** u. **b** Mittelgesichtstrauma mit Frakturen in verschiedenen Le Fort-Ebenen (**a**)
b Einige Wochen nach der primären Versorgung

a

b

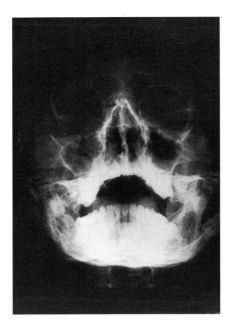

a

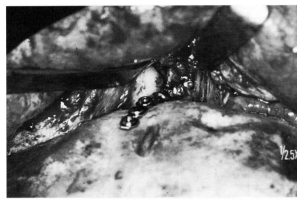

b

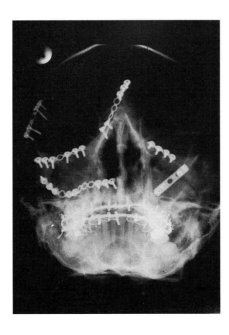

c

tät unterscheiden. Bei gleichen Voraussetzungen entwickelten sich konkurrierende Plattensysteme, die unter Berücksichtigung der Biomechanik vergleichbare Funktionen übernehmen. Aufgrund der Strukturen des Mittelgesichtes und der darauf einwirkenden Kräfte kommen zwei unterschiedliche Behandlungsprinzipien unabhängig von der Wahl des Osteosynthesematerials zur Anwendung:

1. die Kompressionsosteosynthese,
2. die Adaptationsosteosynthese.

Die *Kompressionsosteosynthese* läßt sich nur dort verwirklichen, wo der Knochenquerschnitt noch so beschaffen ist, daß eine ausreichende Abstützung und damit eine adäquate Kraftübertragung gewährleistet ist. Aus der mit der Kompressionsosteosynthese verbundenen Achsenstabilität resultiert gleichzeitig eine Rotationsstabilität, der insbesondere an der relativ massiven Sutura zygomaticofrontalis besondere Bedeutung zukommt, da die größten Kräfte hier durch den Massetermuskel über das Jochbein am Stirnpfeiler angreifen.

Dagegen ist bei dünnen Knochenlamellen und bei Defektfrakturen, wie sie für den eigentlichen Mittelgesichtsbereich mit seinen luftgefüllten Räumen charakteristisch sind, die *Adaptationsosteosynthese* auch im Sinne einer Überbrückungsosteosynthese die Methode der Wahl. Osteosyntheseplatten, die für eine Adaptationsosteosynthese im Mittelgesichtsbereich ihren Einsatz finden, sollten ein hohes Maß an Duktilität aufweisen, damit sie sich den sehr dünn strukturierten Konturen optimal anpassen lassen. Obwohl der einzelne Kraftträger in der Plattenebene damit nicht die geforderten Stabilitätskriterien erfüllt, ergibt sich bei der räumlichen Anwendung dieser Osteosynthesemittel zusammen mit dem Knochen ein Verbundsystem, das in sich ein Garant für Stabilität ist.

Aus diesen Überlegungen geht hervor, daß für tragfähige Strukturen im Bereich des Orbitaringes, insbesondere an der Sutura zygomaticofrontalis, der Sutura frontonasalis und der Sutura zygomaticomaxillaris, sowie für den Alveolarfortsatz und das Gaumendach die Kompressionsosteosynthese möglich und zweckmäßig ist.

Das eigentliche Mittelgesicht mit seinen luftgefüllten Räumen und den daraus resultierenden besonders dünnen Strukturen ist das Indikationsgebiet für sog. Adaptationsosteosynthesen oder Überbrückungsosteosynthesen. Dabei lassen sich Fixpunkte für diese Form der Osteosynthese überall dort finden, wo ausreichend Knochen vorhanden ist, während die dünnen Zwischenstrukturen im Bereich des Schachtelsystems der Nasen- und Nasennebenhöhlen anatomisch exakt an die Osteosyntheseplatten herangeführt werden. Weitgehende exakte rekonstruktive Maßnahmen sind damit möglich und eine millimetergenaue Einstellung des Mittelgesichtskomplexes gege-

◄ Abb. **2a–c**   Frakturlinien in der Aufnahme nach Waters (**a**)

b Operationssitus bei Zugang über Bügelschnitt

c Situation nach diversen Adaptations- und Kompressionsosteosynthesen des Mittelgesichtskomplexes

ben. Indem die ursprünglichen „Knautschzonen" wieder-hergestellt werden, werden bei diesem Vorgehen biome-chanische Grundsätze im Mittelgesicht berücksichtigt.

Die in der amerikanischen Literatur noch 1985 insbeson-dere von Manson u. Gruss propagierte Osteoplastik in Verbindung mit Drahtosteosynthesen zur primären Rekonstruktion von Mittelgesichtsfrakturen ist bei dieser Vorgehensweise in der Regel entbehrlich, weil sich nahezu alle Frakturen mit Hilfe von duktilen Platten auch in der vertikalen Dimension des Gesichtsschädels rekon-struieren lassen. In einem Erfahrungszeitraum von 16 Jahren war nur zweimal die Notwendigkeit einer Osteo-plastik gegeben: Einmal mußte bei einer Pseudarthrose des Oberkiefers mit Hilfe von Spaltrippen in Kombina-tion mit Zugschrauben der Oberkiefer stabilisiert und in einem anderen Fall eine besonders große Oberkieferde-fektfraktur durch ein freies Knochentransplantat aus der Tabula externa überbrückt werden.

Stabilisierende Maßnahmen mit Hilfe von Miniplatten sind ausreichend, um den Mittelgesichtskomplex im Sinne eines Verbundsystems so zu fixieren, daß der rekonstruierte Knochen eine ausreichend stabile Unter-lage zum Verschluß der bedeckenden Weichteile ergibt und damit die Voraussetzung für eine komplikationslose Wundheilung erfüllt.

Die Methoden der stabilen Fixation auch des Mittelge-sichtes mit Hilfe von Platten und Schrauben gehören inzwischen zum operativen Repertoire (Abb. **2**). Dabei bieten letztlich alle Plattensysteme gleiche Möglichkei-ten, wenn der Behandler über das entsprechende techni-sche Know-how verfügt. So läßt sich Kompression nicht nur über ein speziell konfiguriertes Plattenloch erreichen, sondern ebenso durch eine exzentrische Bohrung im nor-malkonfigurierten Plattenloch, wenn auch mit unter-schiedlich großen Kräften. Daraus ergibt sich für die verschiedenen Osteosynthesesysteme eine gewisse Uni-versalität bei der Anwendung. Das Prinzip der noch z. T. bis heute verbreiteten Drahtosteosynthese ist damit zugunsten der Osteosyntheseplatte auch für das Mittelge-sicht deutlich in den Hintergrund getreten. Diese Hin-wendung von der Drahtosteosynthese zur Miniplatten-osteosynthese wird besonders eindrucksvoll demonstriert durch jüngere Vorträge und Publikationen im deutschen und angloamerikanischen Schrifttum (Gruss u. Mackin-non 1986, Haug u. Mitarb. 1986, Schwab u. Mang 1986, Brunner u. Kleine 1987, Raveh u. Mitarb. 1988, Prein u.

Hammer 1988 u. v. a. m.), nachdem u. a. die französische Schule, vertreten durch Michelet, Souyris und Champy, bereits zu Beginn der 70er Jahre über erfolgreiche Anwendungen von Miniplatten im Mittelgesicht berichtet hatte.

Zusammenfassung

Biomechanische Besonderheiten und anatomische Strukturen erfordern unterschiedliche Osteosyntheseverfahren bei der Behandlung von Mittelgesichtsfrakturen. So beschränkt sich der Einsatz von Kompressionsosteosynthesen vorwiegend auf den lateralen Orbitarand, an dem der Knochenquerschnitt so beschaffen ist, daß eine ausreichende Abstützung zur Kraftüber-tragung gegeben ist. Bei Frakturen dünner Knochenlamellen und bei Defektbrüchen, wie sie im Mittelgesichtsbereich häufig vorkommen, ist die Adaptationsosteosynthese, ein Verfahren das ohne Kompression arbeitet, das Mittel der Wahl.

Literatur

Brunner, F. X., Kleine, B. I.: Frakturen des zentralen Mittelgesichts und der Rhinobasis – operative Versorgung – postoperative Nachsorge – Komplikationsmöglichkeiten. HNO 35 (1987) 106

Gruss, J. S., Mackinnon, S. E.: Complex Maxillary Fractures: Role of buttress reconstruction and immediate bone grafts. Plast. Reconstr. Surg. 78 (1986) 9

Gruss, J. S., Phillips, J. H.: Complex facial trauma: the evolving role of rigid fixation and immediate bone graft reconstruction. Clin. Plast. Surg. 16 (1989) 93

Haug, H., Terrahe, K., Meyer, H. J.: Osteosynthese bei kranialen und mittleren Gesichtsschädelfrakturen. Laryng. Rhinol. Otol. 65 (1986) 427

Jeter, T. S., Theriot, B. A., van Sickels, J. E., Nishioka, G. J.: Use of mini-fragment bone plates for reduction of midface fractures. Oral. Surg. 66 (1988) 416

Manson, P. N., Ruas, E. J., Iliff, N. T.: Deep orbital reconstruction for correction of post-traumatic enophthalmos. Clin. Plast. Surg. 14 (1987) 113

Markowitz, B. L., Manson, P. N.: Panfacial fractures: organization of treatment. Clin. Plast. Surg. 16 (1989) 105

Prein, J., Hammer, B.: Stable Internal Fixation of Midfacial Fractures. Fac. Plast. Surg. 5 (1988) 221

Raveh, J., Vuillemin, T., Sutter, F.: Subcranial management of 395 combined frontobasal-midface fractures. Arch. Otolaryngol. Head. Neck. Surg. 114 (1988) 1114

Schwab, W., Mang, W. L.: Traumatologie des Mittelgesichts. HNO 34 (1986) 1

Kontaktadresse
Prof. Dr. Dr. med. Herbert Niederdellmann
Klinik und Poliklinik für Mund-, Kiefer-
und Gesichtschirurgie
Universitätsstr. 31
W-8400 Regensburg

Wilfried Schilli und Ulrich Joos, Freiburg

Behandlung panfazialer Frakturen

Einleitung

Die Überlebenschancen polytraumatisierter Patienten haben sich in den letzten Jahren ganz erheblich verbessert. Dies ist zum einen dem medizinischen Fortschritt zuzuschreiben, zum anderen das Ergebnis des besser organisierten Rettungswesens. Allgemein erkennbar sind diese Fortschritte in der Auswertung von Traumaindizes, die die einzelnen Verletzungen klassifizieren und damit vergleichbar machen. Es fällt dabei auf, daß bei den wichtigsten dieser Traumaindizes, wie z. B. dem Hospitaltraumaindex (HTI) oder dem Injury severity scare (ISS), die Verletzungen des Gesichtsschädels trotz ihrer relativen Häufigkeit nicht erfaßt sind. Dies kann damit erklärt werden, daß Kopfverletzungen, mit Ausnahme der intrakraniellen Blutung, keine Lebensbedrohung darstellen, die sofort chirurgisch behandelt werden müssen. Die bei Unterkieferstückfrakturen mögliche Verlegung des Atemweges wird bereits durch die ITN durch den Notarzt kompensiert. Blutungen von der Schädelbasis bei Oberkieferfrakturen und aus dem Ethmoid werden durch Tamponade gestillt. Wegen der somit scheinbar fehlenden Notwendigkeit der frühzeitigen Behandlung der Gesichtsschädelfrakturen wird häufig auch die Diagnose in diesem Bereich beim polytraumatisierten Patienten erst spät gestellt. Erschwerend macht sich oft zusätzlich bemerkbar, daß Allgemeintraumatologen über den maxillofazialen Bereich nur wenig informiert sind und Verletzungen des Schädels spezielle Besonderheiten bieten. Da das Gesichtsskelett zugleich Lager und Schutz für lebenswichtige Organe darstellt, führen bereits kleinste Dislokationen von Knochenfragmenten zu erheblichen Störungen. In der Traumatologie lassen sich so sechs wichtige Regionen unterscheiden:
- frontal
- frontobasal
- periorbital (orbital)
- nasal
- maxillär
- mandibulär

Sind bei einem Unfall mindestens zwei davon betroffen, sprechen wir von panfazialen Frakturen.

Material

Hauptursache für Mehrfachverletzungen des Gesichtsschädels bei 362 Patienten, die von 1983–1988 bei uns versorgt wurden, ist nach wie vor mit 67% der Verkehrsunfall, gefolgt von Sport- und Freizeitverletzungen mit 19%, die eine stark ansteigende Tendenz aufweisen. Im Gegensatz zu früher haben an unserer Klinik die Mehrfachverletzungen zugenommen; das Verhältnis von reinen Unterkieferfrakturen zu Frakturen des Mittelgesichts und des frontobasalen Bereichs beträgt heute 1:1. Häufig sind diese Frakturen des Mittelgesichts mit Verletzungen der umgebenden Weichgewebe (34%) und mit einem Schädel-Hirn-Trauma (57%) kombiniert. Dabei ist der Übergang vom Frakturbereich des Mittelgesichts zum frontobasalen Bereich oft fließend, weshalb diese Frakturen als eine Einheit zu betrachten sind.

Ein Viertel dieser Patienten mit panfazialen Frakturen haben zusätzlich Verletzungen anderer Körperteile (26%). Bei immerhin 9% fanden sich stumpfe Bauch- oder Thoraxtraumen. Das heißt, daß bei ca. ¼ aller panfazialen Frakturen erschwerend eine Polytraumatisierung hinzukam. In 20% ist zusätzlich das Auge mitbeteiligt (Ionnaides u. Mitarb. 1988), was bei Vorliegen einer unrunden, dislozierten Pupille oder bei einem Absinken des Bulbusdruckes unter 10 mmHg eine sofortige Intervention verlangt. Diese Zahlen bedeuten aber, daß bei Vorliegen schwerer Gesichtsweichteilverletzungen auch an andere zusätzliche Verletzungen gedacht werden muß.

Operatives Vorgehen

Der polytraumatisierte Patient, der bewußtlos eingeliefert wird, ist meistens oral intubiert. Eine Okklusionskontrolle ist deshalb nicht möglich. Da für die Rekonstruktion des Mittelgesichts die Einstellung der Okklusion notwendig ist, muß der Patient umintubiert werden. Obwohl immer wieder von anästhesiologischer Seite die nasale Intubation bei Schädelbasisfrakturen als gefährlich bezeichnet wird, ist diese in Gegenwart eines MKG-Chirurgen vertretbar. Im Gegensatz zum konservativen Vorgehen sind nach operativer exakter Stabilisation die postoperativen Beschwerden geringer und die Erholungszeit des Patienten sehr kurz. Es ist immer wieder erstaunlich, wie gering auch nach umfangreichen Eingriffen die postoperative Schwellung ist. Zusätzlich erschwert wird die klinische Diagnose durch Hämatome und Schwellungen, die Dislokationen im Gesichtsschädelbereich häufig kaschieren. Die Kenntnis der Prädilektionsstellen für Frakturen ist besonders wichtig.

Schwere Weichteilverletzungen verlangen nicht selten eine Revision und Stabilisation des darunterliegenden Knochens ohne ausreichende Röntgendiagnostik. Das gilt insbesondere dann, wenn der Patient entsprechend den modernen Vorstellungen an den übrigen Verletzungen sofort operiert wird. Wir können dann in der selben Narkose auch das verletzte Gesicht versorgen, unter Verzicht auf eine ausgedehnte Röntgendiagnostik. Die Behandlung muß sich dann ganz auf die klinische Symptomatik und auf die Erfahrung über klassische Frakturprädilektionsstellen stützen.

Die Rekonstruktion des Unterkiefers unter Sicht erscheint bei Anwendung der funktionsstabilen Osteosynthese problemlos. Bei bezahnten Patienten bildet dann die rekonstruierte Okklusion die Leitlinie für die Wiederherstellung des Mittelgesichts. Dieses erlaubt dann die sorgfältige Wiederherstellung der drei vertikalen Pfeiler des Mittelgesichts, des nasalen, des maxillojugulären und des pterygopalatinen Pfeilers, auf deren Not-

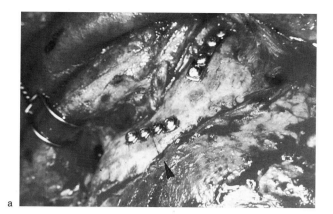

a

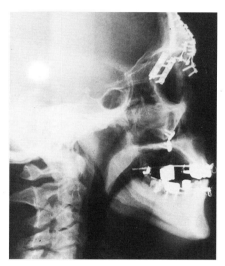

b

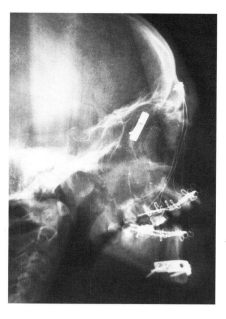

a

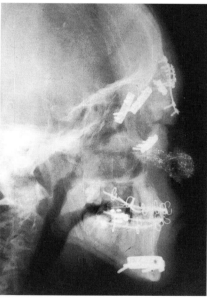

b

Abb. 1a u. b   Blick von koronal auf den supraorbitalen Knochen und den kranialen Anteil des medialen Jochbogenansatzes. Der Knochen ist ausreichend dick, um die Reposition exakt beurteilen zu können (a)

b Entsprechendes Röntgenbild. Osteosynthese im frontalen, nasalen und im lateralen Orbitabereich (Zugang von koronal) sowie in der Le-Fort-I-Ebene (Zugang von intraoral nach IMF zur Okklusionsrekonstruktion)

wendigkeit Manson (1986) mit Nachdruck hingewiesen hat. In diesem Bereich ist auch eine ausreichende Knochendicke vorhanden, um die Frakturen stabil zu verschrauben. Erfahrungen bei chirurgischer Korrektur des Turrizephalus zeigen, daß ganz wesentlich für die Schädelformgebung die zwei starken horizontalen Querverstrebungen der Schädelbasis und des periorbitalen Bereiches auf der einen und der Alveolarfortsatz auf der anderen Seite sind. Diese beiden horizontalen Strukturareale müssen ebenfalls als wichtige Leitlinien für die Rekonstruktion des Mittelgesichts dienen, um neben der Vertikalen auch die Breite des Schädels exakt zu rekonstruieren. Leitlinie für die Rekonstruktion im oberen Drittel ist der dicke Knochen im periorbitalen Bereich, ganz besonders am Jochbeinansatz. Hier ist der Knochen dick genug, daß er die Rekonstruktion unter Sicht und eine richtige Positionierung der Fragmente ermöglicht. Für die schweren Zertrümmerungen des oberen Anteils

Abb. 2a u. b   Panfaziale Fraktur. a Frakturlinien im Frontobasisbereich in der Le-Fort-III-Ebene nasal und ethmoidal, im Alveolarfortsatz des Oberkiefers, paramedian im Unterkiefer. Versorgung unmittelbar nach Einlieferung simultan mit der Versorgung einer Beckenringfraktur. Wegen schlechten Zustands des Patienten mußte die Versorgung abgebrochen werden. Fixierung des Oberkiefers mit einer frontomaxillären Aufhängung als Gegenlager für eine Tamponade zur Blutstillung. Die Verlagerung nach dorsokranial wird durch diese Aufhängung zusätzlich verstärkt.
b Endgültige Versorgung 8 Tage nach dem Unfall mit zusätzlichen Plattenosteosynthesen im Mittelgesicht nach Reposition und Korrektur des offenen Bisses

des Gesichts ist deshalb die großzügige Darstellung dieses Jochbeinansatzes von koronal her der günstigste chirurgische Zugang (Abb. **1**).

Die Position des Oberkiefers zur Schädelbasis muß nach operativer Rekonstruktion bei komplexen Mittelgesichtsfrakturen deshalb immer postoperativ durch Fernröntgenbilder kontrolliert werden. Nur so kann man sicher sein, daß alle drei Dimensionen stabil und positionsgerecht wiederhergestellt worden sind. Die Verwendung von Drahtaufhängungen, bei denen diese Stabilisation nicht gewährleistet ist, erscheint uns deshalb nur noch als Notmaßnahme, z. B. als Gegenlager für eine Tamponade, sinnvoll, da die Drahtaufhängung in der Richtung der häufigsten Dislokation nach kranial-dorsal weiterdisloziert (Abb. **2**).

Ergebnisse

Diese Erkenntnis hat uns bewogen, alle dislozierten Gesichtsfrakturen möglichst frühzeitig operativ einzustellen. Wir haben zwischen 1983 und 1988 362 Patienten mit Mittelgesichts- und frontobasalen Verletzungen behandelt. Davon waren 137 Patienten mit schweren panfazialen Mittelgesichts-Trümmerfrakturen. Bei etwa der Hälfte der Fälle betrug die Operationszeit weniger als 2 Std. (Tab. **1**). Bei diesen Patienten ist in einem Fall (0,3%) eine Pseudarthrose und in einem Fall eine Osteomyelitis aufgetreten. Eine Umstellungsosteosynthese war 10mal (2,8%) notwendig. In 7 Fällen (2%) hatten wir eine Weichteilinfektion ohne Einfluß auf die Knochenheilung. Bis auf eine sind diese Komplikationen alle bei Patienten aufgetreten, die eine Operationszeit von mehr als 80 Min. hatten, bei denen also schwerste Verletzungen vorlagen. Der überwiegende Teil dieser Patienten ist innerhalb der ersten Woche nach dem Unfall versorgt worden (Tab. **2**).

Tabelle 1 OP-Zeit bei Mittelgesichtstrümmerfrakturen (n = 206)

60 – 120 Min.	100
120 – 180 Min.	45
mehr als 180 Min.	61

Tabelle **2** Versorgung der Patienten in bezug zur Unfallzeit (n = 233)

innerhalb 24 Std.	94
2– 7 Tage	166
8–14 Tage	55
später als 14 Tage	18

Diskussion

Die Erhaltung der Konfiguration des Gesichts ist nicht nur notwendig zum Erhalt der Funktion der im Gesicht liegenden Organe, sondern auch für den Erhalt des Gesichts des Menschen und seiner Identität. Auch ein verhältnismäßig stark narbenreiches Gesicht hat immer noch die gleiche Identität, während schon geringe Verlagerungen des knöchernen Skeletts eine völlige Veränderung bringen.

Aus diesem Grund müssen Repositionierung und Fixierung möglichst frühzeitig erfolgen, da der dünne desmale Gesichtsschädelknochen sehr rasch, auch in falscher Stellung verheilt. Es ist immer wieder erstaunlich, wie gut sich Weichteilprobleme sekundär lösen lassen und wie wenig Einfluß sie auf den Gesamteindruck des Gesichts haben. Dagegen sind die traumatischen Dislokationen, die oft weit mehr als 1 cm betragen, sekundär oft nicht mehr zu korrigieren, da die darüberliegenden dünnen, vernarbten Weichteile dies unmöglich machen.

Das Auftreten von gravierenden Entstellungen des Gesichts konnte bei allen diesen Patienten vermieden werden. Bei schwer hirnverletzten, bewußtlosen Patienten ist häufig die Überlebenschance nicht genau abzuschätzen. Wegen der später nur noch ungenügend korrigierbaren Entstellung des Gesichts sollten deshalb auch bewußtlose Patienten mit unsicherer Prognose frühzeitig rekonstruiert werden, da sekundäre Korrekturen oft nur unzulängliche Resultate erbringen.

Zusammenfassung

Unter Mehrfachverletzten, die allgemein zugenommen haben, spielen Patienten mit Schädel-Hirn-Traumata eine wichtige Rolle, da sie mit immerhin 57% beteiligt sind. Zur Versorgung dieser Patienten ist eine nasale Intubation erforderlich, da die Okklusion als Leitlinie für die Rekonstruktion des Mittelgesichts dient. Für die Wiederherstellung und Fixation der periorbitalen Region eignen sich besonders die kräftigen knöchernen Strukturen am Jochbeinansatz. Wegen der raschen Konsolidierung der desmalen Knochen ist eine frühzeitige Versorgung notwendig. Zur Kontrolle des Operationsergebnisses in Höhe, Breite und Tiefe müssen entsprechende Fernröntgenbilder angefertigt werden.

Literatur

Ionnaides, C., Treffers, W., Rutten, M., Noverraz, P.: Ocular injuries associated with fractures involving the orbit. J. cranio-max.-fac. Surg. 16 (1988) 157

Manson, P. N.: Some thoughts on the classification and treatment of the Le Fort fractures. Ann. plast. Surg. 17 (1986) 356

Kontaktadresse
Prof. Dr. Dr. Wilfried Schilli
Klinik und Poliklinik für Mund-, Kiefer- und Gesichtschirurgie der Universität Freiburg
Hugstetter Str. 55
W-7800 Freiburg

Dietrich Schettler, Essen

Zeitpunkt der definitiven Versorgung schwerer Orbita- und Mittelgesichtsverletzungen

Die Motorisierung und die Technisierung der Umwelt haben in den verschiedenen Ländern und insbesondere in der Bundesrepublik Deutschland weiter eine steigende Tendenz der Verletzungen im Gesichtsschädelbereich verursacht. Damit behält auf diesem Gebiet die Gesichtschirurgie weiterhin den hohen Stellenwert, den sie zunächst durch die Kriegsverletzungen erlangt hatte. Bei den Gesichtsschädelverletzungen ist das Mittelgesicht in etwas mehr als 50% der Fälle betroffen (Abb. **1**). Bei der Gesamtstatistik der Gesichtsverletzungen nehmen in unserer Klinik die Verkehrsunfälle jedoch erst den 2. Platz hinter den Rohheitsdelikten ein (Abb. **2**). In der Aufgliederung der Patienten in leichtere und schwere Verletzungen zeigt sich jedoch, daß die Verkehrsunfälle bei den schweren Verletzungen im Gesichtsbereich mit 43,6% deutlich vor den Rohheitsdelikten liegen, die dabei nur 16,8% betragen. Nach Einführung der Gurtpflicht 1984 ist daher auch die Zahl der schweren Gesichtsverletzungen unwesentlich zurückgegangen (Abb. **3**). Dies kann z. T. auch darauf zurückgeführt werden, daß bei Straßenverkehrsunfällen nur ⅓ der Patienten PKW-Insassen waren, während die übrigen ⅔ sich auf Radfahrer, Fußgänger und Motorradfahrer verteilen (Abb. **4**). Die Erwartungen der Verletzten an einen optimalen Behandlungserfolg in funktioneller und auch ästhetischer Hinsicht sind heute sehr hoch. Daher sind die klassischen Therapiekonzepte in der Behandlung von Knochenverletzungen im Mittelgesicht mit definitiven Drahtaufhän-

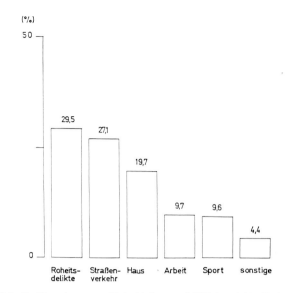

Abb. **2** Ursachen von Unterkiefer- und Mittelgesichts-Frakturen in den Jahren 1982–1987 bei 1171 Patienten

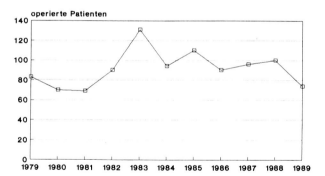

Abb. **3** Weitgehende gleichmäßige Verteilung der Mittelgesichtsfrakturen in den Jahren 1979–1989, unabhängig von der Einführung der Gurtpflicht

gungen, Drahtnähten und Hakenextensionen seit etwa 10 Jahren nur noch für temporäre Versorgungen beim Polytrauma angezeigt.

Das Ziel unserer Behandlung ist heute eine möglichst frühzeitige, jedoch stets stabile Rekonstruktion sämtlicher knöcherner Strukturen im Orbita- und Mittelgesichtsbereich einschließlich der Rhinobasis. Dazu zählen auch die Wiederherstellung der Augenmotilität mit binokularem Einfachsehen in allen Blickrichtungen sowie die Funktion der Lider mit Lidschluß und freier Passage der Tränenwege. Obgleich wir dafür stets die sofortige definitive Wundversorgung anstreben, hat die retrospek-

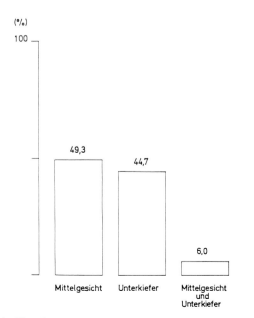

Abb. **1** Verteilung von Unterkiefer-Mittelgesichts-Frakturen bei 1171 Patienten (1982–1987)

40

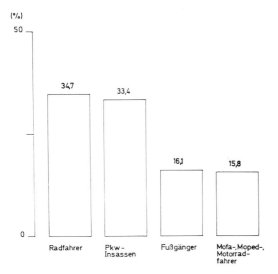

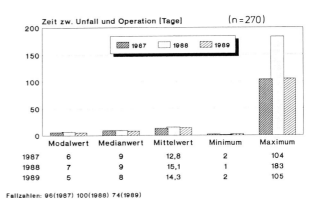

Abb. 4 Verteilung der Straßenverkehrsunfälle der Jahre 1982–1987 an 317 Patienten

Abb. 5 Definitiver Versorgungszeitpunkt an Patienten mit Mittelgesichtsfrakturen mit einem Medianwert am 9. Tag nach dem Unfall

tive Auswertung von 270 Patienten mit schweren Mittelgesichtstraumata aus den letzten 3 Jahren ergeben, daß in der Mehrzahl der Fälle die endgültige stabile Osteosynthese erst nach dem 5. posttraumatischen Tag erfolgen konnte. Dafür waren verschiedene Faktoren ausschlaggebend (Abb. 5).

Die moderne definitive Versorgung derartig schwer verletzter Patienten erfordert einen deutlich höheren Zeitaufwand als die klassische Wundversorgung und Knochenbruchschienung mit Drahtosteosynthesen. Dazu ist eine vorherige Abstimmung mit den Nachbardisziplinen wie Neurochirurgie, Augenheilkunde, Unfallchirurgie und Hals-Nasen-Ohren-Heilkunde notwendig, sofern auf diesen Gebieten Begleitverletzungen vorliegen. Wir

gehen daher bei schweren Mittelgesichtsverletzungen in der Regel so vor, daß zunächst die vitalen Funktionen wie Atmung und Kreislauf gesichert und starke Weichteilblutungen gestillt werden.

Danach erfolgt die Festlegung der Reihenfolge von Versorgungsschritten in Abstimmung mit den beteiligten Nachbardisziplinen. Die Entscheidung über eine primäre oder sekundäre definitive Versorgung erfolgt nach klinischer und radiologischer Klassifikation der Verletzungsmuster. Dazu verwenden wir als Parameter u. a. die Glasgow-Koma-Skala und fordern mindestens 12 Punkte für die Indikation einer zeitraubenden definitiven Osteosynthese im Gesichtsbereich (Tab. 1).

Tabelle 1 Anwendung der Glasgow-Koma-Scala (P = Punktzahl)

	P	0 1 2 3 4 5 6 7 Tage
Augenöffnung		
spontan	4	
auf Ansprache	3	
auf Schmerzreiz	2	
nicht erzielbar	1	
motorische Reaktionen		
auf Aufforderung	6	
gezielte Schmerzabwehr	5	
ungezielte Fluchtreaktion	4	
mit Beugesynergien	3	
mit Streckmechanismen	2	
keine	1	
Reaktion auf Ansprache		
orientiert	5	
konfuse Sätze	4	
unangemessene einzelne Wörter	3	
unverständliche Laute	2	
keine	1	
Gesamtpunktzahl		

Falls schwere Begleitverletzungen eine sofortige definitive Therapie nicht zulassen, streben wir insbesondere bei Zertrümmerungen im Orbitaringbereich die zeitversetzte sekundäre Frühbehandlung an. Dieser Frühbehandlungszeitraum erstreckt sich maximal über 14 Tage, in denen das funktionelle Ergebnis mit dem einer Sofortversorgung identisch ist.

Diese Feststellung wurde von uns anhand von über 1000 Patienten der letzten 10 Jahre gewonnen, in dem das funktionelle und das ästhetische Ergebnis überprüft worden sind. Wenn die definitive Versorgung nach dem Frühbehandlungszeitraum erst erfolgen kann, bleiben zunehmend funktionelle Störungen der Augenmotilität und dadurch bedingte Fehlstellungen im Bereich der Rhinobasis und der Nasennebenhöhlen zurück.

Der günstigste Zeitraum für die definitive Versorgung schwerer Mittelgesichtstraumata mit Einbeziehung der Orbita stellt sich anhand der Auswertung unseres Patientengutes als Zeitraum zwischen dem 5. und 10. postoperativen Tag nach dem Trauma dar. Hierbei können in den ersten Tagen Ödeme und Hämatome im Orbitabereich abklingen, so daß die Wiedervereinigung der einzelnen Knochenfragmente mühelos gelingt und negative Folgen vor Ablauf des Frühbehandlungszeitraums noch nicht befürchtet werden müssen.

Zusammenfassung

Durch die Einführung der Plattenosteosynthese in der Versorgung von Mittelgesichtsfrakturen einschließlich der Rhinobasis, der Orbita und Schädelkalotte haben sich in den letzten Jahrzehnten wesentliche Veränderungen ergeben: Die sofortige Versorgung beinhaltet einen Verschluß der Weichteile und Reposition der Knochenfragmente. Die definitive Versorgung wird in der Mehrzahl der Fälle während des Frühbehandlungszeitraumes zwischen dem 5. und 10. Tag nach dem Unfall durchgeführt. Dabei wird eine subtile Rekonstruktion sämtlicher knöcherner Strukturen und deren Stabilisierung mit Plattenosteosynthesen durchgeführt. Der Unterschied zwischen der Stabilisierung mit Drahtnähten und Miniplatten ist besonders auffällig bei der Rekonstruktion von pneumatisierten Nasennebenhöhlen einschließlich der Stirnhöhlen (Abb. 6). Durch stabile Osteosynthesen lassen sich Defektheilungen mit Dorsalverlagerung des Mittelgesichtes sicher vermeiden, wie sie nach Drahtaufhängungen oft zu beobachten waren. Nachteile während der definitiven Versorgung innerhalb des Frühbehandlungszeitraumes von maximal 2 Wochen konnten wir in den letzten 10 Jahren an unserem Krankengut nicht beobachten. Es wurden weder Infektionen noch bleibende Störungen der Augenmotilität im höheren Ausmaß gegenüber der Sofortbehandlung festgestellt. Dagegen ließ sich nach Abklingen der ersten schweren Ödeme die subtile Wiedervereinigung auch kleinster Knochenfragmente wesentlich leichter durchführen.

Kontaktadresse
Universitätsprofessor Dr. Dr. Dietrich Schettler
Universitätsklinik
für Gesichts- und Kieferchirurgie
Universitätsklinikum Essen
Hufelandstr. 55
W-4300 Essen 1

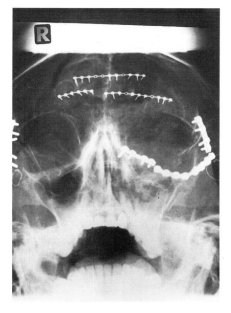

a

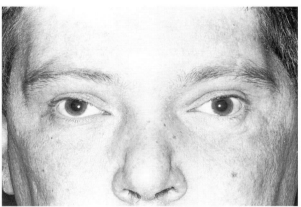

b

Abb. 6a u. b Stirnhöhlenrekonstruktion und Stabilisierung einer schweren doppelseitigen Orbitaring- und Mittelgesichtsfraktur durch Mini- und Mikroplattensysteme
a in der Röntgendarstellung,
b En-face-Bild des Patienten

Hans-Robert Metelmann, Berlin, Peter Waite, Birmingham, USA, Herbert Kindermann, Lutz Hannemann und Karl-Heinz Rudolph, Berlin

Operationszeitpunkt und Hirndrucksenkung bei Patienten mit schweren kraniomaxillofazialen Unfallverletzungen

Über die Hälfte unserer Patienten mit Mittelgesichtsfrakturen kommt mit einem begleitenden Schädel-Hirn-Trauma unterschiedlichen Schweregrades zur Aufnahme und stellt uns damit vor die heikle Frage: Dürfen wir die Gesichtsschädelverletzungen sofort versorgen oder müssen wir wegen der Verletzungen im Neurokranium und eines möglicherweise bestehenden oder aufkommenden Hirnödems alle operativen Maßnahmen aufschieben?

Jede direkte Gewalteinwirkung auf das Hirngewebe hinterläßt neben geschädigten Neuronen zerstörte Gefäße, aus denen es zu parenchymatösen Blutungen in die Kontusionsherde kommt. Damit wird perifokal ein primäres Hirnödem ausgelöst, das nach Snyder (1986) Ursache gravierender neuropathologischer Veränderungen ist: 1. Die Hirnsubstanz schwillt an und erfährt bei fehlender Ausbreitungsmöglichkeit Massenverlagerungen und zentrale Kompression. 2. Die zirkulatorische Autoregulation des Gehirns und damit Unabhängigkeit von der Kreislaufsituation der Peripherie geht verloren. 3. Die funktionelle Resistenz des Gehirns gegen exzessive Druck- und Volumenschwankungen wird schlechter. 4. Die reflektorische Katecholaminfreisetzung führt zum Anstoß der Arachidonsäurekaskade, deren Metabolite eine zentrale Vasodilatation und Permeationssteigerung der Kapillarendothelien bewirken.

Damit ist ein Circulus vitiosus hergestellt, bei dem aus dem primären Hirnödem ein sekundäres entsteht und wobei die reversible vasogene Hirnschwellung in eine zytotoxische Form übergeht.

Die Zeitspanne, in der im Verlauf eines primären Hirnödems die Hirnmasse an- und wieder abschwillt und in der jederzeit ein sekundäres Hirnödem ausgelöst werden kann, beträgt zwischen 5 und 10 Tagen, bei Kindern eher länger, und wird als vulnerable Phase des Gehirns bezeichnet. In dieser Zeit sind alle operativen Eingriffe mit einem erhöhten Mortalitätsrisiko verbunden (Five u. Jagger 1984) und sollten nur in enger interdisziplinärer Abstimmung mit Neurochirurgen und Intensivmedizinern erfolgen. Nach folgendem orientierendem Schema legen wir bei Patienten mit Gesichts- und Hirnverletzungen unter Berücksichtigung der vulnerablen Hirnphase den Zeitpunkt der operativen Versorgung fest.

Leitsymptom bei Einlieferung in die Klinik ist die Bewußtseinslage des Unfallpatienten und ihre Entwicklung.

1. Wenn der Patient wach, klar und voll orientiert zur Aufnahme kommt, ist das Risiko für ein bestehendes Hirnödem gering. Dieser Patient kann sofort operiert werden. Vorsicht ist allerdings bei Patienten mit Frakturlinien im Bereich der Temporalschuppe geboten. Hier kann eine A.-meningea-media-Verletzung vorliegen, die in kurzer Zeit zum epiduralen Hämatom führt. Präoperativ sollte in dieser Situation ein CCT nach 3 Beobachtungsstunden durchgeführt werden.

2. Wenn der Patient somnolent oder soporös eingeliefert wird, ist das Risiko eines klinisch relevanten Hirnödems und der vulnerablen Situation unklar. In diesem Falle führen wir über wenigstens 3 Std. eine Verlaufskontrolle der Vigilanz und des neurologischen Status durch:

2.1 Wenn der Patient in dieser Zeit aufklart, kann die operative Versorgung anschließend erfolgen. Zu den Maßnahmen der notwendigen Hirnödemprophylaxe gehören dabei eine vasoinaktive Neuroleptnarkose, die kontrollierte Hyperventilation zur Vermeidung der ödemfördernden Hyperkapnie, eine bilanzsichernde Infusionstherapie zur Verhütung einer deletären arteriellen Hypotension und eine günstige Lagerung auf dem Operationstisch mit 30°-Hebung des Oberkörpers und Vermeidung von Halsvenenstauungen (Pfenninger u. Mitarb. 1987).

2.2 Wenn sich in der Beobachtungszeit keine eindeutige Änderung in Vigilanz und neurologischem Status zeigt, muß ein CCT durchgeführt werden mit der Suche nach freier intrakranieller Luft oder Kontusions-, Ödem- und Einblutungszeichen. Bei einem bedrohlichen Befund ist eine Bestimmung des Hirndruckes mit Messung seines Verlaufes mittels epiduraler Sonden erforderlich. Erst auf dieser Grundlage ist dann in interdisziplinärer Abstimmung eine zuverlässige Risikobeurteilung möglich, die dann entweder eine sofortige Operation in Neuroleptnarkose und unter Hirnödemprophylaxe zuläßt oder eine aufgeschobene Operation unter Ödemtherapie und Hirndrucksenkung mit Mannitolinfusionen und Barbituratgaben erforderlich erscheinen läßt oder sogar zum Zuwarten bis zum Ende der vulnerablen Hirnphase zwingt.

2.3 Wenn sich in der Beobachtungszeit die Bewußtseinslage noch verschlechtert, wenn eine einseitige Pupillendilatation als Zeichen der Hirneinklemmung an der Klivuskante oder Streck-Beuge-Mechanismen hinzutreten, muß ein schweres Hirnödem als wahrscheinlich angesehen werden. In diesem Falle entspricht das Vorgehen den Maßnahmen bei primär komatösen Patienten.

3. Beim komatös eingelieferten Patienten gehen wir von einem manifesten und schweren Hirnödem aus. Hier werden sofort CCT und kontinuierliche Hirndruckmessung veranlaßt. Bei epidural gemessenen Hirndrücken über 20 mmHg beginnen wir eine aktive Hirndrucksenkung mit Mannitolinfusionen zur zentralen Ödemausschwemmung über einen osmotischen Gradienten an der Blut-Hirn-Schranke und mit Barbituratgaben zur Verminderung des Hirnstoffwechsels und zur direkten zentralen Vasokonstriktion (Muizelaar

1983, Bruce 1986). Steroide zur Senkung des erhöhten Hirndruckes haben sich nicht bewährt (Dearden 1986). Unter dieser Behandlung der Hirnödemfolgen ist bei vitaler Indikation ein sofortiges operatives Vorgehen möglich. Falls möglich, warten wir jedoch das Ende der vulnerablen Hirnödemphase, die Aufklärung des Patienten ab, um die bis heute ungeklärte Interferenz der operativen Begleitumstände mit der fatalen Auslösung der Arachidonsäurekaskade zu umgehen.

Zusammenfassung

Bei Patienten mit Mittelgesichtsfrakturen und begleitendem Schädel-Hirn-Trauma muß bei der Wahl des Operationszeitpunktes das Risiko eines deletären Hirnödems berücksichtigt werden. Patienten, die wach und voll orientiert zur Aufnahme kommen, haben mit großer Wahrscheinlichkeit kein Hirnödem; hier ist eine sofortige operative Versorgung möglich. Patienten, die komatös eingeliefert werden, bedürfen wegen ihres manifesten Hirnödems einer schnellen Hirndrucksenkung; hier sollte wegen der vulnerablen Hirnsituation nur mit größter Zurückhaltung operiert werden; ein Zuwarten über 5–10 Tage ist sinnvoll. Große Schwierigkeiten bereitet die Wahl des besten Operationszeitpunktes bei Patienten in somnolentem oder soporösem Zustand und mit unklarem Hirnödem; hier ist das Vorgehen in interdisziplinärer Abstimmung mit Neurochirurgen und Intensivmedizinern erforderlich.

Literatur

Bruce, D. A.: Management of severe head injury. In J. E. Cotrell, H. Turndorf: Anesthesia and Neurosurgery. Mosby, St. Louis 1986 (pp. 150–172)

Dearden, N. M.: Effect of high-dose dexamethasone on outcome from severe head injury. J. Neurosurg. 64 (1986) 81–88

Five, D., Jagger, J.: The contribution of brain injury to the overall injury severity of brain-injured patients. J. Neurosurg. 56 (1984) 697–699

Muizelaar, J. P.: Mannitol causes compensatory cerebral vasoconstriction and vasodilatation in response to blood viscosity changes. J. Neurosurg. 59 (1983) 822

Pfenninger, E., Ahnefeld, F. W., Kilian, J., Dell, U.: Das Verhalten der Blutgase bei Schädel-Hirn-traumatisierten Patienten am Unfallort und bei der Klinikaufnahme. Anaesthesist 36 (1987) 570–576

Snyder, J. V.: Neurologic intensive care. In J. E. Cotrell, H. Turndorf: Anesthesia and Neurosurgery. Mosby, St. Louis 1986 (pp. 352–391)

Kontaktadresse
Priv. Doz. Dr. Dr. Hans-Robert Metelmann
Klinik für Kieferchirurgie und Plastische Gesichtschirurgie
Klinikum Steglitz der Freien Universität Berlin
Hindenburgdamm 30
W-1000 Berlin 45

Michael Philadelphy und Gabriel Röthler, Innsbruck

Bergung und prähospitale Versorgung des alpinen Notfallpatienten

Mehr als 10 Millionen Inländer und Touristen widmen sich in Österreich alljährlich dem Alpinsport. Die dabei steigende Tendenz von Unfällen hat den Österreichischen Alpenverein seit 1985 dazu bewogen, die Alpinunfallerhebungsblätter des österreichischen Bundesministeriums für Inneres auszuwerten und statistisch zu verarbeiten.

1988 wurden bei 2184 Unfallereignissen 2135 Personen verletzt, 281 konnten nur noch tot geborgen werden (Abb. **1**). In der Nationalitätenverteilung liegen die Bürger aus der Bundesrepublik Deutschland nur knapp hinter den einheimischen Verletzten. Auf die einzelnen Sportarten bezogen, stehen die Traumen im alpinen Schilauf erwartungsgemäß deutlich an erster Stelle. Daraus darf nun nicht auf ein besonderes Risiko dieser Disziplin geschlossen werden, vielmehr ist die große Zahl von Schisportlern dafür verantwortlich zu machen. Allein in Österreich betreiben mehr als 30% der Gesamtbevölkerung, das sind mehr als 2,2 Millionen Menschen, aktiv alpinen Schilauf. Seilbahnen und Schilifte verzeichnen über 500 Millionen Beförderungen pro Jahr.

Die Art der Alpinsportverletzungen betreffend, erscheint es von Interesse, daß Traumen im Kopfbereich an zweiter Stelle hinter den Verletzungen der unteren Extremität liegen (Abb. **2**). Bei Schiunfällen, insbesondere bei Kollisionen, nehmen diese einen noch höheren Prozentsatz ein, welcher im Zeitraum von 1985–1988 von 42 auf 47% angestiegen ist (Philadelphy 1988 a u. b). Bereits in früheren Untersuchungen (Philadelphy 1988a u. b) wurde dokumentiert, daß der Anteil von Gesichtsschädeltraumen bei Verursachern von Kollisionen signifikant höher als bei den Opfern ist, wenngleich letztere in der Regel schwerer verletzt wurden.

Bei der Bergung von Alpinunfallopfern bestehen nun prinzipielle Unterschiede zum Vorgehen im Rahmen von Verkehrs- oder Arbeitsunfällen. Während im Straßenverkehr durch den Ausbau des organisierten Rettungsdienstes die Zeitspanne bis zum Eintreffen des Verletzten in der Spezialabteilung ständig verkürzt wird, können im

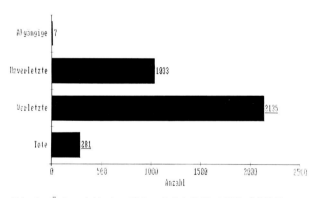

Abb. **1** Österreichische Alpinunfallstatistik 1988. 3456 Personen waren an 2184 Unfällen beteiligt

44

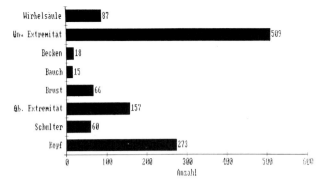

Abb. 2 Österreichische Alpinunfallstatistik 1988. Verteilung der Verletzungslokalisation ohne Berücksichtigung der Schiunfälle

Gebirge bereits Stunden verstreichen, ehe Alarm ausgelöst werden kann. Durch den Aufbau eines Notfunksystems, wobei im Idealfall jeder Bergsteiger ein kleines Handsprechfunkgerät mit sich führt, soll die Alarmierungsphase, die derzeit bei einem Alpinunfall das weitaus schwächste Glied der Rettungskette darstellt, auf wenige Minuten verkürzt werden. Der Gewissenskonflikt, mit dem sich Begleitpersonen von Alpinunfallopfern häufig konfrontiert sehen, wie lange am Unfallort Erste Hilfe geleistet werden muß und wann der Abstieg ins Tal erfolgen soll, um den organisierten Rettungsdienst zu alarmieren, könnte dadurch schon in naher Zukunft vermieden werden.

Ein überwiegender Teil von Alpinunfallopfern kann schon seit Jahren mit Hubschraubern geborgen und vom Notarzt erstversorgt werden (Philadelphy 1989). Witterungsbedingt ist trotz modernster technischer Hilfsmittel ein Hubschraubereinsatz im Hochgebirge nicht in jedem Fall möglich.

Ebenso erfordern auch spezielle Geländeverhältnisse bodengebundene Rettungseinsätze (Abb. 3). Der oft stundenlange Anmarsch und Gerätetransport zur Unfallstelle, Schwierigkeiten bei der Bergung selbst und der nicht immer schonende Abtransport von Verletzten belasten Retter und Opfer häufig bis an die Grenze ihrer physischen und psychischen Leistungsfähigkeit.

Im Gegensatz zu Herz-Kreislauf-Notfällen, bei denen eine Vielzahl medizinisch-technischer Geräte zur Diagnostik und Initialtherapie erforderlich ist, kann bei Gesichtsschädeltraumen bereits mit einfachsten Mitteln gezielt geholfen werden. Um spezielle Notverbände anzulegen, reicht in der Regel der Inhalt einer „Rucksackapotheke" aus.

Für die nächste Zukunft bleibt zu hoffen, daß durch die rasche Verbreitung eines Notfunksystems und einen höheren Ausbildungsstand speziell in kieferchirurgischen Primärversorgungsmaßnahmen Alpinunfallopfer nicht nur rascher, sondern auch in einem besseren Allgemeinzustand an die Spezialabteilung zur definitiven Versorgung gebracht werden können.

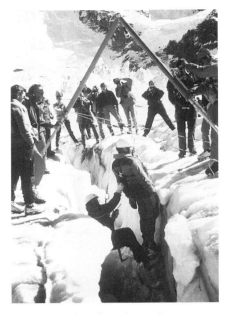

Abb. 3 Bergung aus einer Gletscherspalte

Zusammenfassung

Seit 1985 werden vom Österreichischen Alpenverein die Alpinunfallerhebungsblätter des österreichischen Bundesministeriums für Inneres statistisch ausgewertet. In diesem Zeitraum wurde ein Ansteigen von Alpinunfällen, speziell auch von Schädelverletzungen, beobachtet. Während heute bereits ein Großteil der Verletzten mit Hubschraubern geborgen werden kann, müssen, vor allem bei ungünstigen Witterungsverhältnissen oder in den Nachtstunden, nach wie vor bodengebundene Rettungsaktionen durchgeführt werden, die an alle Beteiligten höchste Anforderungen stellen. Die rasche Einführung eines Notfunksystems für Bergsteiger und eine Verbesserung der Erste-Hilfe-Ausbildung stellen aus MKG-chirurgischer Sicht die kurzfristigen Ziele der Bemühungen zur Verbesserung des alpinen Rettungswesens dar.

Literatur

Österreichischer Alpenverein: Alpine Unfallstatistiken 1985, 1986, 1987, 1988. Unveröffentlichte Arbeiten, Innsbruck

Philadelphy, M.: Diagnose und Primärversorgung von Gesichtsschädel- und Kieferverletzungen, Tagungsbericht der 10. Internationalen Bergrettungsärztetagung am 14. November 1987, Innsbruck Eigenverlag G. Flora, Innsbruck 1988

Philadelphy, M.: Gesichtsschädel- und Kieferverletzungen im alpinen Schisport, Vortrag gehalten am XVIII. Kongreß der Internationalen Gesellschaft für Schitraumatologie und Wintersportmedizin (S.I.T.E.M.S.H.), Courmayeur, 1988

Philadelphy, M.: Die interdisziplinäre Versorgung von Gesichtsschädelverletzungen in der prähospitalen Phase. Workshop der Internationalen Gesellschaft für Kiefer-Gesichtschirurgie (IAMFS), 3.–5. März 1989, St. Pölten Kongreßband 1989

Kontaktadresse
Dr. Michael Philadelphy
Sanatorium der Barmherzigen Schwestern
Sennstr. 1
A-6020 Innsbruck

Bernhard Frerich, Michael Ehrenfeld, Norbert Schwenzer, Tübingen, Siegfried Bien und Dieter Riediger, Stuttgart

Notfallmaßnahmen bei akuten Blutungen infolge Mittelgesichtsfrakturen

Einleitung

Schwere Blutungen aus Endästen der A. carotis externa sind bei Mittelgesichtsfrakturen keine Seltenheit und können einen Notfall darstellen, der sofortiges Handeln erfordert. Zur Abdichtung dieser Regionen werden in der Regel die Bellocqsche Tamponade in Kombination mit einer vorderen Nasentamponade bzw. eine ihrer Modifikationen einschließlich der pneumatischen Nasentuben verwandt. Die nach dem Chirurgen Jean-Jacques Bellocq (1730–1807) benannte Tamponade der hinteren Nasenabschnitte wurde nicht von ihm selbst erfunden, sondern war schon den Pariser Chirurgen Chaignebrune und Le Dran bekannt. Vielfach wurde versucht, eine bessere Abdichtung und eine einfachere Applikation durch Verwendung anderer Materialien oder durch die Entwicklung von pneumatischen Nasentuben zu erreichen (Martin 1979, Masing 1976, Olley 1978, Rowe 1985). Vorläufer der Ballontamponaden wurden bereits 1839 von Velpeau hergestellt; eine erste Verbreitung erfuhr dieses Prinzip in den Tamponaderöhrchen nach Seiffert (1936).

Eine Auswahl der heutzutage am häufigsten verwendeten Hilfsmittel zeigt die Abb. **1.** Durch Schaumstoff als Tam-

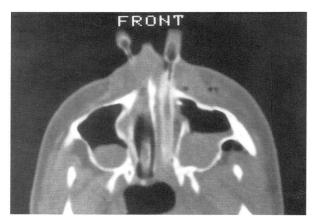

Abb. **2** Fall einer 21 jährigen Patientin mit Le Fort-II- und Naso-ethmoidalfraktur. Auf dem CT wird sichtbar, daß der rechte pneumatische Nasentubus 12 Std. nach Applikation keine Füllung mehr aufweist; es bestand allerdings keine Blutung mehr

ponadematerial sollen bei der Version der Nasen-Rachen-Tamponade nach Brusis (Brusis 1974, 1975) eine bessere Anpassung an die anatomischen Gegebenheiten des Epipharynx erreicht und Schleimhautschäden vermieden werden. Als Vorteile der pneumatischen Nasentuben (Masing 1976, Olley 1978) werden neben der einfacheren Applikationsweise die geringere Gefahr von Infektionen sowie bei dem Masing-Tubus und dem EpiStat-Katheter das verbleibende zentrale Restlumen und die dadurch ermöglichte Nasenatmung angesehen. Als Einwand gilt, daß diese Tuben im Druck nachlassen können (Abb. **2**) und die Manschette auch nicht zwangsläufig immer die eigentliche Blutungsquelle komprimiert (Martin 1979).

Krankengut und Blutstillungsmaßnahmen

Eine Sichtung des Krankengutes der Tübinger Klinik der letzten 10 Jahre ergab, daß von insgesamt 249 zentralen oder zentrolateralen Mittelgesichtsfrakturen, deren Initialbehandlung sich verfolgen ließ, 52 mit einer schweren Blutung aus den dorsalen Nasenabschnitten einhergingen und mit einer Bellocq-Tamponade versorgt werden mußten. Dies entspricht einer Inzidenz von 21%, was etwa mit Zahlen aus der Literatur übereinstimmt (Sakamoto u. Mitarb. 1988). An der Tübinger Klinik werden ausschließlich selbst gefertigte Bellocq-Tamponaden aus fest aufgerollten Mullkompressen verwendet. Wenn die Tamponadenbehandlung, evtl. mit zusätzlichen umlaufenden Verbänden (Barton), als Notfallmaßnahme versagte, kam als zusätzliche Maßnahme die kraniofaziale

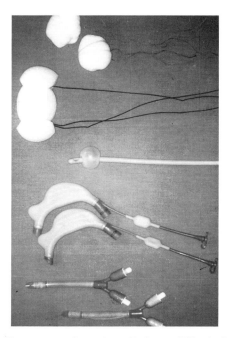

Abb. **1** Zusammenstellung der geläufigsten Hilfsmittel zur Stillung von Blutungen aus dem Nasen-Rachen-Raum (von oben nach unten): selbst hergestellte Bellocq-Tamponaden aus Mull, Nasen-Rachen-Tamponaden aus Schaumstoff nach Brusis, Foley-Katheter, Nasentubus nach Masing, EpiStat-Katheter

Aufhängung zur Anwendung, um Fragmentdiastasen zu vermindern und die Blutungsquelle zusätzlich zu komprimieren. Hierdurch wurde in aller Regel eine Blutstillung erreicht. Problemfälle waren indes diejenigen, bei denen zwar eine temporäre Blutstillung nach Austamponierung erreicht werden konnte, die aber nach Entfernung der Tamponaden wieder bluteten. In unserem Krankengut fanden sich 4 derartige Fälle. Bei einem früheren Fall wurde die A. carotis externa unterbunden und dadurch die Blutstillung zum Stillstand gebracht. Bei 3 weiteren Fällen aus der letzten Zeit wurde in der Abteilung für Neuroradiologie der Universität Tübingen eine Embolisation der A. maxillaris interna durchgeführt. Bei der selektiven Angiographie der A. maxillaris werden Mikrokatheter mit einem relativ festen schubstabilen Schaft, der distal in ein hochflexibles, dünnes Kathetersegment übergeht, durch einen in der Leiste liegenden 5-French-Katheter vorgeschoben. Über diesen Katheter können nach Lokalisierung der Blutungsquelle Emboli abgegeben werden, wobei für diese Indikation in der Regel Lyodura, Gelfoam (Gelatineschwamm) oder Ivalon-Partikel (Polyvinylalkohol) in Frage kommen. Es konnte in allen 3 Fällen durch die Embolisation eine suffiziente Blutstillung erreicht werden. Komplikationen der Embolisation wurden keine beobachtet.

Als Beispiel sei der Fall eines 88jährigen Patienten geschildert (Abb. 3), der bei einem Verkehrsunfall eine Le Fort-I-Fraktur und Rippenserienfrakturen erlitt, die wegen respiratorischer Partialinsuffizienz eine Intubation erzwangen. Im Vordergrund stand jedoch eine Blutung aus dem Nasen-Rachen-Raum, die trotz Bellocq-Tamponaden in Kombination mit anterioren Nasentamponaden sowie Substitution von Gerinnungsfaktoren und Thrombozyten nicht zum Stillstand zu bringen war. Am 9. Tag nach dem Unfallereignis wurde die Le Fort-I-Fraktur durch kraniofaziale Aufhängung versorgt; auch hiermit

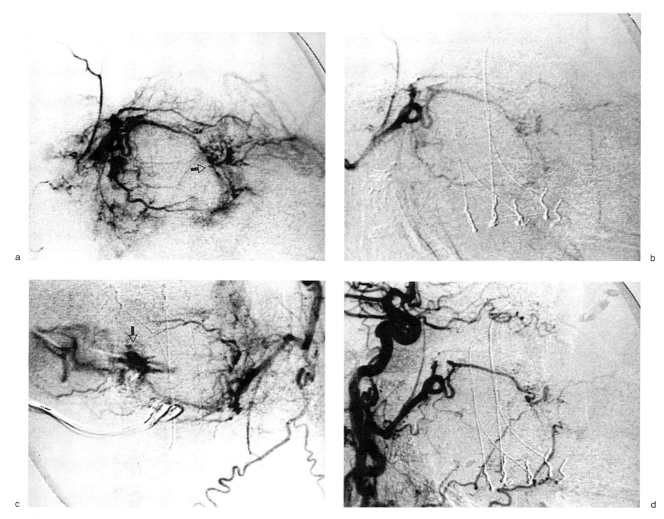

Abb. 3a–d 88jähriger Patient mit Le Fort-I-Fraktur. Es ist bei noch liegender Bellocq-Tamponade ein diskretes Extravasat (Pfeil) im mittleren Anteil der A. sphenopalatina zu erkennen (**a**). Zunächst wurde bei superselektiver Lage des Katheters zurückhaltend embolisiert, und es war zunächst kein Extravasat mehr sichtbar (**b**). Nach Entfernung der Tamponaden zeigte sich dann ein deutlicheres Extravasat (**c**). Die Embolisation erfolgte mit Ivalon-Partikeln; auf dem Kommunisangiogramm ist kein Extravasat mehr zu erkennen (**d**)

war keine definitive Blutstillung zu erreichen. Nach multiplen Transfusionen war die primäre Blutungszeit zu diesem Zeitpunkt bei ansonsten normalen plasmatischen Gerinnungswerten auf über 20 Min. verlängert. Es wurde deshalb die Indikation zur Embolisation gestellt, die am 10. Tag nach dem Unfallereignis durchgeführt wurde. Die nach der Embolisation der rechten A. maxillaris noch bestehende Restblutung stand nach erneuter Tamponade. Die Tamponaden konnten 2 Tage später entfernt werden, ohne daß eine erneute Blutung auftrat. Der weitere Verlauf wurde durch eine Pneumonie kompliziert, durch die der Patient über 3 Wochen beatmungspflichtig blieb; lokal traten keine Komplikationen mehr auf.

Diskussion

Hintere und vordere Nasentamponade sind als wichtigste Maßnahmen bei nasopharyngealen Blutungen die Therapie der ersten Wahl und, wie unser Krankengut zeigt, in den weitaus meisten Fällen ausreichend. Trotz Tamponaden weiterbestehende Blutungen weisen auf Dislokationen mit Fragmentdiastasen hin, durch die es zum ungehinderten Blutaustritt kommt (Spiessl 1983). Es wird in solchen Fällen deshalb eine zusätzliche Kompression durch extern umlaufende Bartonsche Verbände angestrebt (Manson 1984). Ist jedoch nach mehrfachen Tamponadenwechseln und ggf. nach Reposition der Fragmente durch kraniofaziale Aufhängung bzw. im Rahmen der Frakturversorgung die Blutung immer noch nicht definitiv gestillt, ist nach Manson (1984) und Spiessl (1983) die Indikation zur Ligatur der A. carotis externa oder transantral der A. maxillaris gegeben.

Wir würden nach unseren Erfahrungen mit der Katheterembolisation diese der Gefäßligatur vorziehen. Vorteil der Embolisation ist, daß das blutende Gefäß sowie der Ort der Blutung visualisiert werden und die Embolisation wesentlich gezielter ist als die Gefäßligatur, bei der es zu Mißerfolgen durch die reiche Kollateralversorgung kommen kann. Bei Risikopatienten wie dem geschilderten Fall eines 88jährigen ist durch die Katheterembolisation eine wenig invasive Behandlungsmöglichkeit gegeben; daneben trägt sie dazu bei, den intraoperativen Blutverlust bei einer nachfolgenden Versorgung zu vermindern.

Eine erste Beschreibung der Anwendung der selektiven Katheterembolisation der A. carotis externa und ihrer Äste bei Blutungen im Rahmen von Mittelgesichtsfrakturen stammt von Picard (1978). Weitere Fallberichte stammen von Merland u. Mitarb. (1980), Bohutova u. Mitarb. und Stein (beide 1981). In jüngerer Zeit beschrieben Schilstra u. Marsman (1987) sowie Sakamoto u. Mitarb. (1988) je einen Fall. Die Katheterembolisation der A. carotis externa und ihrer Äste hat bereits in der Behandlung von Angiomen, therapieresistenter nicht traumatisch bedingter Epistaxis sowie zum Verschluß arteriovenöser Fisteln Verbreitung gefunden (Djindjian u. Mitarb. 1976, Dobbelaera u. Mitarb. 1984, Hicks u. Vitek 1989, Sokoloff u. Mitarb. 1974). Die aus diesen Erfahrungen heraus beschriebenen Komplikationen entsprechen in ihrer Häufigkeit denen bei der diagnostischen Karotisangiographie und sind nach Dobbelaere, sofern eine solche Aussage für den Einzelfall mit seinen unterschiedlichen Voraussetzungen sinnvoll ist, in etwa 1 von 1000 Fällen zu

erwarten (Dobbelaere u. Mitarb. 1984). Als mögliche Komplikationen der Embolisation gelten neben zerebrovaskulären Zwischenfällen Ischämien und Hautnekrosen im Ausbreitungsgebiet der embolisierten Gefäße sowie Hirnnervenausfälle (Metson u. Hanson 1983, Soong u. Mitarb. 1982), des weiteren reversible Gesichtsschmerzen und vorübergehende ödematöse Schwellungen. Hautnekrosen sowie die beschriebenen neurologischen Ausfälle sind allerdings nicht zu erwarten, wenn zurückhaltend embolisiert wird und ggf. eine Restblutung belassen wird, die durch konservative Maßnahmen zu beherrschen ist. Durch die von Djindjian u. Merland (1976, 1978) eingeführte superselektive Angiographie der A. carotis externa und ihrer Äste kann die Embolisation weit distal am Ort der Blutung vorgenommen werden, wodurch ein Reflux der Emboli vermieden werden kann.

In diesem Zusammenhang müssen auch die bekannten Komplikationen der längerfristigen Tamponadenbehandlung Erwähnung finden. Neben Schleimhautläsionen kann es zu Weichgaumenverletzungen oder Nekrosen an Kolumella, Septum und Nasenflügel kommen. Beschrieben werden Blutgasveränderungen und hypoxiebedingte myokardiale oder zerebrovaskuläre Komplikationen (Fairbanks 1986, Hady u. Mitarb. 1983). Des weiteren begünstigt die Tamponade lokale Infektionen und Bakteriämien sowie das allerdings seltene toxic shock syndrome, das durch die Besiedlung der Tamponaden mit migmatoxinproduzierenden Staphylokokken hervorgerufen wird (Hull u. Mitarb. 1983, Mansfield u. Peterson 1989).

So waren auch bei unseren embolisierten Patienten Komplikationen durch die vorherige Tamponadenbehandlung zu beobachten. Der 88jährige Patient in dem geschilderten Fall erholte sich nur langsam von den pulmonalen Komplikationen, die letztendlich auch als Folge der die Pneumonie begünstigenden Bellocq-Tamponaden anzusehen waren. Bei einer 26jährigen Patientin mit Le Fort-I- und -II-Fraktur waren als Folge einer dreiwöchigen Tamponadenbehandlung Nekrosen am frakturierten frontalen Oberkieferalveolarfortsatz und im Kolumellabereich aufgetreten, die eine Beckenkammosteoplastik und nachträgliche Nasenkorrekturen erforderlich machten. Die beiden Fälle zeigen, daß die Indikation zur Embolisation früh genug gestellt werden sollte, wenn eine Blutung auf die konventionellen Maßnahmen nicht anspricht.

Zusammenfassung

Es wird über das Krankengut und die Maßnahmen bei Blutungen im Rahmen von Mittelgesichtsfrakturen berichtet. Zunächst kommen Bellocq-Tamponaden in Kombination mit schichtweisen Tamponaden der Nasenhaupthöhlen zur Anwendung, gelegentlich auch pneumatische Nasentuben. In den Fällen, in denen dies nicht zum Erfolg führt, wird zusätzlich die Notaufhängung am Stirnbeinpfeiler durchgeführt. Lediglich in 4 Fällen konnte keine suffiziente Blutstillung erreicht werden. In einem früheren Fall erfolgte daraufhin die Unterbindung der A. carotis externa. Bei 3 Fällen aus der jüngeren Zeit wurde eine Embolisation der A. maxillaris durch den Neuroradiologen durchgeführt. Dabei erwies sich die selektive Katheterembolisation als wenig invasive und effektive Behandlungsmöglichkeit bei traumatischen Gefäßläsionen im Mittelgesichtsbereich. Vorteile und Komplikationsmöglichkeiten der Blutstillungsmaßnahmen werden erörtert.

Literatur

Bohutova, J., J. Kolar, A. Olejnicek: Treatment of heavy epistaxis by intraarterial embolisation. Radiologe 21 (1981) 81

Brusis, T.: Eine neue Nasenrachentamponade. Laryng. Rhinol. 53 (1974) 324

Brusis, T.: Erfahrungen mit der Schaumstofftamponade des Nasenrachens. Hals-, Nas.- u. Ohrenarzt 23 (1975) 255

Djindjian, R., J. J. Merland: Superselective Arteriography of the External Carotid Artery. Springer, New York 1978

Djindjian, R., J. J. Merland, J. Theron: L'arteriographie superselective et l'embolisation dans les epistaxis graves. Ann. Otolaryngol. 93 (1976) 23

Dobbelaere, P., P. Pellerin, M. Donazzan, J. Clarisse: Indications des embolisations sélectives en pathologie maxillo-faciale. Rev. Stomatol. Chir. max.-fac. 85 (1984) 3

Fairbanks, D. N. F.: Complications of nasal packing. Otolaryngol. Head Neck Surg. 94 (1986) 412

Hady, M. R., K. Z. Kodeira, A. H. Nasef: The effect of nasal packing on arterial blood gases and acid-base balance and its clinical importance. J. Laryngol. Otol. 97 (1983) 599

Hicks, J. N., G. Vitek: Transarterial embolization to control posterior epistaxis. Laryngoscope 99 (1989) 1027

Hull, H. F., J. M. Mann, C. J. Sands, S. H. Gregg, P. W. Kaufman: Toxic shock syndrome related to nasal packing. Arch. Otolaryngol. 109 (1983) 624

Mansfield, C. J., M. B. Peterson: Toxic shock syndrome: Associated with nasal packing. Clin. Pediat. (Philad.) 28 (1989) 443

Manson, P. N.: Maxillofacial injuries. Emerg. Med. Clin. N. Amer. 2 (1984) 761

Martin, F.: Ballonkatheter als Alternative zur Bellocq-Tamponade. Laryng. Rhinol. 58 (1979) 336

Masing, H.: Über eine neue pneumatische Nasentamponade bei Blutungen in der Nase und im Nasenrachen. Hals-, Nas.- u. Ohrenarzt 24 (1976) 245

Merland, J. J., J. P. Melki, J. Chiras, M. C. Riche, E. Hadjean: Place of embolization in the treatment of severe epistaxis. Laryngoscope 90 (1980) 1694

Metson, R., D. G. Hanson: Bilateral facial nerve paralysis following arterial embolization for epistaxis: Case reports. Otolaryngol. 91 (1983) 299

Olley, S. F.: An aid to rapid nasal and post-nasal packing. Brit. J. oral Surg. 16 (1978) 179

Panetta, T., S. J. A. Sclafani, A. S. Goldstein, T. F. Phillips: Percutaneous trans catheter embolization for arterial trauma. J. vasc. Surg. 2 (1985) 54

Picard, L., C. Perrin, J. Roland, B. Dolisi: Interet de l'embolisation dans les epistaxis graves post-traumatiques. Rev. Otoneuroophthalmol. 50 (1978) 127

Rowe, N. L.: Maxillofacial injuries – current trends and techniques. Injury 16 (1985) 513

Sakamoto, T., K. Yagi, A. Hiraide, A. Takasu, Y. Kinoshita, A. Iwai, T. Yoshioka, T. Sugimoto: Transcatheter embolization in the treatment of massive bleeding due to maxillofacial injury. J. Trauma 28 (1988) 840

Schilstra, S. H. A., J. W. P. Marsman: Embolization for traumatic epistaxis. Adjuvant therapy in severe maxillofacial fracture. J. craniomax.-fac. Surg. 15 (1987) 28

Sokoloff, J., I. Wickbohm, D. McDonald, F. Brahme, T. G. Goergen, L. E. Goldberger: Therapeutic percutaneous embolization in intractable epistaxis. Radiology 111 (1974) 285

Soong, H. K., S. A. Newman, A. J. Kumar: Branch artery occlusion. An unusual complication of external carotid embolization. Arch. Ophthalmol. 100 (1982) 1909

Spiessl, B.: Maxillofacial injuries in polytrauma. World J. Surg 7 (1983) 96

Stein, B. R., C. W. Kerber: Therapeutic arterial embolization for post-traumatic hemorrhage: report of case. J. oral Surg. 39 (1981) 439

Kontaktadresse
Dr. Bernhard Frerich
Klinik und Poliklinik für Kiefer- und Gesichtschirurgie
der Universität Tübingen
Osianderstr. 2−8
W-7400 Tübingen

Michael Herzog, Hans Joachim Schneck und Christian Rivinius, München

Zur Frage des Blutverlustes und der Tracheotomie bei komplexen Mittelgesichtsfrakturen

Einleitung

Mittelgesichtsverletzungen verursachen wegen der starken regionalen Durchblutung und häufig fehlender Selbsttamponade oft hohe Blutverluste. Diese betreffen regelmäßig die oberen Luftwege, deren funktionelle Unversehrtheit ganz entscheidend für das Überleben und den weiteren Krankheitsverlauf ist; daneben sind sie häufig mit Verletzungen intrakranieller Strukturen vergesellschaftet.

Es war daher von klinischem Interesse, ob und in welchem Maße die Traumatisierung des Mittelgesichts einen transfusionspflichtigen Blutverlust verursacht bzw. eine Tracheotomie erfordert und welche Verletzungsmuster dabei vorliegen.

Untersuchungen

Retrospektiv wurden die Behandlungsdaten von 384 Patienten mit komplexen Mittelgesichtsfrakturen ausgewertet, die von 1974−1989 wegen der Schwere dieser Verletzungen oder der Begleitverletzungen primär auf der interdisziplinären Intensivstation des Institutes für Anästhesiologie der Technischen Universität München, Klinikum rechts der Isar, behandelt wurden. Bei 85 dieser Patienten lag außer einem Schädel-Hirn-Trauma keine weitere schwere Verletzung vor; als Vergleichskollektiv standen die Daten von 1372 Polytraumatisierten ohne wesentliche Gesichtsverletzungen zur Verfügung.

Die primäre Gesichtsschädel-Frakturversorgung und die ggf. erforderliche Tracheotomie wurden von 1974−1984 fast ausschließlich durch die Hals-Nasen-Ohren-Klinik, seit 1985 etwa zu gleichen Teilen durch die Hals-Nasen-Ohren-Klinik und die Klinik für Mund-Kiefer-Gesichts-Chirurgie der Technischen Universität München, Klinikum rechts der Isar, durchgeführt.

Ergebnisse und Diskussion

75% aller polytraumatisierten Patienten mit Gesichtsschädeltrauma, aber nur 69% der polytraumatisierten ohne Gesichtsschädeltrauma erhielten Transfusionen von

Blut oder Blutkonzentraten. Bei Polytraumatisierten mit isolierter, komplexer Mittelgesichtsverletzung ohne Beteiligung des Unterkiefers war die transfundierte Blutmenge mit durchschnittlich 9,7 Konserven am größten (Abb. 1). Eine ähnliche Tendenz zeigt sich auch bei fehlenden Begleitverletzungen. Patienten mit isolierter, komplexer Mittelgesichtsfraktur erhielten durchschnittlich 2,2, bei gleichzeitig bestehender Unterkieferfraktur dagegen nur durchschnittlich 1,8 Konserven.

Wegen des Fehlens von Ausgangswerten für das Hämoglobin und in Anbetracht des umfangreichen Patientenkollektivs scheint es erlaubt zu sein, zur Abschätzung des traumabedingten Blutverlustes die transfundierte Blutmenge heranzuziehen.

Der insgesamt höhere Blutverlust bei Polytraumatisierten überrascht nicht; der stärkere Blutverlust bei isolierten Mittelgesichtsfrakturen ohne Unterkieferbeteiligung ist dabei jedoch am ehesten durch das Verletzungsmuster erklärbar. Derartige Frakturen fanden sich gehäuft in Kombination mit ausgedehnten Abdominalverletzungen; während bei Unterkieferbeteiligung die einwirkende Kraft mehr von kaudal und vorn einwirkt und sich in der Frakturierung von Unterkiefer und Mittelgesicht erschöpft, scheint die einwirkende Kraft bei fehlender Unterkieferbeteiligung auf eine kleinere Fläche aufzutreffen und dadurch größere Gewebezerstörungen zu verursachen, wie z. B. offene Mittelgesichts-Trümmerfrakturen mit Blutungen aus A. facialis, A. maxillaris und den Ethmoidalgefäßen.

Patienten mit Gesichtsschädeltraumata wurden signifikant häufiger tracheotomiert als andere polytraumatisierte; der hohe Anteil primärer Tracheotomien am Unfalltag ist dabei besonders auffallend. Allerdings wird ein deutlicher Rückgang der Tracheotomien, insbesondere der primären am Unfalltag, seit dem Jahre 1985 erkennbar (Abb. 2). Dieser Unterschied ist statistisch signifikant. Die höchste Tracheotomiehäufigkeit lag bei Patienten mit Mittelgesichtsfrakturen und gleichzeitig bestehender Unterkieferverletzung vor; bei gleicher Schwere der Verletzung wurden Frauen signifikant seltener tracheotomiert als Männer.

Die Tracheotomiehäufigkeit im vorliegenden Krankengut ist relativ hoch; sie kann einerseits durch die häufigen abdominellen, thorakalen und intrakraniellen Begleitverletzungen der betroffenen Patienten, andererseits auch durch eine großzügige Indikationsstellung zur Tracheotomie durch die betreuenden Anästhesisten und Hals-Nasen-Ohren-Ärzte erklärt werden (Jelen-Esselborn 1986, Schwab u. Mang 1986). Die Abnahme der Tracheotomiehäufigkeit seit dem Jahre 1985 ist auffällig; sie ist vor allem auf die erst seit diesem Zeitpunkt durch die Mund-Kiefer-Gesichts-Chirurgen routinemäßig durchgeführte funktionsstabile Osteosynthese, insbesondere auch der Unterkieferfrakturen, zurückzuführen. Durch die Stabilisierung des Gesichtsschädelskeletts ist in der ersten postoperativen Phase, abgesehen von Schwellungen, ein freier Zugang zu Mund und Rachen sichergestellt. Nach der Extubation erleichtert bereits der vorübergehende Verzicht auf eine feste intermaxilläre Fixation die Atmung bedeutend (Williams u. Cawood 1990).

Eine Ursache für die geringere Tracheotomiehäufigkeit bei Frauen ist weder erkennbar noch erklärbar.

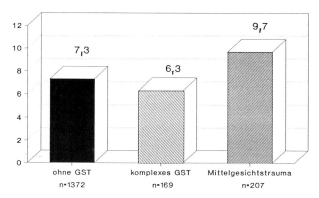

Abb. 1 Anzahl der Blutkonserven bei der Erstversorgung polytraumatisierter Patienten (GST = Gesichtsschädeltrauma)

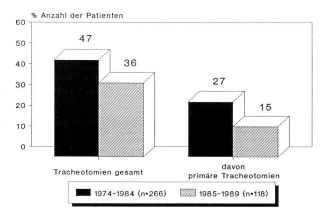

Abb. 2 Tracheotomiehäufigkeit in Prozent bei polytraumatisierten Patienten mit Mittelgesichtsbeteiligung (n = 384). Seit 1985 ist eine deutliche Abnahme der Tracheotomiehäufigkeit, insbesondere der primären Tracheotomien am Unfalltag, erkennbar

Die Indikation zur Tracheotomie bei Gesichtsschädelfrakturen wird immer noch kontrovers diskutiert (Lanza u. Mitarb. 1990, Zachariades u. Mitarb. 1983); als wesentliche Vorteile der Tracheotomie sind die erhöhte Sicherheit des Luftweges, speziell bei intermaxillärer Fixation und tamponierter Nase, sowie die erleichterte Bronchialtoilette anzusehen (Plummer u. Gracey 1989). Totraumverkleinerung und die Möglichkeit, eine Sprechkanüle einzugliedern, erleichtern gelegentlich den Übergang zur Spontanatmung. Schleimhautulzerationen im Larynxbereich, vor allem an den Stimmbändern, werden vermieden.

Als Nachteile der Tracheotomie sind dagegen die vor allem bei vertikaler Schnittführung ästhetisch ungünstigen Narbenbildungen, der operative Aufwand, die Gefahr einer zusätzlichen Blutung, eines Pneumothorax, eines Pneumomediastinums sowie Granulationsbildungen im Tracheostoma anzusehen. Weiterhin ist die verstärkte Besiedlung des Bronchialsystems mit Problemkeimen wie Pseudomonaden zu bedenken (Heffner 1989).

Aufgrund der eigenen Erfahrungen ist die Indikation zur Tracheotomie äußerst streng zu stellen. Sie ist angezeigt, sofern eine Intubation nicht durchführbar ist, bei ausgeprägten Ventilationsstörungen unter unzureichenden Pflegebedingungen sowie bei zu erwartender Langzeitbeatmung über einen Zeitraum von mehr als 10–14 Tagen.

Da mit den heute zur Verfügung stehenden Methoden der Miniplattenosteosynthese auch ausgedehnte Trümmerfrakturen des Gesichtsschädels ausreichend stabil versorgt werden können, sollten diese Verletzungen nur noch in Ausnahmefällen Anlaß zur Tracheotomie sein (Brunner u. Mitarb. 1988, Raveh 1983).

Zusammenfassung

Es wird über den Blutverlust und die Tracheotomiehäufigkeit von 384 Patienten berichtet, die von 1974–1989 wegen der Schwere dieser Verletzungen oder der Begleitverletzungen auf einer interdisziplinären Intensivstation behandelt wurden. Bei polytraumatisierten Patienten war der Blutverlust regelmäßig höher, sobald eine Beteiligung des Mittelgesichts vorlag. Bei isolierten, komplexen Mittelgesichtsfrakturen war der Blutverlust höher als bei gleichzeitig vorliegenden Unterkieferfrakturen. Die Tracheotomiehäufigkeit im untersuchten Krankengut war relativ hoch. Nach Einführung routinemäßig durchgeführter funktionsstabiler Osteosynthesen, insbesondere auch der Unterkieferfrakturen, wird ein deutlicher Rückgang der Tracheotomiehäufigkeit erkennbar.

Literatur

Brunner, F. X., Kley, W., Plinkert, P.: Anatomical studies and a correlative management of facial skeleton and skull base injuries with bone plate fixation. Arch. Otorhinolaryngol. 245 (1988) 61–68

Heffner, J. E.: Medical indications for tracheotomy. Chest 96 (1989) 186–190

Jelen-Esselborn, S.: Traumatologie des Mittelgesichts – Diagnostische und therapeutische Leitlinien für den praktizierenden HNO-Arzt aus der Sicht des Anästhesiologen. Hals-, Nas. u. Ohrenarzt 34 (1986) 28–31

Lanza, D. C., Decker, J. W., Koltaj, P. J., Wing, P., Parnes, S. M., Fortune, J. B.: Predictive value of the Glasgow coma scale for tracheotomy in head-injured patients. Ann. Otol. 99 (1990) 38–41

Plummer, A. L., Gracey, D. R.: Consensus conference on artificial airways in patients receiving mechanical ventilation. Chest 96 (1989) 178–180

Raveh, J.: Das einzeitige Vorgehen bei der Wiederherstellung von Frontobasal-Mittelgesichtsfrakturen. Chirurg 54 (1983) 677–686

Schwab, W., Mang, W. L.: Traumatologie des Mittelgesichts – Diagnostische und therapeutische Leitlinien für den praktizierenden HNO-Arzt aus der Sicht des Oto-Rhino-Laryngologen. Hals-, Nas. u. Ohrenarzt 34 (1986) 1–10

Williams, J. G., Cawood, J.: Effect of intermaxillary fixation on pulmonary function. Int. J. oral max.-fac. Surg. 19 (1990) 76–78

Zachariades, N., Rapidis, A., Papademetriou, J., Koundouris, J., Papavassiliou: The significance of tracheostomy in the management of fractures of the facial skeleton. J. max.-fac. Surg. 11 (1983) 180–186

Kontaktadresse
Priv. Doz. Dr. Dr. Michael Herzog
Klinik und Poliklinik für Mund-Kiefer-Gesichts-Chirurgie
der Technischen Universität München
Klinikum rechts der Isar
Ismaninger Straße 22
W-8000 München 80

Eberhard Fischer-Brandies, Christian Stoll, Klaus Korn, München

Zum Therapiekonzept bei Mittelgesichtsfrakturen

An der Klinik und Poliklinik für Kieferchirurgie der Universität München wurden von 1980–1989 714 Patienten mit einer Mittelgesichtsfraktur behandelt. 75% der Betroffenen waren Männer. Die Frakturverteilung geht aus der Tab. 1 hervor. In 60% war nur das Mittelgesicht betroffen, in 40% zusätzlich der Unterkiefer frakturiert. Die Ätiologie der Frakturen ist in der Tab. 2 zusammengestellt, wobei die Verkehrsunfälle insgesamt einen Anteil von 54,8% aufweisen.

Zur Versorgung der isolierten Jochbeinfrakturen (Tab. 3) genügte bei etwa der Hälfte der Patienten die alleinige Reposition mit dem scharfen Haken; ansonsten erfolgte eine Osteosynthese mit Drahtnähten oder, soweit erforderlich, mit Miniplatten. Bezüglich weiterer Einzelheiten sei auf den Beitrag Dielert u. Jais verwiesen.

Die Therapie der Frakturen nach Le Fort geht aus der Tab. 4 hervor. Bei zwei Drittel umfaßte die Versorgung eine intermaxilläre Immobilisation, die Rekonstruktion der Orbitaringe und die fronto- bzw. zygomatikomaxilläre Aufhängung. Dabei hat im untersuchten Zeitraum die Miniplattenosteosynthese zunehmend Verwendung gefunden. Durch das im folgenden beschriebene Therapiekonzept sollen die Vorteile der einzelnen Methoden

bei der Versorgung von Frakturen nach Le Fort genutzt werden.

Bei **gut bezahnten Patienten** wird eine intermaxilläre Immobilisation angestrebt, um die maximale Interkuspidation in habitueller Okklusion sicherzustellen. Die Orbitaringe werden anatomisch exakt mittels Drahtnaht- und, soweit notwendig, Miniplattenosteosynthese rekonstruiert und der Orbitaboden revidiert. Die Schnittführung liegt am lateralen Orbitarand und infraorbital, da diese Zugänge gute Übersicht, Erweiterbarkeit und ästhetisch einwandfreie Narben bieten. Anschließend erfolgt die Fixierung des bimaxillären Komplexes durch „internal wiring".

Bei **Zahnlosigkeit oder Lückengebiß** mit okklusalen Kontakten nur an wenigen Zähnen wird die Mittelgesichtsfraktur bevorzugt nur mit Miniplatten stabilisiert. Dabei erfolgt zunächst wiederum die exakte Rekonstruktion der Orbitaringe und danach die Osteosynthese auf der Le Fort-I-Ebene von enoral. Die relativ geringe Zahl für die alleinige Versorgung mit Miniplatten erklärt sich daraus, daß dieses Verfahren erst seit kurzem praktiziert wird.

Bei gleichzeitigem Vorliegen einer Unterkieferfraktur wird diese vor dem Mittelgesicht definitiv versorgt. Die

Tabelle 1 Verteilung der Mittelgesichtsfrakturen bei 714 Patienten (die jeweils höchste Fraktur ist für die Zuordnung entscheidend)

	n	%
Le Fort III	246	34,5
Le Fort II	76	10,6
Le Fort I	39	5,5
Jochbein/-bogen isoliert	290	40,6
Blow out	18	2,5
Nasenbein isoliert	45	6,3

Tabelle 2 Ätiologie der Mittelgesichtsfrakturen bei 714 Patienten

	n	%
PKW	294	38,6
Motorrad	54	6,8
Fahrrad	68	8,6
Fußgänger	15	1,9
sonstiger Verkehr	4	0,5
Sport	62	7,8
Tätlichkeit	64	8,1
häuslicher Unfall	16	1,9
Arbeitsunfall	33	4,4
sonstige	184	23,2

Tabelle 3 Therapien der isolierten Jochbein-/Jochbogenfrakturen bei 288 Patienten

	n	%
Aufrichtung allein	136	47,2
Drahtnähte	119	41,3
Miniplatten	20	6,9
Drahtnaht + Miniplatte	13	4,5

Tabelle 4 Therapie der Mittelgesichtsfrakturen nach Le Fort bei 361 Patienten (IMF = intermaxilläre Fixation)

	n	%
IMF + Aufhängung	74	20,5
IMF + Aufhängung + Osteosynthese	315	66,8
Miniplattenosteosynthese	18	4,9
sonstige	28	7,8

Frontobasisrevision durch die HNO erfolgt, falls notwendig, erst nach der Mittelgesichtsstabilisierung, um die Duraplastik nicht durch Repositionsmaßnahmen zu gefährden. Anschließend wird ggf. die Nasenbeinfraktur behandelt. Eine Tracheotomie ist seitens unseres Fachgebietes nur sehr selten indiziert. Bei gleichzeitiger intermaxillärer Immobilisation wird eher auf eine Nasentamponade verzichtet bzw. bei liegendem nasalem Tubus tamponiert. Geringe Fehlstellungen im Nasenbereich erscheinen dabei gegenüber einer Tracheotomie weniger nachteilig.

Die definitive Frakturversorgung wird zum frühestmöglichen Zeitpunkt angestrebt. Ist eine Schienung erforderlich und erlaubt die Fraktur die verzögerte Definitivversorgung, bevorzugen wir die individuelle Drahtbogenschiene. Bei Polytraumatisierten wird nach dem von Schweiberer u. Mitarb. (1987) angegebenen Stufenplan vorgegangen und die Definitivversorgung in Phase V vorgenommen (Fischer-Brandies u. Klattenhoff 1989).

Folgende gravierende Komplikationen wurden anhand der Krankenunterlagen erfaßt: Eine Abszedierung in der Umgebung des internal wiring trat bei 0,8% der Patienten auf; sie beeinträchtigte die Frakturheilung jedoch nicht. Bei 0,6% lief die Konsolidierung verzögert ab, und bei weiteren 0,6% entstand eine Pseudarthrose, welche einer Osteoplastik bedurfte. Bei letzteren Patienten war von anderer Seite eine sog. Enttrümmerung der Kieferhöhle vorgenommen worden, so daß der zur Konsolidierung erforderliche Knochen fehlte. Bei 1,2% der Patienten resultierte eine unbefriedigende Fehlstellung der Fragmente mit Okklusionsstörung. Insgesamt konnte das therapeutische Ziel bei den meisten Patienten somit erreicht werden.

Das dargestellte Therapiekonzept basiert auf dem Gedanken, die Vorteile der verschiedenen Behandlungsmöglichkeiten im Einzelfall zu nutzen. Oberstes Ziel muß dabei das einwandfreie Ergebnis sein. Dieses kann nachgewiesenermaßen auf verschiedenen Wegen erreicht werden, so daß der Therapieplan nach dem individuellen Verletzungsmuster unter Berücksichtigung von Operationsdauer und Blutverlust und ggf. in Abstimmung mit dem Patienten erstellt werden sollte.

Zusammenfassung

Anhand von 714 versorgten Mittelgesichtsfrakturen werden die Grundzüge des therapeutischen Vorgehens dargestellt. Bei gut bezahnten Patienten steht die intermaxilläre Immobilisation in Verbindung mit „internal wiring" und Osteosynthesen im Vordergrund, während im Falle von Zahnlosigkeit oder unzureichender Okklusion die stabile Osteosynthese mit Miniplatten bevorzugt wird. Bei kombinierten Frakturen des Gesichtsschädels wird von kaudal nach kranial vorgegangen.

Literatur

Fischer-Brandies, E., C. J., Klattenhoff: Kiefer-Gesichtsverletzungen beim Polytrauma. Unfallchirurg 92 (1989) 209−215
Schweiberer, L., D. Nast-Kolb, K.-H. Duswald, C. Waydhas, K. Müller: Das Polytrauma – Behandlung nach dem diagnostischen und therapeutischen Stufenplan. Unfallchirurg 90 (1987) 529−538

Kontaktadresse
Prof. Dr. Dr. E. Fischer-Brandies
Klinik und Poliklinik für Kieferchirurgie
der Ludwig-Maximilians-Universität München
Lindwurmstr. 2a
W-8000 München 2

Hermann F. Sailer und Klaus W. Grätz, Zürich

Konzept der Behandlung schwerer Mittelgesichtsfrakturen beim Bezahnten und Unbezahnten

Einleitung

Bei der Behandlung der Frakturen des Mittelgesichts (MG) vollzog sich in den vergangenen 10 Jahren ein Wandel, vergleichbar jenem bei Unterkieferfrakturen von ca. 2 Dezennien.

Das Motiv für diesen Wandel war zweifelsohne das Ziel, dem Patienten eine intermaxilläre Fixation zu ersparen. Die Unterkieferplatten dienten als Vorbild und wurden den grazilen Knochenstrukturen des Mittelgesichts angepaßt, unter Entstehung einer Vielzahl von Miniplattensystemen bis hin zur Mikroplatte.

Im folgenden wird das Zürcher Behandlungskonzept vorgestellt, wobei einige spezielle Entwicklungen aus jüngster Zeit dargestellt werden sollen.

Zürcher Konzept

Grundsätzlich vermieden wird die geschlossene Reposition von frakturierten Mittelgesichtsstrukturen mit oder ohne Verwendung der Rüttelungszange, um eine Kompression des Ductus nasolacrimalis oder der Nervenaustrittspunkte zu verunmöglichen. Die Knochenfragmente werden unter Sicht reponiert und fixiert, wobei seit ca. 10 Jahren mehrere Miniplattensysteme, die sich gegenseitig ergänzen können, zur Anwendung kommen. Das sehr spät entwickelte AO-Miniplattensystem wird z. Z. mit einer gewissen Priorität verwendet.

Den Craniofixateur externe, der noch vor kurzem bei OK-Frakturen zur Fixation Verwendung fand (Grätz u. Mitarb. 1985) haben wir nie gebraucht; er ist heutzutage als obsolet zu betrachten.

In Zürich, als Zentrum für kraniofaziale Chirurgie, wurden die dort gebräuchlichen operativen Zugänge und modernen Techniken dieses Gebietes auf die Versorgung der kraniomaxillofazialen Frakturen übertragen.

Dies beinhaltet die konsequente Vermeidung äußerlich sichtbarer Narben. Der häufigste Zugangsweg ist der koronare auf Scheitelhöhe, der von Ohr zu Ohr verläuft, der orale sowie der transkonjunktivale mit lateraler Entlastung durch den äußeren Lidwinkel, wobei bereits 5 mm genügen. Dieser Zugang ist der geeignetste für die sonst nur schwer zu behandelnden kaudal gelegenen seitlichen Orbitarandbrüche.

Es wird immer angestrebt, eine intermaxilläre Fixation (IMF) zu vermeiden. Daher müssen alle Frakturen dargestellt, reponiert und stabil versorgt werden.

Bei der Primärversorgung muß wie in der kraniofazialen Chirurgie eine totale dreidimensionale Wiederherstellung des Gesichtsskeletts (Abb. 1) erfolgen, wie sie auch von Gruss u. Mitarb. (1989) gefordert wird, und zwar ohne Rücksicht auf die Zeitdauer des Eingriffs. Nur so können optimale Ergebnisse erzielt werden.

Eine Schlüsselrolle für die dreidimensionale Rekonstruktion kommt dabei dem Jochbogen-/Jochbeinkomplex zu,

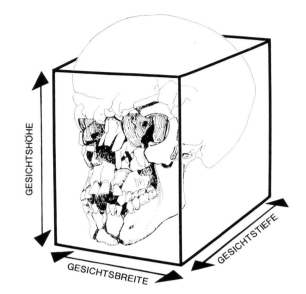

Abb. 1 Eine dreidimensionale Rekonstruktion des Schädelgesichtsskeletts muß in der ersten Operationssitzung angestrebt werden

da diese Struktur für die Projektion des ganzen Mittelgesichts von nahezu entscheidender Bedeutung ist (Abb. 2). Nicht in jedem Fall einer MG-Fraktur kann und soll auf eine IMF verzichtet werden. Indikationen für eine IMF sehen wir bei begleitenden multiplen Alveolarfortsatzfrakturen und Zahnluxationen, die erfahrungsgemäß ohne IMF oft nicht perfekt zu stabilisieren sind und Okklusionsstörungen zur Folge haben können. Eine andere Indikation für eine IMF ist bei gleichzeitigem

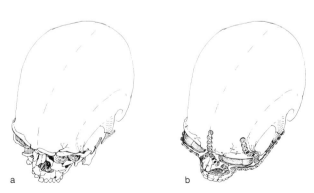

Abb. 2a u. b Die Projektion des imprimierten MG-Komplexes (a) erfolgt durch stabile Wiederherstellung des Jochbeins und der Jochbögen durch Miniplatten (b)

Bestehen hoher Kieferköpfchenfrakturen gegeben, die keine stabile osteosynthetische Versorgung gestatten und ohne IMF das Risiko eines offenen Bisses auch bei perfekter Mittelgesichtsfixation beinhalten.

Muß, aus welchen Gründen auch immer, eine IMF erfolgen, empfehlen wir das Legen einer internen Suspension trotz stabiler Miniplattenversorgung des Mittelgesichts, da bei massiven Öffnungs- und Schließbewegungen beispielsweise durch Gähnen oder Parafunktionieren sich die Schrauben aus den grazilen Fragmenten des MG lösen können.

Einen großen Vorteil gegenüber den Drahtosteosynthesen haben die Miniplattensysteme speziell für die Versorgung von zahnlosen und teilbezahnten Patienten gebracht, da auch ohne Einbinden von Prothesenschienen und ohne andere Hilfsmittel eine dreidimensionale Stabilisation der Fragmente des MG möglich ist. Dagegen verwenden wir Drahtnähte häufig zur Vorfixation, bevor die Miniplatten definitiv eingebracht werden; anschließend werden die Drähte wieder entfernt.

Sehr großzügig verwenden wir bei Defektfrakturen der Kieferhöhlenwände oder bei Trümmerfrakturen, wo die geringe Dimension der Fragmente eine Osteosynthese nicht mehr gestattet, die primäre Knochentransplantation zur Wiederherstellung der vertikalen Gesichtsdimension.

Im Unterschied zu anderen Zentren kommt in Zürich die ausschließliche Bankknochentransplantation zum Zuge, und zwar lyophilisierter Knochen des Sternums, des Schädeldaches, des Beckenkammes, der Rippen; für jedes einzelne Material bestehen in Zürich genaue Indikationen:

Für die Jochbogenregion und den Nasenaufbau wird lyophilisiertes Schädeldach, für die Region der Fossa canina und das Abstützen des Jochbeinkomplexes lyophilisiertes Sternum oder Beckenkamm verwendet, für die Rekonstruktion großer Orbitawanddefekte die gut zu biegenden halbierten Lyorippen. Kleine Orbitawanddefekte, bei denen an drei Seiten eine Auflage vorhanden ist, werden mit lyophilisiertem Knorpel (Lyoknorpel) überbrückt. Die Herstellung dieser Knochen- und Knorpelpräparate erfolgt nach der Methode Sailer (1983).

Wie in der kraniofazialen Chirurgie legen wir große Aufmerksamkeit auf die genaue Positionierung des medialen und lateralen Kanthus, die nie einem Zweiteingriff überlassen werden soll. Die Kanthopexie auch des lateralen Kanthus ist von gleich großer funktioneller Bedeutung

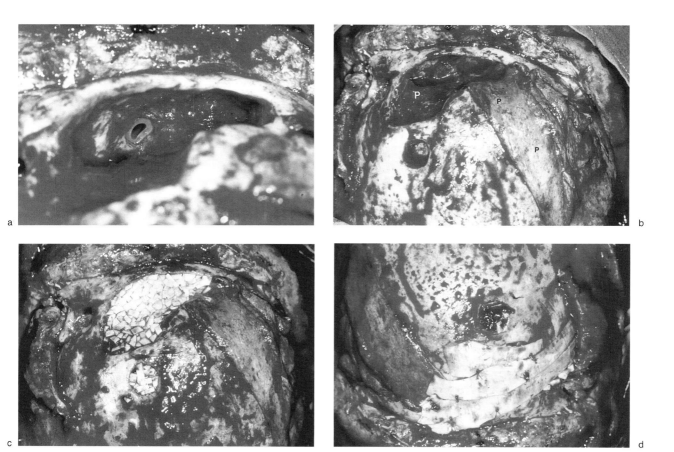

Abb. 3a—d Obliteration des Sinus frontalis nach kraniofazialem Trauma und epiduralem Abszeß: Die Sinusschleimhaut und das Granulationsgewebe wurden ausgeräumt und an den Boden des Sinus frontalis pernasal ein Drainagetubus gelegt (**a**); danach wurde ein großer, gestielter Perikraniumlappen (P) gebildet und über den Boden des Sinus gelegt (**b**); der ganze Hohlraum wird dann mit lyophilisierten Knorpelchips ausgefüllt (**c**) und der Schädeldachdefekt mit multipel übereinander gelegten dicken Lyoknorpelscheiben überbrückt (**d**)

wie die des medialen, da schon bei geringer Lidverlagerung Epiphora und chronische Irritationen die Regel sind.

Der bei schweren Mittelgesichtsfrakturen meist verschwollene Ductus nasolacrimalis soll dagegen bei der Primäroperation nicht angetastet werden; speziell sind wegen Verletzungsgefahr Intubationsversuche zu unterlassen. Eine Ausnahme stellt der zerrissene Duktus dar, der geschient werden muß.

Bei den Frakturen im Bereich des Sinus frontalis vermeiden wir die Kranialisation des Sinus und verwenden die hier erstmals vorgestellte, von Sailer entwickelte Obliteration des Sinus frontalis mittels Lyoknorpelchips in Kombination mit einem gestielten Perikraniumlappen, ein Vorgehen, das an der Zürcher Klinik in der kraniofazialen Chirurgie besonders bei der Korrektur des Hypertelorismus vielfache Anwendung gefunden hat (Abb. **3**).

Zusammenfassung

Das Konzept der Zürcher Klinik für Kiefer- und Gesichtschirurgie bei der Versorgung der Mittelgesichtsfrakturen besteht in der Anwendung der Techniken aus der kraniofazialen Chirurgie, wobei äußerlich sichtbare Schnittführungen zugunsten des koronaren und des transkonjunktivalen Schnittes und des oralen Vorgehens vermieden werden. Bei der Primäroperation muß die totale dreidimensionale Rekonstruktion des gesamten Gesichtsskeletts erzielt werden, ohne Rücksicht auf die Zeitdauer. Die Fixation der Knochenfragmente geschieht mittels Mini- und Mikroplattensysteme, eine intermaxilläre Fixation wird vermieden. Die Miniplattensysteme haben einen echten Fortschritt bei der Behandlung der Frakturen des zahnlosen bzw. teilbezahnten Patienten gebracht; auf das Einbinden von Prothesenschienen kann gänzlich verzichtet werden. Für die primäre Knochentransplantation verwenden wir ausschließlich lyophilisierten Bankknochen von Sternum, Kalotte, Beckenkamm sowie Rippen als auch lyophilisierten Knorpel.

Literatur

Grätz, K. W., Gensheimer, Th., Spiessl, B.: Die funktionsstabile Fixation schwerer Mittelgesichtsfrakturen mit dem Craniofixateur externe. Akt. Traumatol. 14 (1984) 259

Gruss, J. S., Pollock, R. A., Phillips, J. H., Antonyshyn, O.: Combined injuries of the cranium and face. Brit. J. plast. Surg. 42 (1989) 385

Sailer, H. F.: Lyophilized Cartilage in Maxillofacial Surgery. Experimental Background and Clinical Success. Karger, Basel 1983

Kontaktadresse
Prof. Dr. Dr. Hermann W. Sailer
Kieferchirurgische Klinik und Poliklinik
des Universitätsspitals Zürich
Frauenklinikstr. 10
CH-8091 Zürich

Tim Krafft, Wolfgang J. Spitzer, Mostafa Farmand, Rudolf Laumer und Hendrikus Seyer, Erlangen

Ergebnisse der kombinierten neurochirurgischen und mund-kiefer-gesichtschirurgischen Behandlung von frontomaxillären Frakturen

Einleitung

Schädelbasisnahe Mittelgesichtsfrakturen sind häufig mit frontobasalen Verletzungen kombiniert (Hausamen u. Schmidseder 1975). Über die interdisziplinäre Versorgung derartiger Frakturen wurde bereits mehrfach berichtet (Merville u. Derome 1978, Matras u. Kuderna 1980, Peri u. Mitarb. 1981, Dieckmann u. Hackmann 1977, Freitag 1982). Einzeitige und zweizeitige Vorgehensweisen fanden dabei erfolgreich Anwendung. Nachdem Götzfried u. Mitarb. (1984) über erste eigene gute Erfahrungen mit der einzeitigen kombinierten neurochirurgischen und mund-kiefer-gesichtschirurgischen Behandlung von Patienten mit frontomaxillären Frakturen berichtet hatten, wurde dieses Behandlungskonzept mit Ausnahme einzelner Modifikationen konsequent angewendet.

Patienten und Methode

Abgesehen von Patienten, bei denen eine zwingende Indikation zum sofortigen Eingreifen vorlag, erfolgte in der Regel zwischen dem 5. und 10. Tag nach dem Frakturgeschehen der kombinierte Eingriff, wobei die wesentliche Entscheidung über den Zeitpunkt von seiten der Neurochirurgie erfolgte (Abb. **1**). Zunächst wurde das

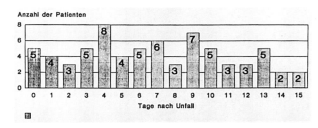

Abb. **1** Zeitintervalle zwischen Unfall und Operation (n = 70)

Mittelgesicht mobilisiert und die maxillomandibuläre Relation sichergestellt. Gleichzeitig vorhandene Unterkieferfrakturen und Frakturen auf der Le-Fort-I-Ebene wurden osteosynthetisch versorgt, wobei meist Miniplattenosteosynthesen (Steinhäuser 1989) zum Einsatz kamen. Als nächster Schritt wurden nach bitemporalem Bügelschnitt von seiten der Neurochirurgie die Galea-Periost-Lappen präpariert und der Schädel trepaniert, wobei die Schädelkalottenfragmente am M. temporalis gestielt blieben. Anschließend wurden die Frakturen im Bereich der Nasenwurzel, am Supraorbitalrand bzw. lateroorbital und am Jochbogen dargestellt (Abb. **2**). Die Fragmente wurden reponiert, und meist erfolgte eine Fragmentfixation ebenfalls mittels Miniplattenosteosyn-

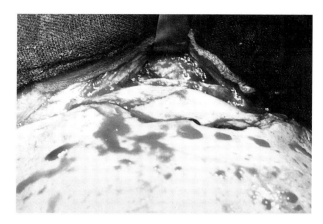

Abb. 2 Stirn- und Nasionbereich, Frakturen vor der Reposition

thesen; bei kleinen Fragmenten wurden manchmal auch Drahtnähte (Abb. **3**) verwendet. Der Zugang zum Orbitaboden bzw. Infraorbitalrand erfolgte zusätzlich über eine infraorbitale Inzision, wobei meist eine median palpebrale Inzision (Albright u. McFarland 1972) bevorzugt wurde. Nach anatomisch korrekter Reposition und Fixation der Fragmente wurden anschließend von neurochirurgischer Seite die Durafisteln auf intraduralem Wege mittels der präparierten Galea-Periost-Lappen verschlossen (Abb. **4**). Die Stirnhöhlen wurden entweder kranialisiert oder entsprechend der Empfehlung von Machtens u. Klug (1977) drainiert. Letztlich erfolgte der Verschluß der verschiedenen extraoralen Inzisionen.

Ergebnisse

Von 1984−1989 wurden durch die Neurochirurgische Universitätsklinik und durch die Klinik und Poliklinik für Mund-Kiefer-Gesichts-Chirurgie der Universität Erlangen-Nürnberg 70 Patienten mit frontomaxillären Frakturen einzeitig kombiniert versorgt. Postoperativ verstarben 2 Patienten, wobei der eine unmittelbar nach Abschluß der Operation an einem akuten Nierenversa-

gen verstarb und der zweite Patient 2 Monate nach dem Trauma unfallbedingten Hirnkontusionen erlag. Bei keinem Patienten kam es zu einem Rezidiv der Liquorfistel, und es entwickelte sich auch bei keinem Patienten eine postoperative Meningitis. Der unmittelbare postoperative Heilungsverlauf zeigte keine erhöhte Infektionsrate. 70% der Patienten konnten durchschnittlich 2−3 Monate nach der Versorgung wieder berufstätig sein. In einem Fall entstand eine Mukozele in der Stirnhöhle.

Diskussion

Die enge interdisziplinäre Zusammenarbeit bei der Versorgung von Patienten mit komplexen frontomaxillären Frakturen wird immer wieder betont (Hausamen u. Schmidseder 1975, Matras 1980, Freitag 1982, Götzfried 1985). Von Raveh u. Vuillemin (1988) wird besonders auf die Vorteile der Versorgung derartiger Frakturen durch ein einzelnes Team hingewiesen. Nach Scheunemann (1987) erscheint es sinnvoll, die Weichteil- und Frakturversorgung im Mittelgesicht vor dem Verschluß einer Durafistel durchzuführen, da bei sekundärer Rüttelung der Knochenfragmente des Mittelgesichtes die Gefahr besteht, daß die Fistelplastik wieder einreißt. Auch empfiehlt er, wenn möglich, eine gleichzeitige Versorgung von Durafisteln und Mittelgesichtsfrakturen. Nach Machtens (1977) bietet ein stabil fixierter Gesichtsschädel eine gute Gewähr dafür, daß eine versorgte Durafistel dicht erhalten werden kann. Diese Forderungen werden vom eigenen Behandlungskonzept erfüllt, und es zeigte sich, daß durch die einzeitige Kombinationsbehandlung das intrakranielle Infektionsrisiko nicht erhöht wurde (Götzfried u. Mitarb. 1984). Bei dem intermittierenden Behandlungsablauf im Rahmen der einzeitigen primär verzögerten Gesamtversorgung hat es sich als Vorteil erwiesen, die zum Verschluß der Durafisteln verwende-

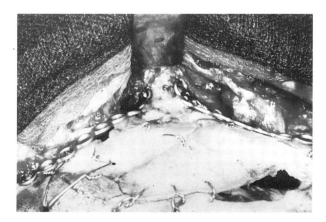

Abb. 3 Stirn- und Glabellabereich nach Reposition und Osteosynthese

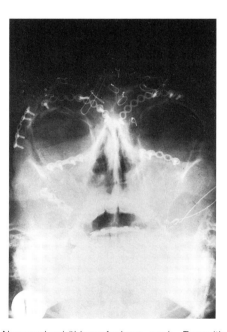

Abb. 4 Nasennebenhöhlenaufnahme nach Reposition und Osteosynthese der Frontobasal- und Mittelgesichtsfrakturen

56

ten Galea-Periost-Lappen nach gegenseitiger Absprache zu umschneiden, da dies Gewähr dafür bietet, daß Frakturen im Supraorbital- und Nasofrontalbereich übersichtlich dargestellt werden können, ohne dabei den Stiel des vorher bereits umschnittenen Galea-Periost-Lappens zu durchtrennen. Die Versorgung von Frakturen im Supraorbital- und Glabellabereich vor dem Fistelverschluß ist zudem vorteilhaft, da die eingelegten Galea-Periost-Lappen erhebliche Hindernisse für die Frakturversorgung darstellen würden.

Der bitemporale Bügelschnitt (Unterberger 1959) bietet eine gute Übersicht über den Supraorbitalrand, die mediale und laterale Orbitawand, über Jochbogen und die Nasenwurzel (Tessier 1971, Shaw u. Parson 1975, Obwegeser 1985, Weber u. Michel 1989). Die Darstellung des Infraorbitalrandes des Orbitabodens hingegen erfordert dann meist eine zusätzliche infraorbitale Inzision, wobei aus ästhetischen Gründen hier evtl. ein transkonjunktivaler Zugang gewählt werden kann (Tessier 1974, Sailer 1977), wenn keine ausgiebige Osteosynthese erforderlich ist. Gleichzeitig können aus der Schädelkalotte Transplantate zur Überbrückung von Defekten z. B. im Bereich der Orbitawandungen genommen werden (Walton u. Borah 1989).

Die Verwendung von Miniplattenosteosynthesen bietet die Gewähr, daß die Knochenstrukturen sicher dreidimensional fixiert werden können (Champy u. Mitarb. 1985, Ewers u. Schilli 1977, Ewers 1977, Götzfried 1985, Härle u. Düker 1976, Härle u. Mitarb. 1977, Luhr 1979, Paulus u. Hardt 1983, Steinhäuser 1989, Weber u. Michel 1989). Durch ihren Einsatz konnte bei der Versorgung von frontomaxillären Frakturen zunehmend auf die Verwendung von kraniofazialen Suspensionen verzichtet werden.

Schlußfolgerung

Die guten Ergebnisse der Verfahrensweise bestärken uns, das Behandlungskonzept in Zukunft zu favorisieren.

Zusammenfassung

Es wird über die Ergebnisse der einzeitigen, primär verzögerten kombinierten neurochirurgischen und mund-kiefer-gesichtschirurgischen Behandlung von Patienten mit frontomaxillären Frakturen berichtet. Durch abwechselnd stattfindende Behandlungsmaßnahmen der Neurochirurgie und der Mund-Kiefer-Gesichts-Chirurgie werden Knochen- und Weichteilverletzungen im Bereich des Mittelgesichtes und der Frontobasis versorgt. Ein erhöhtes intrakranielles Infektionsrisiko trat hierbei nicht auf, und es war bei allen Patienten möglich, eine funktionelle und ästhetisch befriedigende Wiederherstellung zu erreichen.

Literatur

Albright, C. R., P. H. McFarland: Management of midfacial fractures. Oral Surg. 34 (1972) 858

Champy, M., K. L. Gerlach, J. L. Kahn, H.-D. Pape: Treatment of zygomatic bone fracture. In Hjörting-Hansen, E.: Oral and Maxillofacial Surgery: Proceedings from the 8th International Conference on Oral and Maxillofacial Surgery. Quintessence, Chicago 1985 (p. 226)

Dieckmann, J., G. Hackmann: Der operative Zugang zur Periorbita bei frontobasalen Frakturen. In Schuchardt, K., R. Becker: Fortschritte der Kiefer- und Gesichts-Chirurgie, Bd. XXII. Thieme, Stuttgart 1977

Ewers, R.: Die Wiederherstellung des knöchernen Orbitaringes mit einer „langen Orbitaplatte" bei Trümmerfrakturen. Dtsch. zahnärztl. Z. 32 (1977) 763

Ewers, R., W. Schilli: Metallplattenosteosynthese und Drahtosteosynthese zur Versorgung der periorbitalen Frakturen im experimentellen Versuch. Dtsch. zahnärztl. Z. 32 (1977) 820

Freitag, V.: Zur Therapie frontomaxillärer Frakturen. Dtsch. Z. Mund-, Kiefer- u. Gesichtschir. 6 (1982) 348

Götzfried, H. F.: Combination of miniplate osteosynthesis and transconjunctival approach for reduction of zygomatic fractures. In Hjörting-Hansen, E.: Oral and Maxillofacial Surgery: Proceedings from the 8th International Conference on Oral and Maxillofacial Surgery. Quintessence, Chicago 1985 (p. 229)

Götzfried, H. F., St. Kunze, R. Laumer: Endokranielles Infektionsrisiko bei kombinierter neurochirurgisch-kiefer-gesichtschirurgischer Behandlung des Schädel-Gesichtstraumas. Dtsch. Z. Mund-, Kiefer- u. Gesichtschir. 8 (1984) 256

Härle, F., J. Düker: Miniplattenosteosynthese am Jochbein. Dtsch. zahnärztl. Z. 31 (1976) 31

Härle, F., J. Düker, R. Ewers: Wiederherstellung des knöchernen Orbitaringes. Dtsch. zahnärztl. Z. 32 (1977) 353

Hausamen, J. E., R. Schmidseder: Beteiligung der vorderen Schädelbasis bei Frakturen des Mittelgesichtes. In Schuchardt, K., B. Spiessl: Fortschritte der Kiefer- und Gesichts-Chirurgie, Bd. XIX. Thieme, Stuttgart 1975

Luhr, H.-G.: Stabile Fixation von Oberkiefer-Mittelgesichtsfrakturen durch Mini-Kompressionsplatten. Dtsch. zahnärztl. Z. 34 (1979) 851

Machtens, E., W. Klug: Spätfolgen unzureichender Primärversorgung im Bereich der Frontobasis. In Schuchardt, K., R. Becker: Fortschritte der Kiefer- und Gesichts-Chirurgie, Bd. XXII. Thieme, Stuttgart 1977 (S. 64)

Matras, H., H. Kuderna: Combined cranio-facial fractures. J. max.-fac. Surg. 8 (1980) 52

Merville, L. C., P. Derome: Concommitant dislocations of the face and scull. J. max.-fac. Surg. 6 (1978) 2

Obwegeser, H.: Temporal approach to the TMJ, the orbital and the retromaxillary-intracranial region. Head Neck Surg. 7 (1985) 185

Paulus, G. W., N. Hardt: Miniplattenosteosynthesen bei traumatologischen sowie korrektiven Operationen im Kiefer- und Gesichtsbereich. Schweiz. Mschr. Zahnheilk. 93 (1983) 705

Peri, G., J. Chabannes, R. Menes, J. Jourde, J. Fain: Fractures of the frontal sinus. J. max.-fac. Surg. 9 (1981) 73

Raveh, J., T. Vuillemin: The surgical onestage management of combined cranio-maxillo-facial and frontobasal fractures. J. cranio-max.-fac. Surg. 16 (1988) 160

Sailer, H. F.: Erfahrungen mit dem transkonjunktivalen Zugang. In Schuchardt, K., R. Becker: Fortschritte der Kiefer- und Gesichts-Chirurgie, Bd. XXII. Thieme, Stuttgart 1977 (S. 39)

Scheunemann, H.: Das frontobasale Trauma – Diagnostik und Behandlungsablauf. In Schwenzer, N., G. Pfeifer: Fortschritte der Kiefer- und Gesichts-Chirurgie, Bd. XXXII. Thieme, Stuttgart 1988 (S. 209)

Shaw, R. C., R. W. Parson: Exposure through a coronal incision for initial treatment of facial fractures. Plast. reconstr. Surg. 56 (1975) 254

Steinhäuser, E. W.: Miniplate fixation. In Habal, M. B., St. Ariyan: Facial Fractures. Decker, Toronto 1989 (p. 231)

Tessier, P.: Total osteotomy of the middle third of the face for faciostenosis or for sequelae of Le Fort-III-fractures. Plast. reconstr. Surg. 48 (1971) 533

Tessier, P.: The conjunctival approach to the orbital floor and maxilla in congenital malformation and trauma. J. max.-fac. Surg. 1 (1974) 3

Unterberger, S.: Neuzeitliche Behandlung von Schädelverletzungen mit Beteiligung der fronto- und laterobasalen pneumatischen Räume. Z. Laryngol. Rhinol. Otol. 38 (1959) 441

Walton, R. L., G. L. Borah: Immediate bone grafting of maxillofacial injuries. In Habal, M. B., St. Ariyan: Facial Fractures. Decker, Toronto 1989 (p. 249)

Weber, W., Ch. Michel: Die Versorgung von Mittelgesichtsfrakturen über einen Bügelschnitt. Dtsch. Z. Mund-, Kiefer- u. Gesichtschir. 13 (1989) 256

Kontaktadresse
Dr. Dr. Tim Krafft
Klinik und Poliklinik für Mund-Kiefer-Gesichtschirurgie der Universität
Erlangen-Nürnberg
Glückstr. 11
W-8520 Erlangen

Hartmut Feifel und Dieter Riediger, Stuttgart

Anatomische und funktionelle Ergebnisse bei Mittelgesichtsfrakturen nach Miniplattenosteosynthese

Prospektive Studie unter Zuhilfenahme des elektronisch computergestützten Registriersystems (ECRS)

Einleitung

Die Einführung der Miniplattenosteosynthese in die Mittelgesichtstraumatologie brachte im Vergleich zur Versorgung mit Drahtaufhängungen als wesentlichen Vorteil die Verbesserung der Stabilisierung der knöchernen Strukturen. Damit kann die intermaxilläre Immobilisation deutlich verkürzt oder auf sie völlig verzichtet werden.

In einer prospektiven Studie untersuchten wir daher, wie sich die Stabilisierung des Mittelgesichts auf die anatomische Lage des Oberkiefers und die Kiefergelenksfunktion im Zeitraum von der Frakturversorgung bis kurz nach der Metallentfernung auswirkt.

Patienten und Methodik

In die Studie wurden 12 zwischen Juli 1989 und Januar 1990 an der Klinik für Kiefer- und Gesichtschirurgie des Katharinenhospitals Stuttgart operierte Patienten, bei denen eine Dislokation oder völlige Mobilisation des Oberkiefers vorlag, einbezogen (Tab. 1). Die Entfernung des Osteosynthesematerials erfolgte jeweils nach 3 Monaten. Im Rahmen der Diagnostik wurden die in der Tab. 2 aufgeführten Untersuchungen durchgeführt.

Zur Beurteilung der schädelbezüglichen Lage des Oberkiefers wurden jeweils nach Frakturversorgung und Osteosynthesematerialentfernung seitliche Fernröntgenbilder erstellt und nach der *Proportionsanalyse von Fishman* (1969) ausgewertet. Dabei werden zur Bezugsstrecke Nasion-Sella, die 100 Proportionaleinheiten entspricht, und zur Senkrechten durch S die Abstände der Spina nasalis anterior und posterior in horizontaler und vertikaler Richtung ermittelt. Der Vorteil der Proportionsanalyse gegenüber Winkelmessungen liegt in der Möglichkeit, Abweichungen einzelner Referenzpunkte zweidimensional in Proportionaleinheiten und damit auch in Millimeter zu ermitteln.

Im Rahmen der Entfernung der Miniplatten nahmen wir über Defekte in der fazialen Kieferhöhlenwand eine Antroskopie vor. Bei intaktem Knochen wurde auf die Untersuchung verzichtet.

Zur Analyse der Unterkieferbewegungen kam das von Luckenbach (Luckenbach u. Mitarb. 1986, Freesmeyer u. Luckenbach 1987, Luckenbach u. Freesmeyer 1987) entwickelte *elektronisch computergestützte Registriersystem* zur Anwendung (Produktname: Compugnath). Dabei wird der Bewegungsablauf eines beliebigen Unterkieferpunktes über eine durch paraokklusale Schienen an Ober- und Unterkiefer befestigte Rekordermechanik erfaßt. Die aktuelle Version des Bewegungsrekorders ist in der Abb. 1 dargestellt. Dreh- und Schiebepotentiometer liefern elektrische Spannungssignale, die durch die Meßwerterfassungsplatine eines Steuerrechners digitalisiert und zwischengespeichert werden. Die weitere Verarbeitung erfolgt über ein spezielles Softwareprogramm. Zu Beginn der Registrierung wird das ECRS-Koordina-

Tabelle 1 Einteilung der Mittelgesichtsfrakturen

Le Fort I	in Kombination mit zusätzlichen Frakturen	7
Le Fort II	in Kombination mit zusätzlichen Frakturen	3
Le Fort I, II, III	in Kombination mit zusätzlichen Frakturen	2

Tabelle 2 Diagnostik (ME = Metallentfernung, CT = Computertomographie, FRA = Fernröntgenanalyse, MW = Mittelwert, ECR = elektronisch computergestützte Registrierung)

Röntgen – konventionell (n = 12)	• präoperativ • postoperativ • nach ME
CT – koronal, axial	• präoperativ (n = 11) • 2–4 Wochen nach ME (n = 10)
FRA (n = 10)	• 1–10 (MW 3,4) Tage nach OP • direkt nach ME
ECR (n = 6)	• 7–43 (MW 21,7) Tage nach OP • 4–39 (MW 17,3) Tage nach ME
Antroskopie	• bei ME (12 Kieferhöhlen)

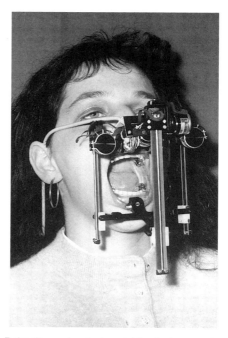

Abb. 1 Rekordermechanik des elektronisch computergestützten Registriersystems

58

tensystem über einen separaten Referenzebenenlokalisator schädelbezüglich zur Scharnierachs-Orbita-Ebene (SOE), die durch Verbindungslinien der Kondylenmittelpunkte mit einem Punkt auf der Mitte des rechten Infraorbitalrandes definiert ist, ausgerichtet.

Voraussetzung für die Registrierung ist eine suffiziente Bezahnung im Front- und Eckzahnbereich, um die paraokklusalen Schienen befestigen zu können, und im Seitenzahngebiet, um eine gesicherte Okklusion als Voraussetzung für die Messungen zu haben. Patienten mit zusätzlichen Kollumfrakturen wurden von der Registrierung ausgeschlossen.

Ergebnisse

In der konventionellen Röntgendiagnostik und Computertomographie zeigten sich reponierte Mittelgesichtsfragmente nach Metallentfernung durchweg in anatomisch regelrechter Position.

Am Beispiel eines Patienten mit einer Fraktur nach Le Fort I, Jochbeinfraktur rechts und doppelseitiger Kollumfraktur wird deutlich, daß sich sowohl dickwandige als auch lamelläre Knochenfragmente nach exakter Reposition durch Miniplatten sicher fixieren lassen. Trotz intermaxillärer Fixation über Hypomochlien bds. für 2 Wochen und der damit verbundenen Krafteinwirkung auf die Osteosynthesen war das intraoperativ erreichte Repositionsergebnis nach Entfernung der Miniplatten unverändert erhalten (Abb. 2 u. 3).

Die Auswertung der Proportionsanalyse ergab, daß eine Proportionaleinheit im Mittel 0,77 mm entsprach. Die durchschnittliche horizontale und vertikale Abweichung des Oberkiefers zwischen Erst- und Zweituntersuchung betrug den Bruchteil einer Proportionaleinheit und damit eines Millimeters (Tab. 3). Dieses Ergebnis legt eine Lagekonstanz des Oberkiefers nahe. Die bei der Metallentfernung erhobenen Antroskopiebefunde sind in der Tab. 4 dargestellt. In keinem der Fälle war es erforderlich, ein nasoantrales Fenster anzulegen.

Die Computeranalyse der Registrate ergab bezüglich der Bewegungsmuster bei den Artikulationsbewegungen keine Differenzen. Dies wird in der Abb. 4a am Beispiel einer Laterotrusion nach links nach Versorgung von Frakturen nach Le Fort I, des rechten Processus frontalis maxillae und des Nasenbeins sowohl was die Kondylen als auch den Unterkieferinzisalpunkt angeht deutlich. Eine intermaxilläre Immobilisation wurde nicht vorgenommen. Die Zahlen geben die maximale Auslenkung in der jeweiligen Ebene an.

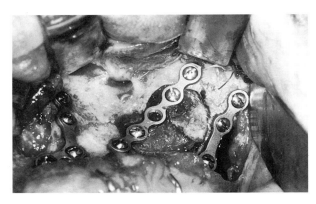

Abb. 2 24jähriger Patient mit einer Fraktur nach Le Fort I, Jochbeinfraktur rechts und doppelseitiger Kollumfraktur. Intraoperativer Situs nach Rekonstruktion der zertrümmerten Crista zygomaticoalveolaris und fazialen Kieferhöhlenwand mit Miniplatten

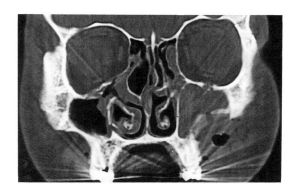

a

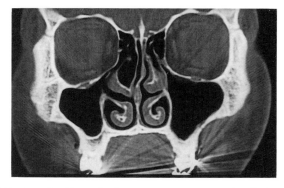

b

Abb. 3 a u. b Koronale Computertomogramme des Patienten der Abb. 1: a präoperativ, b nach Metallentfernung

Tabelle 3 Proportionsanalyse-Ergebnisse: Differenzen zwischen FRS 1 (nach Frakturversorgung) und FRS 2 (nach Metallentfernung) in Proportionaleinheiten (1 Einheit entspricht im Mittel 0,77 mm)

	horizontal	vertikal
Spina nasalis anterior (im FRS 2 weiter dorsokaudal)	x̄ = +0,19 σ = 0,86	x̄ = −0,09 σ = 1,09
Spina nasalis posterior (im FRS 2 weiter ventrokaudal)	x̄ = −0,20 σ = 0,64	x̄ = −0,01 σ = 1,36

Tabelle 4 Antroskopiebefunde von 12 Kieferhöhlen

• unauffällige Schleimhaut (SH), keine Knochenstufen, Foramen naturale nicht eingeengt	8
• septierte KH, sonst wie oben	1
• singulärer kleiner Polyp, sonst wie oben	1
• geringfügige Einengung des Foramen naturale kombiniert mit:	2
• kleinem Polyp	1
• ödematösem SH-Areal medial	1

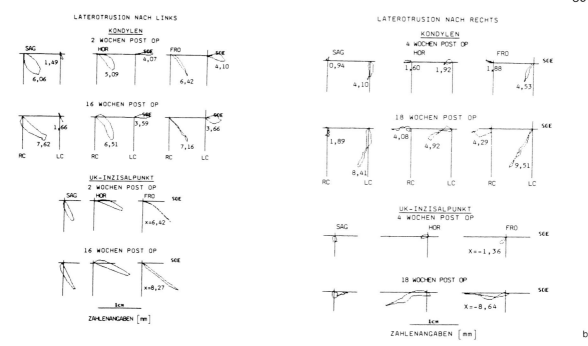

Abb. **4a** u. **b** Vergleich der Artikulationsbewegungen nach Frakturversorgung und Metallentfernung: **a)** Fall mit Frakturen nach Le Fort I, des Processus frontalis maxillae rechts und des Nasenbeins. **b)** Fall mit Frakturen nach Le Fort I, des Processus frontalis maxillae links und des Jochbeins (SAG = sagittale, HOR = horizontale, FRO = frontale Projektionsebene)

Bei allen Patienten mit isolierten Mittelgesichtsfrakturen war zum Zeitpunkt der zweiten Registrierung das Bewegungsausmaß der Kondylen um den Faktor 1–2,1, das des Unterkieferinzisalpunkts um den Faktor 1,2–6,2 größer. Anschaulich wird dieser Sachverhalt in der Abb. **4b** durch den Vergleich der Laterotrusion nach rechts 4 und 18 Wochen nach Versorgung von Frakturen nach Le Fort I, des linken Processus frontalis maxillae und des linken Jochbeins bei Verzicht auf eine intermaxilläre Immobilisation.

Die Auswirkungen okklusaler Veränderungen auf die Kondylenbahn werden in einem Fall nach Le-Fort-I- und -II-Fraktur deutlich. Hier wurde die Okklusion von der 2. bis zur 16. postoperativen Woche so eingeschliffen, daß der Unterkiefer links um 1,5 mm nach dorsal rotierte. 1 Woche nach der Operation wich der linke Kondylus um 3,5 mm nach dorsal ab. Nach Abschluß der Einschleiftherapie bewegten sich beide Kondylen nach anterior und kaudal (Abb. **5**).

Zusammenfassung

Die Miniplattenosteosynthese erweist sich in der Versorgung von Mittelgesichtsfrakturen als ein Verfahren, das die anatomisch regelrechte Rekonstruktion ermöglicht und Dislokationen in der postoperativen Phase zu verhindern vermag. Die Bewegungsmuster im Kiefergelenk werden nicht beeinträchtigt, wobei das Bewegungsausmaß während der ersten postoperativen Wochen auch bei völligem Verzicht auf eine intermaxilläre Immobilisation deutlich eingeschränkt sein kann. Dieses Phänomen ist nach unserer Meinung auf die vom Mittelgesicht ausgehende periartikuläre Infiltration mit reaktiver Einschränkung der Unterkieferbewegungen zurückzuführen. Im Anschluß bil-

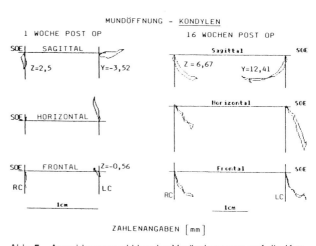

Abb. **5** Auswirkungen okklusaler Veränderungen auf die Kondylenbahn nach Le-Fort-I- und -II-Fraktur (s. Text)

den sich jedoch durch ein entsprechendes Bewegungstraining die Limitationen zurück.

Literatur

Fishman, L. S.: A longitudinal cephalometric study of the normal craniofacial profile, utilizing a proportional analysis of skeletal, soft tissue and dental structures. Int. dent. J. 19 (1969) 351

Freesmeyer, W. B., A. Luckenbach: Kiefergelenksdiagnostik und Therapie mit Computergestützten Registrierverfahren. Zahnärztl. Mitt. 77 (1987) 692

Luckenbach, A., W. B. Freesmeyer: Übertragung elektronisch registrierter Unterkiefer-Bewegungen auf einen individuellen Artikulator. Zahnärztl. Welt 96 (1987) 583

Luckenbach, A., A. Hüls, E. Körper: Individualisierte Registrierung der Unterkieferbewegungen mit Hilfe des ECR-Systems. Dtsch. zahnärztl. Z. 41 (1986) 677

Kontaktadresse
Dr. Dr. Hartmut Feifel
Klinik für Kiefer- und Gesichtschirurgie,
Plastische Operationen
des Katharinenhospitals
Kriegsbergstr. 80
W-7000 Stuttgart 1

Joachim Härtel, Rostock

Ergebnisse der Behandlung von Mittelgesichtsfrakturen

Patientengut

Von 1975–1989 wurden insgesamt 295 Patienten mit Frakturen des Mittelgesichts stationär behandelt, 249 männliche und 46 weibliche im Alter von 7–88 Jahren (Durchschnittsalter 33 Jahre). Hinsichtlich der Ätiologie war in der Häufigkeit die Reihenfolge Verkehrsunfall (40%), Schlagverletzung (32%), Sturzverletzung (16%) und Arbeits- bzw. Sportunfall (je 6%) festzustellen. Die Einteilung der Mittelgesichtsfrakturen (Pape 1969) ergab, daß es sich bei 58 Patienten um zentrale, bei 170 Patienten um laterale, in 62 Fällen um kombinierte und bei 5 Verletzten um frontomaxilläre Frakturen handelte.

Ergebnisse

Therapeutisch standen operative und kombinierte konservativ-operative Methoden im Vordergrund (Tab. 1). Bis zur Einführung der Miniplattenosteosynthese in unserer Klinik im Jahre 1982 wurde vielfach die Drahtnaht verwendet. Orbitabodenrekonstruktionen erfolgten stets mit lyophilisierter Dura nach entsprechender subziliarer oder medianpalpebraler Schnittführung. Bei kombinierten bzw. frontomaxillären Frakturen war in 15 Fällen die

Revision der Rhinobasis indiziert, die der HNO-Facharzt vornahm. Die Neurolyse des N. infraorbitalis, die Revision der Kieferhöhle bzw. eine Aktivatorbehandlung waren bei Patienten mit verspäteter Überweisung erforderlich. Ohne Therapie blieben insgesamt 19 Patienten mit veralteten oder nichtdislozierten Mittelgesichtsfrakturen sowie Patienten mit erheblich reduziertem Allgemeinzustand.

Eine Kontrolluntersuchung erfolgte bei 185 Patienten (63%), die durchschnittlich 5,5 Jahre (minimaler Zeitraum 0,5 Jahre, maximaler 10,4 Jahre) nach der stationären Behandlung durchgeführt wurde. Es handelte sich um 34 Patienten mit zentralen, 103 Patienten mit lateralen, 44 Patienten mit kombinierten und 4 Patienten mit frontomaxillären Mittelgesichtsfrakturen. Beschwerden im Mittelgesichtsbereich gaben 43% der Patienten an (Tab. 2), wobei mit der Schwere der Verletzung die Anzahl der Beschwerden zunahm. Pathologische klinische Befunde, die stets nur gering ausgeprägt waren, beobachteten wir in 39% der Fälle (Tab. 3). Auch hier war eine Zunahme ihrer Häufigkeit mit dem Ausmaß der Verletzung festzustellen. Veränderungen der Gesichtssymmetrie oder Stufenbildungen am Infraorbitalrand bzw. Abflachung oder Prominenz des Mittelgesichts wurden vorwiegend bei der

Tabelle 1 Therapie der Patienten mit Frakturen des Mittelgesichts	
Therapieform	**Anzahl der Patienten**
Drahtschienen	6
Drahtschienen mit Jochbogenumschlingungen	24
Drahtschienen mit kraniomaxillären Aufhängungen	69
einzinkiger Haken	60
Elevatorium	12
enantrale Stützen	34
Osteosuturen	36
Miniplatten	52
Orbitabodenplastiken	38
Nasengips	11
Neurolyse N. infraorbitalis	4
Revision Kieferhöhle	4
Aktivator	2
ohne Therapie	19

Tabelle **2**   Beschwerden der Patienten bei der Kontrolluntersuchung

Beschwerdeform	Anzahl der Symptome				
	Zentrale Mittelgesichtsfraktur (insg. 34 Patienten)	Laterale Mittelgesichtsfraktur (insg. 103 Patienten)	Kombinierte Fraktur (insg. 44 Patienten)	Frontomaxilläre Fraktur (insg. 4 Patienten)	Insgesamt (185 Patienten)
Wetterfühligkeit	9	19	13	1	42
Kopfschmerz	6	11	13	2	32
Schnupfen	2	7	9	1	19
gestörte Nasenatmung	3	4	4	–	11
Geruchsstörung	1	2	5	1	9
Kaustörung	4	6	3	–	13
gestörte Augenbeweglichkeit	–	2	3	–	5
Doppelbilder	–	3	2	–	5
Veränderter Tränenfluß	4	5	6	1	16
veränderte Gesichtsform	3	8	13	1	25
störende Narben	1	2	5	–	8
ohne Beschwerden (Anzahl der Patienten)	19 (59%)	68 (66%)	19 (43%)	0 (0%)	106 (57%)

Tabelle **3**   Klinische Befunde der Patienten bei der Kontrolluntersuchung

Pathologische Veränderung	Anzahl der Symptome				
	Zentrale Mittelgesichtsfraktur (insg. 34 Patienten)	Laterale Mittelgesichtsfraktur (insg. 103 Patienten)	Kombinierte Fraktur (insg. 44 Patienten)	Frontomaxilläre Fraktur (insg. 4 Patienten)	Insgesamt (185 Patienten)
Gesichtsasymmetrie	3		10	1	14
Abflachung des lateralen Mittelgesichts		6			6
Prominenz des lateralen Mittelgesichts		3			3
Stufenbildung am Infraorbitalrand		2	7		9
Sensibilitätsstörung N. infraorbitalis	4	11	18	2	35
Okklusionsstörung	8			2	10
Ektropium		1			1
Bulbustiefstand		2	4	1	7
Enophthalmus		1	4		5
ohne pathologischen Befund (Anzahl der Patienten)	21 (62%)	74 (72%)	18 (41%)	0 (0%)	113 (61%)

Hakenzugtechnik bzw. der Anwendung enantraler Stützen festgestellt. Relativ häufig mußten wir Sensibilitätsstörungen (Hyp- und Parästhesien) nach Mittelgesichtsfrakturen beobachten (19%).

Diskussion

In den letzten Jahren ist in unserer Klinik ein deutlicher Anstieg der Gesichtsschädelfrakturen zu verzeichnen (Homuth u. Czaikowski 1989). Die Auswertung der Mittelgesichtsfrakturen belegt, daß von 1975–1984 lediglich 145 Patienten, von 1985–1989 jedoch 150 Patienten stationär behandelt wurden. Von insgesamt 185 kontrollierten Patienten gaben 43% Beschwerden im Verletzungsgebiet an, was Becker (1967) mit 48% bestätigt. Reichenbach (1978) liegt mit einem Wert von 78% deutlich höher. Formveränderungen des Gesichts geringen Ausmaßes sahen wir bei insgesamt 23 Patienten, davon in 9 Fällen bei lateralen Mittelgesichtsfrakturen (8,7%). In 10,2% der Fälle fand Teiser (1979) Gesichtsasymmetrien im lateralen Mittelgesicht. In unserem Krankengut ist ein Drittel der von 1975−1984 mit Einzinker oder Elevatorium behandelten lateralen Mittelgesichtsfrakturen durch eine unvollständige Reposition oder Redislokation der Fragmente gekennzeichnet. Die seit 1984 in zunehmendem Maße verwendete Miniplattenosteosynthese führte zu bedeutend besseren klinischen Ergebnissen. Sie weist wesentliche Vorteile auf, die vor allem in der exakten anatomischen Rekonstruktion der Mittelgesichtsfragmente liegen. Die Anwendung des Miniplatteninstrumentariums hat jedoch nicht zur Reduzierung der Sensibilitätsstörungen geführt, so daß eine bessere Zusammenarbeit mit dem Neurologen erforderlich ist. Auch wirken sich die frühzeitige Diagnostik der Mittelgesichtsfraktur, die umgehende Überweisung und Therapie des Patienten günstig auf diesen Umstand aus. Relativ hoch sind in unserem Patientengut die Beschwerden (14%) und pathologischen klinischen Befunde (7%) im Augenbereich. Doppelbilder registrierten 5 Patienten (2,7%), was Düker u. Olivier (1975) mit 2−5% bestätigen können. Eine unmittelbar nach dem Trauma auftretende Augensymptomatik ist bedeutend häufiger zu finden. Sie liegt in dem Krankengut unserer Klinik bei 19,3%, während in der Literatur Werte von 10% (Petz u. Meyer 1968) bzw. 37,7% (Rüßmann u. Mitarb. 1977) anzutreffen sind. Diese ophthalmologischen Komplikationen und Spätschäden erfordern eine verbesserte interdisziplinäre Zusammenarbeit mit dem Facharzt für Augenheilkunde.

Zusammenfassung

Von 1975−1989 wurden 295 Patienten mit Mittelgesichtsfrakturen stationär behandelt, von denen 185 nachuntersucht werden konnten. Bei 43% der Patienten beobachteten wir Beschwerden im Verletzungsgebiet, in 39% der Fälle pathologische klinische Befunde geringen Ausmaßes, die jedoch mit der Schwere der Verletzung an Häufigkeit zunahmen. Die Anwendung der Miniplattenosteosynthese führte zu eindeutig besseren klinischen Ergebnissen. Zur Vermeidung von Spätschäden sind eine frühzeitige Diagnostik, Überweisung und Therapie sowie eine verbesserte interdisziplinäre Zusammenarbeit notwendig.

Literatur

Becker, R.: Die Abhängigkeit der Spätergebnisse von der Verletzungsart und der Behandlung, untersucht an 318 Fällen von Verletzungen des Gesichtsschädels. In Schuchardt, K.: Fortschritte der Kiefer- und Gesichts-Chirurgie, Bd. XII. Thieme, Stuttgart 1967 (S. 225)
Düker, J., D. Olivier: Drahtosteosynthese der Jochbeinfrakturen. In Schuchardt, K., B. Spiessl: Fortschritte der Kiefer- und Gesichts-Chirurgie, Bd. XIX. Thieme, Stuttgart 1975 (S. 156)
Homuth, J., P. Czaikowski: Zur Epidemiologie von Gesichtsschädelfrakturen und ihren Begleitverletzungen. Med. Diss., Rostock 1989
Pape, K.: Die Frakturen des zentralen Mittelgesichts und ihre Behandlung. In E. Reichenbach: Traumatologie im Kiefer-Gesichts-Bereich. Barth, Leipzig 1969 (S. 313)
Petz, R., J. Meyer: Einige Probleme typischer Kombinationsverletzungen nach Traumen im Mittelgesichtsbereich. Dtsch. Stomat. 18 (1968) 720
Reichenbach, W.: Über Spätfolgen nach vielfachen Mittelgesichtsfrakturen: eine statistische, klinische und röntgenologische Nachuntersuchung von Patienten der Universitätsklinik Erlangen-Nürnberg aus den Jahren 1963−1975. Med. Diss., Erlangen-Nürnberg 1978
Rüßmann, R., G. Friedmann, M. Galonski, H.-D. Pape, U. Riewenherm: Okuläre Motilitätsstörungen bei Mittelgesichtsfrakturen. In Schuchardt, K., R. Becker: Fortschritte der Kiefer- und Gesichts-Chirurgie, Bd. XXII. Thieme, Stuttgart 1977 (S. 108)
Teiser, J.: Spätfolgen nach Jochbeinfrakturen. Med. Diss., Münster 1979

Kontaktadresse
Doz. Dr. Joachim Härtel
Klinik und Poliklinik für Kiefer-Gesichts-Chirurgie, Universität Rostock
Strempelstr. 13
O-2500 Rostock 1

Bodo Hoffmeister, Thomas Kreusch, Kiel

Indikation zur Anwendung unterschiedlicher Osteosynthesematerialien bei der Behandlung der Mittelgesichtsfrakturen

Einleitung

Bei der operativen Behandlung von Mittelgesichtsfrakturen hat sich die stabile Versorgung mit Miniplattenosteosynthesen durchgesetzt. In der überwiegenden Zahl der mund-, kiefer- und gesichtschirurgischen Kliniken ist diese Operationstechnik ein Standardverfahren (Schilli u. Niederdellmann 1986, Schwenzer u. Krüger 1986, s. auch Beitrag Luhr). Der Operateur muß sich bei der Miniplattenosteosynthese für eines der vielen auf dem Markt befindlichen Systeme entscheiden. Neben der Auswahl der unterschiedlichen Osteosynthesesysteme, die prinzipiell alle für die Behandlung der Mittelgesichtsfrakturen geeignet sind, muß der Behandler die Wahl des Osteo-synthesematerials treffen. Es stellte sich für uns die Frage, welche Materialien für die Frakturversorgung geeignet sind. Neben den Einflüssen unterschiedlicher Osteosynthesematerialien auf die Qualität der hochauflösenden Computertomographien und Magnetresonanztomographien ist die Frage von Bedeutung, ob selbstschneidende Schrauben oder Schrauben mit Gewindevorschnitt gewählt werden sollten.

Methode

Von 1983−1989 wurden an der Kieler Klinik 202 Mittelgesichtsfrakturen mit Miniplattenosteosynthese versorgt. Bei 10 Patienten aus dem Jahr 1989 wurde postoperativ eine Computertomographie der Mittelgesichtsregion durchgeführt. In diesen Fällen konnte die Artefaktbildung durch die Miniplattenosteosynthese untersucht werden. Es wurde geprüft, inwieweit die Artefaktbildung die Darstellung anatomischer Strukturen beeinträchtigt.

Vergleichsaufnahmen aus früheren Jahren liegen nicht vor, da damals wegen der starken Artefaktbildung der verwendeten Osteosyntheseplatten aus Chrom-Kobalt-Molybdän-Legierungen keine Computertomographien im Mittelgesicht angefertigt wurden.

Lediglich in 17 Fällen konnte nach Miniplattenosteosynthese von frontobasalen Frakturen die Artefaktbildung in CT-Untersuchungen des Hirnschädels beobachtet werden.

Neben den klinischen Untersuchungen führten wir an mazerierten Schädeln vergleichende Untersuchungen mit den in unserer Abteilung zur Verfügung stehenden Miniplattenosteosynthesesystemen durch. Es wurden folgende Platten untersucht:

1. System Würzburg (Titan)
2. System Champy (Cr, Co, Mb)
3. System Champy (Titan)
4. Dumbach Mesh (Titan)

Ergebnisse

Bei allen Patienten mit Mittelgesichtsfrakturen, bei denen wir ausschließlich Titanminiplatten verwendeten, sahen wir deutlich in den koronaren oder horizontalen Schichten der Computertomographien die anastomische Situation nach der Osteosynthese (Abb. **1**). Die Artefaktbildung war so geringfügig, daß keine anatomisch relevante Struktur verdeckt wurde. Selbst einzelne Gewindegänge und Schrauben konnten im Knochen gezeigt werden.

Nach Rekonstruktion des Schädels nach Operation frontobasaler Tumoren ließen sich in der Computertomographie und in der Magnetresonanztomographie sowohl die Titangitter selbst als auch die angrenzenden anatomischen Strukturen klar und übersichtlich wiedergeben.

Der Vergleich mit den in früheren Jahren bei Hirnschädelrekonstruktionen nach frontobasalen Frakturen durchgeführten Computertomographien des Schädels macht klar, daß die damals verwandten Stahllegierungen so starke Artefakte zur Folge hatten, daß eine Beurteilung computertomographischer Bilder nicht möglich war.

In den vergleichenden Untersuchungen an mazerierten Schädeln mit aufgeklebten Osteosyntheseplatten verschiedener Systeme an der rechten und linken Hälfte wurde deutlich, daß Osteosyntheseplatten aus Titan bei den heute üblichen bildgebenden Verfahren keine Artefakte hervorrufen (Abb. **2**). Lediglich Miniosteosyntheseplatten aus Stahllegierungen führen zu deutlichen Artefakten, welche häufig die exakte Abbildung plattennaher anatomischer Strukturen stören.

Diskussion und Schlußfolgerung

Die durchgeführten Untersuchungen machen deutlich, daß bei der Versorgung von Mittelgesichtsfrakturen und frontobasaler Frakturen ausschließlich Titanminiosteosyntheseplatten zur Anwendung kommen sollten. Mit Titan als Osteosynthesematerial ist die Forderung zur Verwendung eines bioinerten Materials erfüllt. Es ist zu vermuten, daß selbstschneidende Schrauben nicht nur aus operationstechnischen Gründen, sondern auch aus biodynamischen Gründen günstigere Ergebnisse liefern als Schrauben mit vorgeschnittenem Gewinde. In einer vergleichenden Untersuchung konnte Kreusch (1990) diese Annahme stützen. Die überwiegende Zahl der Autoren, die sich mit der Problematik der Miniplattenosteosynthese bei Mittelgesichtsfrakturen befassen, gibt heute die Verwendung der Titanminiplatten an (s. Beitrag Mühling u. Reuther). Ein anderer Weg, die Artefaktbildung in der Computertomographie oder Magnetre-

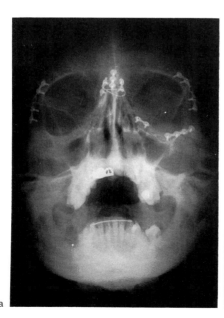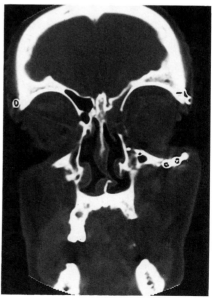

Abb. **1a** u. **b a** Stabile Versorgung einer Mittelgesichtsfraktur mit Osteosyntheseplatten aus Titan. Eine bei dieser 29jährigen Patientin erforderliche Kanthopexie wurde mit einem Titandraht vorgenommen.
b Computertomographie in koronaler Schichtung derselben Patientin. Deutlich stellen sich am infraorbitalen Rand links die Schrauben einschließlich der Osteosyntheseplatte dar. Die geringe Artefaktbildung stört die Wiedergabe der anatomischen Strukturen nicht

a

b

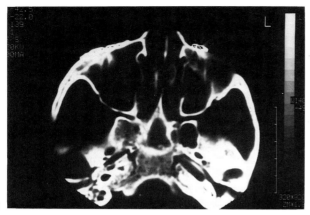
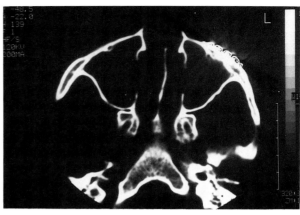

a   b

Abb. 2a u. b Computertomographie in horizontaler Schicht eines mazerierten Schädels mit aufgeklebten Osteosyntheseplatten infraorbital. **a** Auf der rechten Seite Osteosyntheseplatten aus Titan, links Osteosyntheseplatten aus Chrom-Kobalt-Molybdän. Auf der rechten Seite ist die Artefaktbildung gering, auch wenn die gesamte Platte in der Schicht liegt. **b** Auf der linken Seite ist die Platte tangential getroffen. Dennoch ist die Artefaktbildung erheblich

sonanztomographie zu vermindern, ist die Verkleinerung der Platten und Schrauben. Von Luhr (1988, 1990) wurde ein Mikroplattensystem angegeben, dessen Verwendung allein unter Berücksichtigung der geringen Menge des Osteosynthesematerials keine nennenswerten Artefaktbildungen erwarten läßt. Lediglich die geringere Stabilität der Platten verhindert, daß sie bei Mittelgesichtsschädelfrakturen des Erwachsenen breite Anwendung finden. Bei Frakturen am kindlichen Schädel ist dieses Osteosyntheseprinzip sicher anwendbar. Hier sollten weitere Untersuchungen folgen, um die Frage der Artefaktbildung eingehender beantworten zu können.

Aufgrund unserer Erfahrungen mit Miniplattenosteosynthesen im Mittelgesicht in Verbindung mit den Ergebnissen der vorliegenden Arbeit stellen wir an das zu verwendende Osteosynthesesystem folgende Forderungen:

1. Das Material soll bioinert sein (Titan > 99,5%).
2. Die Platten sollen gut adaptierbar sein.
3. Die Schrauben sollen ein selbstschneidendes Gewinde haben.

Zum Einsatz der unterschiedlichen Osteosynthesematerialien haben wir ein Konzept vorliegen, nach welchem wir an unserer Abteilung vorgehen (Abb. 3). Die fronto-

basalen Frakturen, Mittelgesichtsfrakturen und Kombinationsfrakturen, bei denen sowohl das Mittelgesicht als auch der Unterkiefer betroffen sind, werden ausschließlich mit Miniosteosyntheseplatten aus Titan behandelt. Lediglich isolierte Unterkieferfrakturen werden an unserer Klinik mit Miniplatten aus Stahllegierungen versorgt. Obwohl überwiegend die Meinung vertreten wird, das Osteosynthesematerial zu belassen (Brown u. Mitarb. 1989), sollten unserer Ansicht nach sämtliche Osteosyntheseplatten bei Patienten im Alter unter 60 Jahren wieder entfernt werden. Hier müssen weitere Untersuchungen folgen, die zeigen müssen, ob durch in situ belassene Osteosynthesematerialien die Biomechanik des Gesichtsschädels nicht gestört wird.

Zusammenfassung

Sämtliche unterschiedlichen Osteosynthesesysteme, die für die Frakturbehandlung angeboten werden, sind prinzipiell dafür gut geeignet. Neben der Frage der Biokompatibilität der Materialien stellt sich die Frage, welche Auswirkungen verschiedene Metalle auf die modernen bildgebenden Verfahren, Computertomographie und Magnetresonanztomographie haben. In einer klinischen und experimentellen Studie wurde der Frage nach der Indikation zum Einsatz verschiedener Osteosynthesematerialien nachgegangen. Bei 10 Patienten, bei denen nach einer Miniplattenosteosynthese eine postoperative CT-Untersuchung des Mittelgesichts vorgenommen worden war, konnte keine störende Artefaktbildung beobachtet werden. Bei der Behandlung von Gesichtsschädelfrakturen mit Miniplatten sind Titanplatten und selbstschneidende Schrauben zu bevorzugen.

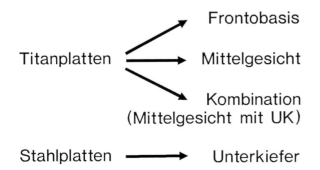

Abb. 3 Konzept zur Verwendung der unterschiedlichen Osteosynthesematerialien in der Traumatologie des Gesichts- und Hirnschädels

Literatur

Brown, J. S., M. Trotter, J. Cliffe, R. P. Ward-Booth, E. D. Williams: The fate of miniplates in facial trauma and orthognathic surgery: A retrospektive study. Brit. J. oral max.-fac. Surg. 27 (1989) 306

Kreusch, Th.: Haltekraft der Miniosteosyntheseschrauben – eine tierexperimentelle Studie. Vortrag für die 41. Jahrestagung der Arbeitsgemeinschaft für Kieferchirurgie, Bad Homburg, 26. 5. 90

Luhr, H.-G.: A microsystem for cranio-maxillofacial skeletal fixation. J. cranio-max.-fac. Surg. 16 (1988) 312

Luhr, H.-G.: Indication for use of a microsystem for internal fixation in craniofacial surgery. J. craniofac. Surg. 1 (1990) 35

Schilli, W., H. Niederdellmann: Internal fixation of zygomatic and mid-face fracture by means of miniplates and lag screws. In Krüger, E., W. Schilli: Oral and Maxillofacial Traumatology, vol. 2. Quintessenz, Chicago 1986 (p. 177)

Schwenzer, N., E. Krüger: Classification, diagnosis, and fundamentals of treatment. In Krüger, E., W. Schilli: Oral and Maxillofacial Traumatology, vol. 2. Quintessenz, Chicago 1986 (p. 107)

Kontaktadresse
Priv.-Doz. Dr. Dr. B. Hoffmeister
Abteilung Kieferchirurgie im Klinikum
der Christian-Albrechts-Universität zu Kiel
Arnold-Heller-Str. 16
W-2300 Kiel 1

Karl Günter Wiese, Stefan Trümper, Hans-Albert Merten und Hans-Georg Luhr, Göttingen

Untersuchungen zur Therapie zentraler Mittelgesichtsfrakturen mit kraniofazialer Drahtaufhängung oder Miniplattenosteosynthese

Einleitung

Die Einführung der internen Drahtaufhängung zur Therapie zentraler Mittelgesichtsfrakturen durch Adams (1942) hatte zur Vereinfachung und höheren Effizienz der Versorgung dieses Frakturtyps beigetragen. Bedingt durch die Zunahme der Hochgeschwindigkeitstraumen im Straßenverkehr und die zunehmende Kenntnis der Knochenbruchheilung des Mittelgesichtes, scheint sich ein erneuter Wandel in der Therapie zentraler Mittelgesichtsfrakturen abzuzeichnen. Dieser Trend führt zur Forderung nach dreidimensional-stabiler Fixierung der immer komplizierter werdenden Frakturen (Michelet u. Mitarb. 1973, Schilli u. Mitarb. 1977, Luhr 1979), deren anspruchsvoller Versorgung die kraniofaziale Drahtaufhängung nicht mehr gerecht zu werden scheint.

Zur Objektivierung der Diskussion bezüglich dieser beiden Therapieformen nahmen wir eine Untersuchung vor, die folgende Fragen klären sollte:

1. Gibt es skelettale Abweichungen des Mittelgesichtes nach der Versorgung zentraler Frakturen?
2. Wie unterscheiden sich dabei die Auswirkungen der kraniofazialen Drahtaufhängung von der Miniplattenosteosynthese?

Untersuchungen

Im Rahmen einer klinischen Nachuntersuchung wurden zur Klärung dieser Fragen von 103 Patienten Fernröntgenaufnahmen analysiert. Die Patienten stammten aus einem Pool von 2027 erstversorgten Gesichtsschädelfrakturen unserer Klinik, von denen 224 Mittelgesichtsfrakturen mit zentraler Beteiligung hatten. Das durchschnittliche Alter der untersuchten Patienten betrug 32,9 Jahre. Die mittlere Zeit zwischen Traumaversorgung und Nachuntersuchung lag bei 5,25 Jahren. Zur Auswertung der Ergebnisse wurden drei Frakturklassen unterschieden:

– Klasse I: reine Le-Fort-I-, -II- oder -III-Frakturen
  = 35 Fälle
– Klasse II: komplexe Mittelgesichtsfrakturen = 58 Fälle
– Klasse III: Trümmerfrakturen = 10 Fälle

Die Klassen wurden nach Therapiegruppen unterschieden. Klasse I bestand aus drei Gruppen: 1. nur kraniofa-ziale Drahtaufhängung, 2. kraniofaziale Drahtaufhängung und Verplattung und 3. Plattenosteosynthese. In den Klassen II und III war die kraniofaziale Drahtaufhängung immer mit der Plattenosteosynthese lateraler Fragmente kombiniert.

Auswertung

Zur Fernröntgenanalyse wurden die Röntgenbilder digitalisiert und über EDV ausgewertet und auf Veränderungen in der horizontalen und vertikalen Ebene untersucht. Bereits vor dem Trauma bestehende Dysgnathien oder Auffälligkeiten des Mittelgesichtes in diesen Ebenen wurden durch ein prätraumatisches Portraitfoto der Patienten unter Berücksichtigung der Korrelation vom SNA- und Schädelbasiswinkel ausgeschlossen.

Als Parameter für die horizontale Bewegung des Oberkiefers wurde der SNA-Winkel betrachtet, der bei orthognathen Verhältnissen 82 ± 3,5° beträgt. Bei einem größeren Winkel liegen prognathe Verhältnisse, also eine Vorbewegung des Oberkiefers, bei kleineren Werten eine Rückbewegung vor. Zur Beurteilung der vertikalen Ebene wurde der NL-NSL-Winkel benutzt (Abb. 1).

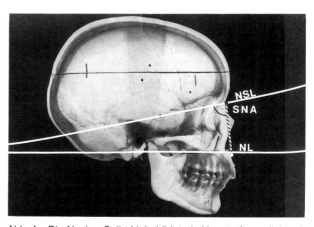

Abb. **1** Die Nasion-Sella-Linie bildet als Hauptreferenzlinie mit der Linie von Nasion zum A-Punkt des Oberkiefers den SNA-Winkel und mit der Nasallinie (NL) den NL-NSL-Winkel

Dieser Winkel wird durch die Schädelbasislinie und die Nasallinie charakterisiert und ist Ausdruck für die Rotation der palatinalen Ebene der Maxilla. Die Drehung kann gegen die Schädelbasis oder von ihr weg gerichtet sein, bei der die Höhe des Mittelgesichtes verkürzt oder verlängert werden kann. Der Normwert beträgt 7,5 ± 3,5°.

Ergebnisse

Horizontale Ebene

Die kleinsten SNA-Winkel wurden bei Plattenosteosynthese einer Le-Fort-II-Fraktur und bei der Aufhängung einer Klasse-II-Fraktur mit 70° und 72°, der größte mit 92° ebenfalls nach der Versorgung einer komplexen Fraktur durch Aufhängung gefunden. Insgesamt zeigten 30% der 103 Patienten Abweichungen in der horizontalen Ebene. Von den 55 mit kraniofazialer Aufhängung versorgten Patienten lagen 71% im orthognathen Normbereich; 11% zeigten eine Vorbewegung und 18% eine Rückbewegung des Oberkiefers. 67% der 48 durch Plattenosteosynthese versorgten Fälle erwiesen sich als orthognath, 10% waren retrognath und 23% prognath. Die prozentuale Verteilung der horizontalen Abweichung der einzelnen Frakturklassen kann der Abb. **2** entnommen werden.

Vertikale Ebene

60% der 103 Patienten zeigten in dieser Ebene Abweichungen von der Norm, was 61 Patienten entsprach. Alle 61 Fälle wiesen eine anteriore Rotation der Maxilla auf, deren extremste Werte weit außerhalb des Bereiches rotierter Oberkiefer des nichttraumatisierten Vergleichskollektivs lagen. Die prozentuale Anzahl der Abweichungen der Gruppen kann der Abb. **3** entnommen werden. Die extremsten NL-NSL-Winkel mit −6°, −8° und −10° wurden bei der Therapie komplexer Mittelgesichtsfrakturen durch Miniplattenosteosynthese gefunden. Bei allen drei Fällen lag derselbe Frakturtyp vor. Es handelte sich um kombinierte Le-Fort-I- und Le-Fort-II-Frakturen in der horizontalen Ebene, d. h., es war zusätzlich zur Le-Fort-I-Fraktur die nasoethmoidale Pyramide frakturiert.

Korrelation von SNA- und NL-NSL-Winkel

Daß es sich bei den prozentualen Abweichungen beider Ebenen nicht um zufällige Ereignisse handelt, beweist nicht nur der hohe Prozentsatz der Abweichungen, sondern auch eine Betrachtung der Korrelation beider untersuchter Winkel. Nach Untersuchungen von Hasund (1982) sind diese beiden Winkel mit einem Korrelationskoeffizienten von r = −0,6 deutlich miteinander korreliert, d. h. vereinfacht, wird SNA größer, wird der NL-NSL-Winkel kleiner. Diese Korrelation ist bei den untersuchten Patienten teilweise aufgehoben. Als typisches Beispiel können die Fälle der Klasse-I-Frakturen angesehen werden. Die mit 1, 2 und 3 bezeichneten Regressionsgeraden der Abb. **4a** stehen für die Gruppen Aufhängung plus Verplattung, nur Aufhängung und für die Plattenosteosynthese. R bezeichnet die Normgerade des von Hasund untersuchten Kollektivs als Referenz. Die Winkel der durch Aufhängung versorgten Patienten sind nicht korreliert. Die Regression der durch Aufhängung plus Verplattung versorgten Patienten zeigt sogar einen positiven Regressionskoeffizient. Die Winkel der mit Plattenosteosynthese versorgten Patienten sind mit −0,41 korreliert.

Werden die Werte der durch Aufhängung versorgten Patienten mit einer Regression 2. Grades getestet, so steigt die Korrelation sprunghaft an; die der durch Osteosynthese versorgten Patienten ändert sich nicht. In der Abb. **4b** sind die Regressionsparabeln der beiden durch Aufhängung versorgten Gruppen dargestellt. Ihr Korrelationsverhalten ist von der Norm verschieden. Während normalerweise bei größer werdendem SNA-Winkel der NL-NSL-Winkel kleiner wird, steigt er bei diesen Fällen zunächst bis zum SNA-Normwert an und fällt dann ab. Wir werten dieses Verhalten als die Rotation des A-Punktes der Maxilla nach anterior, bei der die gesamte palatinale Ebene bei der kraniofazialen Aufhängung gegen die Schädelbasis schwenkt (Abb. **5**).

Diskussion

Es kann davon ausgegangen werden, daß die zephalometrischen Werte des Patientenkollektivs prätraumatisch die gleiche Verteilung aufweisen wie die des Normkollektivs, so daß die gefundenen Abweichungen in der hori-

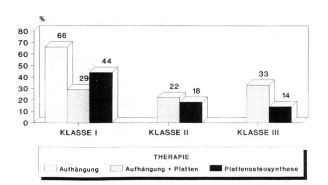

Abb. **2** Die horizontale Veränderung in Prozenten gibt an, bei wieviel Patienten in der jeweiligen Therapiegruppe eine Abweichung von der Norm vom SNA-Winkel vorliegt

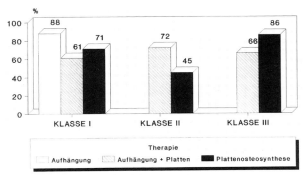

Abb. **3** Die vertikale Veränderung in Prozenten gibt an, bei wieviel Patienten in der jeweiligen Therapiegruppe eine Abweichung der Norm vom NL-NSL-Winkel vorliegt

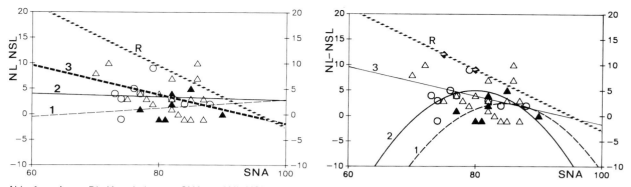

Abb. **4a** u. **b** **a** Die Korrelation von SNA- und NL-NSL-Winkel bei den drei Therapiegruppen der Klasse-I-Frakturen.
1: Aufhängung plus Plattenosteosynthese, r = 0,06
2: nur Aufhängung, r = − 0,15
3: nur Miniplattenosteosynthese, r = − 0,41
R: Referenzregressionsgerade nach Hasund.
b Korrelation SNA- und NL-NSL-Winkel mit einer Regression 2. Grades für
1: Aufhängung plus Verplattung, r = 0,49
2: nur Aufhängung, r = 0,46

zontalen und vertikalen Ebene auf das Trauma und seine Versorgung zurückzuführen sind.

Es zeigt sich, daß beide Therapieprinzipien grundsätzlich zu den gleichen Abweichungen führen können, wenn auch auf völlig unterschiedlichem Wege. Da die interne Drahtaufhängung unter intermaxillärer Fixation stattfindet, rotiert der mandibulomaxilläre Block durch den Zug der Aufhängung um den Scharnierachsenpunkt des Unterkiefers. Es ist daher nicht nur die Dislokation nach dorsal, sondern ebenso nach ventral möglich. Die Drehung vollzieht sich für Ober- und Unterkiefer auf konzentrischen Kreisbahnen. Die Maxilla rotiert auf dem kleineren, inneren, der Unterkiefer auf dem größeren, äußeren Kreis, was die verhältnismäßig geringe Abweichung des Oberkiefers in der horizontalen und ihre größere in der vertikalen Ebene erklärt. Der Unterkiefer dagegen bewegt sich bei Drehung um dieselbe Gradzahl weiter nach vorn (Abb. **5**). Die Folgen dieses Mechanismus sind die Verkürzung des Mittelgesichtes mit retrogener Tendenz der Maxilla und progener der Mandibula bei Neutralbiß. Die vertikale Rotation der Maxilla und die Verkürzung des Mittelgesichtes konnten durch die Untersuchungen von Höltje u. Scheurer (1990) bestätigt werden.

Die Rotation der Maxilla bei Plattenosteosynthese ist hauptsächlich auf ungenaue Plattenadaptation zurückzuführen. Dabei kann es ebenfalls zu einer Drehung des Oberkiefers kommen, die jedoch eine höhere Ortsständigkeit im horizontalen Bereich aufweist, was die bessere Korrelation der in der Abb. **4a** zugrundeliegenden Winkel beweist. Je besser die Korrelation beider Winkel ausfällt, desto besser ist die Harmonisierung des Gesichtsschädelskelettes durch die Therapie gelungen.

Zusammenfassung

Beide Therapieformen zeigen prozentual gleich große Anteile an Dislokationen der Maxilla in der horizontalen Ebene, die sowohl bei der kraniofazialen Aufhängung als auch bei der Plattenosteosynthese in ventraler und dorsaler Richtung vorhanden sind. Es

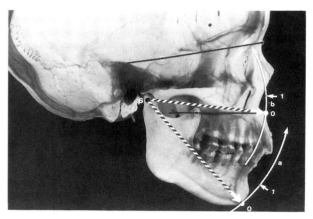

Abb. **5** Die Rotation des mandibulomaxillären Komplexes bei kraniofazialer Aufhängung und IMF um den Scharnierachsenpunkt des Unterkiefers. Bei Drehung um dieselbe Gradzahl legt der UK auf dem äußeren Kreis a die größere Strecke (0−1) als der OK auf dem inneren Kreis (0−1) zurück

finden sich ebenfalls bei beiden Therapieprinzipien Abweichungen in der vertikalen Ebene, die sich als Rotation des Oberkiefers mit Mittelgesichtsverkürzung manifestieren. Wird die Qualität der Therapie an der Korrelation von SNA- und NL-NSL-Winkel gemessen, so zeigen die durch Plattenosteosynthese versorgten Patienten Werte, die dem Normalkollektiv angenähert sind, die durch kraniofaziale Aufhängung therapierten Fälle nicht.

Literatur

Adams, W. M.: Internal wire fixation of facial fractures. Surgery 12 (1942) 523−540

Hasund, A.: Klinische Kephalometrie für die Bergen-Technik. Bergen 1981

Höltje, W. J., H. Scheuer: Profilstörungen nach Mittelgesichtsfrakturen; cephalometrische Analyse und Folgerungen für die Therapie. Vortrag, 40. Jahreskongreß der DGMKG, Innsbruck 1990

68

Luhr, H.-G.: Stabile Fixation von Oberkiefer-Mittelgesichtsfrakturen durch Mini-Kompressionsplatten. Dtsch. zahnärztl. Z. 34 (1979) 851

Michelet, F. X., J. Deymes, B. Dessus: Osteosynthesis with miniaturized screw plates in maxillo-facial surgery. J. max.-fac. Surg. 1 (1973) 79–84

Schilli, W., H. Niederdellmann, F. Härle: Schrauben und Platten am Mittelgesicht und Orbitaring. In Schuchardt, K., R. Becker: Fortschritte der Kiefer- und Gesichts-Chirurgie. Bd. XXII. Thieme, Stuttgart 1977

Kontaktadresse
Dr. Dr. Karl Günter Wiese
Abteilung für Kieferchirurgie, Zentrum Zahn-, Mund- und Kiefer-Heilkunde der Universität Göttingen
Robert-Koch-Str. 40
W-3400 Göttingen

Für die Nutzung und Hilfestellung bei der Arbeit mit der EDV-Anlage und der in der Abteilung entwickelten Software danken wir Prof. Dr. D. Kubein-Meesenburg und OA Dr. Jäger, Kieferorthopädische Abteilung des Zentrums ZMK der Universität Göttingen.

Knut Bührmann, Joachim Lachner, Andreas Hoffmann und Herbert Niederdellmann, Regensburg

Miniplattenosteosynthese versus Zugschraubenosteosynthese zur Versorgung von Mittelgesichtsfrakturen

In den letzten 15 Jahren konnte sich die frühzeitige operative Frakturbehandlung unter Verwendung von Miniplatten und Zugschrauben in der Behandlung von Mittelgesichtsfrakturen etablieren. Basis des Behandlungserfolges ist dabei die exakte Fraktureinstellung mit nachfolgender Frakturstabilisierung, wie sie nur mit den modernen Osteosyntheseverfahren möglich erscheint.

Die Zugschraubenosteosynthese stellt ein schon lange bekanntes Behandlungsprinzip dar, das seinen Ursprung in der Extremitätenchirurgie hat und sich auch im Gesichtsschädelbereich anwenden läßt. So haben Niederdellmann u. Schilli 1980 die solitäre Zugschraubenosteosynthese zur Behandlung der Kieferwinkelfraktur angegeben. Krenkel u. Lixl (1988) modifizierten das Verfahren, indem sie zusätzlich bikonkave Unterlegscheiben verwenden, die die Sprengwirkung des Schraubenkopfes vermeiden und die Applikation der Schraube in einem Winkel von 0–45° zur Kortikalis erlauben sollen. Gleichzeitig erweitern sie das Indikationsspektrum auf nahezu alle Frakturtypen des Unterkiefers sowie bestimmte Frakturen im Mittelgesichtsbereich.

Auf Grund anatomischer Gegebenheiten läßt sich hier jedoch nur an bestimmten Stellen eine Kompressions- im Sinne einer Zugschraubenosteosynthese durchführen. Diese kann nur dort angewandt werden, wo der Knochenquerschnitt bei entsprechender Dimensionierung der Schraube auch eine Abstützung derselben erlaubt. Die Untersuchungen der periorbitalen Knochenstrukturen von Ewers 1977 – durchgeführt an mazerierten Leichenschädeln – zeigen für eine Zugschraube ausreichende Knochendicken nur im Bereich der Sutura frontozygomatica, des Alveolarfortsatzes sowie im unteren Anteil der Apertura piriformis. In einer neuerlichen Studie wurden diese Daten 1990 von Weber u. Mitarb. bestätigt.

Mögliche Indikationen für eine Zugschraubenosteosynthese im Mittelgesicht ergeben sich danach für folgende Fälle:

1. Jochbeinfrakturen
2. Schrägfrakturen der Periorbita
3. sagittale OK-Frakturen
4. Ergänzungselement einer Plattenosteosynthese
5. Fixation von Knochentransplantaten
6. lamelläre Frakturen des OK-Alveolarfortsatzes

Auf die letzten drei Punkte soll nicht näher eingegangen werden, da hier die Zugschraube meist in Verbindung mit anderen Osteosynthesehilfsmitteln eingesetzt wird. Lamelläre Frakturen des Oberkieferalveolarfortsatzes, die einer Osteosynthese zugänglich sind, stellen eine außerordentliche Seltenheit dar. Die Fixation von Knochentransplantaten mit Hilfe von Zugschrauben soll bei dieser Betrachtung außer acht gelassen werden.

Nach unserer Meinung und Erfahrung stellt die Applikation einer Zugschraube lediglich im Bereich der Apertura frontozygomatica eine Alternative zur Kompressionsosteosynthese mit einer Mini-DC-Platte dar (Abb. **1** u. **2**). Im Zeitraum von 9/1989 bis 4/1990 haben wir deshalb an unserer Klinik je 10 Jochbeinfrakturen herkömmlich mit Miniplatten sowie Zugschrauben versorgt. Zur Anwendung kamen dabei das AO-Miniplattensystem und das Zugschraubensystem Salzburg. Beide Systeme verwenden Schrauben mit einem Durchmesser von 2 mm. Die Eingriffe wurden von zwei erfahrenen Operateuren durchgeführt. Die beschränkte Fallzahl erlaubt sicherlich kein abschließendes Urteil über den Wert der Zugschraubenosteosynthese im Mittelgesicht. Bei der Meinungsbildung ist weiterhin zu berücksichtigen, daß geringen Erfahrungen mit der Zugschraube im Mittelgesicht langjährige positive mit Miniplatten gegenüberstehen.

Dennoch seien folgende Aussagen erlaubt, die die Erfahrungen an unserer Klinik widerspiegeln:

– Als Erschwernis einer Zugschraubenosteosynthese wird immer wieder die Bestimmung der Bohrrichtung angegeben. Diese Methode erfordert deshalb einen erfahrenen Operateur. In 1 Fall mußte daher der als Zugschraubenosteosynthese geplante operative Ein-

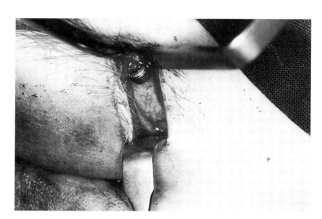

Abb. 1 Zugschraube (System Salzburg) im Bereich der Sutura frontozygomatica zur Versorgung einer Jochbeinfraktur

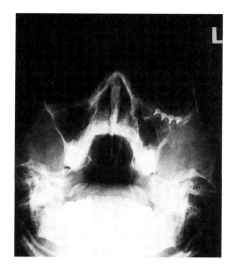

Abb. 2 Radiologischer Befund einer durch Zugschrauben- und Miniplattenosteosynthese behandelten Jochbeinfraktur links (NNH- und Henkeltopfaufnahme)

griff mit einer Plattenosteosynthese unter Verwendung einer längeren als sonst üblichen Platte beendet werden.
– Das Verfahren eignet sich nur für einfache Frakturen.
– In der Regel wird auf Grund des Knochenangebotes nur ein Versuch möglich sein, die Schraube in achsengerechter Position einzubringen.
– Bei Mißerfolg einer Zugschraubenosteosynthese besteht noch immer die Möglichkeit zur Plattenosteosynthese. Dies stellt einen Vorteil dar.
– Im Bereich der Sutura frontozygomatica mußte die Hautinzision mehrfach größer als sonst üblich gewählt werden, um den Spiralbohrer entsprechend tangential zur Fraktur führen zu können.
– Der prominente Schraubenkopf wurde von einigen Patienten als störend empfunden und kann damit zum ästhetischen Problem werden.

– Wundheilungsstörungen, Knocheninfektionen wie auch vorzeitige Schraubenlockerungen konnten nicht beobachtet werden.
– Ein wesentlicher Zeitvorteil im Operationsablauf gegenüber einer Plattenosteosynthese wurde nicht gefunden.

Die Behandlung einer Schrägfraktur der Periorbita mit einer einzigen Zugschraube wird sicherlich die Ausnahme darstellen, soll hier aber dennoch beispielhaft demonstriert werden.
Sagittale Oberkieferfrakturen finden sich immer in Verbindung mit Frakturen in der Le-Fort-Ebene. Im Rahmen der Frakturversorgung können sie sowohl mit einer Zugschraube als auch mit einer Miniplatte im Bereich des Unterrandes der Apertura piriformis stabilisiert werden (Abb. 3 u. 4). Dies mag in unkomplizierten Fällen ausreichend sein. Wir bevorzugen die alleinige oder zusätzliche Stabilisierung mit einer Miniplatte, die transmukös nach Frakturreposition und Schleimhautnaht im Bereich des

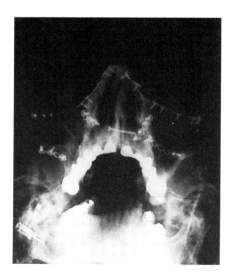

Abb. 3 Zugschraubenosteosynthese zur Behandlung einer sagittalen OK-Fraktur bei multiplen Gesichtsschädelfrakturen

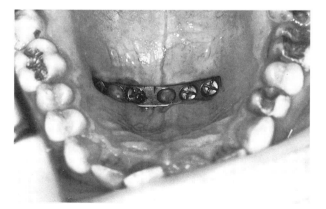

Abb. 4 Transmukös applizierte Mini-AO-DC-Platte bei sagittaler Oberkieferfraktur

harten Gaumens – also an der biodynamisch günstigsten Stelle – eingebracht wird.

Zusammenfassung

Zusammenfassend sei festgestellt, daß u. E. eine Indikation zur Zugschraubenosteosynthese im Mittelgesicht aus anatomischen und biodynamischen Gründen im Bereich der Sutura frontozygomatica und des Unterrandes der Apertura piriformis gegeben ist. Hier stellt sie eine Alternative zur Kompressionsosteosynthese mit Verwendung einer Miniplatte dar. Überzeugende Vorteile, diese Methode als Routineverfahren einzuführen, konnten wir allerdings nicht erkennen. Auf mögliche Nachteile wurde eingegangen. Etwaige Zeitvorteile bezüglich des Operationsablaufes erscheinen unerheblich. Die Behandlung der sagittalen Oberkieferfraktur mit einer im Bereich des harten Gaumens transmukös eingebrachten Miniplatte betrachten wir als Bereicherung der Behandlungsmöglichkeiten dieses Frakturtypus und der Zugschraube deutlich überlegen. Wir würden diese nur als zusätzliches Stabilisierungselement betrachten wollen.

Literatur

Ewers, R.: Periorbitale Knochenstrukturen und ihre Bedeutung für die Osteosynthese. In Schuchardt, K., R. Becker: Fortschritte der Kiefer- und Gesichts-Chirurgie, Bd. XXII. Thieme, Stuttgart 1977 (S. 45)

Krenkel, Ch., G. Lixl: Die tangentiale Zugschraube mit Krallenunterlegscheibe – eine Variante der intramedullären Osteosynthese. 4. Internationales Maxillo-Faciales Osteosynthese-Symposium, 2.–5. März 1988, St. Anton/Arlberg/Austria.

Krüger, E., W. Schilli: Oral and Maxillofacial Traumatology. Quintessence, Chicago 1986

Niederdellmann, H., W. Schilli: Zugschraubenosteosynthese zur Behandlung der Kieferwinkelfraktur. Akt. Traumatol. 10 (1980) 105–108

Niederdellmann, H., V. Shetty: Solitary lag screw osteosynthesis in the treatment of fractures in the angle of the mandible. Plast. reconstr. Surg. 80 (1987) 329–332

Weber, W., et al.: Erfahrungen bei der Versorgung von Gesichtsschädelfrakturen mit dem Würzburger Titan-Miniplattensystem. Dtsch. Z. Mund-, Kiefer- u. Gesichtschir. 14 (1990) 46–52

Kontaktadresse
Dr. Knut Bührmann
Klinik und Poliklinik für Mund-, Kiefer- und Gesichtschirurgie
der Universität Regensburg
Universitätsstr. 31
W-8400 Regensburg

Joachim Mühling und Jürgen Reuther, Würzburg

Versorgung von Mittelgesichtstrümmerfrakturen mit dem Würzburger Titan-Miniplatten-System

Einleitung

Bei der Versorgung von Mittelgesichtsfrakturen ist in den letzten 20 Jahren ein erheblicher Wandel eingetreten. Heute hat sich die funktionsstabile Miniplattenosteosynthese an den Stützpfeilern des Mittelgesichts, wie bereits 1973 von Michelet u. Mitarb. vorgeschlagen, durchgesetzt.

Die Probleme bei der operativen Versorgung ausgeprägter Mittelgesichtsfrakturen liegen vor allem in den skelettalen Strukturen. Die vorwiegend sehr dünnen Knochenwände (Ewers 1977) erschweren eine stabile und sichere Fixation von Osteosyntheseschrauben. Daneben stellt die stark variierende Oberfläche der Maxilla besondere Anforderungen an die Adaptationsfähigkeit der Osteosyntheseplatten.

Miniplattensystem

Wir haben an unserer Klinik ein Miniplattensystem entwickelt, das diesen Gesichtspunkten Rechnung trägt. Als Werkstoff wurde Titan gewählt, das sich neben seiner bekannt guten Gewebeverträglichkeit und Korrosionsbeständigkeit durch günstige physikalische und technologische Eigenschaften auszeichnet. Mit Hilfe spezieller Verfahren können die Materialeigenschaften ohne Änderung der chemischen Zusammensetzung variiert werden.

Die gute Adaptationsfähigkeit der Miniplatten wird durch einen relativ niedrigen Elastizitätsmodul bei ausrei-chender Festigkeit des Plattenmaterials erreicht. Ebenso ist das Plattendesign danach ausgerichtet. Da eine zu starke Verformung die Materialeigenschaften ganz erheblich verändern kann, stehen bei unserem System über 20 Plattenvarianten zur Verfügung.

Die selbstschneidenden Minischrauben haben eine der Belastung angepaßte höhere Härte und Zugfestigkeit. Das Schraubengewinde wurde so konstruiert, daß es bei größtmöglicher Ausreißfestigkeit die geringste Sprengwirkung entwickelt.

Aufgrund anatomischer Studien und experimenteller Untersuchungen können wir davon ausgehen, daß die Schrauben im gesamten Mittelgesichtsbereich mit ausreichender Stabilität fixiert werden können (Weber u. Mitarb. 1990).

Klinische Anwendung

Seit 1984 haben wir mit diesem System über 400 Mittelgesichtsfrakturen versorgt. Dabei hat sich gezeigt, daß durch die möglichst vollständige anatomische Rekonstruktion der Fragmente die funktionelle Stabilität verbessert wird. Diesbezüglich haben sich auch unterschiedliche Zugangswege bewährt.

Le-Fort-I-Frakturen können über den intraoralen Zugang durch Osteosynthese an der Apertura piriformis und der Crista zygomaticoalveolaris sicher stabilisiert werden. Diese Vorgehensweise wird auch durch unsere

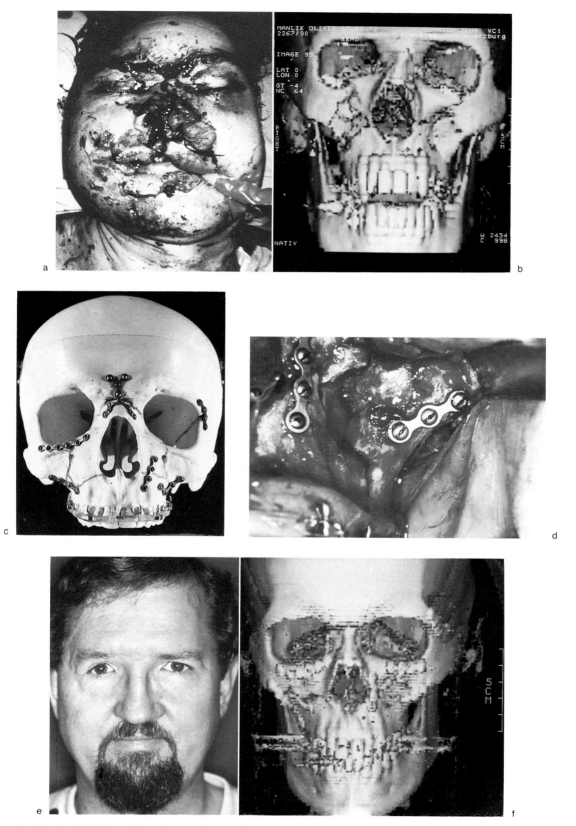

Abb. **1a–f** Patient mit Mittelgesichtstrümmerfraktur, **a** klinisch und **b** in 3-D-Darstellung, **c** Versorgungsprinzip mit Miniplatten, **d** Intraoraler Zugang zur Stabilisierung des Le-Fort-I- und Jochbeinfragmentes, **e** Postoperativer Befund klinisch und **f** in 3-D-Darstellung

72

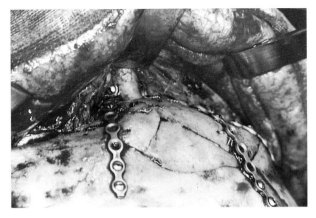

Abb. 2 Bikoronarer Zugang zur Versorgung einer Mittelgesichts- und Stirnbeinimpressionsfraktur

Erfahrungen bei der funktionsstabilen Osteosynthese von über 300 Le-Fort-I-Osteotomien bestätigt.

Bei Le-Fort-II-Frakturen sind am Infraorbitalrand beidseits angebrachte Platten oft ausreichend, die über einen Infraorbitalschnitt oder Subziliarschnitt eingebracht werden. Trümmerfrakturen können jedoch zusätzlich einen intraoralen Zugang erfordern.

Einfache Le-Fort-III-Frakturen werden durch Miniplattenosteosynthese am lateralen Orbitarand bds. versorgt. In vielen Fällen sind auch die Revision und die Rekonstruktion des Orbitabodens über einen Lidrand- oder Infraorbitalschnitt notwendig. Bei Trümmerfrakturen hat sich zur exakten Fragmenteinstellung zudem die Osteosynthese von intraoral bewährt (Abb. **1**).

Bei komplizierten Frakturen des zentralen und lateralen Mittelgesichts hat sich der von Tessier (1971) vorgeschlagene Bikoronarschnitt besonders bewährt. Über diesen Zugang lassen sich vor allem Trümmerfrakturen des Nasengerüstes exakt reponieren und mit speziellen Nasenplatten sicher fixieren.

Vom gleichen Zugang aus kann der Jochbein-Jochbogen-Komplex übersichtlich dargestellt und versorgt werden. Gleichzeitig erlaubt er die Revision der Rhinobasis und die Korrektur von Stirnbeinimpressionsfrakturen (Abb. **2**).

Daneben bestehende Frakturen im Bereich der Le-Fort-I-II-Ebene und des Orbitabodens werden von intraoral ggf. perfazial versorgt.

Bei lateralen Mittelgesichtsfrakturen wird an unserer Klinik zunehmend der intraorale Zugang gewählt. Dadurch wird eine genauere Kontrolle bei der Reposition ermöglicht und eine Rotation des Jochbeinmassivs vermieden. Bei einfachen Frakturen genügt häufig die Plattenosteosynthese im Bereich der Crista zygomaticoalveolaris, so daß keine zusätzlichen extraoralen Narben entstehen.

Ergebnisse

Bei der Nachuntersuchung unserer mit diesem Therapiekonzept versorgten Patienten konnten wir die guten Ergebnisse von Michelet u. Mitarb. (1973), Champy u. Mitarb. (1987), Gerlach u. Mitarb. (1980), Joos u. Mit-

Tabelle 1 Komplikationen bei Miniplattenosteosynthese

	Mittelgesichtsfrakturen (n = 394)
Weichteilinfekt	1,7%
Bruchspaltabszeß	2,5%
Bruchspaltosteomyelitis	1,6%
Pseudarthrose	0 %
insgesamt	5,8%

arb. (1983), Höltje u. Mitarb. (1975) sowie Paulus (1986) uneingeschränkt bestätigen. Die Infektionsrate von 5,8% bei insgesamt 394 untersuchten Mittelgesichtsfrakturen (36 Le-Fort-I-, 46 Le-Fort-II-, 111 Le-Fort-III-, 201 Jochbein-/Jochbogenfrakturen) ist durchaus mit den Ergebnissen nach konventioneller Behandlung dieser Frakturen zu vergleichen. In keinem Fall war eine Pseudarthrose zu beobachten (Tab. **1**).

Durch leichte Adaptation und sichere Fixation unserer Platten ist eine anatomisch gerechte Rekonstruktion auch kleinster Fragmente möglich. Damit kann eine funktionelle Stabilität erzielt werden, so daß die intermaxilläre Ruhigstellung entfällt. Dies erleichtert nicht nur die Pflege der meist multitraumatisierten Patienten, sondern trägt auch zu einer Verbesserung des ästhetischen Ergebnisses bei.

Zusammenfassung

Aufbauend auf eigenen experimentellen und anatomischen Studien haben wir ein Miniplattensystem aus Reintitan entwickelt. Die neu konzipierten Instrumente ermöglichen eine leichte und exakte Handhabung des Systems. Die Minischrauben sind so ausgelegt, daß sie in den dünnen Knochen des Mittelgesichts ausreichend sicher verankert werden können. Form, Stärke und das unterschiedliche Design der Platten gewährleisten eine hohe Genauigkeit bei der Einstellung der Fragmente, eine sichere Fixierung und in vielen Fällen eine Funktionsstabilität. In unserer fünfjährigen Erfahrung an über 380 Mittelgesichtsfrakturen mit diesem Miniplattensystem hat sich ein spezielles Therapiekonzept entwickelt, welches sich nicht nur auf die Anwendung der verschiedenen Plattentypen bezieht, sondern insbesondere verschiedene intra- und extraorale Zugangswege beinhaltet.

Literatur

Champy, M., J. P. Lodde, A. Wilk, D. Grasset: Plattenosteosynthesen bei Mittelgesichtsfrakturen und -osteosynthesen. Dtsch. Z. Mund-, Kiefer- u. Gesichtschir. 2 (1987) 26

Ewers, R.: Periorbitale Knochenstrukturen und ihre Bedeutung für die Osteosynthese. In Schuchardt, K., R. Becker: Fortschritte der Kiefer- und Gesichts-Chirurgie, Bd. XXII. Thieme, Stuttgart 1977 (S. 45)

Gerlach, K. L., M. Khouri, H. D. Pape, M. Champy: Ergebnisse der Miniplattenosteosynthese bei 1000 Unterkieferfrakturen aus der Kölner und Straßburger Klinik. Dtsch. zahnärztl. Z. 35 (1980) 346

Höltje, W.-J., H.-G. Luhr, M. Holtfreter: Untersuchungen und infektionsbedingte Komplikationen nach konservativer und operativer Versorgung von Unterkieferfrakturen. In Schuchardt, K., B. Spiessl: Fortschritte der Kiefer- und Gesichts-Chirurgie, Bd. XIX. Thieme, Stuttgart 1975 (S. 122)

Joos, U., W. Schilli, H. Niederdellmann, B. Scheibe: Komplikationen und verzögerte Bruchheilung bei Kieferfrakturen. Dtsch. zahnärztl. Z. 38 (1983) 387

Michelet, F. X., J. Deymes, B. Dessus: Osteosynthesis with miniaturized screwed plates in maxillofacial surgery. J. max.-fac. Surg. 1 (1973) 79

Paulus, G. W.: Die Knochenbruchheilung im Oberkiefer bei Verwendung von Miniplatten. Habil-Schrift, Erlangen 1986

Tessier, P.: Total osteotomy for the middle third of the face for faciostenosis or for sequelae of Le-Fort-III-fractures. Plast. reconstr. Surg. 48 (1971) 533

Weber, W., J. Reuther, Ch. Michel, J. Mühling: Erfahrungen bei der Versorgung von Gesichtsschädelfrakturen mit dem Würzburger Titan-Miniplattensystem. Dtsch. Z. Mund-, Kiefer- u. Gesichtschir. 14 (1990) 46−52

Kontaktadresse
Prof. Dr. Dr. Joachim Mühling
Klinik und Poliklinik für Mund-, Kiefer- und Gesichtschirurgie,
Universitätsklinik für Zahn-, Mund- und Kieferkrankheiten
Pleicherwall 2
W-8700 Würzburg

Andrew C. H. Smith, Nottingham, Michael Ehrenfeld, Carl Peter Cornelius und Oliver Link, Tübingen

Ergebnisse nach interner und externer Fixation zentraler und zentrolateraler Mittelgesichtsfrakturen

Einleitung

Während im kontinentalen Europa zentrale und zentrolaterale Mittelgesichtsfrakturen seit Jahren nahezu ausschließlich mittels interner Platten- und Drahtfixation behandelt werden (Schwenzer 1986, Champy u. Mitarb. 1978, Luhr 1979, 1986, Schilli u. Niederdellmann 1986, Prein u. Hammer 1988), ist die extraorale Fixation in Großbritannien bis heute gebräuchlich, obgleich auch dort unterschiedliche Therapieauffassungen zwischen einzelnen Departments bestehen (Rowe u. Williams 1985). Das Ziel der vorliegenden Untersuchung war es, in einer retrospektiven Studie an zwei Kliniken die Ergebnisse nach interner und externer Versorgung von Mittelgesichtsfrakturen gegenüberzustellen.

Technik der extraoralen Fixation

Zur extraoralen Fixation zentraler und zentrolateraler Mittelgesichtsfrakturen stehen verschiedene Hilfsmittel zur Verfügung.

In Nottingham wird im allgemeinen der Mount Vernon Box Frame (Fordyce 1985) (Abb. 1) eingesetzt, seltener dagegen der Crewe Halo frame (Crew 1966), der Royal Berkshire Halo Frame (Abb. 2) (MacKenzie u. Ray 1970) oder der Levant Frame (Abb. 3) (Levant u. Mitarb. 1969, 1973).

Die in nasaler Intubationsnarkose erfolgende Montage eines extraoralen Fixateurs soll am Beispiel des Mount Vernon Box Frame skizziert werden:

Nach Reposition der Maxilla mit der Rowe-Zange wird über „eyelet-wires" (= intermaxilläre Drahtfixation) zunächst die Okklusionsposition eingestellt.

In Fällen mit reduziertem Zahnbestand oder bei zusätzlichen Alveolarfortsatzfrakturen werden statt dessen dental getragene Schienen („arch bars oder cap splints") verwendet.

Dann werden die extraoralen Pins befestigt: zwei frontale Toller-Pins werden nach Stichinzion und Vorbohren

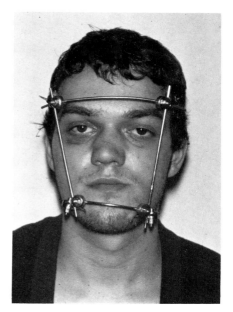

Abb. **1** Frontalansicht: Mount Vernon Box Frame

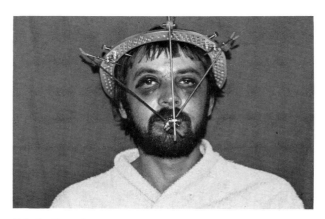

Abb. **2** Frontalansicht: Royal Berkshire Halo Frame

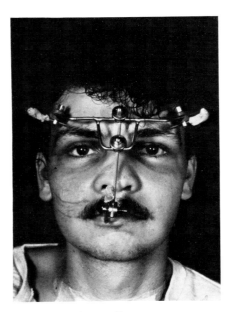

Abb. 3 Frontalansicht: Levant Frame

beidseits etwa 1,5 cm medial von der Sutura frontozygomatica und 5 mm oberhalb des knöchernen Supraorbitalrandes eingeschraubt. Die Pins sollen in einem Winkel von 15° nach außen und oben gerichtet sein, um die mechanische Stabilität zu verbessern und das Gesichtsfeld des Patienten nicht zu sehr zu behindern.
Im Unterkiefer werden in gleicher Weise zwei Pins anterior des Foramen mentale angebracht.
Die knöchern verankerten Pins werden über Universalkupplungen mit einem Quer- und Längsgestänge aus einer Titanlegierung (vgl. Abb. 1) verbunden. Vor dem definitiven Anziehen der Schrauben wird die Stellung der Fragmente nochmals palpatorisch überprüft und ggf. nachkorrigiert.
Die Umgebung der perkutanen Durchtrittsstellen der Pins wird mit einer antibiotikahaltigen Salbe abgedeckt; ein Verband ist nicht notwendig.
Isolierte und wenig zertrümmerte Mittelgesichtsfrakturen werden 3−4 Wochen ruhiggestellt. Bei komplexeren Frakturen unter Einbeziehung des Unterkiefers verbleibt die externe Fixation bis zu 6 Wochen.

Die Entfernung der Pins wird schließlich ambulant in Lokalanästhesie vorgenommen. In der Regel wird gleichzeitig die intermaxilläre Drahtverschnürung geöffnet.

Methodik der vergleichenden Untersuchung

Die retrospektive Analyse der Behandlungsergebnisse umfaßte 48 Patienten aus Tübingen und 35 Patienten aus Nottingham. Einschlußkriterien für die Studie waren:

− Vorliegen einer zentralen oder zentrolateralen Mittelgesichtsfraktur,
− ausreichender Zahnbestand zur Sicherung okklusaler Kontakte in mindestens einer Stützzone.

Ausschlußkriterien waren:

− Assoziation der Mittelgesichtsfraktur mit beidseitigen Frakturen der Kiefergelenkfortsätze,
− Zahnlosigkeit oder Lückengebiß, so daß keine Okklusionseinstellung über eigene Zähne mehr möglich war.

Die Auswertung stützte sich auf die Analyse der Krankenakten, der prä- und postoperativen Röntgenbilder sowie auf eine Nachuntersuchung eines jeden Patienten frühestens 12 Monate nach der Frakturversorgung. Alle Befunde wurden auf einem standardisierten Erhebungsbogen dokumentiert. Der Schweregrad der Frakturen wurde nach dem Schema von Cooter u. David (1989) beurteilt (Tab. 1).
In Tübingen waren alle 48 nachuntersuchten Patienten mit Mittelgesichtsfrakturen operativ mittels interner Fixation behandelt worden. Dabei kamen Miniplatten sowie kombinierte Versorgungen mit Miniplatten, Drahtnähten und Drahtaufhängungen (Luhr 1979, Champy 1978, Schwenzer 1986) zur Anwendung.
In Nottingham waren 8 der 35 Patienten überhaupt nicht, 5 durch alleinige intermaxilläre Verschnürung und 22 mit einer extraoralen Pinfixation versorgt worden (Tab. 2).
Aus der Fülle der Nachuntersuchungsbefunde sollen vier wesentliche Problemkreise erörtert werden:

− Einschränkungen der interokklusalen Distanz,
− Okklusionsstörungen,
− ästhetische Veränderungen,
− Hospitalisierungsdauer.

Tabelle 1 Einteilung der Schweregrade der Mittelgesichtsfrakturen nach Cooter u. David (1989) in Korrelation zur Klassifikation nach Le Fort (1901)

Schweregrad		Tübingen					Nottingham				
		Patienten	Le Fort I	Le Fort II	Le Fort III	Kombi-nationen	Patienten	Le Fort I	Le Fort II	Le Fort III	Kombi-nationen
0−10 Punkte	(minimal)	7	3	0	0	4	5	4	0	0	1
11−20 Punkte	(gering)	18	0	3	1	14	10	0	4	0	6
21−30 Punkte	(mittel)	15	0	0	0	15	11	0	4	0	7
31−40 Punkte	(schwer)	8	0	0	0	8	9	0	0	0	9
gesamt		48	3	3	1	41	35	4	8	0	23

Tabelle 2 Behandlungsmodalitäten in Abhängigkeit vom Schweregrad der Mittelgesichtsfrakturen

Schweregrad		Tübingen			Nottingham			
		Patienten	Miniplatten allein	Drahtaufhängung und Drahtnähte oder Miniplatten	Patienten	Keine Behand-lung	Nur IMF	Externe Pin-fixation
0–10 Punkte	(minimal)	7	2	5	5	4	0	1
11–20 Punkte	(gering)	18	5	13	10	3	2	5
21–30 Punkte	(mittel)	15	6	9	11	1	3	7
31–40 Punkte	(schwer)	8	2	6	9	0	0	9
gesamt		48	15	33	35	8	5	22

Ergebnisse

Interokklusaler Abstand

Ein interokklusaler Abstand < 35 mm Schneidekantendistanz (SKD) wurde willkürlich als eingeschränkte Mundöffnung angenommen. Danach wiesen 7 der 48 in Tübingen und 22 der 35 in Nottingham versorgten Patienten eine eingeschränkte Mundöffnung auf. Während solche Funktionsbehinderungen in Tübingen nur bei mittleren und schweren Frakturen feststellbar waren, wurden sie in Nottingham auch nach einfachen Frakturen häufiger angetroffen (Tab. 3).

Okklusionsstörungen

Okklusionsstörungen wurden bei insgesamt 17 der 48 untersuchten Tübinger Patienten beobachtet, in Nottingham in 13 der 35 Fälle.
In beiden Kliniken kamen Okklusionsstörungen bei allen Frakturschweregraden vor (Tab. 4).

Beeinträchtigung der Ästhetik

Bei den 48 Patienten der Tübinger Klinik wurde in 23 Fällen eine leichte, in 10 Fällen eine schwere Beeinträchtigung des Aussehens festgestellt.
In Nottingham waren bei 10 der 35 Patienten leichte und bei 11 Patienten schwere Veränderungen der Ästhetik zu verzeichnen (Tab. 5).

Tabelle 3 Einschränkung der Mundöffnung in Abhängigkeit vom Schweregrad der Mittelgesichtsfrakturen

Schweregrad		Tübingen		Nottingham	
		Patienten	SKD < 35 mm	Patienten	SKD < 35 mm
0–10 Punkte	(minimal)	7	0	5	4
11–20 Punkte	(gering)	18	1	10	7
21–30 Punkte	(mittel)	15	3	11	5
31–40 Punkte	(schwer)	8	3	9	6
gesamt		48	7	35	22

Tabelle 4 Okklusionsstörungen in Abhängigkeit vom Schweregrad der Mittelgesichtsfrakturen

Schweregrad		Tübingen		Nottingham	
		Patienten	Okklusions-störung	Patienten	Okklusions-störung
0–10 Punkte	(minimal)	7	3	5	1
11–20 Punkte	(gering)	18	3	10	3
21–30 Punkte	(mittel)	15	7	11	3
31–40 Punkte	(schwer)	8	4	9	6
gesamt		48	17	35	13

Tabelle **5**   Veränderungen des Aussehens in Abhängigkeit vom Schweregrad der Mittelgesichtsfrakturen

Schweregrad		Tübingen			Nottingham		
		Patienten	Leichte Veränderung	Schwere Veränderung	Patienten	Leichte Veränderung	Schwere Veränderung
0−10 Punkte	(minimal)	7	1	2	5	1	0
11−20 Punkte	(gering)	18	8	3	10	3	3
21−30 Punkte	(mittel)	15	9	2	11	4	2
31−40 Punkte	(schwer)	8	5	3	9	2	6
gesamt		48	23	10	35	10	11

Dauer der Hospitalisierung

Die durchschnittliche Dauer des stationären Aufenthalts betrug in Nottingham 7, in Tübingen 18 Tage.

Diskussion

Die an beiden Zentren verglichenen Patientenkollektive hatten nach der Einteilung von Cooter u. David (1989) eine ähnliche Verteilung in den Schweregraden ihrer Mittelgesichtsfrakturen.

Bezüglich der Mundöffnung waren die Ergebnisse der in Nottingham versorgten Patienten deutlich schlechter als die im Tübinger Krankengut.

Auffallend ist jedoch eine ähnlich hohe Rate von postoperativen Okklusionsstörungen (in Tübingen 33 von 48, in Nottingham 22 von 35).

Eine große Anzahl Patienten (in Tübingen 33 von 48, in Nottingham 21 von 35) wiesen bei der Nachuntersuchung eine Veränderung des Aussehens auf, wobei bei der Anwendung der extraoralen Pinfixation vermehrt schwere ästhetische Beeinträchtigungen zu beobachten waren (Tab. **5**).

Zusammenfassend sind die Ergebnisse der internen Frakturversorgung, was die funktionelle Wiederherstellung, wie beispielsweise die Mundöffnung, betrifft, der externen Pinfixation überlegen. Das ist darauf zurückzuführen, daß besonders im Jochbein-Jochbogen-Bereich bei der extraoralen Pinfixation eine exakte Fragmentreposition meist unterbleibt.

Durch eine exakte dreidimensionale Einstellung der Fragmente unter Sicht und anschließende interne Fixation, insbesondere mit Miniplatten, lassen sich nicht nur spätere Funktionsstörungen, sondern auch schwere ästhetische Beeinträchtigungen des Aussehens sicherer vermeiden.

Im Gegensatz zur internen Frakturversorgung verlangt die extraorale Pinfixation jedoch weniger chirurgisches Training und bedarf nur weniger, relativ kostengünstiger Hilfsmittel.

Darüber hinaus ist sie sehr schnell durchzuführen und daher als Interimsversorgung für polytraumatisierte Patienten sowie für Massenunfälle in Kriegs- und Katastrophensituationen geeignet, weshalb sie nicht völlig aus dem Repertoire der MKG-Chirurgie verschwinden sollte.

Zusammenfassung

In einer retrospektiven Studie an zwei Zentren (Tübingen und Nottingham) wurden bei insgesamt 83 Patienten die Ergebnisse nach interner und externer Versorgung zentraler und zentrolateraler Mittelgesichtsfrakturen verglichen. Die durch die interne Frakturversorgung erzielten funktionellen und ästhetischen Ergebnisse sind denen nach externer Pinfixation insgesamt überlegen. Die externe Pinfixation ist im Gegensatz zur internen Frakturversorgung jedoch weniger aufwendig und als Notfallmaßnahme geeignet.

Literatur

Champy, M., T. P. Lodde, A. Wilk, D. Grasset: Plattenosteosynthesen bei Mittelgesichtsfrakturen und -osteotomien. Dtsch. Z. Mund-, Kiefer- u. Gesichtschir. 2 (1978) 26

Cooter, R. D., D. J. David: Computer-based coding of fractures in the craniofacial region. Brit. J. plast. Surg. 42 (1989) 17

Crewe, T. C.: A halo frame for facial injuries. Brit. J. oral Surg. 4 (1966) 147

Fordyce, G. L.: Box frame fixation in the treatment of fractures of the middle third of the face. In Rowe, N. L., J. L. Williams: Maxillofacial Injuries. Churchill Livingstone, Edinburgh 1985 (p. 427)

Le Fort, R.: Etude expérimental sur les fractures de la machoire supérieure. Parts I, II, III. Rev. Chir. 23 (1901) 201, 360, 479

Levant, B. A., D. Gardner-Berry, R. S. Snow: An improved craniomaxillary fixation. Brit. J. plast. Surg. 22 (1969) 288

Levant, B. A., R. M. Cook, W. I. Mac Farlane: Experience with the Levant frame for cranio-maxillary fixation. Brit. J. oral Surg. 11 (1973) 30

Luhr, H.-G.: Stabile Fixation von Oberkiefer-Mittelgesichtsfrakturen durch Mini-Kompressionsplatten. Dtsch. zahnärztl. Z. 34 (1979) 851

Luhr, H.-G.: Midface fractures involving the orbit and blow-out fractures. In Krüger, E., W. Schilli: Oral and Maxillofacial Traumatology, vol. 2. Quintessence, Chicago 1986 (p.197)

MacKenzie, D. L., K. R. Ray: The Royal Berkshire Hospital 'Halo'. Brit. J. oral Surg. 8 (1970) 27

Prein, J., B. Hammer: Stable internal fixation of midfacial fractures. Fac. plast. Surg. 5 (1988) 221

Rowe, N. L., J. L. Williams: Maxillofacial Injuries. Churchill Livingstone, Edinburgh 1985

Schilli, W., H. Niederdellmann: Internal fixation of zygomatic and midface fractures by means of miniplates and lag screws. In Krüger, E., W. Schilli: Oral and Maxillofacial Traumatology, vol. 2. Quintessence, Chicago 1986 (p. 177)

Schwenzer, N., E. Krüger: Midface fractures. Classification, Diagnosis and fundamentals of treatment. In Krüger, E., W. Schilli: Oral and Maxillofacial Traumatology, vol. 2. Quintessence, Chicago 1986 (p. 107)

Kontaktadresse
Priv.-Doz. Dr. Dr. Michael Ehrenfeld
Klinik und Poliklinik für Kiefer- und Gesichtschirurgie
Osianderstr. 2−8
W-7400 Tübingen

Hans Pistner, Joachim Mühling und Jürgen Reuther, Würzburg

Resorbierbare Materialien zur Osteosynthese in der kraniofazialen Chirurgie

Einleitung

Die Fixation und die Stabilisation von Frakturen oder Osteotomien mit resorbierbaren Materialien stellen prinzipiell den Idealfall dar. Deshalb werden solche Werkstoffe seit längerer Zeit in verschiedenen chirurgischen Fachdisziplinen untersucht (Vainionpää 1987, Eitenmüller u. Mitarb. 1988, Jahn u. Mitarb. 1989). Für die Mund-Kiefer-Gesichts-Chirurgie haben Vert u. Mitarb. (1984), Bos u. Mitarb. (1987, 1989) und Gerlach (1988, 1989) über klinische Erfahrungen mit Schrauben-Platten-Systemen berichtet.

Ausgangsmaterial

Als Ausgangsmaterial werden vor allem Polylaktide favorisiert, Polymere der verstoffwechselbaren Milchsäure. Das verwendete Material wird als mikroporöser Block im chemischen Reaktor synthetisiert. Es besitzt eine Biegefestigkeit von 135 N/mm² und einen Elastizitätsmodul von 4850 N/mm² und ist damit recht spröde. Ein Schrauben-Platten-System daraus abzuleiten, erscheint nicht materialgerecht, da die Köpfe von herkömmlich konstruierten Schrauben aus diesem Kunststoff beim Eindrehen leicht abscheren. Aufgrund der noch zu geringen Festigkeit des Ausgangsmaterials kommt bei vertretbarer Plattendicke bisher nur der Einsatz zu lagestabilisierenden Osteosynthesen in Frage.

Blinddübelsystem

Wir selbst haben in Zusammenarbeit mit der Firma Aesculap ein Platten-Blinddübel-System entwickelt. Die verwendeten Dübel weisen einen Kopfdurchmesser von 4,6 und einen Körperdurchmesser von 2,8 mm bei einer Gesamtlänge von 4,8 mm auf. Ein Spreizstift mit Sollbruchstelle (Abb. 1 u. 2) dehnt den Dübelkörper auf und verankert ihn so im Knochen. Polylaktidplatten mit einer Ausgangsgröße von 55 × 20 × 1,5 mm werden in einem Heißluftsterilisator kurzzeitig erhitzt, ausgeformt und individuell intraoperativ in Größe und Form angepaßt. Entsprechend der anatomischen Situation werden Bohrungen durch die Platte in den Knochen mit einem speziell entwickelten Bohrsenker (Abb. 3) angelegt. Sodann werden die Blinddübel mit Hilfe eines Applikators durch den Spreizstift im Knochen befestigt.

Biomechanischer Versuch

Die biomechanische Überprüfung des Platten-Blinddübel-Systems ergab im Zugversuch mindestens 170 N für 8, bis mehr als 250 N für 10 Dübel und damit ausreichende Festigkeit für eine lagestabile Fixation von Knochensegmenten, welche keiner funktionellen Belastung ausgesetzt sind.

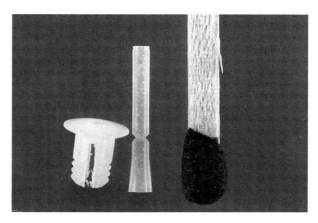

Abb. 1 Blinddübel sowie Spreizstift mit Sollbruchstelle

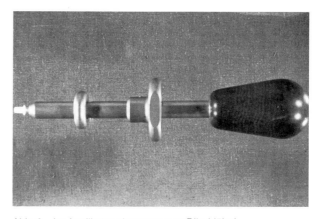

Abb. 2 Im Applikator eingespannter Blinddübel

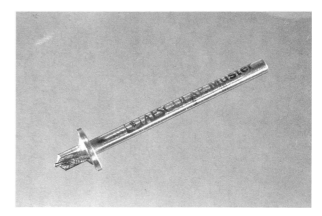

Abb. 3 Bohrsenker für Blinddübel

Klinische Ergebnisse

Basierend auf den Berichten der o. g. Autoren über resorbierbare Polylaktide haben wir uns zur Anwendung des Blinddübelsystems in der kraniofazialen Chirurgie entschlossen. Gerade bei kleinen Kindern erscheint es besonders wünschenswert, einen zweiten operativen Eingriff zur Materialentfernung zu vermeiden. An einem Beispiel soll das operative Vorgehen demonstriert werden.

Bei einem einjährigen Jungen bestand eine prämature Koronarnahtsynostose rechts mit noch mäßiger Schädeldeformation. In Zusammenarbeit mit der neurochirurgischen Universitätsklinik führten wir ein modifiziertes kraniofaziales Advancement (Tessier 1967, Marchac 1978, Mühling u. Mitarb. 1984, 1989) durch. Darüber wurde an anderer Stelle bereits ausführlich berichtet. Nach Kraniotomie und Entnahme des Stirndeckels wird das orbitale Segment herausgelöst, ausgeformt und weiter ventral wieder eingelagert, wie zum einen in der Modelloperation und zum anderen im Operationsbild dargestellt (Abb. **4**). Die Polylaktidminiplatte wird in Verlängerung des orbitalen Segmentes im Tongue-in-groove-Bereich mit 7−8 Dübeln befestigt. Zuletzt wird der frontale Knochendeckel dem neu ausgeformten Orbitasegment angepaßt und mit Drahtnähten an diesem befestigt.

Bei keinem der 4 von uns operierten Patienten traten Infektionen und Wundheilungsstörungen auf. Die Osteosynthese erwies sich als stabil bei allen Kindern während eines Nachsorgezeitraumes von bis zu 11 Monaten.

Ergebnisse im Langzeit-Tierversuch

Tierexperimentell haben wir gleichzeitig die Bioverträglichkeit und das Resorptionsverhalten von Polylaktid an 70 Ratten, 10 Meerschweinchen und 10 Kaninchen getestet. Bei den noch laufenden Langzeitversuchen über bisher 2½ Jahre mußten wir feststellen, daß ganz im Gegensatz zu den optimistischen Annahmen der o. g. Autoren die Resorptionseigenschaft bei dem verwendeten Material gering ausgeprägt war. Nach anfänglicher geringer Fremdkörperreaktion in den ersten Wochen ent-

wickelt sich eine zellarme, faserreiche Einscheidung. Ein nach 2 Jahren und 3 Monaten gewonnenes Präparat von der osteotomierten Kaninchenmandibel zeigt einerseits direkten Knochenkontakt und andererseits eine bindegewebige Einscheidung des Polylaktides. Resorptionszeichen sind noch kaum erkennbar.

Schlußfolgerung

Aufgrund dieser Tatsache müssen wir feststellen, daß trotz ausreichender mechanischer Stabilität und anscheinend guter Bioverträglichkeit von Block-Polylaktid dessen Resorption nur äußerst langsam erfolgt. Wir haben daher vorerst vom weiteren klinischen Einsatz abgesehen. Chemische und physikalische Polylaktidvarianten mit gleichen oder besseren mechanischen Eigenschaften überprüfen wir in weiteren Langzeit-Tierversuchen. Erste Ergebnisse zeigen Trenndünnschliffpräparate nach 72 Wochen Implantationszeit.

Zusammenfassung

Die Verwendung von resorbierbaren Werkstoffen zur Fixierung von Knochenfragmenten ist in den letzten Jahren verstärkt untersucht worden. Ein Polymer der Milchsäure, das Poly-L-Lactid, verspricht aufgrund seiner relativ hohen Biegefestigkeit von 110 N/mm^2 die prinzipielle Verwendbarkeit als Osteosynthesematerial. Im Rahmen der kraniofazialen Chirurgie wurde das System beim frontoorbitalen Advancement eingesetzt. Postoperativ ergaben sich keinerlei Positionsveränderungen der frontoorbitalen Knochensegmente.

Literatur

Bos, R. R. M.: Poly(L-lactide) osteosynthesis – development of bioresorbable bone plates and screws. Proefschrift, Groningen 1989

Bos, R. R. M., G. Boering, F. R. Rozema, J. W. Leenslag: Resorbable poly(L-lactide) plates and screws for the fixation of zygomatic fractures. J. oral max.-fac. Surg. 45 (1987) 751−753

Eitenmüller, J., Th. Schmickal, K. L. Gerlach, G. Muhr: Erste Erfahrungen in der Verwendung von Platten und Schrauben aus Polylactid-L zur Behandlung von Sprunggelenksfrakturen. 5. Deutsch-Österr.-Schweizerische Unfalltagung. Hefte Unfallheilk., Heft 200. Springer, Berlin 1988

Gerlach, K. L.: Absorbierbare Polymere in der Mund- und Kieferchirurgie. ZM 9 (1988) 1020−1024

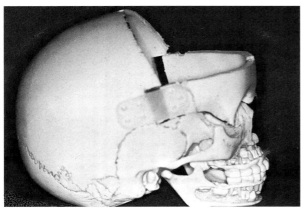
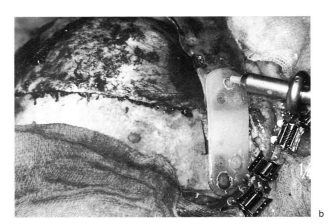

a   b

Abb. **4a** u. **b**   Osteosynthese nach Stirnschädelvorverlagerung: **a** am Modell, **b** im klinischen Beispiel

Gerlach, K. L.: Die Osteosynthese von Jochbeinfrakturen mit Platten und Schrauben aus absorbierbarem Poly-L-Laktid (PLA). Vortrag auf dem 39. Kongreß der Deutschen Gesellschaft für Mund-, Kiefer- und Gesichtschirurgie in Hannover 1989

Jahn, R., D. Diederichs, B. Friedrich: Resorbierbare Implantate und ihre Anwendung am Beispiel der Radiusköpfchenfraktur. Akt. Traumatol. 19 (1989) 281–286

Marchac, D.: Radical forehead remodelling for craniostenosis. Plast. reconstr. Surg. 61 (1978) 823–835

Mühling, J., J. Reuther, N. Sörensen: Operative Behandlung craniofacialer Fehlbildungen. Kinderarzt 15 (1984) 1022–1023

Mühling, J., H. Collmann, J. Reuther, N. Sörensen: Functional and anatomic aspects of the orbitotomy in craniofacial surgery. Neurosurg. Rev. 12 (1989) 21–23

Tessier, P.: Osteotomies totales de la face: Syndrome de Crouzon, syndrome d'Apert; oxycephalies, scaphocephalies, turricephalies. Ann. chir. Plast. 12 (1967) 273

Vainionpää, S.: Biodegradation and Fixation Properties of Biodegradable Implants in Bone Tissue. An experimental and clinical study. Diss. Helsinki 1987

Vert, M., P. Christel, F. Chabot, J. Leray: Bioresorbable plastic materials for bone surgery. In Hastings, G. W., P. Ducheyne: Macromolecular Biomaterials. CRP Press, Boca Raton, Florida USA 1984

Kontaktadresse
Dr. Hans Pistner
Klinik und Poliklinik für
Mund-, Kiefer-, Gesichtschirurgie der
Universität Würzburg
Pleicherwall 2
W-8700 Würzburg

Roland Scholz, Friedrich Scholz, Günther Sudasch, Gabriele Schobel und Christian Schober, Wien

Verzögerte primäre Versorgung der Mittelgesichtsfraktur

Einleitung

Für den Behandlungserfolg und die Komplikationsrate bei Mittelgesichtsfrakturen wird u. a. die Zeitspanne zwischen Unfall und Primärversorgung als entscheidend angesehen (Wunderer 1966, Press u. Mitarb., 1983, Lauritzen 1986, Hausamen 1988). In Hinblick auf diese Problematik wurde das Patientengut der Wiener Klinik nachuntersucht.

Patienten und Methode

Nachuntersucht wurden 152 Patienen, die stationär wegen einer Mittelgesichtsfraktur im Zeitraum 1985–1989 an der Klinik für Kiefer- und Gesichtschirurgie Wien in Behandlung standen. Wir haben unser Patientengut in drei Gruppen eingeteilt:

Gruppe 1: Patienten mit einer Primärversorgung innerhalb der ersten beiden Tage (n = 62 Patienten)

Gruppe 2: Patienten, bei denen die Primärversorgung zwischen dem 3. und 7. Tag erfolgte (n = 43 Patienten)

Gruppe 3: Patienten mit einer Erstversorgung ab dem 8. Tag (n = 47 Patienten)

Die verschiedenen Frakturtypen waren in den drei Gruppen annähernd gleich häufig verteilt.

Ergebnisse

Das Durchschnittsalter zum Zeitpunkt des Unfalles betrug 19 Jahre (Minimum: 3 Jahre, Maximum: 78 Jahre). Häufigste Ursachen für die Traumen waren bei 78 Patienten Verkehrsunfälle, bei 34 Verletzungen bei Sport und Spiel sowie bei 26 Patienten Raufhandel.
Durchschnittlich wurde in Gruppe 2 (n = 43 Patienten)

die operative Behandlung am 5. posttraumatischen Tag und in Gruppe 3 (n = 47 Patienten) am 30. Tag durchgeführt. Die längste Zeitspanne zwischen Trauma und Primärversorgung betrug 137 Tage.

Als Ursache für eine verzögerte Versorgung der Mittelgesichtsfrakturen wurde in Gruppe 2 bei 17 Patienten eine auswärtige Versorgung extrakranialer Frakturen bzw. Transportunfähigkeit festgestellt.

14 Patienten dieser Gruppe waren sich der Schwere ihrer Verletzungen nicht bewußt und begaben sich erst verspätet infolge der bestehenden Beschwerden in ärztliche Behandlung. Bei 12 weiteren Patienten mußte die Frakturversorgung auf Grund intensivmedizinischer Indikation abgewartet werden.

In Gruppe 3 erfolgte bei 11 Patienten zunächst eine auswärtige Versorgung extrakranialer Frakturen. 22 Patienten suchten infolge anhaltender Beschwerden erst nach 7 Tagen oder später einen Arzt auf. 14 Patienten dieser Gruppe bedurften primär einer intensivmedizinischen Behandlung, so daß die Frakturen erst verzögert versorgt werden konnten.

Postoperative Asymmetrien traten in allen 3 Gruppen gleich häufig mit 33% auf. Eine Störung der Bulbusbeweglichkeit mit Enophthalmus wurde in Gruppe 2 lediglich bei 8 Patienten (28%), gegenüber Gruppe 1 (n= 15 Patienten, 40%) und Gruppe 3 (n = 15 Patienten, 35%) beobachtet.

Revisionen mußten bei 2 Patienten aus Gruppe 2 (5%), 8 Patienten aus Gruppe 1 (11%) sowie bei 5 Patienten aus Gruppe 3 (11%) vorgenommen werden. Sensibilitätsstörungen des 1. oder 2. Trigeminusastes wurden am seltensten in Gruppe 1 (n = 13 Patienten, 21%), in Gruppe 2 (n = 15 Patienten, 35%) und am häufigsten in Gruppe 3 (n = 18 Patienten, 38%) beobachtet.

Diskussion

Eine sofortige Intervention bietet neben einem erleichterten operativen Zugang auch die Möglichkeit einer Reposition und Fixation der frakturierten Knochenfragmente unter guter Sicht (Wunderer 1966). Die Zunahme von Sensibilitätsstörungen des 1. oder 2. Trigeminusastes in Abhängigkeit von der Zeitspanne zwischen Trauma und operativer Versorgung kann auch dadurch erklärt werden, daß bei einer verzögerten chirurgischen Versorgung eine bindegewebige Konsolidierung der Wundflächen einsetzt und somit ein erschwerter operativer Zugang zu den frakturierten Knochenfragmenten gegeben ist.

Die Ergebnisse dieser Nachuntersuchung der Mittelgesichtsfrakturen der Wiener Klinik zeigen, daß die Spätfolgen nach chirurgischer Intervention zwischen dem 2. und 8. posttraumatischen Tag am geringsten sind.

Zusammenfassung

Aufgrund dieser Nachkontrolle sind wir der Meinung, daß bei Patienten mit komplexen Frakturen eine kieferchirurgische Intervention nicht unbedingt innerhalb der ersten beiden Tage durchgeführt werden muß. Dementsprechend kann bei diesen Patienten, wenn allgemein-medizinische Gründe vorliegen, ohne Bedenken einige Tage zugewartet werden. Dadurch ergibt sich der Vorteil einer genaueren präoperativen Abklärung der Frakturen bzw. einer besseren Operationsplanung. Dies stellt für uns einen akzeptablen Kompromiß dar.

Literatur

Hausamen, J.: Weichteil- und Knochenverletzungen des Gesichtes. Orthopäde 17 (1) (1988) 17−23

Lauritzen, C.: Craniofacial surgery for trauma. Acta Neurochir. Suppl. 36 (1986) 147−150

Press, B., L. Boies, A. Shons: Facial fractures in trauma victims: the influence of treatment delay on ultimate outcome. Ann. plast. Surg. 11 (1983) 121−124

Wunderer, S.: Die Behandlung des traumatisch imprimierten Mittelgesichtes. In Schuchardt, K.: Fortschritte der Kiefer- und Gesichts-Chirurgie, Bd. XI. Thieme, Stuttgart 1966 (S. 145−148)

Kontaktadresse
Dr. Roland Scholz
Klinik für Kiefer- und Gesichtschirurgie der Universität Wien
Alser Str. 4
A-1090 Wien

Uwe Frohberg, Mönchengladbach, und Joseph R. Deatherage, San Antonio/Texas

Bedeutung von Calvaria-Transplantaten für die rekonstruktive Traumatologie des Mittelgesichts

Einleitung

Komplexe Verletzungen des Gesichtsschädels gehören zu den großen Herausforderungen in der Traumatologie. Eine erfolgreiche Behandlung setzt eine anatomisch exakte Rekonstruktion des tragenden Knochengerüstes voraus, wobei sich die günstigsten Ergebnisse mit einer frühzeitigen und umfassenden Versorgung erreichen lassen (Manson 1990). Dieses Vorgehen schließt die übersichtliche Darstellung der Frakturen über verschiedene kraniofaziale Zugänge, die präzise Adaptation und osteosynthetische Fixation verbliebener Knochenstücke sowie den Ersatz verlorengegangener Knochen mit autologen Knochentransplantaten ein (Gruss u. Phillips 1989).

Traditionell sind autologer Knochen und Knorpel aus dem Becken oder der Rippe als bevorzugte Transplantatgewebe eingesetzt worden. Zu den gemeinsamen Nachteilen zählen neben unerwünschten Nebenwirkungen am Entnahmeort in Form von Schmerzen, Narben, Deformitäten und Verletzungen benachbarter Strukturen besonders die nur schwer abzuschätzende, deutliche Resorption im Transplantatlager. Von Tessier (1982) wiederentdeckt und einer breiten klinischen Anwendung zugeführt, gelten heute Transplantate aus der seitlichen Schädelkalotte als Material der ersten Wahl im Rahmen der primären Rekonstruktion panfazialer Frakturen.

Die moderne Frakturversorgung im Gesichtsbereich ist als eine Synthese aus unterschiedlichen, dem vergangenen Jahrhundert entstammenden Ideen und Therapieansätzen anzusehen, als Hansmann (1886) ein stabiles Osteosyntheseverfahren vorstellte und Müller (1890) die plastische Deckung von Schädeldefekten mit periostgestielten Tabula-externa-Transplantaten beschrieb. Letztere Technik griff Hauenstein (1977) zur Rekonstruktion von Orbitawanddefekten auf.

Technisches Vorgehen

Ein bikoronaler Bügelschnitt dient sowohl der übersichtlichen Darstellung und Versorgung von Frakturen im Bereich der Le-Fort-III-Ebene als auch als Zugang zum seitlichen Schädeldach. Der epiperiostalen Präparation eines Haut-Galea-Lappens bis zum Supraorbitalrand schließt sich die Darstellung der Regio parietalis der nichtdominanten Seite nach Umschneiden und Anlage eines Periostlappens an. Dieser sollte das geplante Entnahmegebiet allseitig um 1 cm überragen. Sind auf den präoperativ angefertigten Schädelaufnahmen Kalottendefekte bzw. Anomalien im Bereich der nicht dominanten Seite sichtbar oder erfordert die Rekonstruktion eine Verpflanzung größerer Knochenmengen, wird die gegenseitige Regio parietalis freigelegt. Form, Größe und Kontur der gewählten Transplantate richten sich nach den jeweiligen Erfordernissen, wobei zur Hebung folgende Verfahren angewandt werden:

1. Entnahme eines Calvaria-Transplantates in seiner gesamten Dicke, Spaltung der Kortikalisschichten und Rücklagerung der Tabula interna,
2. Entnahme eines kortikospongiösen Tabula-externa-Diploe-Transplantates,
3. Entnahme eines periostbedeckten Tabula-externa-Schichttransplantates.

Weitere Methoden, etwa die Gewinnung einer Paste aus Kortikalisknochenstaub mit abtragenden Instrumenten oder die ausschließliche Entnahme von Spongiosa aus der Diploe, sind für rekonstruktive Maßnahmen ohne Bedeutung.
Wir bevorzugen die technisch einfache Hebung von streifenförmigen, kortikospongiösen Calvaria-Transplantaten (Abb. 1), die den zu überbrückenden Gesichtsschädeldefekten angepaßt werden. Im Anschluß an die Blutstillung mit Knochenwachs und der Glättung scharfer Knochenkanten wird die Tabula interna mit dem Periostlappen vollständig bedeckt. Weisen Patienten einen ausgedünnten Haarwuchs auf oder fehlt dieser, sollte der eingesunkene Bezirk aus ästhetischen Gründen aufgefüllt werden, etwa mit einem paté aus Hydroxylapatitkeramik und Eigenblut.

Anwendungsgebiete

Dem komplexen Präsentationsmuster kraniofazialer Verletzungen folgend, bestehen für Calvaria-Transplantate keine Einschränkungen hinsichtlich ihres Einsatzes als Knochenersatz. Eine gängige Indikation ist die Rekonstruktion ausgedehnter Orbitawanddefekte (Abb. 2). Hier wird vorzugsweise das dünne und formbare, periostbedeckte Tabula-externa-Schichttransplantat eingelagert. Im Bereich des Oberkiefers dienen die stabilen Tabula-externa-Diploe-Transplantate der Defektüberbrückung getrümmerter Kieferhöhlenwände (Abb. 3). Bei Trümmerbrüchen der Nasoethmoidalregion läßt sich die eingesunkene Nasenwurzel mit einem aufgelagerten Span konturieren (Abb. 4). Gelingt es nicht, ausgedehnte Trüm-

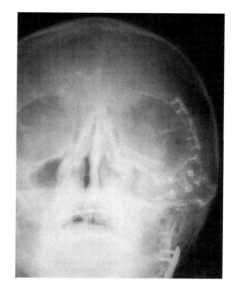

Abb. 2 Rekonstruktion des linken Orbitabodens mit einem Calvaria-Transplantat

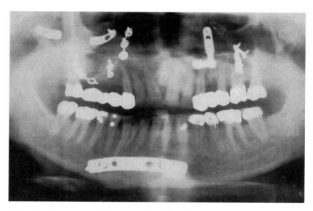

Abb. 3 Rekonstruktion der fazialen Kieferhöhlenwand rechts mit einem Tabula-externa-Transplantat, das über zwei Titanschrauben befestigt ist

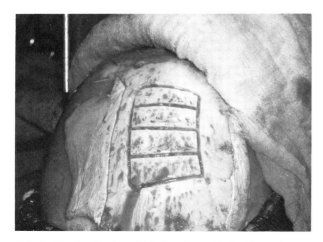

Abb. 1 Streifenförmige Tabula-externa-Diploe-Transplantate vor der Entnahme

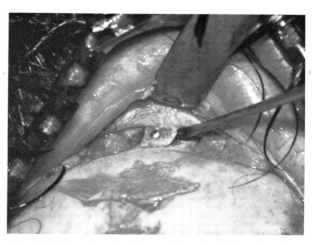

Abb. 4 Konturgebendes Calvaria-Transplantat über der eingesunkenen Nasoethmoidalregion, fixiert mit einer 2-mm-Titanschraube

merungen des Sinus frontalis mit Mini- und Mikroplattensystemen zu rekonstruieren, bringt auch hier der Einsatz der leicht gewölbten Tabula-externa-Transplantate ein sehr günstiges ästhetisches Ergebnis. Als eine weitere Indikation ist die konturgebende Auflagerung im Bereich von Deformitäten des Jochbein-Jochbogen-Komplexes anzuführen.

Abgesehen von den Einlagerungsosteoplastiken der Orbita müssen alle weichteilstützenden Transplantate mit der spongiösen Fläche dem unterliegenden Knochen formschlüssig aufliegen, bevor sie über Mini- und Mikroplattensysteme fixiert werden.

Diskussion

Schädelknochen stellt für die primär rekonstruktive Traumatologie ein äußerst nützliches Knochengewebe dar und weist gegenüber Rippen- oder Beckenknochentransplantaten entscheidende Vorteile auf. Letztere entstehen ihrer embryonalen Herkunft nach aus knorpeligen Vorstufen über endochondrale Ossifikation und unterliegen einer hohen Resorptionsrate, die zwischen 60 und 80% ihres ursprünglichen Volumens liegt. Dagegen wird das Schädeldach über desmale Ossifikation zu Bindegewebsknochen geformt, der nach Transplantation lediglich zwischen 17 und 19% seines Volumens einbüßt (Zins u. Whitaker 1983). Die im Vergleich zu Ersatzknochen geringe Resorptionsrate desmalen Knochens ist Ausdruck eines frühzeitigeren Einsprossens nutritiver Gefäße, einer besseren Diffusion angiogener Faktoren und einer höheren Konzentration osteoinduktiver Proteine (Craft u. Sargent 1989, Whitaker 1989). Die hohe Formkonstanz von Calvaria-Transplantaten ermöglicht berechenbare, ästhetische Ergebnisse von langfristigem Bestand.

Schädeldachknochen steht als ortsständiges Transplantatgewebe in ausreichender Menge zur Verfügung. Die Immobilisation des Patienten entfällt, Schmerzen am Entnahmeort und ästhetische oder funktionelle Nachteile entstehen nicht. Thaller u. Mitarb. (1989) konnten am Kaninchenmodell nachweisen, daß sich der Entnahmebezirk unter periostaler Bedeckung nahezu vollständig durchbaut. Größere, schüsselförmige Defekte können zudem mit Knochenersatzmaterialien ausgeglichen werden. Die Narben sollten versteckt im behaarten Bereich der Kopfhaut liegen.

Bei der Hebung der Transplantate macht sich die ausgesprochene Härte der Schädelkapsel nachteilig bemerkbar. Es kommt vor, daß das Osteotom oder die oszillierende Säge trotz sorgfältiger Führung zwischen Tabula externa und Diploe der Schädelwölbung nicht folgt, der kortikospongiöse Span splittert und in mehreren Teilen entnommen werden muß. Bei über 60jährigen Patienten muß man damit rechnen, daß die ursprünglich etwa 2 mm breite Diploekammer (Cinberg u. Mitarb. 1985) nicht mehr vorhanden ist. Die abschließende, paßgenaue Konturierung der Transplantate erfordert Geduld und ist nur mit scharfen Meißeln oder hochtourigen, rotierenden Instrumenten möglich.

Als potentielle Komplikationen bei der Transplantatentnahme müssen Verletzungen der Dura mater und oberflächlich liegender Gefäße, Embolien über eröffneten Diploevenen, Liquorfisteln und subdurale Hämatome genannt werden. Über derartige Komplikationen wurde in drei großen Nachuntersuchungen, die zusammen 310 Patienten umfaßten, nicht berichtet (Hunter u. Mitarb. 1989, Powell u. Riley 1989, Tessier 1982).

Zusammenfassung

Wir berichten über die verschiedenen Einsatzmöglichkeiten von Calvaria-Transplantaten im Rahmen der primär rekonstruktiven Traumatologie fazialer Frakturen. Durch eine frühzeitige und umfassende Versorgung, die stabile Osteosyntheseverfahren und den sofortigen Ersatz verlorengegangenen Knochens durch formstabilen Schädelknochen einschließt, lassen sich günstige ästhetische Ergebnisse erreichen.

Literatur

Cinberg, J. Z., F. A. Rosenbaum, C. Lowrie, M. Gorman: Calvarial grafts for midface rehabilitation. Arch. Otolaryngol. 111 (1985) 434–436

Craft, P. D., L. A. Sargent: Membranous bone healing and techniques in calvarial bone grafting. Clin. plast. Surg. 16 (1989) 11–19

Gruss, J. S., J. H. Phillips: Complex facial trauma: the evolving role of rigid fixation and immediate bone graft reconstruction. Clin. plast. Surg. 16 (1989) 93–104

Hansmann: Eine neue Methode zur Fixierung der Fragmente bei complicirten Fracturen. Verh. dtsch. Ges. Chir. 15 (1886) 134–136

Hauenstein, H.: Möglichkeiten zur Rekonstruktion von traumatischen Defekten der Orbita und ihrer unmittelbaren Umgebung. In Schuchardt, K.: Fortschritte der Kiefer- und Gesichts-Chirurgie, Bd. XXII. Thieme, Stuttgart 1977 (S. 76–79)

Hunter, D., S. Baker, S. M. Sobol: Split calvarial grafts in maxillofacial reconstruction. Otolaryngol. Head Neck Surg. 102 (1989) 345–350

Manson, P. N.: Cranial orbital fractures. Oral max. fac. Surg. Clin. N. Amer. 2 (1990) 121–143

Müller, W.: Zur Frage der temporären Schädelresektion an Stelle der Trepanation. Zbl. Chir. 17 (1890) 65–66

Powell, N. B., R. W. Riley: Facial contouring with outer-table calvarial bone. Arch. Otolaryngol. 115 (1989) 1454–1458

Tessier, P.: Autogenous bone grafts taken from the calvarium for facial and cranial applications. Clin. plast. Surg. 9 (1982) 531–538

Thaller, S. R., J. C. Kim, H. K. Kawamoto: Calvarial bone graft donor site: a histological study in a rabbit model. Ann. plast. Surg. 23 (1989) 390–395

Whitaker, L. A.: Biological boundaries: a concept in facial skeletal restructuring. Clin. plast. Surg. 16 (1989) 1–10

Zins, J. E., L. A. Whitaker: Membranous versus endochondral bone: implications for craniofacial reconstruction. Plast. reconstr. Surg. 72 (1983) 778–784

Kontaktadresse
Dr. Dr. Uwe Frohberg
Fachbereich Mund-Kiefer-Gesichtschirurgie
– Plastische Operationen –
Ev. Krankenhaus Bethesda gGmbH
Ludwig-Weber-Str. 15
W-4050 Mönchengladbach 1

Bernd Gattinger und Joachim A. Obwegeser, Linz

Wiederherstellung von partiellen und totalen Mittelgesichtsdefekten nach Schußverletzungen

Einleitung

Bei Schußverletzungen ist prinzipiell zu unterscheiden zwischen Hochgeschwindigkeits- oder Niedergeschwindigkeitsprojektilen, die völlig unterschiedliche Gewebstraumen nach sich ziehen (Gellis 1983). Während bei Projektilen geringer Geschwindigkeit (bis 450 m/s) die Gewebszertrümmerung auf einen geringen Durchmesser beschränkt bleibt, Ein- und Ausschuß eher klein sind und die Geschosse oft im Gewebe bleiben, sind bei Hochgeschwindigkeitsprojektilen (über 1000 m/s) (De Muth 1966) ausgedehnte Gewebszertrümmerungen mit großen Defekten im Ausschußbereich die Regel. Eine Sonderstellung nehmen die Schrotgeschoßverletzungen ein: Obwohl die Projektile von eher geringer Geschwindigkeit sind, verursachen sie durch ihren Charakter weitgehende Gewebszertrümmerungen (Drye u. Schuster 1953).

Die Energie, die an das Gewebe abgegeben wird, ist abhängig von der Geschwindigkeit bzw. von ihrer Differenz beim Ein- und Ausschuß sowie von der Masse des Projektils. Eine Klassifikation von Schußverletzungen ist wegen ihrer Vielfalt schwierig; eine klinisch brauchbare haben Cohen u. Mitarb. (1986) veröffentlicht, wobei vier Schwerestufen mit einem Beisatz für ausgedehnte Weichteildefekte angewendet werden.

Verletzungsentstehung

Bei den unten dargelegten Patienten handelt es sich ausschließlich um im zivilen Bereich entstandene Traumen, überwiegend entstanden durch Schrotschüsse, da diese offensichtlich der Bevölkerung durch die Ausbreitung des Jagdsportes besonders häufig zur Verfügung stehen; nur in Ausnahmefällen handelt es sich um Handfeuerwaffen. Als Ursache sind bei den hier dargestellten Fällen ausschließlich in suizidaler Absicht selbst beigebrachte Verletzungen festzustellen.

Rekonstruktionsmaßnahmen

Bei Durchschüssen mit Handfeuerwaffen sind nur selten Rekonstruktionsmaßnahmen notwendig. Allerdings sind bei großen Kalibern Gewebszerstörungen in größerem Ausmaß nicht auszuschließen. Davon zeugt ein Patient, bei dem sich der Einschuß rechts submental befand. Das Geschoß frakturierte den Unterkiefer, verletzte die Zunge rechts und zerstörte den frontalen Alveolarfortsatz des Oberkiefers unter Zerreißung des harten Gaumens. Der Ausschuß befand sich paranasal links.

Nach Osteosynthese des Unterkiefers und Direktverschluß von Einschuß und Zunge konnte der Gaumen mit vorhandenem Material geschlossen werden. Der Weichteildefekt des Ausschusses wurde durch Rotation der Wange gedeckt. Als rekonstruktiver Sekundäreingriff war lediglich der Aufbau des frontalen Oberkieferalveolarfortsatzes mit einem autologen Spongiosatransplantat zur Verbesserung der prothetischen Ausgangsposition notwendig.

Bei angesetzten Schrotgewehrverletzungen kommt es in allen Fällen zu starken Devastierungen des Gewebes, wobei bei vorwiegend submentalem Einschuß durch die Distanz zum Abzug des Gewehres eine Überstreckung der Halswirbelsäule bei der Auslösung des Schusses erfolgt, so daß die Geschosse durch das Mittelgesicht austreten.

Bei seitlicher Verziehung der Schußbahn zeigen sich im Mittelgesichtsbereich oft nur Weichteilzerstörungen, wie bei einem Patienten mit submentalem Einschuß, Zerstörung des Unterkieferhorizontalastes und weitgehende Zerreißungen der seitlichen Mittelgesichtsweichteile. Der Mandibuladefekt wurde mit Platten überbrückt und die verlorenen Weichteile durch Schwenkung und Rotation vom Hals her geschlossen. Die ossäre Rekonstruktion des Horizontalastes blieb einem Sekundäreingriff vorbehalten.

Bei ähnlichem Schußverlauf, aber Ausschuß annähernd in der Mittellinie, erfolgt die Hauptzerstörung in den zentralen Anteilen des Mittelgesichtes. Oberkiefer, Nasengerüst und darüberliegende Weichteile sind vorwiegend betroffen. Bei einem jungen Mann waren im Zuge seines dritten Suizidversuches folgende Defekte festzustellen: submentaler Einschuß, Defekt des Mandibulamittelstückes, Zungenzerreißung, Verlust der Gaumenplatte und des anterioren Oberkieferanteiles, Verlust großer Anteile der Nase und der umgebenden Weichteile. Infolge des reduzierten Allgemeinzustandes bei Eintreffen in der Fachabteilung konnte primär nur eine Notversorgung durchgeführt werden. In der Folge wurde durch Wiederherstellung der Weichteile mit Verschiebung aus der Umgebung sowie einem großen, temporal gestielten Stirnlappen das Äußere rekonstruiert und durch Knochentransplantation zum Ober- und Unterkiefer mit anschließender Kammplastik die Voraussetzung für eine optimale prothetische Versorgung zur Wiederherstellung der Kaufunktion geschaffen.

Problemhafter gestaltet sich die Durchführung der Rekonstruktion bei praktisch totalem Gesichtsverlust. Auch dafür kann ein Beispiel angeführt werden. Durch einen submental aufgesetzten Schrotschuß kam es zum Verlust des Mandibulamittelstückes und der Unterlippe, des Oberkiefers mit Ausnahme der Tuberregion, der Oberlippe und des gesamten knöchernen und Weichteilmittelgesichtes. Da der Patient erst nach mehreren Stunden gefunden wurde, war infolge des Blutverlustes durch den devastierten Gesichtsschädel sein Allgemeinzustand sehr schlecht, so daß nur eine Notversorgung mit Entstehen einer gemeinsamen Öffnung für Mund- und Nasenraum möglich war.

Durch eine Folge rekonstruktiver Eingriffe wurden die Weichteile aus der näheren Umgebung zur Bildung von

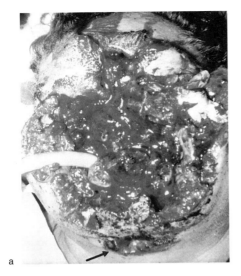

a

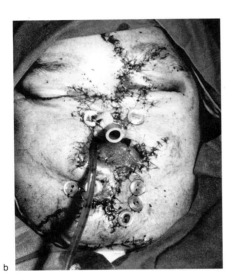

b

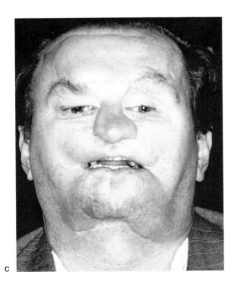

c

Ober- und Unterlippe und Trennung von Nasen- und Rachenraum herangezogen. Durch Knochen- und Knorpeltransplantation mit nachfolgender Kammplastik konnten funktionsfähige Ober- und Unterkiefer hergestellt werden. Der Nasenersatz erfolgte nach Vorpflanzen von Composite Grafts zum Ersatz der Nasenflügel in die Schläfenregion mit einem Stirnlappen, in den nach Einheilung ein Winkelspan eingebracht wurde (Abb. **1**), so daß eine weitgehende funktionelle und morphologische Rehabilitation erreicht werden konnte.

Konklusion

Die hier vorgestellten Fälle zeigen die teilweise katastrophalen Folgen von zivilen Schußverletzungen mit devastierenden Defekten. Es konnte jedoch auch dargestellt werden, daß durch rekonstruktive Maßnahmen vor allem aus der näheren Defektumgebung in Kombination mit ossären Transplantationen weitgehende Rehabilitationen in funktioneller und morphologischer Sicht möglich sind, die eine soziale Integration der Betroffenen erhoffen lassen.
Voraussetzung ist allerdings eine Folge wohlabgestimmter Behandlungsschritte.

Zusammenfassung

Schußverletzungen im zivilen Bereich, meist in suizidaler Absicht zugefügt, ergeben ein vielschichtiges Spektrum verschiedener Defektverletzungen bis hin zur totalen Devastierung des gesamten Gesichtsschädels. Auch bei ausgedehnten Gewebsverlusten haben sich vor allem rekonstruktive Maßnahmen aus der näheren Defektumgebung in funktioneller und ästhetischer Hinsicht als praktikabel erwiesen. An Hand von Beispielen vom einfachen Durchschuß bis hin zum Verlust des gesamten Gesichtes werden zielführende Wiederherstellungsmaßnahmen dargestellt.

Literatur

Cohen, M. A., B. N. Shakenovsky, J. Smith: Low velocity hand-gun. Injuries of the maxillofacial region. J. max.-fac. Surg. 14 (1986) 26
De Muth, W. E.: Bullet velocity and design as determinantes of wounding capability: An experimental study. J. Trauma 6 (1966) 222
Drye, J. C., G. Schuster: Shotgun wounds. Amer. J. Surg. 85 (1953) 438
Gellis, M. B.: Massive craniofacial injury: Initial treatment and methods of reconstruction. J. oral max.-fac. Surg. 41 (1983) 605

Kontaktadresse
Prim. Univ.-Prof. Dr. Bernd Gattinger
Abteilung für Mund-, Kiefer- und Gesichtschirurgie des Allgemeinen öffentlichen Krankenhauses der Stadt Linz
Krankenhausstr. 9
A-4020 Linz

◀ Abb. **1a–c** Patient mit Totalverlust des Gesichtes nach Schrotschußverletzung bei submentalem Einschuß (→) (**a**).
b Nach primärer Notversorgung bestehen weitgehend Skelett- und Weichteildefekte mit gemeinsamer Mund- und Nasenöffnung.
c Nach Rekonstruktion von Weichteilen und funktionsfähigem Ober- und Unterkiefer mit prothetischer Versorgung (s. auch Text)

Gabriele Brand, Wiebke Dreesen, Kiel, und Konrad Wangerin, Stuttgart

Zeitwahl der operativen Versorgung der Jochbeinfrakturen

Einleitung

Unabhängig von der Klassifikation der Jochbeinfrakturen, wie sie von Spiessl u. Schroll (1972) angegeben wurde, erfolgt die Indikation zur operativen Versorgung an der Kieler Klinik bei auftretenden Sensibilitätsstörungen, orth- und pleoptischen Funktionsstörungen sowie skelettalen Fehlstellungen. Hierbei hat sich folgendes Vorgehen bewährt:

1. Sofortige transbukkale Einzinkerreposition des Jochbeins mit Dekompression des N. infraorbitalis in intravenöser Kurznarkose.
2. Fixierung des Jochbeins durch Miniplattenosteosynthese am lateralen Orbitarand in Intubationsnarkose, wenn die alleinige Einzinkerreposition nicht erfolgreich war.
3. Bei Mehrfachfrakturen im Orbitaboden oder bei infraorbitalen Repositionshindernissen erfolgt eine zusätzliche Orbitabodenrevision mit Einlage lyophilisierter Dura oder eine Polydioxanonschale und Miniplattenosteosynthese am Infraorbitalrand.
4. Das zusätzliche Einbringen eines Ballonkatheters in die Kieferhöhle ist nur noch in den seltenen Fällen umfangreicher Trümmerfrakturen zur Wiederherstellung des Lumens nötig.

Fragestellung

Ein Problem von Jochbeinfrakturen ist die bleibende Sensibilitätsstörung im Infraorbitalbereich. In einer Nachuntersuchung des Krankengutes der Kieler Klinik haben wir feststellen wollen, ob Ausmaß und Dauer der infraorbitalen Sensibilitätsstörungen abhängig sind vom Zeitpunkt der operativen Versorgung.

Material und Methode

Wir bestellten 418 Patienten, die in den Jahren 1981–1988 wegen einer Jochbeinfraktur an der Kieler Klinik operativ behandelt wurden, zur Nachuntersuchung ein. Klinisch untersuchten wir neben knöchernen Fehlstellungen die Sensibilität im Bereich des N. infraorbitalis sowie orth- und pleoptische Funktionsstörungen. Während die präoperativen klinischen Befunde unseren Krankenunterlagen entnommen wurden, erfolgte die Prüfung der Sensibilität in unserer Nachuntersuchung durch Spitz-Stumpf-Unterscheidung, Registrierung der thermischen Empfindung und die Zweipunktdiskrimination.
Röntgenologisch wurden durch eine Schädelaufnahme im okzipitomentalen Strahlengang die betroffene Kieferhöhle und Orbita kontrolliert.

Ergebnisse

Präoperativ fanden wir bei einer Gesamtzahl von 418 Patienten bei 242 Patienten (58%) Sensibilitätsstörungen im Bereich des Versorgungsgebietes des N. infraorbitalis. 50 Patienten (12%) klagten über Doppelbilder. Eine palpable Stufe fand sich 197mal (47%). Eine Mundöffnungseinschränkung wurde in 62 Fällen (15%) dokumentiert. Bei einigen Patienten lagen mehrere Befunde gleichzeitig vor.
Zur Nachuntersuchung erschienen 196 (47% der Gesamtzahl). Bleibende Sensibilitätsstörungen registrierten wir bei noch 76 (39%) Patienten. Doppelbilder fanden wir bei 3 (2%) Patienten. Eine sicht- oder tastbare Dislokation durch knöcherne Fehlstellung lag bei keinem Patienten vor.
4% der Patienten wurden am Unfalltag, 12% vom 1. bis 3. Tag und 33% bis zum 7. Tag nach dem Unfallereignis, 51% zu einem späteren Zeitpunkt versorgt.
Die Zeitpunkte der operativen Versorgung der Patientengruppe ohne bleibende Sensibilitätsstörungen waren: 46% der Patienten waren bis zum 3. Tag (15% bereits am Unfalltag), weitere 40% bis zum 7. Tag nach dem Unfallereignis versorgt. Nur 14% wurden nach dem 7. Tag operiert.
Der Vergleich der prä- und postoperativen orth- und pleoptischen Befunde zeigt in allen drei Fällen verbliebener Doppelbilder eine Vergrößerung des Gebrauchssehfeldes. Die operative Versorgung erfolgte in diesen Fällen nach 10 und 18 Tagen.

Diskussion

Sensibilitätsstörungen des N. infraorbitalis bei Jochbeinfrakturen wurden von Waldhart (1975) bei einer Gruppe von 40 Patienten präoperativ mit 70% angegeben. Fischer-Brandies u. Dielert (1983) berichten in einer Untersuchung von 177 Patienten über 51% präoperativ bestehende Sensibilitätsstörungen. Nach differenzierten neurologischen Prüfungen von 122 Patienten berichten Reuther u. Mitarb. (1976) über 94% primäre Sensibilitätsstörungen. Eigene Untersuchungen zeigten bei 418 Patienten präoperative Störungen der Sensibilität in 58% der Fälle. Den Anteil von postoperativen Störungen der Sensibilität geben Düker u. Scheuble (1974) mit 29%, Reuther u. Mitarb. (1976) mit 34% an. Das Ergebnis unserer Untersuchungen liegt mit 34% in einem vergleichbaren Bereich. Untersuchungen über die Abhängigkeit der Sensibilität vom Zeitpunkt der operativen Versorgung sind in der Literatur bisher nicht beschrieben worden.
Die prä- und postoperativen orth- und pleoptischen Untersuchungen zeigten mit 2% einen geringen Anteil an Diplopien. Vergleichbare Werte von 2–5% persistierender Doppelbilder geben Düker u. Olivier (1975) an. Schiffer u. Austermann (1977) berichten über 8% blei-

bende Motilitätsstörungen. Die operative Versorgung erfolgte hier jedoch nach einer durchschnittlichen Zeit von 43 Tagen nach dem Unfallereignis.

Wir sind deshalb der Ansicht, daß zur Verringerung des Risikos infraorbitaler Sensibilitäts- und orth- und pleoptischer Funktionsstörungen die Versorgung von Jochbeinfrakturen so früh wie möglich durchgeführt werden soll.

Zusammenfassung

In den Jahren 1981−1988 wurden an der Kieler Klinik 418 Jochbeinfrakturen operativ versorgt. Eine Kontrolluntersuchung von 196 Patienten (47%) zeigte, daß bleibende Sensibilitätsstörungen im Bereich des Versorgungsgebietes des N. infraorbitalis nach frühzeitiger Frakturversorgung wesentlich seltener als bei Versorgung zu einem späteren Zeitpunkt sind.

Literatur

Düker, J., D. Olivier: Drahtosteosynthese der Jochbeinfrakturen. In Schuchardt, K., B. Spiessl: Fortschritte der Kiefer- und Gesichts-Chirurgie, Bd. XIX. Thieme, Stuttgart 1975 (S. 156)

Düker, J., G. Scheuble: Schmerzen und Sensibilitätsstörungen im Bereich des N. infraorbitalis nach Jochbeinfrakturen. Zahnärztl. Welt 83 (1974) 989

Fischer-Brandies, E., E. Dielert: Zur Bedeutung der rechtzeitigen Diagnose von Jochbeinfrakturen. Unfallheilkunde 86 (1983) 472

Reuther, J., J.-E. Hausamen, W. Esswein: Neurologische Störungen nach Frakturen im Kiefer- und Gesichtsbereich. In Schuchardt, K., G. Pfeifer: Fortschritte der Kiefer- und Gesichts-Chirurgie, Bd. XXI. Thieme, Stuttgart 1976 (S. 290)

Schiffer, H.-P., K.-H. Austermann: Ophthalmologische Spätfolgen nach Jochbeinfrakturen. In Schuchardt, K., R. Becker: Fortschritte der Kiefer- und Gesichts-Chirurgie, Bd. XXII. Thieme, Stuttgart 1977 (S. 110)

Spiessl, B., K. Schroll: Jochbeinfrakturen. In Nigst, H.: Spezielle Frakturen- und Luxationslehre, Bd. I/1. Thieme, Stuttgart 1972

Waldhart, E.: Ergebnisse einer Kontrolluntersuchung von Patienten mit Jochbeinfrakturen. In Schuchardt, K., B. Spiessl: Fortschritte der Kiefer- und Gesichts-Chirurgie, Bd. XIX. Thieme, Stuttgart 1975 (S. 166)

Kontaktadresse
Dr. Gabriele Brand
Abteilung Kieferchirurgie
Christian-Albrechts-Universität Kiel
Arnold-Heller-Str. 16
W-2300 Kiel 1

Johannes Schubert, Halle

Stellenwert konservativ-chirurgischer Therapie von Frakturen des lateralen Mittelgesichts

In der Traumatologie des Kiefer-Gesichts-Bereichs haben verschiedene Osteosyntheseverfahren einen festen Platz zur Behandlung eingenommen. Hinsichtlich der Frakturen des Mittelgesichts scheint gleichfalls ein Wandel eingetreten zu sein. Bei einem Literaturvergleich fällt auf, daß in den Berichten Anfang der 70er Jahre von 6 Kliniken jeweils eine Hälfte konservativ-chirurgische, die andere operative Verfahren für die Therapie der lateralen Mittelgesichtsfrakturen benutzte. In den letzten 12 Jahren wurde nur noch in einem Fünftel von 12 analysierten Kliniken vorwiegend konservativ-chirurgisch vorgegangen.

Dieser offensichtliche Trendwandel war uns Anlaß, unser seit 40 Jahren konstantes therapeutisches Vorgehen bei der Behandlung von Jochbein- und Jochbogenfrakturen kritisch zu analysieren. Von über 1400 solcher Frakturen haben wir zufällig 137 Patienten nachuntersucht, die zwischen 1986 und 1989 behandelt worden waren.

Frakturverteilung und -ursachen unterschieden sich nicht von anderen veröffentlichten Studien (Abb. **1**). Lediglich unsere Klassifikation richtet sich einfach nach topographischen Gesichtspunkten. Doppelt so häufig waren allerdings Roheitsdelikte Ursache von Jochbeinfrakturen im Gegensatz zu solchen mit Beteiligung des Jochbogens, bei denen sich Verkehrsunfälle und Roheitsdelikte die Waage hielten.

Die auffälligsten primären Symptome der Frakturen, die auch zur Beurteilung des Behandlungsergebnisses herangezogen worden sind, stellt die Abb. **2** dar.

Unser therapeutisches Vorgehen (Tab. **1**) war primär immer bestimmt durch den Repositionsversuch mittels einzinkigem Knochenhaken. Auch bei deutlicher Mobilität der Fragmente ohne sichere Verhakung wurde damit der Eingriff in Kurznarkose zunächst beendet. Nach bis zu 2 Tagen stationären Aufenthalts konnten die Patienten entlassen werden und nach 7−10 Tagen ihrer Tätigkeit wieder nachgehen. In seltenen Fällen wurden ein zweiter Repositionsversuch nach ca. 1 Woche und bei Trümmerfrakturen häufiger die primäre Osteosynthese erforderlich.

Unsere Therapieergebnisse sind überzeugend (Tab. **2**). Wir erreichten bei strengen Kontrollkriterien eine Restitutio ad integrum in über 70% der Fälle. Sie liegen damit z. T. deutlich über den Erfolgsquoten von Kliniken, in denen überwiegend Osteosynthesen angewendet werden (35−70% Restitutio ad integrum).

Bestätigung für unser Vorgehen fanden wir vorwiegend in über 20 Jahre zurückliegenden Literaturquellen. 1989 veröffentlichten allerdings Kaastad u. Freng ihre Behandlungserfolge mit der einfachen Hakenzugreposition ohne zusätzliche Retention, die unseren Ergebnissen völlig entsprechen. Auch schließen wir uns der Meinung dieser Autoren an, daß komplizierte präoperative therapie-

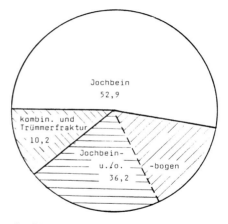

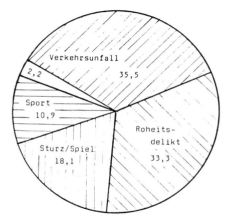

a

b

Abb. **1a** u. **b** Diagnosegruppen (**a**) und Ursachen (**b**) der 137 nachuntersuchten Frakturen des lateralen Mittelgesichts

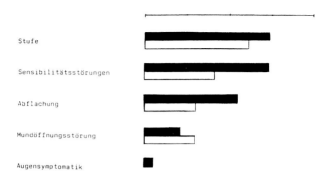

Stufe

Sensibilitätsstörungen

Abflachung

Mundöffnungsstörung

Augensymptomatik

Abb. **2** Häufigkeit der bei Behandlungsbeginn erhobenen Symptome bei 137 Frakturen des lateralen Mittelgesichts, die bei der Nachuntersuchung berücksichtigt wurden

Tabelle **1**   Therapie von 137 Frakturen des lateralen Mittelgesichts

	Hakenzug	Osteo-synthese
Jochbeinimpression	70	⟶ 5
Jochbogenimpression	13	0
Jochbein-/Jochbogenimpression	35	0
Trümmer- und kombinierte Frakturen	2	⟶1→ 12
	87,5%	12,5%

Tabelle **2**   Therapieergebnisse bei 137 Frakturen des lateralen Mittelgesichts

	Hakenzug	Osteo-synthese
Restitutio ad integrum	88 (73,3%)	7 (41,2%)
ästhetische Störungen	1	6
palpatorische Stufenbildung	14	1
funktionelle Störungen	29	7
davon:		
MÖ-Behinderung	0	0
Hyp.- und Parästhesien	24	4
tempor. sympt. Neuralgie	2	1
sonstige	3	2

orientierte diagnostische Klassifikationen (z. B. nach Rowe) entbehrlich sind.

Letztlich sind auch die Argumente der Osteosyntheseverfechter bezüglich Verlagerungstendenzen, Stabilität, Anzahl und Lokalisation sowie Art der Osteosynthese teilweise in sich selbst widersprüchlich. Es gibt dank der überzeugenden Therapieergebnisse, der kurzen Behandlungsdauer und des geringen Aufwands wegen für uns deshalb keinen Grund, unser seit 40 Jahren bewährtes therapeutisches Konzept zu verlassen.

Zusammenfassung

137 zufällig ausgewählte Patienten, die zwischen 1986 und 1989 wegen Frakturen des lateralen Mittelgesichts operiert worden waren, wurden nachuntersucht. Bei über 85% reichte die perkutane Hakenzugreposition als einzige therapeutische Maßnahme aus, um für 73% der so behandelten Patienten eine Restitutio ad integrum zu erreichen. Deshalb gibt es keine Veranlassung, diese einfache und sichere Therapie zugunsten aufwendiger Methoden (einschließlich Osteosynthese) zu verlassen. Trümmerfrakturen müssen allerdings vorwiegend operativ behandelt werden, wobei die Drahtnahtosteosynthese nach wie vor ihre Berechtigung behält.

Literatur

Kaastad, D., A. Freng: Zygomatico-maxillary fractures. Late results after traction-hook reduction. J. cranio-max.-fac. Surg 17 (1989) 210–214
Weitere Literatur beim Verfasser

Kontaktadresse
Doz. Dr. Dr. Johannes Schubert
Klinik und Poliklinik
für Kiefer-Gesichtschirurgie und Chirurgische Stomatologie
der Martin-Luther-Universität Halle-Wittenberg
Große Steinstr. 19
O-4020 Halle/Saale

Frank Halling, Hans-Albert Merten und Hans-Georg Luhr, Göttingen

Probleme der Positionierung und Stabilisierung dislozierter Jochbeinfrakturen

Etwa 45% aller Mittelgesichtsfrakturen sind Verletzungen des zygomatikoorbitalen Komplexes (Westphal u. Mitarb. 1977, Manson u. Mitarb. 1985). Die frühzeitige Reposition und die Stabilisierung dislozierter Skelettabschnitte sind im Mittelgesicht hinsichtlich des ästhetischen Spätergebnisses von ganz besonderer Bedeutung (Luhr 1987). Seitdem Härle u. Düker 1976 die Anwendung der Miniplattenosteosynthese bei Jochbeinfrakturen angegeben haben, hat sich diese Therapie eindeutig gegenüber der früher üblichen Drahtosteosynthese durchgesetzt. In den letzten Jahren sind zahlreiche Modifikationen der Miniplatten und noch grazilere Mikroplatten (Luhr 1988) entwickelt worden, die den Knochenstrukturen und auftretenden Belastungen im Mittelgesicht optimal angepaßt sind. Eigene klinische Erfahrungen und die Tatsache, daß dem zygomatikomaxillären Stützpfeiler, insbesondere im angloamerikanischen Schrifttum (Manson u. Mitarb. 1985, Gruss 1986, Manson u. Iliff 1988), immer größere Bedeutung beigemessen wird, veranlaßten uns, ein Behandlungskonzept für laterale Mittelgesichtsfrakturen zu entwickeln, das anatomische und funktionelle Gegebenheiten stärker als bisher berücksichtigt (Tab. **1**).

Anatomische und funktionelle Gesichtspunkte

Der Frakturtyp und die direkte Dislokation einer lateralen Mittelgesichtsfraktur hängen von der Art und dem Ausmaß der auf den zygomatikoorbitalen Komplex einwirkenden Kraft ab (Manson u. Iliff 1988). Die indirekte Dislokation des Jochbeins wird durch die ansetzende Muskulatur bewirkt, wobei dem Kaudalzug des M. masseter bei Zerreißung der Fascia temporalis eine besondere Bedeutung zukommt. Fain u. Mitarb. (1981) bezeichneten dies funktionell als osteomuskuläre Achse, die sich vom Processus frontalis des Jochbeins bis zum Kieferwinkel erstreckt. Tajima (1977) konnte bei experimentell erzeugten Frakturen des Jochbeinkomplexes häufig Bruchlinienverläufe in der pterygomaxillären Region beobachten. Damit ist nach Ansicht von Beckers (1979) der Jochbeinkomplex zusätzlich dem Zug der Mm. pterygoidei ausgesetzt und neigt damit zur Rotation nach dorsal. Die Rotationsachse liegt variabel zwischen der Sutura zygomaticofrontalis und dem Jochbeinmassiv (Stute u. Schmallenbach 1977).

Dislokationen des Jochbeins können klinisch an vier charakteristischen Stellen (lateraler Orbitarand, Infraorbitalrand, Jochbogen, Crista zygomaticomaxillaris) nachgewiesen werden. Obwohl lateroorbital ein sehr kompakter Knochen vorliegt, der sich gut zur Stabilisierung des Jochbeinkomplexes eignet, kann diese Region kaum zur

Tabelle **1** Behandlungskonzept lateraler Mittelgesichtsfrakturen

Diagnose	Therapie
1. nichtdislozierte oder minimal dislozierte Jochbeinfraktur	konservativ (evtl. Hakenreposition)
2. dislozierte Jochbeinfraktur ohne klinische und röntgenologische Zeichen einer Orbitabodendefektfraktur	Hakenreposition intraorale Repositionskontrolle obligate lateroorbitale Miniplattenosteosynthese
3. Trümmerfraktur des Jochbeines und der fazialen Kieferhöhlenwand	Hakenreposition intraorale Repositionskontrolle obligate lateroorbitale Miniplattenosteosynthese fakultative Miniplattenosteosynthese an der Crista zygomaticomaxillaris
4. isolierte Jochbogenfraktur	Hakenreposition
5. kombinierte Jochbein- und Orbitabodendefektfraktur	Hakenreposition intraorale und infraorbitale Repositionskontrolle obligate lateroorbitale Miniplattenosteosynthese fakultative infraorbitale Mini- oder Mikroplattenosteosynthese fakultative Miniplattenosteosynthese an der Crista zygomaticomaxillaris Rekonstruktion des Orbitabodens

Überprüfung der Repositionsgenauigkeit herangezogen werden (Manson u. Iliff 1988). Am knöchernen Schädel spiegelt sich die Dislokation des Jochbeinkomplexes am besten am gewölbten zygomatikomaxillären Stützpfeiler wider. Die Knochendecke im Bereich der Crista zygomaticomaxillaris ist zwar dünn, erlaubt aber eine der grazilen Knochenstruktur entsprechende Frakturversorgung (Ewers u. Schilli 1977).

Operatives Vorgehen

Zur Beurteilung der Repositionsgenauigkeit führen wir seit einiger Zeit bei der operativen Versorgung jeder lateralen Mittelgesichtsfraktur eine intraoperative Freilegung des Jochbeinpfeilers durch. Im einzelnen wird bei isolierten Jochbeinaussprengungen zunächst die Sutura zygomaticofrontalis dargestellt und anschließend nach intraoraler, hochvestibulärer Schnittführung die Crista zygomaticomaxillaris freigelegt (Luhr 1987). Die perkutane Reposition mit dem Einzinkerhaken folgt dann unter Sicht auf beide Knochenstrukturen und palpatorischer Kontrolle des Infraorbitalrandes. Unter ständigem Hakenzug wird eine Minikompressionsplatte lateroorbital verschraubt, die bei isolierter Aussprengung des Jochbeinkörpers zur Fixierung fast immer ausreicht. Ist allerdings bei Trümmer- oder Defektfrakturen keine stabile Situation an der Crista zygomaticomaxillaris erreichbar, wird auch dort eine Miniplattenosteosynthese angebracht und ggf. eine primäre Rekonstruktion vorgenommen (Abb. 1). Das Absaugen des meist vorhandenen Kieferhöhlenhämatoms vervollständigt das intraorale Vorgehen. Besteht gleichzeitig eine infraorbitale Stückfraktur oder Orbitabodenfraktur, wird zusätzlich der Infraorbitalrand bzw. der Orbitaboden über einen medianpalpebralen Schnitt exponiert, der ästhetisch die besten Ergebnisse zeigt (Becker u. Austermann 1977). Kleine, isolierte Knochenabsprengungen am Infraorbitalrand können mit dem Mikroplattensystem (Luhr 1990) hervorra-

gend stabilisiert werden (Abb. 2). Für isolierte Jochbogenfrakturen ist lediglich eine Hakenreposition erforderlich, da die Fragmente durch die temporomassetäre Faszienverspannung „geschient" sind (Becker u. Austermann 1981).

Diskussion

Gruss (1986) bezeichnete den Jochbeinpfeiler als Schlüssel zur Behandlung instabiler Jochbeinfrakturen. Er bildet den direkten Antagonisten zum Kaudalzug des M. masseter und stützt den Jochbeinkomplex ab.

Rinehart u. Mitarb. (1989) stellten bei Belastungsversuchen experimentell erzeugter Jochbeinfrakturen geringe Verschiebungen an der Crista zygomaticomaxillaris fest, wenn die Stabilisierung lediglich durch eine Miniplattenosteosynthese an der Sutura zygomaticofrontalis erfolgt war. Da es sich wahrscheinlich um Minifixationsplatten handelte, sind die Ergebnisse nicht unbedingt auf die Anwendung von Minikompressionsplatten lateroorbital übertragbar. Trotzdem sollte der zygomatikomaxilläre Stützpfeiler aus unserer Sicht bei instabiler Knochensituation und Zertrümmerung mit einer Plattenosteosynthese versorgt werden.

Während Miniplatten bei der Behandlung von Mittelgesichtsfrakturen eine hohe Stabilität gewährleisten, erlauben die Mikroplatten die dreidimensionale Fixierung kleiner Knochenfragmente und dünner Knochenlamellen, ohne bei geringer Dicke der bedeckenden Weichteile aufzutragen. Das Mikroplattensystem eignet sich bei Erwachsenen besonders für die Anwendung am Orbitarand und im Bereich der fazialen Kieferhöhlenwand, während es im Kindesalter im gesamten Mittelgesicht indiziert ist. Lediglich lateroorbital sollte wegen des starken Muskelzuges stets eine Minikompressionsplatte angebracht werden (Luhr 1988, 1990).

Die positiven Erfahrungen bei über 100 operativ versorgten Patienten mit lateralen Mittelgesichtsfrakturen zeigen, daß die intraorale Repositionskontrolle und im Ein-

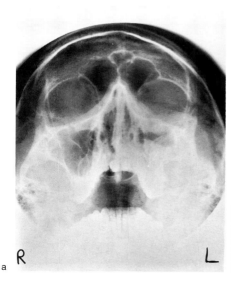
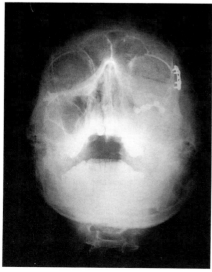

Abb. 1a u. b Dislozierte Jochbeinfraktur mit Zertrümmerung der Crista zygomaticomaxillaris und der fazialen Kieferhöhlenwand (a). b Zustand nach Minikompressionsplattenosteosynthese lateroorbital und Stabilisierung der Kieferhöhlenvorderwand und des Jochbeinpfeilers durch eine L-förmige Minifixationsplatte

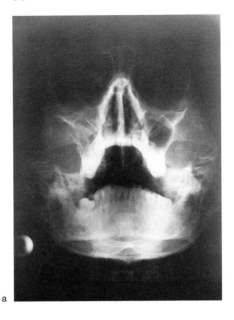

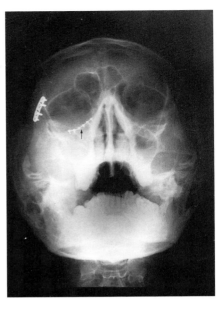

Abb. **2a** u. **b** Dislozierte Jochbein- und Orbitabodenfraktur sowie infraorbitale Stückfraktur (**a**). **b** Zustand nach operativer Versorgung mit einer Minikompressionsplatte an der Sutura zygomaticofrontalis und einer Mikroplatte infraorbital (Pfeil)

zelfall die Osteosynthese am zygomatikomaxillären Stützpfeiler fest in das Behandlungskonzept dislozierter zygomatikoorbitaler Frakturen integriert werden sollte.

Zusammenfassung

Ziel der Behandlung von lateralen Mittelgesichtsfrakturen ist die Wiederherstellung der Gesichtssymmetrie und die Beseitigung funktioneller Störungen. Zur Beurteilung der Repositionsgenauigkeit bei der Behandlung dislozierter Jochbeinfrakturen sollte neben der Darstellung der Sutura zygomaticofrontalis auch routinemäßig die intraorale Freilegung des Jochbeinpfeilers erfolgen. Hier kann wegen der gewölbten, flächenhaften Knochenstrukturen das Repositionsergebnis gut überprüft werden. Neben der obligaten Minikompressionsplatte lateroorbital ist eine Plattenosteosynthese am zygomatikomaxillären Stützpfeiler nur bei Zertrümmerungen oder extremer Dislokation des zygomatikoorbitalen Komplexes erforderlich. Das Mikroplattensystem erlaubt zusätzlich die Fixierung kleiner Knochenfragmente oder dünner Knochenlamellen, insbesondere am Infraorbitalrand oder im Bereich der fazialen Kieferhöhlenwand.

Literatur

Becker, R., K.-H. Austermann: Zur Wahl des Zugangswegs bei operativer Versorgung von Orbitafrakturen. In Schuchardt, K., R. Becker: Fortschritte der Kiefer- und Gesichts-Chirurgie, Bd. XXII. Thieme, Stuttgart 1977 (S. 33–36)

Becker, R., K.-H. Austermann: Frakturen des Gesichtsschädels. In Schwenzer, N., G. Grimm: Zahn-Mund-Kiefer-Heilkunde, Bd. 2. Thieme, Stuttgart 1981 (S. 464–583)

Beckers, H.: Vergleichende Untersuchungen zwischen Drahtosteosynthese und Miniplattenosteosynthese bei Mittelgesichtsfrakturen. Dtsch. Z. Mund-, Kiefer- u. Gesichtschir. 3 (1979) 214–219

Ewers, R., W. Schilli: Die Knochenstrukturen der Maxilla und ihre Bedeutung für die Methoden der Osteosynthese. Dtsch. Z. Mund-, Kiefer- u. Gesichtschir. 1 (1977) 148–150

Fain, I., G. Peri, P. Verge, D. Thevonen: The use of a single fronto-zygomatic osteosynthesis plate and a sinus balloon in the repair of fractures of the lateral middle third of the face. J. max.-fac. Surg. 9 (1981) 188–193

Gruss, J. S., S. E. Mackinnon: Complex maxillary fractures: role of buttres reconstruction and immediate bone grafts. Plast. reconstr. Surg. 78 (1986) 9–22

Härle, F., J. Düker: Miniplattenosteosynthese am Jochbein. Dtsch. zahnärztl. Z. 31 (1976) 97–99

Luhr, H.-G.: Versorgung begleitender Frakturen bei Gesichtsverletzungen. Langenbecks Arch. Chir. 372 (1987) 687–695

Luhr, H.-G.: A micro-system for cranio-maxillofacial skeletal fixation. J. cranio-max.-fac. Surg. 16 (1988) 312–314

Luhr, H.-G.: Indication for use of a microsystem for internal fixation in craniofacial surgery. J. craniofac. Surg. 1 (1990) 35–52

Manson, P. N., N. T. Iliff: Orbital fractures. Fac. plast. Surg. 5 (1988) 243–259

Manson, P. N., W. A. Crawley, M. J. Yaremchuk, G. M. Rockmann, J. E. Hoopes, J. H. French: Midface fractures: advantages of immediate extended open reduction and bone grafting. Plast. reconstr. Surg. 76 (1985) 1–10

Rinehart, G. B., J. L. Marsh, K. M. Hemmer, S. Bresina: Internal Fixation of Malar Fractures: An Experimental Biophysical Study. Presented at the annual meeting of the American Society of Plastic and Reconstructive Surgeons, Atlanta, 10. November 1987

Stute, H., H.-J. Schmallenbach: Klassifizierung der lateralen Mittelgesichtsfrakturen. In Schuchardt, K., R. Becker: Fortschritte der Kiefer- und Gesichts-Chirurgie, Bd. XXII. Thieme, Stuttgart 1977 (S. 17–19)

Tajima, S.: Malar bone fractures: experimental fractures on the dried skull and clinical sensory disturbances. J. max.-fac. Surg. 5 (1977) 150–156

Westphal, D., I. Koblin, U. Loewen: Orbitabodenfrakturen. In Schuchardt, K., R. Becker: Fortschritte der Kiefer- und Gesichts-Chirurgie, Bd. XXII. Thieme, Stuttgart 1977 (S. 12–16)

Kontaktadresse
Dr. Dr. Frank Halling
Abteilung Kieferchirurgie, Zentrum
Zahn-Mund-Kiefer-Heilkunde der
Universität Göttingen
Robert-Koch-Str. 40
W-3400 Göttingen

Axel Koch, Göttingen

Intraoperative Bestimmung der Jochbeinposition bei der operativen Behandlung von Mittelgesichtsfrakturen

Die anatomisch korrekte und den Grundsätzen der Symmetrie entsprechende Reposition eines disloziert frakturierten Jochbeines gestaltet sich gelegentlich schwierig. Die posttraumatische oder intraoperativ entstandene Schwellung kann nicht nur dem Auge des Operateurs eine falsche Situation vortäuschen, sondern auch die Palpation erschweren. Auch die chirurgische Darstellung aller erreichbaren Frakturen von intra- und extraoral stößt, z. B. bei Vorliegen von Trümmerzonen oder bei kombinierten Frakturen des Mittelgesichtes, an Grenzen. Unser Ansatz bestand nun darin, eine Repositionshilfe zu entwickeln, die auf einfache Weise intraoperativ eine Bestimmung der Jochbeinposition im Symmetrievergleich zur Gegenseite erlaubt.

In der vorliegenden Arbeit werden die Ergebnisse einer eigenen Untersuchung zur Bestimmung von Normwerten und -varianten der Symmetrie in der Jochbeinebene vorgestellt und mit den Angaben anderer Autoren diskutiert. Darüber hinaus werden die klinische Anwendung des Zygometers demonstriert sowie mögliche Indikationen aufgezeigt.

Eigene Untersuchung

In Zusammenarbeit mit dem Institut für Medizinische Physik und Biophysik der Universität Göttingen (Leiter: Prof. Dr. D. Harder) entwickelten wir 1988 eine Meßapparatur, die wir Zygometer nennen und die folgende Bedingungen erfüllt:

1. einfachste Handhabung und Sterilisierbarkeit, um eine intra-operative Anwendung zu ermöglichen,
2. eindeutige, meßbare räumliche Bestimmung der Jochbeinposition in der Sagittalen und in der Transversalen,
3. gleichzeitige symmetrische Messung auf der Gegenseite zur Orientierung für die Reposition.

Es handelt sich bei dem Zygometer um einen modifizierten anatomischen Transferbogen aus der SAM-Artikulator-Technik, der mit Meßsonden in der Sagittalen und in der Transversalen versehen wurde. Durch die Abstützung im äußeren Gehörgang und über dem Nasion ergibt sich aus der Konstruktion eine mittelwertige Lage in der Frankfurter Horizontalen (Abb. 1). Mit nur zwei Meßpunkten auf jeder Seite ist eine Lagebestimmung des Jochbeinkörpers in der Horizontalen im Seitenvergleich möglich.

Da mit einer vollständigen Symmetrie der Jochbeine in der Regel nicht zu rechnen ist, führten wir zur Bestimmung der physiologischen Asymmetrie mit dem Zygometer Messungen an 200 unverletzten Mitarbeitern und Studenten der Göttinger Klinik durch. Die Gruppe bestand zu gleichen Teilen aus weiblichen und männlichen Probanden im Alter von 19−37 Jahren. Bei der Messung wurden die Meßsonden zur Abtastung der knö-

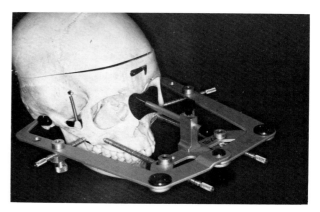

Abb. **1**   Zygometer am mazerierten Schädel

chernen Struktur unter Kompression der bedeckenden Weichteile vorgeschoben. Für die Auswertung wurde das rechte Jochbein als Fixpunkt angenommen. War demgegenüber das linke Jochbein sagittal oder transversal prominenter, ergab sich für den Seitenvergleich ein positiver Wert. War das linke Jochbein weniger prominent als das rechte, ergab sich ein negativer Wert; bei vollständiger Symmetrie ergab sich Null. Die Ergebnisse der Messungen sind in den Tab. **1** und **2** dargestellt.

Eine vollständige Symmetrie lag in etwa ⅕ der Fälle vor; bei ⅘ ergab sich eine unterschiedlich stark ausgeprägte Asymmetrie. In über 80% betrug die Größe der physiologischen Asymmetrie nicht mehr als 2 mm. Bei den Messungen in der Sagittalen (Tab. **1**) lag der Schwerpunkt bei −1 mm, so daß hier auf eine durchschnittlich geringere

Tabelle **1**   Seitendifferenz in Millimeter in der Sagittalen (n = 200)

Differenz	Männlich	Insgesamt	Weiblich
−6	0	1	1
−5	1	1	0
−4	1	3	2
−3	7	15	8
−2	19	35	16
−1	33	61	28
0	18	39	21
1	9	20	11
2	7	17	10
3	4	6	2
4	1	2	1
5	0	0	0
6	0	0	0

92

Tabelle **2** Seitendifferenz in Millimeter in der Transversalen (n = 200)

Differenz	Männlich	Insgesamt	Weiblich
−6	0	0	0
−5	0	0	0
−4	2	2	0
−3	2	12	10
−2	14	24	10
−1	16	38	22
0	27	47	20
1	16	32	16
2	13	27	14
3	6	11	5
4	3	5	2
5	0	0	0
6	1	2	1

Prominenz des linken Jochbeines in der untersuchten Gruppe geschlossen werden kann.

Diskussion

Vergleichbare Untersuchungen zur Symmetrie des Gesichtsschädels sind aus der Anatomie (Ruff 1954, Hackl 1966, Pawlak 1969, Woithe 1969, Hautvast 1971, Schumacher u. Mitarb. 1972a, 1972b, 1972c), aus der Anthropologie (Hajnis u. Farkas 1970, Oyen u. Walker 1977, Farkas u. Mitarb. 1981, 1985), aus der Kieferorthopädie (Peck u. Peck 1970, Vig u. Hewitt 1975, Shah u. Joshi, 1978) und aus der Kieferchirurgie (Burke 1971, Roggendorf 1972, Pape u. Mitarb. 1977, Rothe u. Pape 1980, Fritzemeier 1981) publiziert worden. Nach unterschiedlichen Methoden – fotografisch, röntgenologisch, direkt zephalometrisch – werden Meßwerte angegeben, die jedoch in Abhängigkeit von der Größe des Klientels nur z. T. von statistischer Aussagekraft sind.
Einigkeit besteht über das häufige Auftreten von leichten Asymmetrien. Der Grenzwert der physiologischen Asymmetrie wird von Pape u. Mitarb. (1977) und Rothe u. Pape (1980) mit 4 mm angegeben, was uns zu hoch erscheint. Nach Auswertung der eigenen Ergebnisse und im Vergleich mit den Untersuchungen von Burke (1971) und Farkas u. Mitarb. (1981) postulieren wir einen Grenzwert der physiologischen Asymmetrie bei 2 mm.
Das Auftreten einer rechtsseits stärker ausgeprägten Prominenz, wie in unserem Klientel, wird von Hackl (1966) (n = 100), Shah u. Joshi (1978) (n = 43) und Farkas u. Mitarb. (1981) (n = 308) ebenfalls beschrieben. Eine stärkere Prominenz linksseits wurde von Vig u. Hewitt (1975) (N = 64) beobachtet.
Angaben zur direkten intraoperativen Anwendung der verschiedenen Methoden und z. T. neu eingeführten Meßapparate (Hajnis u. Farkas 1970, Pape u. Mitarb. 1977) werden nicht gemacht.

Intraoperative Anwendung des Zygometers

Ziel der plastischen und rekonstruktiven Chirurgie ist in Primär- oder Sekundärversorgung die Wiederherstellung der physiologischen Norm in ästhetisch ausgewogenen Proportionen. In der En-face-Betrachtung kommt dabei der Symmetrie eine besondere Bedeutung zu (Steinhäuser 1989). Obwohl seit der Zeit der Griechen ein hohes Maß an Seitengleichheit angestrebt wurde (Seghers u. Mitarb. 1964), sind kleine Asymmetrien bekannt und teilweise erwünscht (Ruff 1954, Pawlak 1969, Peck u. Peck 1970, Rothe u. Pape 1980, Steinhäuser 1989).
Bei der Frakturversorgung kann die optische Symmetriebestimmung schwellungsbedingt u. U. erheblich erschwert sein. Hinzu kommt die Problematik der anatomisch korrekten Reposition bei Vorliegen von Trümmerzonen oder kombinierten Frakturen des lateralen und zentralen Mittelgesichtes.
Als Repositionshilfe findet in diesen Fällen das Zygometer in präoperativer Planung und intraoperativer Kontrolle seine Anwendung.
Beispielhaft zeigt die Abb. 2a intraoperativ einen Patienten mit linksseitiger dislozierter Jochbeinfraktur. Die Dislokation ist durch die posttraumatische Schwellung kaschiert. Nach Kompression des Weichteilmantels und der Schwellung durch die vorgeschobenen Meßsonden wird eine Seitendifferenz von 7 mm in der Sagittalen und

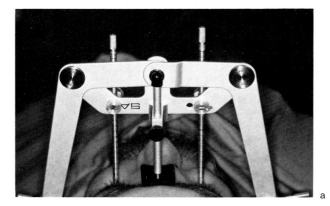

a

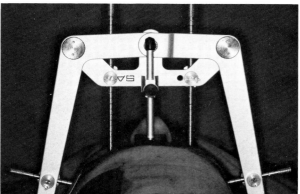

b

Abb. **2a** u. **b** Intraoperativ: **a** dislozierte Jochbeinfraktur vor Reposition, **b** Jochbeinfraktur nach Reposition

in der Transversalen deutlich. Die Abb. **2 b** zeigt den gleichen Patienten bei der intraoperativen Kontrollmessung nach Reposition und Osteosynthese. Die Seitendifferenz ist in der Sagittalen auf 0, in der Transversalen auf −1 mm ausgeglichen.

Für das Zygometer ergeben sich u. E. nach folgende Anwendungsbereiche:

- Schädelvermessungen und Symmetriebestimmungen unter anthropologischem Gesichtspunkt,
- präoperative Planung von konturverändernden Operationen im Bereich des lateralen Mittelgesichtes,
- intraoperative Repositionshilfe bei Jochbeinfrakturen, insbesondere bei Trümmerfrakturen oder Kombinationen von lateralen und zentralen Mittelgesichtsfrakturen,
- intraoperative Kontrollmessung bei gedeckter Reposition von Jochbein- oder Jochbogenfrakturen,
- postoperative Nachuntersuchung von Patienten mit Mittelgesichtsfrakturen.

Zusammenfassung

Ein leicht zu handhabendes Meßgerät zur Bestimmung der Jochbeinposition und zur Symmetriemessung in der Jochbeinebene wird vorgestellt. Die Ergebnisse von Symmetriemessungen an 200 Probanden werden beschrieben und diskutiert. Als Grenzwert für die physiologische Asymmetrie werden 2 mm Seitendifferenz postuliert. Die klinische Anwendung und die möglichen Indikationen werden dargelegt.

Literatur

Burke, P. H.: Stereophotogrammetric measurement of normal facial asymmetry in children. Hum. Biol. 43 (1971) 536−548

Farkas, L. G., G. Cheung: Facial asymmetric in healthy north american caucasians. Angle Orthod. 51 (1981) 70−77

Farkas, L. G., T. A. Hreczko, J. C. Kolar, I. R. Munro: Vertical and horizontal proportions of the face in young adult north american caucasians: revision of neoclassical canons. Plast. reconstr. Surg. 75 (1985) 328−337

Fritzemeier, C. U.: Optische Gesichtsreliefvermessung. In Schuchardt, K., N. Schwenzer: Fortschritte der Kiefer- und Gesichts-Chirurgie, Bd. XXVI. Thieme, Stuttgart 1981

Hackl, H.: Beobachtungen über Asymmetrien an Leichenschädeln. Anat. Anz. 118 (1966) 219−223

Hajnis, K., L. G. Farkas: Die Maßapparatur 'Faciometer' und ihre praktische Anwendung in der Kieferchirurgie. Stoma 23 (1970) 145−151

Hautvast, J.: Analysis of the human face by means of photogrammetric methods. Anthrop. Anz. 33 (1971) 39−47

Koch, A.: Die Zygometrie zur räumlichen Vermessung des Mittelgesichtes – Grundlagen und Bedeutung für die operative Frakturversorgung Vortrag, 8. Int. Symposion für Zahnmediziner und Kiefer-Gesichtschirurgen, St. Anton 1989

Oyen, O. J., A. Walker: Stereometric craniometry Amer. J. phys. Anthrop. 46 (1977) 177−182

Pape, H. D., M. Galanski, F. Rothe: Metrischer und röntgenologischer Vergleich des Mittelgesichtes nach periorbitalen Frakturen. In Schuchardt, K., R. Becker: Fortschritte der Kiefer- und Gesichts-Chirurgie, Bd. XXII. Thieme, Stuttgart 1977

Pawlak, K.: Asymmetrieuntersuchungen an Gefrierschnitten menschlicher Schädel. Diss., Rostock 1969

Peck, H., S. Peck: A concept of facial esthetics. Angle Orthod. 40 (1970) 284−317

Roggendorf, E.: Die Symmetrieanalyse des Gesichts. Anat. Anz. 132 (1972) 178−188

Rothe, F., H. D. Pape: Methode zur dreidimensionalen Symmetriebestimmung des Mittelgesichtes. Dtsch. zahnärztl. Z. 35 (1980) 359−361

Ruff, W.: Asymmetrie des Schädels. Diss., Berlin 1954

Schumacher, G. H., H. J. Heyne: Zur Anatomie der menschlichen NNH. Anat. Anz. 130 (1972a) 132−157

Schumacher, G. H., J. Fanghänel, G. Woithe, K. Pawlak: Quantitative Untersuchungen zur Erfassung von Asymmetrien des Kopfes, 1. Mitteilung. Anat. Anz. 131 (1972b) 391−405

Schumacher, G. H., J. Fanghänel, K. Pawlak, G. Woithe: Quantitative Untersuchungen zur Erfassung von Asymmetrien des Kopfes, 2. und 3. Mitteilung. Anat. Anz. 132 (1972c) 189−210

Seghers, M. J., J. J. Longacre, G. A. DeStefano: The golden proportions and beauty. Plast. reconstr. Surg. 34 (1964) 382−386

Shah, S. M., R. Joshi: An assessment of asymmetry in the normal craniofacial complex. Angle Orthod. 48 (1978) 141−148

Steinhäuser, E. W.: Proportionen des ästhetischen Gesichtes im Vergleich zur bildenden Kunst. In Schwenzer, N., G. Pfeifer: Fortschritte der Kiefer- und Gesichts-Chirurgie, Bd. XXXIV Thieme, Stuttgart 1989

Vig, P. S., A. B. Hewitt: Asymmetry of the human facial skeleton. Angle Orthod. 45 (1975) 125−129

Woithe, G.: Über das Problem des asymmetrischen Menschenkopfes. Diss., Rostock 1969

Kontaktadresse
Dr. Dr. Axel Koch
Kieferchirurgische Abteilung des Klinikums
der Georg-August-Universität Göttingen
Robert-Koch-Str. 40
W-3400 Göttingen

Alfred J. Gottsauner und Emil Steinhäuser, Erlangen

Miniplattenfixation zur Stabilisation von Jochbeinfrakturen

Ein Bericht über 220 Fälle

Einleitung

Aus dem Jahre 1917 datieren erste Berichte über Miniplattenosteosynthesen im Bereich des Unterkiefers, deren Osteointegration und Stabilisation als befriedigend bezeichnet werden kann (Soerensen u. Warnekros 1917).

Heute kommen die Miniplatten im gesamten Gesichtsbereich zur Anwendung. Über ihre Verwendung zur Stabilisation des Jochbein- und Mittelgesichtskomplexes wurde vermehrt berichtet (Michelet u. Mitarb. 1973, Härle u. Düker 1976, Champy u. Mitarb. 1978, Luhr 1979, Steinhäuser 1982, Paulus u. Hardt 1983).

Daß trotz der grazilen Knochenstrukturen im Mittelgesicht Miniplatten verläßlich appliziert werden können, wurde von Ewers u. Schilli (1977) nachgewiesen.

Material und Methode

In den letzten 9 Jahren wurden an unserer Klinik insgesamt 220 isolierte, dislozierte Jochbeinfrakturen operativ versorgt. Als Unfallursache stehen in unserem Krankengut die Verkehrsunfälle an erster Stelle, bei nahezu gleich viel Sport- und Arbeitsunfällen:

	%	n
Straßenverkehr	36	80
Sport/Arbeit	35	76
Sturz	15	34
tätl. Auseinandersetzung	14	30

Die präoperativen radiologischen Befunde zeigten im okzipitomentalen Strahlengang in 81% der Fälle eine Kieferhöhlenverschattung. Seltener konnte eine Fraktur im Bereich der Crista zygomaticoalveolaris nachgewiesen werden:

	%	n
Kieferhöhlenverschattung	81	179
Stufe infraorbital	79	173
Stufe crista zygomat.-alv.	76	167

In 85% der Fälle erfolgte der operative Eingriff innerhalb der ersten Wochen nach dem Trauma (Rowe u. Williams 1985).

Als Traumazugang wählten wir meist die Schnittführung in der Augenbraue und infraorbital (Converse u. McCarthy 1977). Aus ästhetischen Gründen erfolgte manchmal die transkonjunktivale Schnittführung nach Tessier (1973).

Um das Jochbein zu mobilisieren und zu reponieren, bevorzugten wir in 92% aller Fälle den perkutanen Hakenzug (Waßmund 1927, Crowe 1952).

Da uns die Reposition mittels Hakenzug allein als unzuverlässig erschien, wurde in 76% der Fälle eine Miniplatte im Bereich der Sutura zygomaticofrontalis angebracht. Meist geschah dies in Kombination mit einer Drahtosteosynthese infraorbital, um dort eine knöcherne Adaptation zu erzielen;

	%	n
Miniplatten:		
lateroorbital	76	167
infraorbital	17	38
crista zygomat.-alv.	5	11
Draht:		
infraorbital	56	123

Die von uns früher durchgeführte lateroorbitale Drahtosteosynthese kam nicht mehr zur Anwendung (Schmoker u. Mitarb. 1975). Gelegentlich wurde die Crista zygomaticoalveolaris von enoral mit einer Miniplatte versorgt.

Es wurden 50 Patienten nachuntersucht, deren Jochbeinfraktur operativ mittels Miniplattenosteosynthese versorgt worden war. Der operative Eingriff lag mindestens 1–2 Jahre zurück.

Im Rahmen dieser Nachuntersuchung fertigten wir bei jedem Patienten ein axiales Fernröntgenbild an (Berger 1964, Gianni 1980, Bütow u. van der Walt 1981, Grayson u. Mitarb. 1985, Steinhäuser u. Janson 1988). Bei der Auswertung wurde die Jochbeinposition der frakturierten Seite mit der nichtfrakturierten Seite verglichen. Um das Röntgenbild zu vermessen, wurde in der Sagittalen eine Symmetrieachse konstruiert (Abb. **1a**).

Am Schnittpunkt von Ober- und Unterrand der Orbita und am Übergang des Jochbeins in den Jochbogen zeigt sich röntgenologisch eine Knochenstruktur, die von Berger (1961) als Angulare (= A) bezeichnet wird. Dieser Punkt wurde als lateraler Meßpunkt verwendet. Es wurden folgende Strecken vermessen: DA, DA′, MSi, M′Si′ (Abb. **1b**). Die Abweichungen der frakturierten zur gesunden Seite wurden als prozentualer Wert errechnet.

Ergebnisse

Die mittlere prozentuale Abweichung in der Transversalen betrug bei den nachuntersuchten Patienten 3,6%. In der Sagittalen errechnet sich eine mittlere Abweichung von 12,5% (Tab. **1**).

Bei einem Kontrollkollektiv von 11 gesunden Probanden fanden wir eine mittlere transversale Abweichung von 3,8%. Die mittlere sagittale Abweichung betrug 11,0%.

Die nachuntersuchten reponierten Jochbeine zeigten somit fast identische Abweichungswerte wie die Kontrollgruppe, d. h., sie wurden langfristig gut stabilisiert.

Die subjektive klinische Beurteilung von 50 nachuntersuchten Patienten ergab bei 4% eine sichtbare Gesichtskonturveränderung mit Abflachung der frakturierten Seite.

Sensibilitätsstörungen im Bereich des N. infraorbitalis wurden bei 24% der 50 Patienten festgestellt (Jungell u. Lindquist 1987).

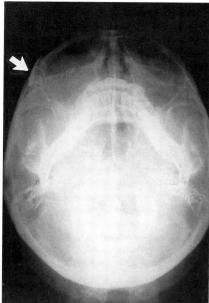

Abb. 1 a u. b Axiales Fernröntgenbild nach Frakturversorgung
einer rechtsseitigen isolierten
Jochbeinfraktur (Pfeil) (a).
b Typische Meßpunkte von Ebenen, die zur Auswertung eines
axialen Fernröntgenbildes verwendet wurden   a

Cmp = Caput mediale posterior
 Ba = Basion
 Snp = Spina nasalis posterior
  A = Angulare
 Si = infraorbital intersection   b

Tabelle 1   Auswertung des axialen Fernröntgenbildes

	postop. n = 50	Kontrollgruppe n = 11
transversal: $\dfrac{\overline{DA} - \overline{DA'}}{\overline{DA}} = \%$	x̄ = 3,6% SEM = 0,7%	x̄ = 3,8% SEM = 1,4%
sagittal: $\dfrac{\overline{MSi} - \overline{M'Si'}}{\overline{MSi}} = \%$	x̄ = 12,5% SEM = 1,9%	x̄ = 11,0% SEM = 3,3%

Diskussion

In dieser Untersuchung wurden Daten von 220 Patienten
mit operativ versorgter isolierter, dislozierter Jochbeinfraktur ausgewertet. 50 Patienten wurden zur Beurteilung
von Spätergebnissen nachuntersucht.

Das axiale Fernröntgenbild ermöglicht auf einfache
Weise und ohne großen apparativen Aufwand die Beurteilung der Jochbeinreposition in der Sagittalen. Die
Weichteilverhältnisse können mit dieser Methode jedoch
nicht beurteilt werden (Yoshiharu 1987). Eine Drehung
des Schädels in der Kopfhalterung kann das Meßergebnis
verfälschen. Mittels Computertomogramm ist es möglich,
den Jochbeinkörper zusätzlich in der Vertikalen zu beurteilen.

In unserer Nachuntersuchung zeigten 4% der Patienten
eine   Symmetrieveränderung   im   Jochbeinbereich
(Champy u. Mitarb. 1985). Derartige Komplikationen
traten meist bei solchen Patienten auf, bei denen aus
verschiedenen Gründen der operative Eingriff verspätet
durchgeführt wurde.

Wie unsere Untersuchung zeigt, kann die Miniplattenosteosynthese zur Stabilisierung von Jochbeinfrakturen
einfach und ohne Komplikationen angewandt werden.
Die Resultate sind funktionell und ästhetisch befriedigend (Götzfried 1985). Mit der Miniplatte sind bessere
Ergebnisse als durch den alleinigen Hakenzug oder die
alleinige Drahtosteosynthese möglich (Hardt u. Steinhäuser 1976).

Zusammenfassung

Die Daten von 220 isolierten, dislozierten, mit Miniplatten versorgten Jochbeinfrakturen wurden ausgewertet. 1–2 Jahre nach
dem operativen Eingriff wurden 50 Patienten nachuntersucht.
Mit Hilfe des axialen Fernröntgenbildes konnte gezeigt werden,
daß mit Miniplattenosteosynthesen bei 96% der Operierten ein
ästhetisch und funktionell gutes Spätergebnis erzielt werden
kann. Gesichtsasymmetrien traten überwiegend bei solchen
Patienten auf, deren operative Frakturversorgung verspätet
durchgeführt werden mußte.

Literatur

Berger, H.: Problems and promises of basilar view cephalograms. Angle
    Orthodont 31 (1961) 237–245
Berger, H.: Progress with basilar view cephalograms. Europ. orthodont.
    Soc. (1964) 159–164
Bütow, K. W., P. J. van der Walt: The „Stellenbosch"-triangle analysis of
    the postero-anterior and basilar cephalograms. J. dent. ass. S. Afr. 36
    (1981) 461–467
Champy, M., J. P. Lodde, A. Wilk, D. Grasset: Plattenosteosynthesen
    bei Mittelgesichtsfrakturen und -osteotomien. Dtsch. Z. Mund-, Kie-
    fer- u. Gesichtschir. 2 (1978) 26–29
Champy, M., K. L. Gerlach, J. L. Kahn, H. D. Pape: Treatment of
    zygomatic bone fractures. Oral max.-fac. Surg. (1985) 226–228
Converse, J. M., J. G. McCarthy: Reconstructive Plastic Surgery. San-
    ders, 1977
Crowe, W. W.: Treatment of depressed fracture of the zygomatic bone. J.
    oral Surg. 3 (1952) 10
Ewers, R., W. Schilli: Die Knochenstrukturen der Maxilla und ihre
    Bedeutung für die Methoden der Osteosynthese. Dtsch. Z. Mund-,
    Kiefer- u. Gesichtschir. 1 (1977) 148–150
Gianni, E.: La Nuova Orthognatodonzia. Piccin, Padova 1980

Götzfried, H. G.: Combination of miniplate osteosynthesis and transkonjunctival approach for reduction of zygomatic fractures. Oral max-fac. Surg. (1985) 229−231

Grayson, B. H., F. A. La Batto, A. B. Kolber, J. G. McCarthy: Basilar multiplane cephalometric analysis. Amer. J. Orthodont. 88 (1985) 503−516

Hardt, N., E. W. Steinhäuser: Behandlungsergebnisse nach zygomatico-orbitalen Frakturen. Schweiz. Mschr. Zahnheilk. 86 (1976) 825−835

Härle, F., J. Düker: Miniplattenosteosynthese am Jochbein. Dtsch. zahnärztl. Z. 31 (1976) 97−99

Jungell, P., Ch. Lindquist: Paraesthesia of the intraorbital nerve following fracture of the zygomatic complex. Int. J. oral max.-fac. Surg. 16 (1987) 363−367

Luhr, H.-G.: Stabile Fixation von Oberkiefer-Mittelgesichtsfrakturen durch Mini-Kompressionsplatten. Dtsch. zahnärztl. Z. 34 (1979) 851

Michelet, F. X., J. Deymes, B. Dessus: Osteosynthesis with miniaturized-screwed plates in maxillo-facial surgery. J. max.-fac. Surg. 1 (1973) 79−84

Paulus, G. W., N. Hardt: Die Miniplattenosteosynthese bei Jochbeinfrakturen. Dtsch. Z. Mund-, Kiefer- u. Gesichtschir. 7 (1983) 395−398

Rowe, N. L., I. L. Williams: Maxillofacial Injuries Butler and Tanner 1 (1985) 475

Schmoker, R., B. Spiessl, E. Holtgrave, C. Schotland: Ergebnisse der operativen Versorgung von Jochbeinfrakturen (unter besonderer Berücksichtigung der Frakturklassifikation). In Schuchardt, K., B. Spiessl: Fortschritte der Kiefer- und Gesichtschirurgie, Bd. XIX. Thieme, Stuttgart 1975 (S. 154)

Soerensen, J., L. Warnekros: Allgemeines über Schienenbehandlung bei Kieferbrüchen und die Befestigung von Goldschienen unter dem losgelösten Periost mit und ohne Verwendung eines Transplantates. Chirurg u. Zahnarzt, 1. H. Springer, Berlin 1917 (S. 25−69)

Steinhäuser, E. W.: Bone screws and plates in orthognatic surgery. J. oral Surg. 11 (1982) 209

Steinhäuser, E. W., I. M. Janson: Kieferorthopädische Chirurgie. Quintessenz, Berlin 1988 (S. 91)

Tessier, P.: The conjunctival approach to the orbital floor of the maxilla in congenital malformation and trauma. J. max.-fac. Surg. (1973) 1−3

Waßmund, M.: Frakturen und Luxationen des Gesichtsschädels. Heusser, Berlin 1927

Yoshiharu, K.: Three dimensional analysis of the face in respect of zygomatic fractures and evaluation of the surgery with the aid of moiré topography. J. cranio max.-fac. Surg. 15 (1987) 68−74

Kontaktadresse
Dr. Dr. Alfred J. Gottsauner
Klinik und Poliklinik für Mund-, Kiefer- und Gesichtschirurgie
der Universität Erlangen-Nürnberg
Glückstr. 11
W-8520 Erlangen

Michael Ehrenfeld, Gerson Mast, Tübingen, Andrew C. Smith, Nottingham, Carl Peter Cornelius, Tübingen, Ian McVicar, Nottingham und Christine Hagenmaier, Tübingen

Reposition nach Strohmeyer/Waßmund versus Elevation nach Gillies

Ergebnisse unterschiedlicher Frakturversorgungskonzepte am Jochbein

Einleitung

In der Klinik und Poliklinik für Kiefer- und Gesichtschirurgie der Universität Tübingen und dem Department for Oral and Maxillo-Facial Surgery, University Hospital Nottingham, werden Jochbeinfrakturen nach unterschiedlichen Konzepten behandelt. Dies betrifft sowohl die Technik der Reposition als auch die nachfolgende Fixation. In der vorliegenden Arbeit werden die Ergebnisse der beiden Therapiekonzepte anhand einer retrospektiven Untersuchung verglichen.

Therapeutisches Vorgehen

In der Klinik und Poliklinik für Kiefer- und Gesichtschirurgie der Universität Tübingen wird zur Reposition des frakturierten Jochbeinkomplexes der Haken nach Strohmeyer (1844) eingesetzt. Dieses Verfahren wurde bereits 1927 von Waßmund als Standardtechnik beschrieben. Heute wird dabei der Haken zumeist von kaudal her unter den Jochbeinkomplex geführt.

Im Gegensatz dazu wird im Department for Oral and Maxillo-Facial Surgery, University Hospital, Nottingham, der Jochbeinkomplex zumeist mit der von Gillies u. Mitarb. (1927) angegebenen Methode reponiert. Dabei wird ein Elevatorium von temporal her unter den Joch-

bein-Jochbogen-Komplex geführt, damit dieser durch Zug aufgerichtet werden kann (Abb. 1 u. 2).

Nach erfolgter Reposition wird weiterhin unterschiedlich vorgegangen: In Tübingen werden routinemäßig die Frakturlinien dargestellt und intern mit Miniplatten (Härle u. Düker 1976) oder Drahtnähten (Gill 1934) stabilisiert. Die bei Jochbeinfrakturen immer mitbetrof-

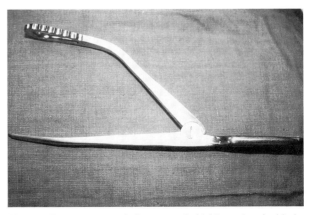

Abb. 1 Elevatorium nach Rowe zur Aufrichtung des Jochbeinkomplexes

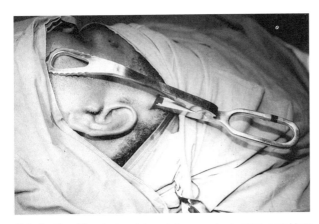

Abb. 2 Das Elevatorium ist nach temporaler Inzision von Haut und Durchtrennung der Temporalisfaszie von infratemporal her unter den Jochbogen-Jochbein-Komplex geführt

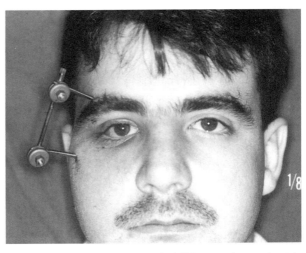

Abb. 3 Externe Pinfixation zur Stabilisierung eines aufgerichteten Jochbeins

fenen Orbitaböden werden stets revidiert und zumeist mit einer Lage lyophilisierter Dura versorgt.

In Nottingham werden nur diejenigen Jochbeinkomplexe fixiert, die nach der Reposition primär instabil sind. In seltenen Fällen wird lediglich eine Kieferhöhlentamponade eingebracht bzw. eine externe Fixation vorgenommen (Abb. 3). Eine routinemäßige Revision der Orbitaböden unterbleibt.

Röntgenologisch nicht dislozierte Frakturen werden in Tübingen auch operativ dargestellt, in Nottingham jedoch zumeist überhaupt nicht behandelt.

Umfang und Art der Nachuntersuchung

In die Studie wurden nur Patienten aufgenommen, deren Jochbeinfrakturen zum Zeitpunkt der Nachuntersuchung länger als 1 Jahr zurücklagen. Es mußte sich um isolierte Jochbeinfrakturen handeln; Patienten mit zusätzlichen Le-Fort- oder Unterkieferfrakturen wurden nicht berücksichtigt.

In Tübingen leisteten 47, in Nottingham 49 Patienten der Aufforderung zur Nachuntersuchung Folge.

Bei allen 47 Patienten des Tübinger Krankengutes waren die Jochbeinfrakturen operativ behandelt worden durch Hakenreposition (n = 47), interne Fixation mit Draht (n = 20), interne Fixation mit Miniplatten (n = 13), der Kombination von Platten und Draht (n = 4), alleiniger Revision der Frakturspalten (n = 10) sowie Orbitabodenrevision (n = 42). Von den 49 Patienten aus Nottingham wurden 5 nicht behandelt, die übrigen 44 Patienten erhielten überwiegend eine reine Elevation nach Gillies (27mal geschlossen, 17mal offen); nur in Ausnahmefällen wurde eine interne (5mal mit Draht) oder eine externe Fixation (n = 1) durchgeführt. Lediglich 2 Orbitaböden wurden revidiert.

Das Intervall zwischen Trauma und Operation betrug in Tübingen im Mittel 4,3, in Nottingham 4,8 Tage.

Die Patienten wurden an beiden Kliniken anhand eines standardisierten Erhebungsbogens nachuntersucht. Unter anderem wurden folgende Parameter festgehalten: Die Mundöffnung wurde in Millimeter Schneidekantendistanz dokumentiert. Durch Untersuchung der Berührungsempfindung im Wangenbereich mit dem Wattebausch und durch Ausmessen der 2-Punkt-Diskriminationsfähigkeit wurde nach Sensibilitätsstörungen im Innervationsgebiet des N. infraorbitalis gefahndet. Die Bulbusmotilität und -stellung wurden durch Fingerperimetrie und Ausmessen im Seitenvergleich untersucht. Die Beurteilung der postoperativen Kontur erfolgte im Seitenvergleich und bezog auch Angaben der Patienten beispielsweise über präoperative Asymmetrien mit ein.

Ergebnisse

Mundöffnung

Die Mundöffnung war bei keinem der 47 in Tübingen behandelten Patienten bei der Nachuntersuchung kleiner als 35 mm Schneidekantendistanz (SKD) zwischen oberen und unteren Frontzähnen. In Nottingham wiesen 14 der 44 operierten und 1 der 5 nicht operierten Patienten eine eingeschränkte Mundöffnung mit einer SKD kleiner als 35 mm auf.

Sensibilitätsstörungen im Bereich des Nervus infraorbitalis

In Tübingen gaben präoperativ 38 von 47 Patienten eine Sensibilitätsstörung im Versorgungsgebiet des N. infraorbitalis an; zwischen An- und Hypästhesien wurde nicht unterschieden. Bei der Nachuntersuchung wurde noch bei 22 Patienten eine Hypästhesie gefunden. 9 davon waren mit Osteosyntheseplatten versorgt worden, 8 mit Drahtnähten, 2 mit Kombinationen von Platten und Draht. Bei 3 Patienten war keine interne Fixation durchgeführt worden.

Die Fähigkeit zur 2-Punkt-Diskrimination (gemessen mit dem stumpfen Zirkel) als Maß der sensiblen Empfindung betrug bei der Nachuntersuchung auf den frakturierten Seiten im Mittel 8,3 mm, auf den kontralateralen Seiten 7,9 mm. Bei den 9 Patienten, bei denen die Jochbeine allein mit Osteosyntheseplatten fixiert worden waren, betrug die 2-Punkt-Diskriminationsfähigkeit auf der Frakturseite im Mittel 8,5, auf der kontralateralen Seite 8,0 mm. Bei den nur mit Draht versorgten Patienten lagen die Mittelwerte auf der Frakturseite bei 8,8, auf der Gegenseite bei 8,6 mm.

In Nottingham wiesen 31 der 44 operierten und 3 der 5 nicht operierten Patienten eine präoperative Sensibilitätsstörung auf, zwischen An- und Hypästhesien wurde wiederum nicht differenziert. Bei der Nachuntersuchung gaben 16 der nach der Methode von Gillies versorgten Patienten eine Hypästhesie an sowie 2 der unoperierten. Die 2-Punkt-Diskriminationsfähigkeit auf den Frakturseiten der operierten Patienten betrug im Mittel 9,0 mm, auf den Frakturseiten der nicht operierten 8,2 mm. Der Mittelwert auf den kontralateralen Seiten betrug 7,0 mm.

Bulbusmotilität und -stellung

Bei der Nachuntersuchung wiesen 3 der 47 in Tübingen operierten Patienten Höhendifferenzen des Bulbus oculi auf, die einmal mit einem Doppelbildsehen in extremen Blickrichtungen einhergingen. Im einzelnen wurde auf den Frakturseiten zweimal ein Bulbustiefstand (nach interner Fixation mit Drahtnähten) und einmal ein Bulbushochstand (nach interner Fixation mit Osteosyntheseplatten) beobachtet. In einem der Fälle wurde zusätzlich ein geringfügiger Enophthalmus beschrieben.

In Nottingham wurden bei der Nachuntersuchung von 44 operierten Patienten keine Höhendifferenzen der Bulbi festgestellt, in einem Fall jedoch eine Diplopie. Bei 3 Patienten wurde ein geringfügiger Enophthalmus diagnostiziert. Unter den unoperierten Patienten fand sich kein Patient mit einer Höhendifferenz der Bulbi oder einem Doppelbildsehen. Zudem wurde in keinem Fall ein Enophthalmus diagnostiziert.

Wiederherstellung der Kontur

33 der 47 operierten Patienten in Tübingen wiesen postoperativ bezüglich des Konturverlaufs einen Normalbefund auf; bei 14 Patienten wurde eine geringfügige Abflachung festgestellt. Bei 4 der 14 Patienten waren die Jochbeine mit Osteosyntheseplatten, bei 6 mit Drahtnähten, bei weiteren 2 mit der Kombination von Platte und Draht fixiert worden. Keine interne Fixation erhielten 2 Patienten.

33 der 44 in Nottingham behandelten Patienten wiesen einen Normalbefund bezüglich der Wiederherstellung der Kontur auf, 9 eine geringe, 2 jedoch eine deutliche Abflachung (Abb. 4). 4 der 5 nicht operierten Patienten hatten bei der Nachuntersuchung eine seitengleiche Kontur; bei 1 Patienten fiel eine geringfügige Abflachung auf.

Operations- und Hospitalisierungszeiten

Die mittlere Operationsdauer betrug in Tübingen 67 Min., in Nottingham 28 Min. In Tübingen wurden die

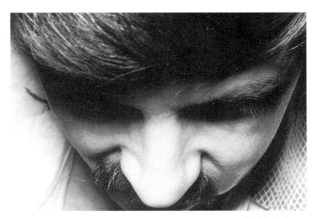

Abb. 4 Schwere Konturabflachung des rechten Jochbeinkomplexes nach alleiniger Aufrichtung mit einem Elevatorium von infratemporal ohne zusätzliche Fixation

Patienten durchschnittlich 7, in Nottingham 2,5 Tage stationär behandelt.

Diskussion

Jochbeinfrakturen wurden in Tübingen und Nottingham nach unterschiedlichen Konzepten behandelt. Die wesentlichen Unterschiede bestehen dabei in der Technik der Reposition, in Art und Umfang der Fixation des reponierten Jochbeins sowie in Ausmaß und Technik der Orbitabodenrevision.

In Tübingen wird die Reposition mit dem Haken bevorzugt; die überwiegende Zahl der Frakturen wird operativ dargestellt und intern fixiert; die frakturierten Orbitaböden werden revidiert und zumeist mit einer Lage lyophilisierter Dura versorgt. Demgegenüber erfolgt in Nottingham die Elevation des Jochbeins nach der Methode von Gillies; nach der Elevation werden die Frakturen nur ausnahmsweise operativ dargestellt, die Orbitaböden nur in Ausnahmefällen revidiert.

In den nachuntersuchten Patientenkollektiven wurden signifikante Unterschiede in der Fähigkeit zur unbehinderten Mundöffnung festgestellt, wobei die Grenze zur Normalität willkürlich bei 35 mm SKD angesiedelt wurde. Die hohe Zahl der Mundöffnungseinschränkungen im Krankengut von Nottingham (14 von 44 mit einem Gillies-lift behandelten Patienten) im Gegensatz zum Tübinger Krankengut (0 von 47 Patienten) ist erstaunlich. Da andererseits die ästhetischen Ergebnisse den postoperativen Konturverlauf betreffend sehr ähnlich sind, dürften diese Mundöffnungseinschränkungen nicht auf abgesunkene Jochbeinkomplexe mit Einklemmung oder Verlagerung der Muskelansätze zurückzuführen sein. Die eingetretenen Einschränkungen scheinen eher Folge der Aufrichtung mit dem Elevatorium nach Gillies zu sein. Als ursächlich können sowohl Blutungen mit konsekutiven Vernarbungen im Bereich der Kaumuskulatur als auch periartikuläre Traumatisierungen im Bereich des Kiefergelenkes diskutiert werden. Hier müßten gezielt weitere Untersuchungen einsetzen. Die Ergebnisse der Sensibilitätsprüfung ergaben in der 2-Punkt-Diskriminationsfähigkeit als Maß der sensiblen Empfindung im

Krankengut von Nottingham einen deutlichen Unterschied zwischen Frakturseiten und unverletzten Seiten von im Mittel 2,0 mm. Der Unterschied betrug im Tübinger Krankengut nur 0,4 mm. Wir interpretieren diese Ergebnisse in der Art, daß die alleinige Reposition des Jochbeinkomplexes nicht ausreicht, um den N. infraorbitalis weitgehend zu entlasten. Dies scheint nach zusätzlicher interner Fixation zuverlässiger zu gelingen. Die Tatsache, daß im Tübinger Krankengut bei interner Fixation mit Platten ein größerer Seitenunterschied in der 2-Punkt-Diskriminationsfähigkeit festgestellt wurde als bei der internen Fixation mit Draht, wird von uns auf unsere differenzierte Indikationsstellung bei der Therapie zurückgeführt; mit Draht versorgte Jochbeinkomplexe waren häufig weniger stark frakturiert und disloziert. Zur weiteren Klärung sind nur prospektive Studien geeignet.

Bezüglich der Bulbusmotilität und -stellung bestand bei der Nachuntersuchung kein wesentlicher Unterschied zwischen den Patienten aus Tübingen und Nottingham. Dabei muß hervorgehoben werden, daß in Tübingen bei 42 der 47 Patienten eine Orbitabodenrevision und in 32 Fällen eine Orbitabodenplastik durchgeführt wurde. In Nottingham wurden nur 2 Orbitaböden bei insgesamt 49 Jochbeinfrakturen revidiert und nur in 1 Fall eine Orbitabodenplastik durchgeführt. Möglicherweise ist das Tübinger Konzept der routinemäßigen Orbitabodenrevision zu offensiv, vor allem auch vor dem Hintergrund der von Lentrodt u. Unsöld (s. deren Beitrag) beschriebenen Visusverluste nach Orbitabodenrevision.

Bei den ästhetischen Resultaten muß betont werden, daß im Tübinger Krankengut, also nach Reposition und Fixation der Jochbeine, keine schwerwiegenden Konturabflachungen auftraten. Dies war im Krankengut von Nottingham bei 2 Patienten mit alleiniger Elevation nach Gillies der Fall. Ursache schwerer Konturabflachungen könnte sowohl ein sekundäres Absinken des Jochbeinkomplexes als auch eine primär ungenügende Elevation sein, da ohne Darstellung der Frakturlinien bei vorbestehender Schwellung die Beurteilung des Repositionsergebnisses erschwert gewesen sein könnte. Geringe Konturungleichheiten traten sowohl in Tübingen als auch in Nottingham auf. Hier bestand jedoch oftmals das Problem, postoperativ bestehende Asymmetrien von Varianten der Norm abzugrenzen.

Die kürzeren Operationszeiten in Nottingham sind unzweifelhaft auf die große Zahl alleiniger Elevationen zurückzuführen. Die längeren Hospitalisierungszeiten in Tübingen sind wahrscheinlich nicht nur Folge der komplexeren und operationstechnisch aufwendigeren Eingriffe, sondern unzweifelhaft auch Folge der unterschiedlichen medizinischen Versorgungssysteme.

Insgesamt ist nach unserer Auffassung die Hakenreposition mit Darstellung der Frakturlinien und interner Fixation der alleinigen Elevation nach Gillies überlegen und sollte daher bevorzugt werden. Dabei kann die Indikation zur Orbitabodenrevision jedoch wahrscheinlich restriktiver gestellt werden als derzeit in Tübingen üblich.

Zusammenfassung

In einer gemeinsamen retrospektiven Studie der Universitäten Tübingen und Nottingham wurden bei 96 Patienten die Ergebnisse unterschiedlicher Frakturversorgungskonzepte am Jochbein verglichen. Dislozierte Jochbeinfrakturen wurden in Nottingham zumeist durch eine Elevation von temporal reponiert, in Tübingen hingegen durch eine perkutane Hakenreposition. Bezüglich der Fixation der reponierten Jochbeinkomplexe und möglicher Orbitabodenrevisionen wird in Nottingham wesentlich konservativer vorgegangen als in Tübingen. Bei insgesamt ähnlichen Ergebnissen weisen die Tübinger Patienten, deren Jochbeine zumeist intern mit Osteosyntheseplatten oder Drahtnähten fixiert worden waren, weniger funktionelle Beeinträchtigungen auf als die Patienten aus Nottingham. Bei Anwendung der internen Fixation traten keine schweren Entstellungen auf.

Literatur

Gill, W. D.: Fractures of the facial bones with special reference to involvement of the paranasal sinuses and orbits. Sth. med. J. 27 (1934) 197

Gillies, H. D., T. P. Kilner, D. Stone: Fractures of the malarzygomatic compound; with description of a new x-ray position. Brit. J. Surg. 14 (1927) 651

Härle, F., J. Düker: Miniplattenosteosynthese am Jochbein. Dtsch. zahnärztl. Z. 31 (1970) 97

Strohmeyer, Handbuch der Chirurgie, 1844 zit. nach Waßmund 1927

Waßmund, M.: Frakturen und Luxationen des Gesichtsschädels. Meusser, Leipzig 1927

Kontaktadresse
Priv.-Doz. Dr. Dr. M. Ehrenfeld
Klinik und Poliklinik für Kiefer- und Gesichtschirurgie,
Zentrum für Zahn-, Mund- und Kieferheilkunde,
Universität Tübingen
Osianderstr. 2—8
W-7400 Tübingen

Ioannis Iatrou, Köln, F. Kolbe, Maxime Champy, Straßburg, Hans-Dieter Pape und Klaus Louis Gerlach, Köln

Behandlungskonzept und Ergebnisse der Jochbeinimpressionsfrakturen der Kölner und Straßburger Klinik von 1975–1988

Einleitung

Die Versorgung der Jochbeinfrakturen änderte sich mit der Einführung der Miniplattenosteosynthese durch Michelet u. Festal (1972) sowie Champy u. Mitarb. (1975) ebenso grundlegend wie die therapeutischen Konzepte für die Frakturen des horizontalen Unterkieferastes. Die Stabilisierung des reponierten Jochbeines wurde durch eine Plattenosteosynthese möglich und erübrigte bei der Mehrzahl der Fälle eine zusätzliche Osteosynthese am unteren Orbitarand (Abb. 1).

Die nunmehr über 10jährige klinische Anwendung dieser Methode in der Kölner und Straßburger Klinik von 1975 bis heute berechtigt, über Langzeiterfahrungen zu berichten, und gestattet schließlich eine grundlegende Stellungnahme zu diesem Operationsverfahren.

Material und Methode

Von 1425 Patienten mit Jochbeinfrakturen wurden 1034 (72,6%) mit Miniplattenosteosynthesen ruhiggestellt (Tab. 1). Die Indikation zur Durchführung der Osteosynthese wurde immer dann gestellt, wenn das Jochbeinfragment nach der Hakenreposition instabil blieb sowie bei funktionellen Störungen wie Hyp- und Anästhesien des

Tabelle 1 Anteil der mit Miniplattenosteosynthese versorgten Patienten

	Anzahl der Patienten mit Jochbeinfrakturen	Anteil der Miniplattenosteosynthesen
Straßburg 1975–1988	617	474 (76,8%)
Köln 1977–1987	808	560 (69,3%)
	1425	1034 (72,6%)

N. infraorbitalis. Der Zeitraum zwischen Trauma und Operation betrug im Mittel 6,5 Tage (1–14 Tage). Alle primär offenen Frakturen wurden sofort versorgt.

Nach Darstellung des lateralen Orbitarandes und Fragmentreposition erfolgte die Applikation einer Miniplatte

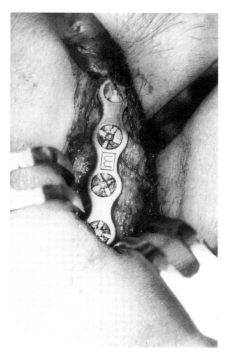

Abb. 1 Dislozierte Jochbeinfraktur (lateraler Orbitarand)

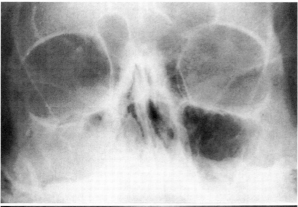

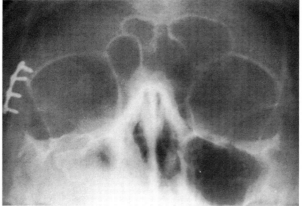

Abb. 2a u. b Präoperative Darstellung einer dislozierten Jochbeinfraktur (a) und b Zustand nach Reposition und durchgeführter Osteosynthese in dieser Region; dazu wurden überwiegend (86%) Vierlochplatten verwendet. Eine zusätzliche infraorbitale Revision wurde in Straßburg bei 133 Patienten (28%) vorgenommen; eine Orbitabodenrekonstruktion erfolgte 38mal (8%). In Köln wurde die Indikation zur infraorbitalen Revision bei 337 Patienten (60%) gestellt. Dabei wurden neben der Freilegung des N. infraorbitalis 258mal (47%) Defekte des Orbitabodens mit lyophilisierter Dura und in 7 Fällen mit einem Knorpelonlay abgedeckt. Eine zusätzliche Osteosynthese zur Wiederherstellung der Knochenkontinuität am Margo infraorbitalis wurde in 275 Fällen (49%) vorgenommen (Abb. **2**).

Ergebnisse

Bei den 1034 Patienten ergaben die postoperativen klinischen und röntgenologischen Kontrollen in fast allen Fällen eine gute Fragmentstellung. Nur 10mal war eine auffallende Dislokation verblieben, die in 7 Fällen eine Reoperation erforderte. Wundheilungsstörungen im Bereich der Operationsnarbe traten in 8 Fällen (3,1%) auf, und 4mal mußte postoperativ eine Sinusitis maxillaris behandelt werden. Bei 3 dieser Patienten war während der Operation keine transnasale Kieferhöhlendrainage vorgenommen worden. Nach entsprechender lokaler Behandlung war in allen Fällen eine weiterhin ungestörte Frakturheilung festzustellen.

474 der Patienten wurden zwischen 1 und 5 Jahren nach dem Trauma klinisch und röntgenologisch nachuntersucht (Tab. **2**). Bei insgesamt 17 Patienten (3,5%) wurde eine klinisch auffällige Impression oder Überkorrektur des frakturierten Jochbeines festgestellt. Eine Behinderung bei der Mundöffnung bestand in keinem Falle. Bei 21 (12%) der Straßburger und bei 31 (10%) der Kölner Patienten lagen Sensibilitätsstörungen vor. So wurde in Köln 22mal eine Anästhesie, 6mal eine Hyperästhesie, 2mal eine Anästhesie und in einem Fall eine Parästhesie registriert.

Klinisch auffällige Augenmotilitätsstörungen zeigten 2 (1,5%) der Straßburger und 4 (1,2%) der Kölner Patienten. Die augenärztliche Nachuntersuchung ergab bei 21 weiteren Patienten in Köln (6,7%) Doppelbilder in extremen Blickfeldbereichen.

Diskussion und Schlußfolgerung

Die Miniplattenosteosynthese am lateralen Orbitarand zur Behandlung der Jochbeinfrakturen stellt eine einfache, logische und effektive Behandlungsmethode dar, die heute von der Mehrzahl der Kliniken verwandt wird.

Tabelle **2** Behandlungsfolgen bei 474 nachuntersuchten Patienten mit Jochbeinfrakturen

	Anzahl der Patienten	Fehlstellungen	Sensibilitätsstörungen
Straßburg	175	6 (3,4%)	21 (12%)
Köln	299	11 (3,6%)	31 (10%)
	474	17 (3,5%)	52 (10,9%)

Durch diese Untersuchung möchten wir die Bedeutung einer überregionalen Sammlung klinischer Daten betonen. Die Behandlungsergebnisse von 1425 Patienten mit Jochbeinfrakturen der Kölner und Straßburger Klinik ergaben eine nur geringe Komplikationsrate. Der Vorteil der Miniplattenosteosynthese wurde bereits durch Mariano u. Mitarb. (1982) aufgezeigt. Diese Autoren stellten nach einer vergleichenden Untersuchung zwischen der Draht- und der Miniplattenosteosynthese fest, daß die Rate postoperativer Fragmentdislokationen und Sensibilitätsstörungen nach der Anwendung der Miniplatte signifikant niedriger war. Vergleichbare Ergebnisse wurden auch von Düker u. Mitarb. (1977), Champy u. Mitarb. (1985) sowie Gerlach u. Pape (1988) veröffentlicht. Die jetzige Untersuchung bestätigt diese Aussagen.

Durch die Applikation einer Miniplatte am lateralen Orbitarand konnte die Wiederherstellung der anatomischen Form in fast allen Fällen sicher gewährleistet werden. Eine Osteosynthese im Bereich der Sutura frontozygomatica ist auch bei stark dislozierten Jochbeinen zur Stabilisation ausreichend. Falls eine zusätzliche Osteosynthese am Infraorbitalrand zur Wiederherstellung der Knochenkontinuität notwendig erschien, haben wir in der Regel eine Drahtosteosynthese und nur in Ausnahmefällen eine Miniplatte verwendet. Der in einer früheren Untersuchung festgestellte hohe Anteil entzündlicher Spätkomplikationen der Kieferhöhlen nach Jochbeinfrakturversorgung (Rinkens u. Mitarb. 1987) veranlaßte uns, im Zusammenhang mit der Frakturversorgung zusätzlich eine Drainage der Kieferhöhlen für 1−2 Tage durchzuführen.

Zusammenfassung

Die Versorgung der Jochbeinfrakturen änderte sich mit der Einführung der Miniplatte Mitte der 70er Jahre ebenso grundlegend wie die therapeutischen Konzepte für die Frakturen des Unterkieferkörpers. Die Stabilisierung des reponierten Jochbeines wurde durch eine Plattenosteosynthese am lateralen Orbitarand möglich und erübrigte in den meisten Fällen die zusätzliche Drahtosteosynthese am unteren Orbitarand. In einer zusammenfassenden Übersicht wird das Krankengut der Kölner und Straßburger Klinik von 1975−1988 dargestellt. Dabei wird zur Indikation der Miniplattenosteosynthese in Abgrenzung zu anderen Methoden Stellung genommen.

Literatur

Champy, M., J. P. Lodde, A. Wilk: A propos d'osteosynthése frontomalaires par plaques visées. Rev. Stomat. (Paris) 766 (1975) 483

Champy, M., K. L. Gerlach, J. L. Kahn, H.-D. Pape: Treatment of zygomatic bone fractures. In: Maxillo-Facial Injuries. Quintessenz, Berlin 1985 (p. 226)

Düker, J., F. Härle, D. Olivier: Drahtnaht oder Miniplatte – Nachuntersuchungen dislozierter Jochbeinfrakturen. In Schuchardt, K., R. Becker: Fortschritte der Kiefer- und Gesichts-Chirurgie, Bd. XXII. Thieme, Stuttgart 1977 (S. 49)

Gerlach, K. L., H.-D. Pape: Die Behandlung der Jochbeinfrakturen mit der Strassburger Miniplattenosteosynthese. In: Neue Erfahrungen in der Kiefer-Gesichtschirurgie bei Kindern und Jugendlichen. Bd. 9. Barth, Leipzig 1988 (S. 44)

Mariano, M., P. Balme, D. Allaire, J. L. Kahn, M. Champy: Fractures du malaire. Essai du rationalisation du Traitement. Ann. chir. Plast. 27 (1982) 331

Michelet, F. X., F. Festal: Osteosynthése par plaques visées dans les fractures de l'étage moyen. Sci. rech. Odonto-Stomat. 2 (1972) 4

102

Rinkens, D., H.-D. Pape, M. Galanski: Spätbefunde der Kieferhöhle nach periorbitalen Frakturen unter besonderer Berücksichtigung der Orbitabodenregion. In Schuchardt, K., R. Becker: Fortschritte der Kiefer- und Gesichts-Chirurgie, Bd. XXII. Thieme, Stuttgart 1977 (S. 120)

Kontaktadresse
Dr. Ioannis Iatrou
Klinik und Poliklinik für Zahn-, Mund- und Kieferkrankheiten,
Mund-, Kiefer- und Gesichtschirurgie
Josef-Stelzmann-Str. 9
W-5000 Köln 41

Burghard Norer, Verena Strobl, Doris Traugott, Gabriel Röthler, Ernst Waldhart und Wolfgang Puelacher, Innsbruck

Zur Gesichtsasymmetrie nach Jochbeinfrakturen unter besonderer Berücksichtigung unterschiedlicher Behandlungsmethoden

Einleitung

Zur Therapie dislozierter Jochbeinfrakturen stehen prinzipiell drei unterschiedliche Behandlungsmethoden zur Verfügung: perkutaner Hakenzug, offene Reposition und Drahtosteosynthese sowie Stabilisierung des reponierten Fragmentes mittels Plattenosteosynthese oder Zugschraube. Immer soll nur der minimalste notwendige Eingriff zur Erreichung eines funktionell und ästhetisch einwandfreien Ergebnisses gewählt werden. In der Literatur wird besonders auf die Sensibilitätsstörungen im Ausbreitungsgebiet des N. infraorbitalis sowie auf anatomische Lageveränderungen des Jochbeins bzw. seiner Fragmente und die Problematik ihrer Stabilisierung hingewiesen (Fain u. Mitarb. 1981, Fischer-Brandies u. Dielert 1984, Kawano 1987, Meiselbach u. Voy 1985, Waldhart 1972).

Ziel der vorliegenden Untersuchung ist es zu klären, ob die Operationsmethode einen Einfluß auf die Symmetrie des Gesichtes hat.

Material und Methode

Zwischen 1975 und 1989 kamen insgesamt 1058 isolierte einseitige, laterale Mittelgesichtsfrakturen zur Behandlung. 162 Patienten können einer Nachuntersuchung unterzogen werden. Daher wird die Symmetrie des Gesichtes klinisch als auch rasterfotografisch dokumentiert.

Die klinische Überprüfung geschieht in vertikaler Projektion vom Scheitel des Patienten aus zur Beurteilung der Krümmung der Wangenkontur über dem Jochbeinkörper im Vergleich zum Stirnbein, wobei Stirnbein- und Jochbeinkrümmung visuell in Deckung gebracht und die Mediansagittale zwischen Nasenwurzel und Kinnregion eingestellt werden (Abb. 1). Dabei erfolgt die Projektion eines Rasters auf das Gesicht des Patienten. Die Anzahl der sichtbaren Rasterringe auf dem prominenten Jochbeinkörper gibt das Maß der Überkonturierung auf der ausgemessenen Seite bzw. die Abflachung auf der kontralateralen Gesichtshälfte an. Daher wurde als Maß zur Beurteilung einer Abflachung der Begriff der „Rasterringbreite (RB)" gewählt.

Die optische Reliefvermessung erfolgt über die von Fritzemeier 1981 angegebene Rasterfotografie (Abb. 2). Sie ist einfacher als die von Pape u. Mitarb. 1977 vorgeschlagene mechanische Abtastung der Gesichtsoberfläche. Aus der Literatur ist bekannt, daß Abweichungen in der Symmetrie der Gesichtshälften auch ohne Traumaeinwirkung vorkommen (Lanz u. Wachsmuth 1985). Daher wird in Ergänzung zu den operierten Patienten eine Kontrollgruppe von 98 freiwilligen Probanden untersucht, die

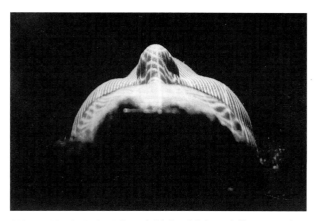

Abb. 1 Vertikale Gesichtsschädelprojektion mit Raster, rechtsseitige Überkonturierung eines Probanden

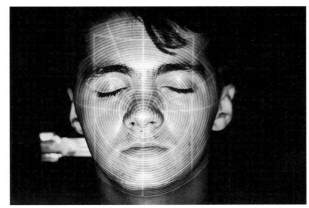

Abb. 2 Optische Reliefvermessung, Zustand nach Drahtosteosynthese; das rechte Jochbein ist deutlich abgeflacht

weder anamnestisch ein Trauma noch eine Schwellung aufweisen. Das frontale Rasterbild wird derart plaziert, daß der Mittelpunkt des aus konzentrischen Ringen bestehenden Vermessungsrasters auf die Nasenspitze eingestellt wird.

Ergebnisse

Die Probandengruppe weist in durchschnittlich 50% eine Gesichtssymmetrie auf. In der klinischen Untersuchung sind 35% symmetrisch, rasterfotografisch zwei Drittel. In 30 Fällen ergibt die klinisch vertikale Beurteilung in bezug auf eine rechts- bzw. linksbetonte Gesichtsasymmetrie eine Konturdifferenz bis 1 RB, obwohl die gleichen Probanden rasterfotografisch noch als symmetrisch eingestuft werden können. Außerdem fällt auf, daß eine deutliche, fast doppelt so starke Rechtsbetonung gegeben ist (Tab. 1).

Im Ergebnis der Nachuntersuchung findet sich eine überraschend hohe Symmetrierate bei perkutan reponierten Jochbeinfrakturen (Tab. 2). Dies ist wohl darauf zurückzuführen, daß nur bei einfachen Frakturen die Behandlung auf den Hakenzug beschränkt bleibt. Durch Dre-

hung des Fragmentes kann aber leicht eine Überkonturierung eintreten. Dies macht den Anteil von 7% überkorrigierten lateralen Mittelgesichtsfrakturen mit einer mehr als 2 RB großen Prominenz an der frakturierten Seite verständlich.

Da Draht in der Heilungsphase nachgibt, kommt es durch den Muskelzug zu einer leichten Abflachung, weshalb in der vorliegenden Studie eine Überkonturierung bei Drahtosteosynthesen nie beobachtet werden kann. Durch die mehrfachen Frakturen gerade bei den mittels Plattenosteosynthesen behandelten Patienten wird die Feststellung der dreidimensionalen Positionierung des Jochbeinkörpers sehr problematisch. Die Nachuntersuchung zeigt, daß die Plattenosteosynthese eine einmal eingestellte Jochbeinposition bis zum knöchernen Durchbau stabilisiert, so daß trotz ungünstiger Ausgangsposition (Mehrfachfrakturen, stärkere Dislokation, Trümmerzone in den Bruchspalten) bessere Symmetriewerte erreicht werden als bei Drahtosteosynthesen.

Diskussion

Kaastad u. Freng (1989) sowie Kawano (1987) kommen in ihren Untersuchungen zum Schluß, daß die perkutane

Tabelle **1**   Verhältnisse der Gesichtssymmetrie der gesunden Vergleichsgruppe

	Symmetrie	Rechtsbetont			Linksbetont		
vertikale Projektion	34 = 35%	42 = 43%			22 = 22%		
		<1 RB	<2 RB	>2 RB	<1 RB	<2 RB	>2 RB
		30 = 31%	12 = 12%	———	22 = 22%	———	———
Rasterfotos	64 = 66%	18 = 18%			16 = 16%		
	50%	31%			19%		

Tabelle **2**   Ergebnisse der Gesichtssymmetrieverhältnisse nach unterschiedlichen Operationsmethoden

	Symmetrie	Abgesunken			Überkorrigiert		
perkutan 60 = 100% vertikale Projektion	24 = 40%	26 = 43%			10 = 17%		
		<1 RB	<2 RB	>2 RB	<1 RB	<2 RB	>2 RB
		8 = 13%	12 = 20%	6 = 10%	4 = 7%	2 = 3%	4 = 7%
perkutan, Rasterfotos	30 = 50%	24 = 40%			6 = 10%		
Draht 42 = 100% vertikale Projektion	12 = 29%	30 = 71%					
		<1 RB	<2 RB	>2 RB			
		10 = 24%	12 = 29%	8 = 18%	———		
Draht, Rasterfotos	18 = 43%	24 = 57%			———		
Platte 60 = 100% vertikale Projektion	36 = 60%	12 = 20%			12 = 20%		
		<1 RB	<2 RB	>2 RB	<1 RB	<2 RB	>2 RB
		4 = 7%	2 = 3%	6 = 10%	8 = 13⅓%	2 = 3⅓%	2 = 3⅓%
Platte, Rasterfotos	42 = 70%	10 = 17%			8 = 13%		
	50%	39%			11%		

Hebung bessere Ergebnisse als die Osteosynthese bringt. Dabei wird das unterschiedliche Bruchmuster (Mehrfachbrüche, breite Bruchzonen mit Zertrümmerung) zu wenig berücksichtigt. Außerdem wird nicht zwischen Platten- und Drahtosteosynthesen unterschieden. Düker u. Mitarb. (1977) sowie Meiselbach u. Voy (1985) betonen die Überlegenheit der Plattenosteosynthese zur räumlichen Stabilisierung in symmetrischer Stellung. Die hohe Rate von 50% Sensibilitätsstörungen nach Plattenosteosynthesen am N. infraorbitalis sowie den Nn. zygomaticotemporalis und zygomaticofacialis, wie sie Meiselbach u. Voy angeben, sehen wir nicht. Unsere Rate lag bei 21% Hypästhesien und 4% Hyperästhesien. Ursache könnte sein, daß wir bewußt auf die Verwendung von Kompressionsplatten, insbesondere infraorbital, verzichten. Auch eine Kieferhöhlentamponade oder ein Ballonkatheter zur Stabilisierung des Jochbeinkörpers in Ergänzung zur zygomatikofrontalen Plattenosteosynthese, wie sie von Fain u. Mitarb. (1981) vorgeschlagen wurden, werden nicht verwendet.

Vom Standpunkt einer möglichst symmetrischen Wiederherstellung der Gesichtssymmetrie nach einseitigen lateralen Mittelgesichtsfrakturen können wir folgendes Vorgehen empfehlen: bei einfachen Jochbeinfrakturen perkutaner Hakenzug; federt anschließend der Bruch, ist zur Sicherung eine Plattenosteosynthese angezeigt. Bei Trümmerfrakturen sollte sofort mit Platten und Schrauben stabilisiert werden.

Zusammenfassung

An 162 ehemaligen Patienten mit einseitiger dislozierter Jochbeinfraktur wurden Symmetriebestimmungen mit Hilfe einer vertikalen Symmetrieanalyse sowie frontaler Rasterfotografie vorgenommen. Die Ergebnisse werden einer Kontrollgruppe von 98 Probanden ohne Gesichtsverletzungen gegenübergestellt. Wenn auch aufgrund der breiten Streuung von natürlicherweise vorkommenden Gesichtsasymmetrien keine Signifikanz zugunsten einer Operationsmethode (perkutane Hebung, Drahtosteosynthese, Plattenosteosynthese) festzustellen ist, so ergibt doch die Plattenosteosynthese bei Trümmerfrakturen die besten Ergebnisse.

Literatur

Düker, J., F. Härle, D. Olivier: Drahtnaht oder Miniplatte – Nachuntersuchungen dislozierter Jochbeinfrakturen. In Schuchardt, K., R. Becker: Fortschritte der Kiefer- und Gesichts-Chirurgie, Bd. XXII. Thieme, Stuttgart 1977 (S. 49–51)

Ellis, E., A. El-Attar, K. F. Moos: An analysis of 2,067 cases of zygomatico-orbital fracture. J. oral max.-fac. Surg. 43 (1985) 417–428

Fain, J., G. Peri, P. Verge, D. Thevonen: The use of a single fronto-zygomatic osteosynthesis plate and a sinus balloon in the repair of fractures of the lateral middle third of the face. J. max.-fac. Surg. 9 (1981) 188–193

Fischer-Brandies, E., E. Dielert: Treatment of isolated lateral midface fractures. J. max.-fac. Surg. 12 (1984) 103–106

Fritzemeier, C. U.: Optische Gesichtsreliefvermessung. In Schuchardt, K., N. Schwenzer: Fortschritte der Kiefer- und Gesichts-Chirurgie, Bd. XXVI. Thieme, Stuttgart 1981 (S. 1–2)

Kaastad, E., A. Freng: Zygomatico-maxillary fractures. J. cranio-max.-fac. Surg. 17 (1989) 210–214

Kawano, Y.: Three dimensional analysis of the face in respect of zygomatic fractures and evaluation of the surgery with the aid of Moiré topography. J. cranio-max.-fac. Surg. 15 (1987) 68–74

v. Lanz, T., W. Wachsmuth: Praktische Anatomie. In Lang, J., W. Wachsmuth: Bd. 1, Teil 1A. Springer, Berlin 1985

Meiselbach, U., E.-D. Voy: Vermeidung und Behandlung typischer Fehler bei der Therapie von lateralen Mittelgesichtsfrakturen. In Pfeifer, G., N. Schwenzer: Fortschritte der Kiefer- und Gesichts-Chirurgie, Bd. XXX. Thieme, Stuttgart 1985 (S. 124–128)

Pape, H.-D., M. Galanski, F. Rothe: Metrischer und röntgenologischer Vergleich des Mittelgesichtes nach periorbitalen Frakturen. In Schuchardt, K., R. Becker: Fortschritte der Kiefer- und Gesichts-Chirurgie, Bd. XXII. Thieme, Stuttgart 1977 (S. 128–131)

Waldhart, E.: Statistischer Bericht über 150 Jochbeinfrakturen. Öst. Z. Stomatol. 69 (1972) 136–142

Kontaktadresse
Univ.-Doz. Dr. Burghard Norer
Abteilung für Mund-, Kiefer- und Gesichtschirurgie der Universitätsklinik für Zahn-, Mund- und Kieferheilkunde
Anichstr. 35
A-6020 Innsbruck

Eckhard Dielert und Michael Jais, München

Methoden und Ergebnisse der chirurgischen Versorgung lateraler Mittelgesichtsfrakturen

Statistik

In den Jahren 1970−1988 kamen 406 repositionsbedürf-tige isolierte laterale Mittelgesichtsfrakturen zur stationä-ren Behandlung. Wie bei anderen statistischen Erhebun-gen (Afzelius u. Rosen 1980, Zerweck 1984) überwiegen die Männer mit 76,7% deutlich. Dies gilt auch für den Altersgipfel, der mit 28,3% im 3. Lebensjahrzehnt liegt (Abb. **1**). Er resultiert aus den in dieser Altersgruppe besonders häufig vorkommenden Rohheitsdelikten. Bei der Ursachenanalyse von Jochbeinfrakturen folgt der Faustschlag mit 33,1% dicht dem Verkehrsunfall mit 35,9% (Abb. **2**). Der im Vergleich zu anderen Autoren (Aston u. Perkins 1954, Rowe u. Killey 1955, Carlson u. Martensson 1969) höhere Anteil an Sportverletzungen – 20,8% – erklärt sich durch die Skigebiete in unserem Einzugsbereich. Daß Berufsunfälle in unserer „Freizeit-gesellschaft" beim Vergleich zum Sport in weniger als 30% zu Jochbeinfrakturen führen, ist auch als Erfolg der Unfallverhütungsvorschriften am Arbeitsplatz zu werten. Der Rückgang an Kopfverletzungen seit Einführung der Gurtanschnallpflicht kommt in dieser Statistik bereits zum Tragen. Noch ist der Verkehrsunfall mit 35,9% der häufigste ätiologische Faktor. In der Abb. **3** ist er nach Verkehrsmitteln aufgeschlüsselt.

Für die Dokumentation hat sich die von Spiessl u. Schroll (1972) angegebene Einteilung in Frakturtypen bewährt. Sie qualifiziert Fragmentverschiebungen nach Richtung der Gewalteinwirkung, woraus sich Hinweise für das operative Vorgehen ableiten lassen. Das deutliche Über-wiegen der Frakturtypen III (47,3%) und IV (30,3%) bei den eigenen Patienten (Abb. **4**) wird von Düker u. Mit-arb. (1977) bestätigt.

Operative Versorgung

In Übereinstimmung mit Lehnert (1975), Rolffs (1975), Schüle u. Weimar (1975), Westphal u. Mitarb. (1977), Becker u. Austermann (1981) u. v. a. streben wir die möglichst frühe Reposition des dislozierten Jochbeines an. Diese Forderung ließ sich jedoch nur in 4,3% der Fälle am Tag des Traumas erfüllen. 27,9% der Patienten konnten erst nach dem 8. Tag definitiv versorgt werden. Da die Behandlungsverzögerung zu Spätkomplikationen führen kann und aufwendigere operative Verfahren not-wendig werden, lohnt es sich, ihren Ursachen nachzuge-hen. 30,3% der Patienten kamen erst nach dem 5. Tag zur stationären Aufnahme. Sie hatten die Behandlungs-bedürftigkeit zu spät erkannt (meist Rohheitsdelikte) bzw. wurden von Kliniken nach der Erstversorgung oder definitiven Versorgung weiterer Verletzungen (meist Verkehrsunfälle) zuverlegt. Während die Fachklinik auf diese Zeiträume kaum Einfluß nehmen kann, hat sie mit der Aufnahme des Patienten eine möglichst baldige Ver-sorgung sicherzustellen, auch wenn dem Kliniker tagtäg-lich vor Augen geführt wird, welche Zeiträume bis zum Eingriff über Operationsfähigkeitsuntersuchung, Zusatz-diagnostik, „Pflegenotstand", unzureichende Op.-Kapa-zität und Nichtbeachten der für die Intubationsnarkose auferlegten Nahrungskarenz verstreichen.

In diesem Zusammenhang soll auch die in dem Erhe-bungszeitraum unterschiedlich gehandhabte Schmerzaus-schaltung Erwähnung finden. Zwischen 1970 und 1977 erfolgten 61,2% der Eingriffe in ITN, 31,3% in Lachgas-analgesie und 7,5% in Lokalanästhesie. Seit 1978 kommt die Lachgasanalgesie wegen unsicherer Wirkung und pro-blematischer O_2-Versorgung bei Laryngospasmus nicht mehr zur Anwendung – ITN: 97,2%, LA: 2,8%.

Die operative Reposition des dislozierten Jochbeines (meist Frakturtypen I und III) erfolgte in 202 Fällen (49,8%) transkutan mit dem Einzinkerhaken (Waßmund

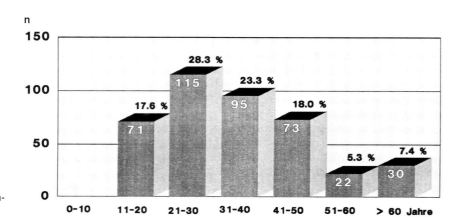

Abb. **1** Altersverteilung bei Jochbein-frakturen (n = 406)

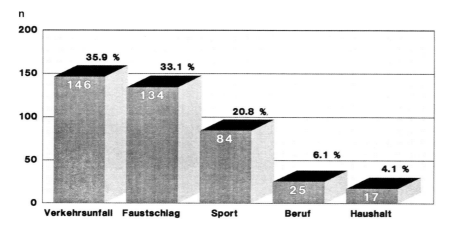

Abb. **2** Ursachenanalyse bei Jochbeinfrakturen (n = 406)

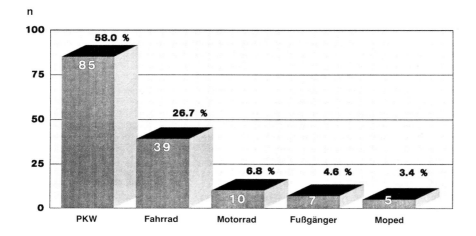

Abb. **3** Jochbeinfrakturen, aufgeschlüsselt nach Verkehrsmitteln
(n = 146)

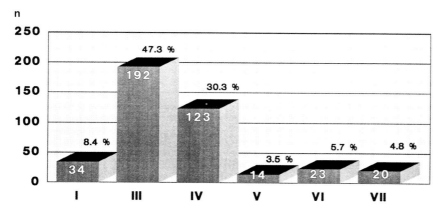

Abb. **4** Einteilung der Jochbeinfrakturen: Typen nach Spiessl u. Schroll
(1972) (n = 406)

1927) ohne zusätzliche Fixation. Die Aufrichtung von temporal (Gillies 1955) oder transantral (Kazanjian u. Converse 1974) brauchte bei den isolierten Frakturen nicht angewandt zu werden. Die Mehrzahl der Frakturtypen IV−VI (Abb. 4) war nach der Reposition instabil und mußte deshalb mit Osteosynthesen zusätzlich fixiert werden. Beim Frakturtyp VII geschah dies in den meisten Fällen durch Miniplatten. Diese Beobachtungen decken sich mit den Erfahrungen von Hardt u. Steinhäuser

(1976), die im gleichen Prozentsatz Instabilität fanden. Bei uns kam die Drahtnahtosteosynthese 171mal (42,1%) und die Miniplattenosteosynthese 33mal (8,1%) zum Einsatz. Die unterschiedliche Handhabung bei Osteosynthesemethoden tritt bei einem Vergleich zutage. So berichten Momma u. Pfeifle (1974) über 65,7% transkutane Aufrichtungen und 34,3% Drahtnähte, Hardt u. Steinhäuser (1976) über 32,3% Repositionen und 67,7% Drahtnahtosteosynthesen, Härle u. Düker (1976) über

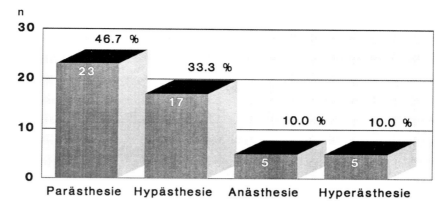

Abb. 5 Qualifikation der Sensibilitätsstörung nach Jochbeinfraktur bei den
betroffenen Patienten (n = 50)

35,4% transkutane Aufrichtungen, 4,2% Drahtnaht- und 60,4% Miniplattenosteosynthesen.

Im Gegensatz zu Hardt u. Steinhäuser (1976) führen wir bei jeder offenen Reposition auch anschließend eine Osteosynthese durch. Hierbei wurde in 28,9% der Fälle eine Orbitabodenrevision vorgenommen. Bei 87,3% aller dieser Inspektionen ergab sich die Notwendigkeit des Aufbringens von lyophilisierter Dura zum Anheben des Orbitabodens bzw. zum Abdecken der knöchernen Defekte.

Nachuntersuchungsergebnisse

Damit sollte den häufigen orbitalen Komplikationen wie Diplopie, Enophthalmus und Motilitätsstörungen vorgebeugt werden. Um Auskünfte über die Langzeitergebnisse bei den von uns versorgten Patienten zu erhalten, bestellten wir die aus dem Zeitraum 1970–1977 im Jahre 1979 und die zwischen 1978 und 1988 Versorgten 1989 zu einer Nachuntersuchung ein. Dabei konnten Befunde bis zu 11 Jahren nach dem Trauma bei insgesamt 176 Patienten erhoben werden. Um Aufschlüsse über verbliebene Sensibilitätsstörungen im Wangen- und Oberkieferbereich, Mundöffnungsstörungen und Kieferhöhlenaffektionen zu erhalten, erfolgte neben der ophthalmologischen Befunderhebung eine eingehende klinische, neurologische und radiologische Untersuchung.

Am häufigsten finden sich Sensibilitätsstörungen (28,4%) im Wangenbereich. Ihre Qualifikation bei den 50 betroffenen Patienten ist in der Abb. **5** aufgezeigt. Eine Abhängigkeit von der Art der Frakturversorgung ist wie bei Hardt u. Steinhäuser (1976) nicht erkennbar.

Das gilt auch für die in 6,7% der Fälle homolateral röntgenologisch partiell verschatteten Kieferhöhlen. 2 der 12 Patienten klagten über gelegentliche Beschwerden im Sinne einer Sinusitis. Die übrigen 10 sind beschwerdefrei. Der im Vergleich zu Literaturangaben (Nysingh 1960, Reichenbach u. Schaps 1960) niedrige Anteil an Kieferhöhlenaffektionen kann sich dadurch erklären lassen, daß bei keinem Patienten die antrale Tamponade zur Anwendung kam. Hardt u. Steinhäuser (1976) hatten diese Methode bei 60% der postoperativen Sinusitiden eingesetzt.

Eine Kieferklemme I. Grades findet sich bei 2 Patienten (1,1%). Hardt u. Steinhäuser (1976) geben 2,6% Mundöffnungsbehinderungen an.

Die Diplopierate ist mit 6,7% im Vergleich zu Literaturangaben höher. Momma u. Pfeifle (1974) fanden 1,5%; Waldhart (1975) gibt 5% an. Herk u. Hovinga (1973) sowie Nysingh (1960) setzen den postoperativen Anteil bei 3–6% fest. Bei unseren 12 Patienten wurde Doppelbildsehen 11mal nur bei extremer Blickrichtung angegeben und als wenig störend empfunden. Die Augenklinik sah keine Indikation für eine operative Intervention. Bei einem Patienten war die Diplopie durch eine Prismenbrille korrigiert.

Es verbleiben Gesichtsasymmetrien, die sich bei uns 19mal (10,8%) fanden. Sie bestanden 10mal (5,7%) in Form einer geringen und 7mal (4,0%) in einer deutlichen Abflachung der Regio zygomatica. 2mal (1,1%) war überkorrigiert worden. Diese Zahlen stehen durchaus in Einklang mit Literaturangaben. So berichten Hardt u. Steinhäuser (1976) über 6,6% Depressionen der Jochbeinregion. Düker u. Mitarb. (1977) fanden jedoch nach Drahtnahtosteosynthesen bei 30% der Patienten eine leichte, bei 11% eine mäßige und bei 4% eine starke Gesichtsasymmetrie, während nach Miniplattenosteosynthesen nur 12% der Patienten leichte Störungen zeigten. Den deutlichen Unterschied schreiben sie der Stabilität des Systems zu. Gleichzeitig geben sie an, daß nach Drahtnaht an der Sutura zygomaticofrontalis eine weitere am unteren Orbitarand dann gelegt wird, wenn sich dies intra operationem als notwendig erweist. Bei der Analyse der eigenen 19 Gesichtsasymmetrien ergibt sich anhand der Röntgenkontrollaufnahmen, daß in 2 Fällen die gedeckte und 4mal die offene Reposition von vornherein nicht ausreichend war. 11mal erwies sich die Fixation mit nur einer Drahtnaht (Sutur bzw. Infraorbitalrand) nachträglich als nicht ausreichend stabil. In keinem Fall, wo sowohl eine Drahtnaht im Bereich der Sutura zygomaticofrontalis als auch am unteren Orbitarand gelegt worden war, kam es post operationem zu einer Dislokation des reponierten Jochbeines. Wenn so verfahren wird, genügt die Drahtnahtosteosynthese den Anforderungen, die an eine ruhestabile Fixation zu stellen sind. Es verbleiben die restlichen 2 Gesichtsasymmetrien. In beiden Fällen war die Überkorrektur mit Miniplattenosteosynthesen fixiert worden.

Schlußbetrachtung

Zweifellos geht der Trend in der Kieferchirurgie zu der stabileren Miniplattenosteosynthese. Auch im eigenen Hause kommt das System in den letzten Jahren bei Jochbeinfrakturen vermehrt zum Einsatz. Der geringe anteilige Prozentsatz 8,1 resultiert aus dem Erhebungszeitraum von 19 Jahren. Insbesondere bei Trümmer- und Stückfrakturen weist die Miniplatte Vorteile gegenüber der Drahtnaht auf. Einige Argumente, die für die Miniplattenosteosynthese angeführt werden, bleiben kritisch zu betrachten. Eine Platte im Bereich der Sutura zygomaticofrontalis kann dem Jochbein zu ausreichender Stabilität verhelfen. Die damit eingesparte infraorbitale Schnittführung wird sich aber nicht immer als Vorteil erweisen. Eine anatomisch exakte Reposition gelingt bei visueller Kontrolle des unteren Orbitarandes in vielen Fällen leichter. Zudem können hierbei eine Inspektion des Foramen infraorbitale und, falls nötig, die Dekompression des Nervs erfolgen. Übereinstimmend sind permanente Störungen der Sensibilität die häufigste Komplikation nach Jochbeinfrakturen. Auch wenn die Hauptursache in der präoperativen Schädigung zu sehen ist, so kann der Eingriff immer noch einen Beitrag zur Nervenregeneration leisten. Im Gegensatz zur Drahtnaht entfernen wir Platten immer. Dadurch wird ein zweiter Eingriff notwendig. Insbesondere von Frauen wird eine Platte im Bereich des seitlichen Orbitarandes oft als Auftragung empfunden. Zudem kann sie zu Artefakten bei der CT-Diagnostik des Schädels führen. Beckers (1979) fand nach Drahtnahtosteosynthesen keine Infektion, bei Miniplatten jedoch 12%. Wir glauben deshalb, daß der lege artis gelegten Drahtnaht nach wie vor ein Stellenwert bei der Versorgung von Jochbeinfrakturen zuzuordnen ist.

Zusammenfassung

406 repositionsbedürftige isolierte Jochbeinfrakturen werden nach ätiologischen Faktoren aufgeschlüsselt und Frakturtypen zugeordnet. Ihre operative Versorgung erfolgte geschlossen (49,8%) bzw. offen mit Drahtnaht- (42,1%) oder Miniplattenosteosynthese (8,1%). Die Behandlungsergebnisse werden anhand einer Nachuntersuchung von 176 Patienten aufgezeigt. Nach bis zu 11 Jahren finden sich Störungen der Sensibilität des N. infraorbitalis in 28,5% der Fälle, Gesichtsasymmetrien in 10,8% und Diplopien bei 6,7%.

Literatur

Afzelius, L. E., C. Rosen: Facial fractures. Int. J. oral Surg. 9 (1980) 25

Aston, P., H. Perkins: The clinical pattern of injury in road accidents. Brit. med. J. 2 (1954) 200

Becker, R., K. H. Austermann: Frakturen des Gesichtsschädels. In: Schwenzer, N., G. Grimm: Zahn-Mund-Kiefer-Heilkunde, Bd. 2. Thieme, Stuttgart 1981

Beckers, H.: Vergleichende Untersuchungen zwischen Drahtnahtosteosynthese und Miniplattenosteosynthese bei Mittelgesichtsfrakturen. Dtsch. Z. Mund-, Kiefer- u. Gesichtschir. 3 (1979) 214

Carlson, O., G. Martensson: Fractures of the zygomatic bone. Svering. Tandläk Förb. Tidn. 62 (1969) 167

Düker, J., T. Härle, D. Olivier: Drahtnaht oder Miniplatte – Nachuntersuchungen dislozierter Jochbeinfrakturen. In Schuchardt, K., R. Becker: Fortschritte der Kiefer- und Gesichts-Chirurgie, Bd. XXII. Thieme, Stuttgart 1977 (S. 49)

Gillies, H. D.: The diagnosis and treatment of residual traumatic deformities of the facial skeleton. In Rowe, N. L., H. C. Killey: Fractures of the Facial Skeleton. Williams and Wilkins, Baltimore 1955

Hardt, N., E. W. Steinhäuser: Behandlungsergebnisse nach zygomatico-orbitalen Frakturen. Schweiz. Mschr. Zahnheilk. 86 (1976) 825

Härle, F., J. Düker: Miniplattenosteosynthese am Jochbein. Dtsch. zahn-ärztl. Z. 31 (1976) 97

Herk, W., J. Hovinga: Choice of treatment of orbital floor fractures as part of facial fractures. J. oral Surg. 31 (1973) 600

Kazanjian, V. H., J. M. Converse: The surgical treatment of facial injuries, 3rd ed. Williams and Wilkins, Baltimore 1974

Lehnert, S.: Primärversorgung von Orbitabodenfrakturen durch Knorpeltransplantation. In: Schuchardt, K., B. Spiessl: Fortschritte der Kiefer- und Gesichts-Chirurgie. Bd. XIX. Thieme, Stuttgart 1975 (S. 185)

Momma, W. G., K. Pfeifle: Behandlungsergebnisse isolierter Jochbeinfrakturen. In: Schuchardt, K., B. Spiessl: Fortschritte der Kiefer- und Gesichts-Chirurgie. Bd. XIX. Thieme, Stuttgart 1974

Nysingh, J. G.: Zygomatico-Maxillaire Fracturen. Schotanus und Jens, Utrecht 1960

Reichenbach, E., P. Schaps: Zur Frage der grundsätzlichen Revision der Kieferhöhle bei Oberkieferfrakturen. Dtsch. Zahn-, Mund- u. Kieferheilk. 33 (1960) 7

Rolffs, J.: Ergebnisse der primären Orbitarekonstruktion bei Mittelgesichtsfrakturen. In: Schuchardt, K., B. Spiessl: Fortschritte der Kiefer- und Gesichts-Chirurgie. Bd. XIX. Thieme, Stuttgart 1975 (S. 184)

Rowe, N. L., H. C. Killey: Fractures of the facial skeleton. Williams and Wilkins, Baltimore 1955

Schüle, H., J. Weimar: Untersuchungen zur Therapieplanung bei Orbitafrakturen. In: Schuchardt, K., B. Spiessl: Fortschritte der Kiefer- und Gesichts-Chirurgie. Bd. XIX. Thieme, Stuttgart 1975 (S. 188)

Spiessl, B., K. Schroll: Spezielle Frakturen- und Luxationslehre. In: Gesichtsschädel, Bd I/1. Thieme, Stuttgart 1972

Waldhart, E.: Ergebnisse einer Kontrolluntersuchung von Patienten mit Jochbeinfrakturen. In: Schuchardt, K., B. Spiessl: Fortschritte der Kiefer- und Gesichts-Chirurgie. Bd. XIX. Thieme, Stuttgart 1975 (S. 166)

Waßmund, M.: Frakturen und Luxationen des Gesichtsschädels. Heusser, Berlin 1927

Westphal, D., I. Koblin, U. Loewen: Orbitabodenfrakturen. In Schuchardt, K., R. Becker: Fortschritte der Kiefer- und Gesichts-Chirurgie, Bd. XXII. Thieme, Stuttgart 1977 (S. 12)

Zerweck, R.: Epidemiologische Studie bei Mittelgesichtsfrakturen. Stomatol. DDR 34 (1984) 32

Kontaktadresse
Prof. Dr. Dr. Eckhard Dielert
Klinik und Poliklinik für
Kieferchirurgie der LMU München
Lindwurmstr. 2 a
W-8000 München 2

Heico-Rüdiger Krause, Andreas Bremerich und Joachim Kreidler, Ulm

Technik und Ergebnisse der operativen Behandlung von 400 lateralen Mittelgesichtsfrakturen

Einleitung

Mit einem Anteil von 42% ist die Jochbeinfraktur die in unserem Krankengut am häufigsten auftretende Mittelgesichtsfraktur. Auch bei den Sportverletzungen des Gesichtsschädels dominiert sie mit 30% (Haase u. Mitarb. 1988).

Die Palette der möglichen Behandlungsmethoden der lateralen Mittelgesichtsfrakturen reicht von der einfachen Reposition über die Drahtnahtosteosynthese bis zu den heute geübten Miniplattenosteosynthesen. Es sollen hier das an unserer Klinik angewendete Konzept und die bei der Behandlung von 412 Jochbeinfrakturen erzielten Ergebnisse vorgestellt werden.

Material und Methode

406 Patienten mit Jochbeinfrakturen – darunter 6 mit einer beidseitigen Jochbeinfraktur – wurden in den Jahren 1980−1989 an der Abt. für Mund-, Kiefer- und Gesichtschirurgie der Universität Ulm behandelt. In der Mehrzahl der Fälle (64%) wurde das Jochbein nach Schnittführung im Oberkiefervestibulum und Reposition mit dem gebogenen Rasparatorium durch Miniplattenosteosynthese an der Crista zygomaticoalveolaris fixiert. Gleichzeitig bot dieser Zugang die Gelegenheit zu einer schonenden Revision der Kieferhöhle, der Dekompression des N. infraorbitalis, der sicheren Überprüfung des Orbitabodens und der Anlage eines Nasenfensters. Es wurde dann ein Ballonkatheter eingelegt und bis zur vollständigen Auskleidung der Kieferhöhle mit Kochsalzlösung gefüllt. Der Defekt in der fazialen Kieferhöhlenwand konnte abschließend entweder durch Replantation der aufbewahrten Knochenstückchen oder mit Lyodura

verschlossen werden. In Abhängigkeit vom Grad der Traumatisierung des Orbitabodens wurde der Ballon für 7−14 Tage in situ belassen. Am ersten postoperativen Tag sowie vor der Ballonentfernung wurden Bulbusstand und -motilität durch die Abteilung für Augenheilkunde überprüft. Bei Bedarf konnte die Füllmenge des Ballons entsprechend korrigiert werden.

Ergebnisse

Insgesamt 530 laterale Mittelgesichtsfrakturen unterteilten sich in 412 Jochbeinfrakturen, 41 isolierte Jochbogenfrakturen und 77 isolierte Orbitabodenfrakturen (Abb. **1**).

Um vergleichbare Werte angeben zu können, werden im folgenden nur die Jochbeinfrakturen herangezogen. In der Mehrzahl der Fälle (75%) traten die Jochbeinfrakturen ohne Begleitverletzungen auf, in 11% waren sie mit einer Unterkieferfraktur, in 8% mit einer weiteren Mittelgesichtsfraktur verbunden. 6% kamen bei polytraumatisierten Patienten vor (Abb. **2**).

Als Standardtherapie wurde die Osteosynthese von intraoral durchgeführt (64%). Bei weiteren 17% wurde zusätzlich eine Osteosynthese an der Sutura frontozygomatica vorgenommen. Dieses Verfahren, wie auch die alleinige extraorale Osteosynthese (9%), kam in den Jahren bis 1984 sowie in Ausnahmefällen, z. B. bei Trümmerfrakturen des lateralen Orbitarandes, zur Anwendung. Bei 10% genügte die einfache Reposition ohne Plattenfixierung. Ältere oder sehr stark dislozierte Orbitabodenfrakturen machten gelegentlich (6% aller Fälle) eine zusätzliche subziliare Schnittführung zur direkten Revision des Orbitabodens erforderlich (Abb. **3**).

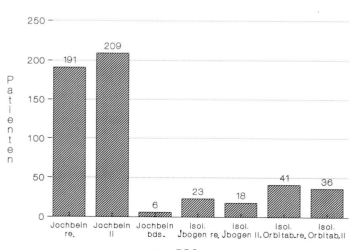

Abb. **1** Frakturlokalisation

n = 530

110

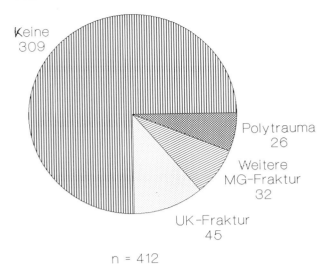

Abb. 2   Begleitverletzungen der Jochbeinfrakturen

Keine
309

Polytrauma
26

Weitere
MG-Fraktur
32

UK-Fraktur
45

n = 412

Die Nachuntersuchung ergab nach radiologischen und klinischen Kriterien in 88% der Fälle eine anatomisch korrekte Reposition. Bei 9% war eine leichte Dislokation festzustellen, in der Regel in Form einer geringen Stufe am Infraorbitalrand. 3% zeigten erhebliche Fehlstellungen (Abb. **4**).

Bei der klinischen Überprüfung der Funktion des N. infraorbitalis 4 Wochen post operationem fanden sich in 73% keine Beeinträchtigungen, während in 11% Parästhesien, in 10% Hypästhesien, in 5% Anästhesien und in 1% Hyperästhesien vorlagen. 6 Monate post operationem waren keine Anästhesien oder Hyperästhesien und nur noch 6% Hypästhesien und 5% Parästhesien festzustellen (Abb. **5**). 2% der Patienten litten unter ständigen Doppelbildern, weitere 8% nur bei extremen Blickrichtungen. 90% hatten eine regelrechte Bulbusmotilität.

Innerhalb von 6 Monaten post operationem kam es bei 8% zu einer posttraumatischen Sinusitis maxillaris auf der betroffenen Seite, 92% waren beschwerdefrei. Eine Kieferklemme, wie von Momma und Pfeifle (1975) beschrieben, trat bei keinem Patienten auf.

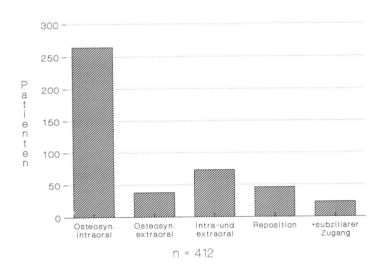

Abb. 3   Therapie der Jochbeinfrakturen

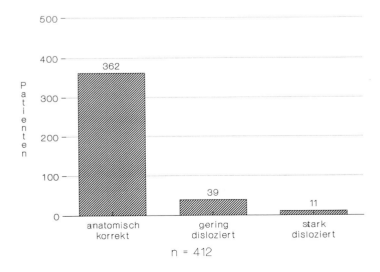

Abb. 4   Repositionsergebnisse

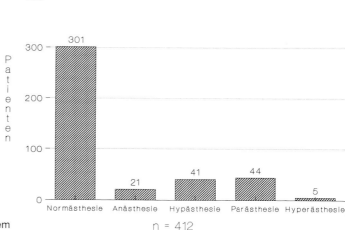

Abb. 5 Sensibilitätsstörungen 4 Wochen post operationem   n = 412

Diskussion

Der intraorale Zugang verbindet die Vorteile einer stabilen und anatomisch korrekten Osteosynthese an der Crista zygomaticoalveolaris mit der gleichzeitigen Orbitabodenreposition, der Dekompression des häufig eingeklemmten N. infraorbitalis und der Revision der Kieferhöhle. Die von Fain u. Mitarb. (1981) und Souyris u. Mitarb. (1989) vorgeschlagene Kombination von Antralballon und Osteosynthese an der Sutura frontozygomatica erbringt demgegenüber keine Verbesserungen und erfordert einen Wechsel des Operationsfeldes. Im Vergleich zur geschlossenen Reposition zeigen sich erheblich günstigere Ergebnisse bezüglich der Funktion des N. infraorbitalis und der posttraumatischen Sinusitis. Kaastad u. Freng (1989) berichten von bleibenden Sensibilitätsstörungen bei 24,4% und Sinusitiden bei 19,3% der Patienten. Nach Untersuchungen von Schiffer u. Austermann (1977) sind zusätzliche Orbitabodenrevisionen besonders häufig (47,5%) mit Sensibilitätsstörungen verbunden. Dies kann durch die transantrale Orbitabodenhebung fast immer vermieden werden. Negative Auswirkungen des Ballondruckes auf das Repositionsergebnis konnten nicht gefunden werden, im Gegenteil ließ sich die Kieferhöhle selbst bei erheblicher Trümmerung der lateralen und fazialen Wände – auch mit Einbruch des Bichatschen Fettkörpers – sehr gut ausformen.

Zusammenfassung

Die Methode der intraoralen Osteosynthese an der Crista zygomaticoalveolaris mit gleichzeitiger Einlage eines Antralballons wird beschrieben und die Ergebnisse bei 412 lateralen Mittelgesichtsfrakturen dargestellt. Der intraorale Zugang vereinigt die

Vorteile der stabilen Osteosynthese, der Reposition und Stabilisierung des Orbitabodens, der Dekompression des N. infraorbitalis und der Revision der Kieferhöhle von einer Schnittführung ohne sichtbare Narben aus. Das Verfahren kann daher ohne Einschränkung empfohlen werden.

Literatur

Fain, J., G. Peri, P. Verge, D. Thevonen: The Use of a single fronto-zygomatic osteosynthesis plate and a sinus balloon in the repair of fractures of the lateral middle third of the face. J. max. fac. Surg. 9 (1981) 188–193

Haase, St., W. Kamp, A. Bremerich: Frakturen des Gesichtsschädels bei Sportverletzungen. Prakt. Sport-Traumatologie u. Sportmedizin 1 (1988) 34–38

Kaastad, E., A. Freng: Zygomatico-maxillary fractures – late results after traction-hook reduction. J. cranio-max.-fac. Surg. 17 (1989) 210–214

Kamp, W., A. Bremerich: Die Behandlung von isolierten und kombinierten Orbitabodenfrakturen durch transantralen Ballonkatheter. Dtsch. Z. Mund-, Kiefer- u. Gesichtschir. 11 (1987) 333–335

Momma, W.-G., K. Pfeifle: Behandlungsergebnisse isolierter Jochbeinfrakturen. In Schuchardt, K., B. Spiessl: Fortschritte der Kiefer- und Gesichts-Chirurgie, Bd. XIX. Thieme, Stuttgart 1975

Souyris, F., F. Klersy, P. Jammet, C. Payrot: Malar bone fractures and their sequelae – A statistical study of 1393 cases covering a period of 20 years. J. cranio-max.-fac. Surg. 17 (1989) 64–68

Schiffer, J. P., K.-H. Austermann: Ophthalmologische Spätfolgen nach Jochbeinfrakturen. In Schuchardt, K., R. Becker: Fortschritte der Kiefer- und Gesichts-Chirurgie, Bd. XXII. Thieme, Stuttgart 1977

Kontaktadresse
Dr. Heico-Rüdiger Krause
Abteilung für Mund-, Kiefer- und Gesichtschirurgie
der Universität Ulm im Bundeswehrkrankenhaus
Postfach 12 20
W-7900 Ulm

Katrin Krumholz, Bernd Niederhagen und Joanis Lepentsiostis, Bonn

Zur Therapie isolierter Jochbeinfrakturen

Das Ziel der Behandlung isolierter Jochbeinfrakturen ist es, durch die Reposition der Fragmente die laterale Gesichtsprominenz wiederherzustellen und die damit verbundenen funktionellen Ausfälle zu beseitigen. Dieses Ziel kann je nach Frakturtyp mit unterschiedlichen Mitteln erreicht werden.

Behandlungsmethode

In der Bonner Klinik bevorzugen wir das folgende Therapiekonzept (Krüger 1974, 1986):
Geht man von der Klassifizierung nach Spiessl u. Schroll (1972) aus, so bedürfen nichtdislozierte Jochbeinfrakturen (Typ II) aufgrund ihrer mehr oder weniger unauffälligen klinischen Symptomatik keiner Therapie. In diesen Fällen erfolgen lediglich eine klinische und röntgenologische Beobachtung und die Verordnung weicher Kost.
Trümmerfrakturen (Typ VII), insbesondere mit ausgeprägter okulärer Symptomatik, müssen unter Sicht reponiert, der Orbitaboden revidiert und die Fragmente sicher fixiert werden. Hier ist heute die Miniplattenosteosynthese das Mittel der Wahl. Für alle übrigen Frakturtypen ergibt sich je nach frischer oder alter Fraktur, Dislokationsgrad und Ausmaß der Orbitabodenbeteiligung die Möglichkeit, zwischen einem Repositionsverfahren ohne zusätzliche Fixation der Frakturfragmente und einem solchen mit zusätzlicher Miniplattenfixation zu wählen.
Die Behandlungsmethode der perkutanen Hakenreposition besteht darin, daß frische dislozierte Jochbeinfrakturen in Kurznarkose mit einem perkutan eingestochenen Einzinkerknochenhaken gefaßt und reponiert werden (Strohmeyer 1844, Waßmund 1927).
Intraoperativ wird das Repositionsergebnis durch Palpation des Orbitaringes, des Jochbogens und der Crista zygomaticoalveolaris sowie auf eine uneingeschränkte Mundöffnung geprüft.
Die sich direkt postoperativ anschließende Röntgenkontrolle gibt endgültigen Aufschluß über das Repositionsergebnis und bestimmt das weitere Vorgehen, d. h., bei ungenügender Stabilität nach der perkutanen Reposition und röntgenologisch unverändert nachweisbarer Fehlstellung wird die Fraktur in Intubationsnarkose unter Sicht revidiert und durch Miniplattenosteosynthese fixiert.
Bei zusätzlicher okulärer Symptomatik wird im Zweifelsfall zusammen mit dem Ophthalmologen die Indikation zur Orbitabodenrevision gestellt.
Die Abb. 1 zeigt eine Jochbeinfraktur, die ausschließlich durch eine perkutane Reposition mit dem Knochenhaken behandelt wurde.

Kasuistik

Von 187 auswertbaren, d. h. entsprechend dokumentierten Frakturen des Jochbeinkomplexes, die zwischen 1979 und 1988 in Bonn behandelt wurden, erfolgte in 19 Fällen eine kontrollierte Spontanheilung; 99mal wurde lediglich

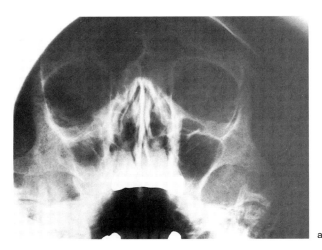

a

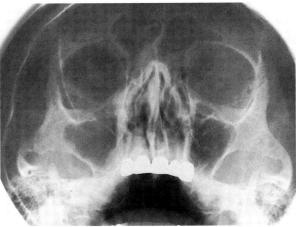

b

Abb. **1 a** u. **b** Jochbeinfraktur rechts. **a** Deutliche Stufenbildung infraorbital und an der lateralen Kieferhöhlenbegrenzung. Randständige Verschattung der eingeengten rechten Kieferhöhle. **b** Nach der Hakenreposition sind die Stufen nicht mehr nachweisbar, die Kieferhöhle zeigt eine normale Transparenz und Größe

eine perkutane Hakenreposition vorgenommen, während 69 Frakturen osteosynthetisch versorgt werden mußten (Tab. 1).
Läßt man die Frakturen, die auf die Typen II und VII entfallen, sowie die isolierten Jochbeinfrakturen (Typ I) außer acht, da bei diesen Frakturen der Therapieweg eindeutig ist, so bleiben 138 dislozierte Jochbeinfrakturen übrig, bei denen entweder die alleinige Hakenreposition oder die zusätzliche Fixierung über Miniplatten als Therapiemöglichkeit in Frage kommen.
Diese Frakturen wurden hinsichtlich der folgenden Parameter näher untersucht:

Tabelle 1 Einteilung der Frakturen des Jochbeinkomplexes nach Frakturtyp und durchgeführter Therapie (Einteilung nach Spiessl u. Schroll 1972) (n = 187)

	Kontrollierte Spontanheilung	Hakenreposition	Hakenreposition und Plattenosteosynthese	Insgesamt
Typ I Jochbogenfraktur	–	14	4	18
Typ II nicht dislozierte Jochbeinfraktur	19	–	–	19
Typ III partielle Jochbeinimpression	–	58	7	65
Typ IV totale Jochbeinimpression	–	14	28	42
Typ V dorsale Jochbeinabscherung	–	5	14	19
Typ VI kaudale Jochbeinabscherung	–	5	4	9
Typ VII Jochbeintrümmerfraktur	–	–	12	12
atypische Jochbeinfraktur	–	3	–	3
	19	99	69	187

– Abflachung der Jochbeinprominenz
– Doppelbilder
– Mundöffnungsbehinderung
– Sensibilitätsstörung im Ausbreitungsgebiet des N. infraorbitalis
– Sinusitis maxillaris

Dabei konnte allerdings nur in 106 Fällen neben dem direkten postoperativen Befund ein Spätergebnis nach 3–6 Monaten, also nach Abschluß der Frakturheilung, erhoben werden.
In der Gegenüberstellung der prä- und postoperativen Symptomatik (Tab. 2 u. 3) fällt auf, daß die präoperative Symptomatik (Tab. 2) in beiden Therapiegruppen etwa gleich verteilt ist; lediglich Doppelbilder sind bei den dann mit Miniplatten versorgten Frakturen präoperativ

deutlich häufiger vertreten.
Bei der postoperativen Symptomatik (Tab. 3), bei der es sich um diskrete Befunde handelt, fällt ebenfalls keine erhebliche Abweichung der Ergebnisse beider Therapiegruppen auf.

Indikation

Daraus abgeleitet, ergibt sich die Indikation zur alleinigen Hakenreposition bei frischen dislozierten Jochbeinfrakturen unter Ausschluß der Trümmerfrakturen und der Frakturen mit ausgeprägter okulärer Symptomatik.
Bei einem großen Teil dislozierter isolierter Jochbeinfrakturen ist die Miniplattenosteosynthese daher nicht zwingend erforderlich. Hier ist die perkutane Hakenre-

Tabelle 2 Dislozierte Jochbeinfrakturen, Typen III–VI. Symptomatik vor Versorgung (n = 138)

	Nur Reposition = 85	Reposition und Osteosynthese = 53
Gesichtsasymmetrie	59 (69%)	39 (73,6%)
Doppelbilder	6 (7%)	15 (28,3%)
Mundöffnungsbehinderung	54 (63,5%)	31 (58,5%)
Sensibilitätsstörung	65 (76,5%)	41 (77,3%)

Tabelle 3 Dislozierte Jochbeinfrakturen, Typen III–VI. Symptomatik bei Spätuntersuchung nach 3–6 Monaten (n = 106)

	Nur Reposition (n = 63)	Reposition und Osteosynthese (n = 43)
Gesichtsasymmetrie	5 (7,9%)	3 (6,9%)
Doppelbilder	0	1 (2,3%)
Mundöffnungsbehinderung	0	2 (4,6%)
Sensibilitätsstörung	24 (38,1%)	16 (37,2%)

position eine einfache, den Patienten wenig belastende Therapiemöglichkeit, die gegenüber der Miniplattenosteosynthese keine schlechteren Ergebnisse zeigt.

Zusammenfassung

Von 187 Frakturen des Jochbeinkomplexes erfolgte in 19 Fällen ohne Dislokation eine Spontanheilung; 99mal wurde ausschließlich eine perkutane Hakenreposition vorgenommen; 69 Frakturen mußten osteosynthetisch versorgt werden. Bei dem Vergleich der präoperativen Symptomatik zwischen den verschiedenen Behandlungsgruppen überwiegt die okuläre Symptomatik bei den durch Osteosynthese versorgten Frakturen. Postoperativ zeigen die Befunde der jeweiligen Therapiegruppen keine erheblichen Abweichungen. Daraus ergibt sich die Indikation zur alleinigen Hakenreposition bei frischen dislozierten Jochbeinfrakturen unter Ausschluß von Trümmerfrakturen und Frakturen mit ausgeprägter okulärer Symptomatik. Bei einem großen Teil der Jochbeinfrakturen ist daher die Miniplattenosteosynthese nicht zwingend erforderlich.

Literatur

Krüger, E.: Lehrbuch der chirurgischen Zahn-, Mund- und Kieferheilkunde, Bd. 2, 6. Aufl. Quintessenz, Berlin 1988 (S. 171−189)
Krüger, E.: Treatment of lateral midface fractures. In Krüger, E., W. Schilli: Oral and Maxillofacial Traumatologie, Bd. 2. Quintessence, Chicago 1986 (pp. 158−176)
Spiessl, B., K. Schroll: Gesichtsschädel. Jochbeinfrakturen. In Nigst, H.: Spezielle Frakturen- und Luxationslehre, Bd. I/1. Thieme, Stuttgart 1972 (S. 152)
Strohmeyer, L.: Handbuch der Chirurgie, Bd. 1. Freiburg 1844
Waßmund, M.: Frakturen und Luxationen des Gesichtsschädels. Meusser, Leipzig 1927 (S. 146)

Kontaktadresse
Dr. Dr. Katrin Krumholz
Abt. f. Mund- und Kiefer-Gesichts-Chirurgie
der Universität Bonn
Welschnonnenstr. 17
W-5300 Bonn 1

Klaus Schade, Aachen

Differentialtherapeutische Überlegungen zur Wertigkeit verschiedener Repositions- und Fixationsmethoden bei Jochbeinmassivfrakturen

Zur Reposition und Fixation von Jochbeinmassivfrakturen sind zahlreiche Verfahren beschrieben worden, die, Nachuntersuchungen belegen das, in der Regel gute Ergebnisse erbringen. Das Problem der operativen Therapie scheint also gelöst. Art und Ausmaß der therapeutischen Eingriffe werden aber unterschiedlich gehandhabt. So reichen die Empfehlungen von der unblutigen Reposition der Jochbeinfrakturen mit dem Einzinker über enantrale Repositionsverfahren bis zu Rekonstruktionen mit Drahtnaht und Osteosyntheseplatten. Kombinationen dieser Verfahren werden beschrieben.

Wir sind der Meinung, daß alle diese Operationsmethoden ihre Berechtigung haben, exakte Indikationsstellung vorausgesetzt. So können wir über ausgezeichnete Ergebnisse bei der Reposition von 75 Jochbeinfrakturen mit der unblutigen Hakenzugmethode berichten (75 nachuntersuchte Patienten der Klinik für Kiefer- und Gesichtschirurgie Frankfurt/Oder der Jahre 1980−1985). Wir behandelten mit der Hakenzugmethode nur Patienten mit Frakturen, die innerhalb kürzester Frist nach dem Unfall zu uns kamen, keinerlei ophthalmologische Symptomatik aufwiesen und bei denen das Jochbeinmassiv nur in einem Stück frakturiert und stärkere Schleimhautschäden nicht zu erwarten waren. Unsere Nachuntersuchungen zeigen, daß nur unwesentliche Nachfolgeschäden auftreten. Es kann auf Orbitabodenrevision und Fixationsmethoden verzichtet werden.

Die Situation stellt sich anders dar, wenn eine Trümmerfraktur vorliegt, besonders dann, wenn der Bulbus abgesunken ist, Motilitätsstörungen bestehen und die Schleimhaut der Kieferhöhle durch Zerreißung stark geschädigt ist.

Hier haben wir in 36 Fällen (36 nachuntersuchte Patienten der Klinik für Kiefer- und Gesichtschirurgie Frankfurt/Oder der Jahre 1980−1985) den operativen Zugang über die Kieferhöhle gewählt. Erleichtert wurde in diesen Fällen die Indikationsstellung bei zu erwartenden Zertrümmerungen des dünnen Knochens der Fossa canina. Vorteilhaft ist bei diesem enantralen Zugang, daß nekrotische und zerstörte Kieferhöhlenschleimhaut − und nur diese − entfernt und ein Nasenfenster angelegt werden kann. Die Fixation erfolgte mit enantralen Stützen. Die letztgenannte Fixationsmethode haben wir aber wegen des unumgänglichen Zweiteingriffes zugunsten der Ballonmethode völlig verlassen. Bei der beschriebenen enantralen Repositionsmethode haben wir den Orbitaboden über die Kieferhöhle revidiert, den Weichteilprolaps reponiert, in einigen Fällen noch zusätzliche Drahtnähte bzw. Platten eingebracht.

In einer dritten Gruppe (54 nachuntersuchte Patienten der Klinik für Zahn-, Mund-, Kiefer- und Plastische Gesichtschirurgie der RWTH-Aachen der Jahre 1986−1989) wurden nach Reposition mit dem Einzinker am Stirnbeinpfeiler eine Osteosyntheseplatte zur Fixation eingebracht und der Orbitaboden nach infraorbitaler, subziliarer oder transkonjunktivaler Schnittführung revidiert. Diese Revision wurde in 33 von den nachuntersuchten 54 Fällen durchgeführt, dabei entstandene Knochendefekte bzw. Frakturlinien am Orbitaboden mit Lyodura 25mal unterlegt.

Die Ergebnisse sind in der Tab. **1** aufgelistet. Es ist auffällig, daß die Ergebnisse in allen drei Gruppen wenig Unterschiede zeigen oder, positiv ausgedrückt, ähnlich gute Ergebnisse erbringen.

Tabelle **1** Klinische Nachuntersuchung – Ergebnisse der Therapie, Jochbeinmassivfrakturen	Operationsmethode	Unblutig, Hakenzug	Operativ, enantral	Operativ, Osteosynthese
	Anzahl der nachuntersuchten Patienten	75	36	54
	auffällige Narben	2	5	3
	geringe, nicht störende Abflachung	15	15	8
	auffällige Abflachung	2	4	0
	tastbare Stufen	18	14	15
	Sensibilitätsstörungen des N. infraorbitalis, Parästhesien, Anästhesien, Hypästhesien	20	14	18
	Doppelbilder	0	2	1
	Motilitätsstörungen	0	1	0

Zusammenfassung

Zusammenfassend kann gesagt werden, daß sehr gute Resultate der Therapie mit der Hakenzugmethode zu erzielen sind, eine genaue Differentialindikation – wie eingangs gefordert – vorausgesetzt. In diesen Fällen kann auf Fixationsmaßnahmen und Orbitabodenrevision verzichtet werden. Stimmen diese Voraussetzungen nicht mehr, sollte reponiert und mit Platten oder Drahtnähten fixiert und beim Vorliegen orbitaler Symptomatik der Orbitaboden revidiert werden. Dies muß auch bei starker Dislokation gefordert werden. Die enantrale Reposition und Fixation sollte Trümmerfrakturen vorbehalten sein.

Kontaktadresse
Priv.-Doz. Dr. Dr. Klaus Schade
Klinik für Zahn-, Mund-, Kiefer-
und Plastische Gesichtschirurgie
der RWTH-Aachen
Pauwelsstr. 30
W-5100 Aachen

Michael C. Locher und Hermann F. Sailer, Zürich

Langzeitergebnisse nach Verwendung von Bankknochen bei der Behandlung von Jochbeintrümmerfrakturen

Die Knochentransplantation bei der Versorgung von Jochbeintrümmerfrakturen dient zur Stabilisierung der Jochbeinpfeiler, zur Rekonstruktion der Kieferhöhlenvorderwand, um das Einsprossen von Narbengewebe in den Sinus maxillaris zu verhindern, und zur Herstellung günstiger präprothetischer Voraussetzungen (Sailer 1980). Dabei bietet der homologe Knochen gegenüber dem autologen Knochen drei Vorteile:

1. geringerer Blutverlust
2. kürzere Operationszeit
3. keine Schmerzen im Entnahmegebiet

Durch die vorliegende retrospektive Untersuchung soll geklärt werden, ob sich das Material für diesen Zweck eignet.

Material und Methode

Zwischen 1979 und 1989 wurden in der Kieferchirurgie des Universitätsspitals Zürich von 670 Jochbeinfrakturen 248 durch offene Reposition und Fixation behandelt. Bei 72 Patienten (52 Männer, 20 Frauen) wurden homologe Knochentransplantate verwendet. Die Untersuchung erfolgte an Hand der Krankenblattunterlagen und Röntgenbilder. Die Patienten wurden zu einer Nachuntersuchung aufgeboten, wobei nur 27 Patienten zur Nachuntersuchung erschienen.

Operationstechnik

Nach der Enttrümmerung wird der Bankknochen in den resultierenden Knochendefekt eingelegt (Abb. **1**) und durch Drahtnähte (bei 62 Patienten) Miniplatten (bei 6 Patienten) oder durch alleiniges Einkeilen fixiert (bei 4 Patienten). Eine Infektionsprophylaxe erfolgte meist mit Bactrim für 7−10 Tage.

Ergebnisse

Aus der Abb. **2** ergibt sich, daß die Häufigkeit der operativ versorgten Jochbeinfrakturen nicht abnahm, dagegen die Zahl der homologen Knochentransplatationen. Dies ist auf den vermehrten Einsatz von Miniplatten

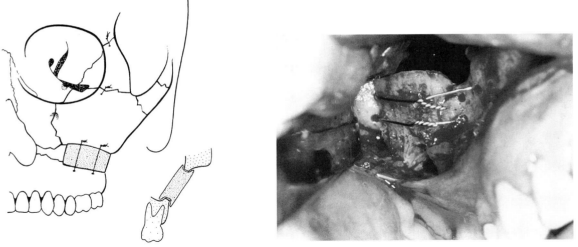

a

b

Abb. 1 a u. b   Operationsschema der homologen Knocheneinlagerung in die Wangenleiste bei Jochbeinfraktur (**a**). **b** Rekonstruktion der Wangenleiste durch homologen Beckenkammknochen, intraoperatives Bild

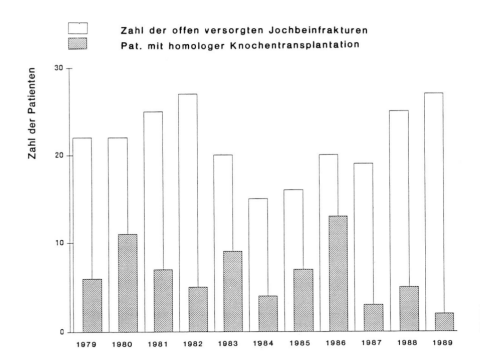

☐ **Zahl der offen versorgten Jochbeinfrakturen**

▨ **Pat. mit homologer Knochentransplantation**

Abb. 2   Häufigkeit der homologen Knochentransplantation bei Jochbeinfrakturen in den Jahren 1979—1989 (Tab. **1**)

zur Stabilisierung und von Lyoknorpel zur Rekonstruktion der Kieferhöhlenvorderwand zurückzuführen.

Zu einem Infekt kam es bei 6 Patienten zwischen 14 Tagen und 4 Monaten postoperativ. Zweimal mußte das Material vollständig entfernt und der Defekt durch Lyoknorpel rekonstruiert werden; dreimal wurden Sequester entfernt, und bei einem Patienten wurde ein Infiltrat inzidiert.

Bakteriologie

Bei der bakteriologischen Untersuchung fanden sich in allen Abstrichen vergrünende Streptokokken, in der Hälfte der Abstriche koagulasenegative Staphylokokken. Die weitere Keimflora war divergent.

Tabelle **1** Art des homologen Materiales und postoperative Komplikationen

	Zahl der Patienten (n = 72)	Zahl der Transplantate (n = 94)	Zahl der Komplikationen (n = 6)
Beckenkamm, tiefgefroren	46	58	3
Rippe, tiefgefroren	14	20	1
Lyoknochen	8	9	1
Femurkopf, tiefgefroren	4	7	1

Nachuntersuchungen

Röntgen

Die röntgenologischen Nachuntersuchungen erfolgten zwischen 6 Monaten und 10 Jahren postoperativ (im Durchschnitt 2,6 Jahre). Bei 50% (36 von 72 Pat.) der nachuntersuchten Patienten fand sich nach 3 Monaten keine Kieferhöhlenverschattung mehr. Bei 67% (39 von 58 Pat.) war eine Transparenzminderung nach 1 Jahr nicht mehr nachweisbar, und 33% (9 von 27 Pat.) zeigten auch noch nach vielen Jahren unverändert eine Transparenzminderung der Kieferhöhle ohne klinische Symptomatik, wobei diese durch eine größere Dicke der Transplantate verursacht wird (Abb. **3**).

Endoskopie und Histologie

Bei 2 Patienten konnten wir anläßlich der Metallentfernung eine Endoskopie der Kieferhöhlen vornehmen. Hierbei zeigte sich 9 Monate und 1 Jahr nach der Operation reizlose Schleimhaut über den Bankknochentransplantaten. Bei 5 Patienten durften wir Biopsien des eingeheilten Bankknochens entnehmen. Es zeigte sich, daß Bankknochen einer schleichenden Substitution in körpereigenen Knochen unterliegt (Abb. **4**).

Diskussion

Die Infektionsrate in unserem Patientengut betrug bei 94 Transplantaten 6,4%. Chausse (1976) beschrieb lediglich einen Infekt bei 17 Patienten mit Jochbein- und Mittelgesichtsfrakturen. Christian u. Peterson (1982) berichteten über gute Ergebnisse bei der Verwendung von tiefgefrorenem Femurkopf bei 12 Dysgnathieoperationen. Sie sahen nur in einem Fall eine Infektion, die sich konservativ behandeln ließ, ohne das Transplantat entfernen zu müssen. Kaban u. Mitarb. (1982) hatten bei der Behandlung von 50 Knochendefekten (Osteotomiefugen, LKG-Spalten, Konturaugmentationen, Zysten) mit demineralisiertem homologem Knochen 4 Mißerfolge. In einer vergleichenden Studie an 59 Patienten haben Allard u. Mitarb. (1987) bei orthognather Chirurgie (19 Pat.), Spaltchirurgie (19 Pat.) und Unterkieferaufbauten (21 Pat.) keinen Unterschied zwischen der Verwendung von tiefgefrorenem Femurkopf und autologem Knochen gesehen. Für autologen Knochen gaben Manson u. Mitarb. (1985) eine Infektrate von 9% bei 74 Patienten an, wobei sie auch eine Infektrate von 5% bei 166 Frakturpatienten ohne primäre Knochentransplantation beobachteten. 10 Frühinfekte bei 70 Patienten mit 126 Transplantaten sahen Gruss u. Mackinnon (1986).
Wie aus der zitierten Literatur ersichtlich, ist die Infekt-

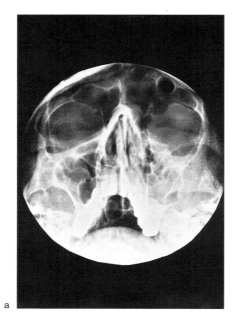 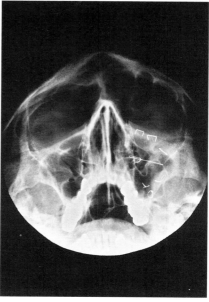

Abb. **3a** u. **b** Jochbeinfraktur links, **a** präoperatives Bild, **b** Kontrolle 6 Jahre postoperativ. Repneumatisation der Kieferhöhle, geringe Verdickung der Wangenleiste links auf Grund der Knochentransplantation

a

b

118

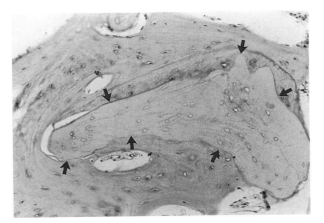

Abb. 4 Histologischer Schnitt (9 Monate postoperativ). Die Pfeile weisen auf den Bankknochen, der von vitalem Knochen umgeben ist

rate bei Bankknochen nicht höher als bei autologem Knochen. Dank der Verwendung von Miniplatten kann oft auf eine primäre Knochentransplantation verzichtet werden, worauf Schilli (1985) hinwies. Dennoch existieren bei ausgedehnten Substanzdefekten der Kieferhöhlenvorderwand und der Jochbeinpfeiler noch Indikationen der Bankknochenverwendung an unserer Klinik, um Komplikationen von seiten des N. infraorbitalis zu vermeiden, die durch das Einwachsen von Narbengewebe in die Kieferhöhle entstehen können.

Gegen die homologe Transplantation von tiefgefrorenem Bankknochen spricht vor allem die Übertragung von Infektionen wie HIV oder Hepatitis. Für homologen Knochen gaben Buck u. Mitarb. 1989 ein HIV-Infektionsrisiko von 1:1 677 000 an, falls ein HIV-Antigen und Antikörpertest, eine Spenderselektion, eine Autopsie mit histopathologischer Untersuchung von Spenderknochen und Lymphknoten sowie die Überwachung von Empfängern anderer Organe desselben Spenders erfolgen. Falls diese Untersuchungen nicht vollständig durchgeführt werden, z. B. wenn nur eine Spenderselektion erfolgt und ein HIV-Antikörpertest vorgenommen wird, betrage das Risiko 1:10 533. Bisher ist allerdings erst 1 Übertragung durch eine homologe Knochentransplantation bekanntgeworden.

Aus obengenannten Gründen verwenden wir seit 1987 ausschließlich in Chloroform und Methanol entfetteten, lyophilisierten Knochen, der zusätzlich gassterilisiert wird.

Zusammenfassung

Zwischen 1979 und 1989 erfolgte in der Kiefer- und Gesichtschirurgie des Universitätsspitals Zürich bei 72 Patienten mit Jochbeintrümmerfrakturen eine homologe Knochentransplantation zur Rekonstruktion des Jochbeinpfeilers und der Kieferhöhlenvorderwand. Bei insgesamt 94 Knochentransplantaten kam es zu 6 Infektionen, die zweimal die vollständige Entfernung des Materiales erforderten. Die Literaturübersicht zeigt, daß diese Komplikationsrate nicht höher ist als bei Verwendung von autologem Knochen. Es wird die Transplantation von entfettetem, lyophilisiertem Knochen empfohlen, der gassterilisiert wird, um eine Infektionsübertragung auszuschließen.

Literatur

Allard, R. H., C. Lekas, J. G. Swart: Autologous versus homologous bone grafting in osteotomies, secondary cleft repairs and ridge augmentations; a clinical study. Oral Surg. 64 (1987) 269–274

Bone transplant recipient found positive for AIDS. Aorn J. 49 (1989) 732

Buck, B. E., T. I. Malinin, M. D. Brown: Bone transplantation and human immunodeficiency virus. An estimate of risk of acquired immunodeficiency syndrome (AIDS). Clin. Orthop. 240 (1989) 129–136

Chausse, J. M.: Resultats de l'emploi dos de banque dans les fractures du malaire. Rev. Stomatol. Chir. max.-fac. 77 (1976) 154–157

Christian, J. M., L. J. Peterson: Frozen femoral head allogeneic bone grafts for orthognathic surgery. J. max.-fac. Surg. 44 (1986) 283–288

Gruss, J. S., S. E. Mackinnon: Complex maxillary fractures: Role of buttress reconstruction and immediate bone grafts. Plast. reconstr. Surg. 78 (1986) 9–22

Kaban, L. B., J. B. Muliken, J. Glowacki: Treatment of jaw defects with demineralized bone implants. J. max.-fac. Surg. 40 (1982) 623–626

Manson, P. N., W. A. Crawley et al.: Midface fractures: Advantages of immediate extended open reduction and bone grafting. Plast. reconstr. Surg. 76 (1985) 1–10

Sailer, H. F.: Erfahrungen mit der Reosteotomie des in Fehlstellung verheilten Jochbeinkomplexes. Med. et Hyg. 38 (1980) 1034–1039

Schilli, W.: Diskussion zu Manson P. N. Midface fractures: Advantages of immediate extended open reduction and bone grafting. Plast. reconstr. Surg. 76 (1985) 11–12

Kontaktadresse
Dr. Dr. Michael C. Locher
Klinik und Poliklinik für Kiefer- und Gesichtschirurgie
des Universitätsspitals Zürich
Frauenklinikstr. 10
CH-8091 Zürich

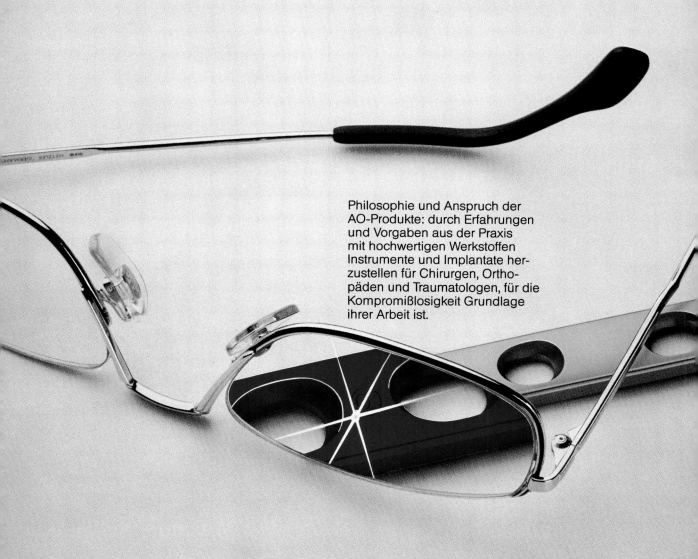

Die Arbeitsgemeinschaft für Osteosynthese-fragen – kurz AO – wurde 1958 von Chirurgen und Orthopäden mit dem Ziel gegründet, die Osteosynthese als zuverlässige Operations-methode weiterzuentwickeln und auf eine wissenschaftlich begründete Basis zu stellen nach den Grundsätzen: vollständige funktio-nelle Wiederherstellung verletzter Extremi-täten durch anatomische Reposition, stabile Fixation und Frühmobilisierung. Die vielfäl-tigen Erfahrungen aus der Traumatologie werden nun konsequent in den Bereich der Gesichtschirurgie übertragen.

Gerne sind wir bereit, Sie umfassend darüber zu informieren. Bitte schreiben Sie uns oder rufen Sie uns an.

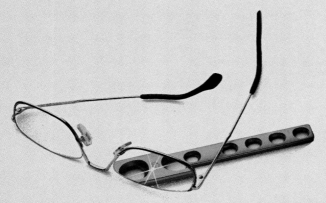

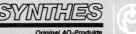

Wolfgang Weber, Thomas Eckstein, Christian Michel und Jürgen Reuther, Würzburg

Zur primären Nasenrekonstruktion bei zentralen Mittelgesichtstrümmerfrakturen

Einleitung

Die ventrale Begrenzung des interorbitalen Raumes ist gemeinsam mit dem Collum mandibulae das am leichtesten verletzbare Gebiet des Gesichtsschädels (Richter u. Mitarb. 1983). Bei Mittelgesichtsfrakturen kommt es daher meist zu einer mehr oder weniger ausgeprägten Beteiligung des Nasenskelettes. Der Zugangsweg zur Nasenwurzel und die exakte Reposition der zentralen Knochenfragmente gehören zu den Hauptproblemen bei der operativen Versorgung von Mittelgesichtstrümmerfrakturen. Die Einheilung der in Dislokation stehenden Fragmente bewirkt eine Verbreiterung des Interorbitalraumes unter dem klinischen Bild des traumatischen Telekanthus und der knöchernen Plattnase. Bei gleichzeitiger Abflachung und Verlagerung im zygomatikomaxillären Anteil des Mittelgesichtes kommt es zu der als Dishface bezeichneten Entstellung (Richter u. Mitarb. 1983). Eine Korrektur der abgeflachten Mittelgesichtsregion kann durch Oberkieferosteotomie und Rhinoplastik erreicht werden, während jedoch eine Veränderung des interkanthalen Abstandes durch sekundäre Maßnahmen nur sehr schwer möglich ist. Bei zentralen Mittelgesichtsfrakturen ist daher neben der Stabilisation der Mittelgesichtspfeiler die exakte Reposition des Nasenskelettes zur Vermeidung von Nasendeformitäten und vor allem zur Reduktion der vergrößerten interorbitalen Distanz notwendig.

Operatives Vorgehen

Aus ästhetischen Gründen und wegen der guten Übersichtlichkeit wählen wir bei zentralen Mittelgesichtstrümmerfrakturen den bikoronaren Zugangsweg, wobei nach zweimaliger Waschung mit Betaisodona-Lösung eine Rasur der Haare nicht dringend notwendig ist. Über dem Bügelschnitt ist es möglich, die knöchernen und knorpeligen Anteile der Nasenpyramide darzustellen, ohne daß zusätzliche Narben im sichtbaren Bereich entstehen, wie dies beim beidseitigen Killian-Schnitt der Fall ist. Ein weiterer Vorteil dieses Vorgehens besteht darin, daß über den gleichen Zugangsweg bei Bedarf eine Revision der Rhinobasis, das Einbringen von Drainagen in Stirnhöhle und Siebbeine sowie eine Kraniotomie durch den Neurochirurgen erfolgen können.
Zur Stabilisation und Fixation der Nasenwurzel stehen uns mit dem Würzburger Titanminiplattensystem verschiedene Plattenformen zur Verfügung, die die Möglichkeit der anatomisch möglichst exakten Rekonstruktion der knöchernen Nase bieten (Abb. 1). Die knorpelige Nase kann dann durch Drahtnähte an dem stabilen medianen Knochenblock fixiert werden. Beim gleichzeitigen Vorliegen einer Stirnbeinimpressionsfraktur ist das Nasenskelett durch entsprechend lange Platten an der Kalotte zu fixieren. Eine Kantopexie kann durch trans-

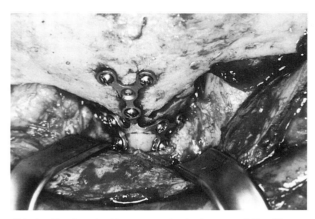

Abb. 1 Fixation der Nasenwurzel mit einer speziellen Nasenplatte über den bikoronaren Zugangsweg

septale Nähte, aber auch durch die Fixation der inneren Lidbänder an der Nasenplatte erfolgen. Oft sind die über den bikoronaren Zugang zu versorgenden Nasoethmoidalfrakturen mit Mittelgesichtsfrakturen der Typen Le Fort II/III kombiniert. Durch zusätzliche infraorbitale Hautschnitte wird dann der gesamte Orbitaring dargestellt und mit Miniplatten osteosynthetisiert (Abb. 2). Zur Stabilisation des Nasenskelettes können zusätzlich zur blutigen Reposition intra- und extranasale Schienungen angelegt werden.

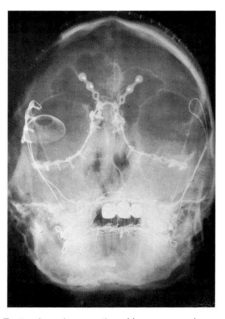

Abb. 2 Zustand nach operativer Versorgung einer zentralen Mittelgesichtstrümmerfraktur mit Plattenosteosynthese mit kraniofazialer Aufhängung

120

Ergebnisse

In den Jahren 1984–1989 wurden an unserer Klinik insgesamt 157 Patienten mit zentralen bzw. zentrolateralen Mittelgesichtsfrakturen chirurgisch versorgt. In 26 Fällen wurde wegen stark dislozierter Frakturen der Nasenwurzel mit Verbreiterung der interkanthalen Distanz oder bei Frakturen der Stirnhöhlenvorderwand der bikoronare Zugangsweg angewandt. Bei den anderen Patienten war eine offene Reposition des Nasenskelettes nicht notwendig, und die Frakturversorgung des Mittelgesichtes erfolgte über die üblichen Hautschnitte infraorbital und im Bereich der Augenbraue.

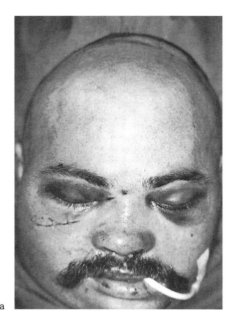

a

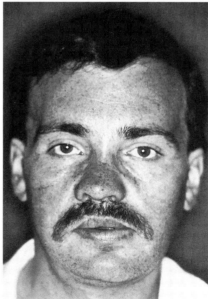

b

Abb. 3 a u. b Polytraumatisierter Patient mit traumatischem Telekanthus und knöcherner Plattnase bei Le-Fort-III-Fraktur (**a**), **b** etwa 6 Monate nach der operativen Versorgung

Im Rahmen der Nachuntersuchung konnten 17 Patienten, bei denen Mittelgesichtsfrakturen über einen Bügelschnitt versorgt wurden, überprüft werden. Die interkanthale Distanz war bei 6 Patienten vergrößert, betrug jedoch in keinem Fall mehr als 38 mm.
Wegen traumatischer Sattelnase haben wir bei 2 Patienten eine sekundäre Rhinoplastik empfohlen. Über eine behinderte Nasenatmung klagten 4 Patienten. In den übrigen Fällen war das ästhetische und funktionelle Ergebnis der primären Nasenrekonstruktion zufriedenstellend (Abb. **3**).

Diskussion

Härle u. Lange (1975) empfehlen zur Vermeidung des posttraumatischen Telekanthus eine transversale Drahtspickung der Nasenwurzel und Stützung mit einem Bleiplattenverband. Raveh u. Vuillemin (1988) empfehlen zu diesem Zweck die gekreuzte intrafaziale Aufhängung der Jochbeine an der Schädelbasis. Wie Richter u. Kley (1980) bevorzugen wir bei ausgeprägten Nasoethmoidalfrakturen die offene Rekonstruktion der zertrümmerten Nasenwurzel und die lagestabile Miniplattenosteosynthese an der Stirnhöhlenvorderwand bzw. Kalotte.
In Übereinstimmung mit Tessier (1971) und Obwegeser (1985) sind wir der Meinung, daß der bikoronare Schnitt einen sehr übersichtlichen Zugangsweg zum Mittelgesicht darstellt. Wir sehen eine Indikation für den Bügelschnitt bei allen stark dislozierten Frakturen der Nasenwurzel und des Orbitadaches. Die primäre Nasenrekonstruktion kann so ohne zusätzliche Narben im sichtbaren Bereich erfolgen.

Zusammenfassung

In den Jahren 1984–1989 erfolgte bei 26 Patienten mit zentralen Mittelgesichtstrümmerfrakturen die primäre Nasenrekonstruktion über den bikoronaren Zugangsweg. Zur Vermeidung des posttraumatischen Telekanthus und der traumatischen Plattnase kamen spezielle Nasenplatten zur Anwendung. Über die ästhetischen und funktionellen Ergebnisse wird berichtet.

Literatur

Härle, F., G. Lange: Operationstechnik zur Vermeidung des postoperativen Telekanthus bei Nasoethmoidalfrakturen. In Schuchardt, K., B. Spiessl: Fortschritte der Kiefer- und Gesichts-Chirurgie, Bd. XIX. Thieme, Stuttgart 1975 (S. 147)
Obwegeser, H.: Temporal approach to the TMJ, the orbit and the retromaxillary-intracranial region. Head Neck Surg 7 (1985) 185
Raveh, J., T. Vuillemin: The surgical one-stage management of combined cranio-maxillofacial and frontobasal fractures. J. cranio-max.-fac. Surg. 16 (1988) 160
Richter, W. Ch., W. Kley: Die naso-ethmoidale Trümmerfraktur unter besonderer Berücksichtigung des traumatischen Hypertelorismus. Arch. Otorhinolaryngol. 227 (1980) 636
Richter, W. Ch., W. Georgi, N. Collins: Das Trauma des interorbitalen Raumes. Hals-Nas.-Ohrenarzt 31 (1983) 145, 303
Tessier, P.: Total osteotomy of the middle third of the face for faciostenosis or for sequelae of Le-Fort-III-fractures. Plast. reconstr. Surg. 48 (1971) 533

Kontaktadresse
Dr. Dr. Wolfgang Weber
Klinik und Poliklinik
für Mund-, Kiefer- und Gesichtschirurgie
der Universität Würzburg
Pleicherwall 2
W-8700 Würzburg

Gabriel Röthler und Ernst Waldhart, Innsbruck

Zur primären Versorgung des traumatischen Telekanthus

Die Bezeichnung „traumatischer Telekanthus" umfaßt jene Verletzungen des zentralen Mittelgesichtes, welche zur Lateralverlagerung der medialen Lidwinkel führen. Dabei prägen die Verbreiterung der interkanthalen Distanz und die Abflachung der Nase das klinische Bild (Abb. **1a**).

Im Vordergrund therapeutischer Bestrebungen steht die möglichst baldige operative Versorgung mit stabiler dreidimensionaler Rekonstruktion dieser aus funktionell-anatomischer und ästhetischer Sicht so wichtigen Region.

Seit 1986 bewährt sich folgendes Behandlungskonzept: Unmittelbar vor Beginn und am Ende der Operation wird die Spülung, nötigenfalls auch die Intubation, des Tränenwegsystems mit einem Silikonschlauch vorgenommen. Als Zugangsweg dienen vorhandene Wunden oder ein modifizierter Brillenbügelschnitt, welcher im medialen Anteil der Augenbrauen und in ihrer Verlängerung nach kaudal verläuft. Die Inzisionen beider Seiten werden über der Nasenwurzel miteinander verbunden und die Frakturen dargestellt. Nach konservativ-chirurgischer Versorgung der Siebbeine erfolgt die mediane Fixation des sorgfältig reponierten Nasengerüstes mit einer Miniplatte, anschließend die Plattenosteosynthese im Bereich der Stirnfortsätze des Oberkiefers. Zusätzlich können Drahtnähte erforderlich sein (Abb. **1b**). Meistens läßt sich auf diese Weise die interkanthale Distanz auf den individuellen Normwert einstellen (Abb. **1c**). Traumabedingt löst sich das mediale Lidbändchen nur selten vom Processus frontalis; dies muß auch intraoperativ vermieden werden. Die Reinsertion eines knöchern ausgesprengten oder eines gelegentlich rupturierten Ligaments erfolgt mit zwei Nähten aus geflochtenem Material an einer entsprechend plazierten und mit mindestens vier Schrauben verankerten Miniplatte (Abb. **2**). Somit kommen an der Innsbrucker Abteilung im Rahmen der primären Versorgung von einem traumatischen Telekanthus die transversale Drahtnaht (Spiessl u. Schroll 1972, Härle u. Lange 1975, Richter u. Mitarb. 1983) und die Fixation eines ausgesprengten knöchernen Lidansatzes mit Drahtligaturen (Austermann u. Toye 1977) nicht mehr zur Anwendung.

Kleine, in die Osteosynthese nicht integrierbare Fragmente werden belassen und adaptiert, da diese für die Formgebung der Nase wertvoll erscheinen. Eine dreiwöchige endonasale Schienung mit einer individuell dimensionierten Silikonfolie gewährleistet in der Regel eine ausreichende Stützung des Septums. Das Anlegen eines kleinen Nasengipsverbandes für ca. 1 Woche verhindert die Hämatombildung und wirkt sich, zusammen mit dem

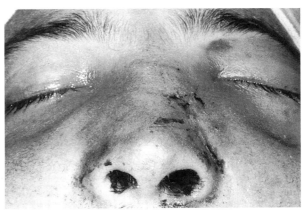

a

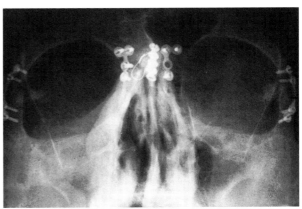

b

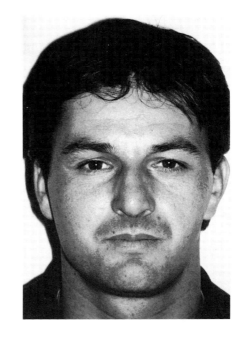

c

Abb. **1a–c** Traumatischer Telekanthus (**a**). **b** Postoperative ▶ Gesichtsschädelröntgenaufnahme des Patienten. Stabilisierung der Frakturen des Interorbitalraumes und der Le-Fort-III-Fraktur mit Miniplatten. **c** Ergebnis 6 Monate postoperativ. Normaler interkanthaler Abstand

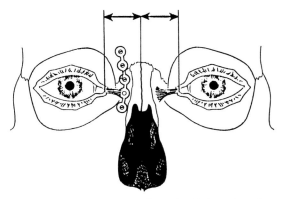

Abb. 2 Schematische Darstellung der Reinsertion eines ausgesprengten inneren Lidbändchens durch Fixation an einer Miniplatte

anschließend applizierten Dachziegelverband aus porösem Pflastermaterial für 1 weitere Woche, vorteilhaft auf die spätere Nasenkontur aus. Bei ausgedehnten Trümmerfrakturen der Nase wird anstelle des Gipsverbandes ein ossär fixierter Kunststoffplattenverband für 3 Wochen verwendet. Zur Vermeidung von Hautnekrosen ist eine Polsterung mit einem mehrschichtigen Leinenfleck erforderlich. Auf die Aufrechterhaltung der Ventilation der oberen Nasennebenhöhlen wird großer Wert gelegt. Falls neben Frakturen des interorbitalen Raumes auch Verletzungen benachbarter Knochenstrukturen vorliegen (Frakturen nach Le Fort II oder III), wird vor der Osteosynthese die modellgerechte Okklusion gesichert.

Das beschriebene Vorgehen wurde seit Anfang 1986 an 21 Patienten, bei denen sich keine revisionspflichtige rhinobasale Verletzung nachweisen ließ, angewendet. Eine sekundäre Korrektur der interkanthalen Distanz war bisher bei keinem dieser Patienten erforderlich.

Zusammenfassung

Seit Anfang 1986 wurde an der Innsbrucker Abteilung für MKG-Chirurgie an 21 Patienten, bei denen kein revisionspflichtiges frontobasales Trauma vorlag und der Nasenwurzelbereich als Zugangsweg diente, die primäre operative Behandlung des traumatischen Telekanthus durchgeführt. Zur Stabilisierung der interorbitalen Knochensubstanz und Wiederherstellung der normalen interkanthalen Distanz kamen Miniplatten zur Anwendung. Die guten Ergebnisse akzentuieren die Vorteile der möglichst baldigen Versorgung und der Plattenosteosynthese.

Literatur

Austermann, K.-H., A. Toye: Erkennung und Primärversorgung des traumatischen Telekanthus. In Schuchardt, K., R. Becker: Fortschritte der Kiefer- und Gesichts-Chirurgie, Bd. XXII. Thieme, Stuttgart 1977
Härle, F., G. Lange: Operationstechnik zur Vermeidung des postoperativen Telekanthus bei Nasoethmoidalfrakturen. In Schuchardt, K., B. Spiessl: Fortschritte der Kiefer- und Gesichts-Chirurgie, Bd. XIX. Thieme, Stuttgart 1975
Richter, W. Ch., W. Georgi, F. X. Brunner: Das Trauma des interorbitalen Raumes: II. Teil: Therapie. Hals-Nas.-Ohrenarzt 31 (1983) 303–310
Spiessl, B., K. Schroll: Gesichtsschädel. In Nigst, H.: Spezielle Frakturen- und Luxationslehre, Bd. I/1. Thieme, Stuttgart 1972

Kontaktadresse
Univ.-Doz. Dr. Gabriel Röthler
Abteilung für Mund-, Kiefer- und Gesichtschirurgie
der Universitätsklinik Innsbruck
Anichstr. 35
A-6020 Innsbruck

Hans-Peter Ulrich, Christopher Mohr und Dietrich Schettler, Essen

Zur Problematik der Nasenbeinreposition im Rahmen der Erstversorgung von zentralen Mittelgesichtsfrakturen

Einleitung

Die Versorgung von Nasenbeintrümmerfrakturen und des traumatischen Telekanthus schien uns bei zentralen Mittelgesichtsfrakturen nur unbefriedigend gelöst. Nach Freihofer u. van Damme (1987) handelt es sich hierbei um die zweit- und dritthäufigsten Indikationen zur Korrektur nach Mittelgesichtstraumata. Zur Überprüfung unserer diesbezüglichen Therapieergebnisse haben wir unser Krankengut mit zentralen Mittelgesichtsfrakturen nachuntersucht. Aufgrund der Literaturangaben stellten wir drei Arbeitshypothesen voran:

1. Bei zentralen Mittelgesichtsfrakturen ohne Nasentrümmerung reichen die Reposition und die stabile Plattenosteosynthese aus (Weber u. Michel 1989).
2. Bei zusätzlicher Trümmerung der Nase ist eine primä-

re Osteoplastik im Nasenrückenbereich erforderlich (Gruss u. Mitarb. 1989, Ioannides u. Mitarb. 1984).
3. Bei zusätzlichen Lidbandausrissen ist eine primäre Osteoplastik im medialen Lidwinkel zur sekundären Lidbandanheftung notwendig (Gruss u. Mitarb. 1985).

Material und Methoden

Von 183 Patienten mit zentralen Mittelgesichtsfrakturen, die in der Universitätsklinik für Gesichts- und Kieferchirurgie Essen von 1979–1989 behandelt wurden, konnten 45 Patienten mit insgesamt 135 Frakturen in den Le-Fort-Ebenen nachuntersucht werden. Diese Patienten wurden für die Auswertung in zwei Gruppen unterteilt: nämlich in 17 Patienten mit und 28 Patienten ohne zusätzliche Nasenbeintrümmerfraktur. In der ersten Gruppe waren 8

Lidbänder ausgerissen, in der zweiten Gruppe 4 Lidbänder.

Aufgrund des individuellen Frakturverlaufes in den Le-Fort-Ebenen war die Nasenwurzel bei allen nachuntersuchten Patienten mit frakturiert. Die Mittelgesichtsreposition und -verplattung erfolgten bei allen Patienten. Bei zusätzlicher Nasentrümmerung wurden nach Umintubation die Reposition sowie die innere und äußere Stabilisierung mittels Tamponade und Nasengips angeschlossen.

Nach der klinischen Untersuchung und Vermessung des Mittelgesichtes wurden En-face- und Profilfotografien von jedem Patienten angefertigt und auch 1:1-Aufnahmen ausgewertet (Steinhäuser 1989).

Mittellinienabweichungen der knorpeligen und knöchernen Nase und der interkanthale Abstand wurden metrisch erfaßt, der nasofaziale und der nasofrontale Winkel bestimmt (Steinhäuser 1989). Seitendifferenzen von mehr als 0,4 cm wurden als korrekturbedürftige Abweichungen eingestuft (Pape u. Mitarb. 1977). Die FRS-Analyse erfolgte zur Lagebestimmung des Oberkiefers und zum Ausschluß evtl. skelettaler Fehlstellungen.

Ergebnisse

Unter den 28 Patienten mit Mittelgesichtsfrakturen ohne Nasenbeinfraktur (Tab. 1) fanden sich bei 20 Patienten Nasen, die als normal innerhalb der natürlichen Schwankungsbreite bezeichnet werden können. Bei 8 Patienten waren eine knorpelige oder knöcherne Schiefnase, Sattel- oder Breitnase oder ein Telekanthus zu diagnostizieren. Jedoch nur 4 Patienten waren an 8 Parametern so ausgeprägt betroffen, daß diese als korrekturbedürftig einzustufen waren (Tab. 1). Eine Patientin mit Sattelnase in dieser Gruppe hatte gleichzeitig als einziger Patient eine korrekturbedürftige Retroposition des Oberkiefers.

Unter den 17 Patienten mit zentralen Mittelgesichtsfrakturen und gleichzeitiger Nasenbeintrümmerfraktur (Tab. 2) waren 10 Patienten von den zuvor genannten Veränderungen betroffen. Es fanden sich erwartungsgemäß häufiger Veränderungen der Nase und Lidbänder. Trotzdem konnten noch 11 von 17 Patienten als normal bzw. nicht korrekturbedürftig eingestuft werden. Bei 6 von 17

Patienten mußten die Nasen an 12 Einzelparametern als korrekturbedürftig angesehen werden (Abb. 1).

Auffällig war, daß die einzigen beiden Patienten, bei denen eine Nasenbeinreposition und die Anlage eines Nasengipses im Rahmen der Primäroperation unterlassen wurde, später korrekturbedürftige Nasendeformitäten aufwiesen.

Von 90 nachuntersuchten Lidbändern waren nur 12 verändert. Hiervon mußten 4 als korrekturbedürftig eingestuft werden (Abb. 2). Bei 8 Lidbändern ist heute noch ein Ausriß erkennbar, der ausschließlich durch die Reposition und Stabilisation des Mittelgesichtes in funktionell und ästhetisch zufriedenstellender Position verheilt und narbig fixiert ist (Abb. 3).

Diskussion

Die Beurteilung der Form und der Ästhetik des Gesichtes gerade nach schweren Mittelgesichtsfrakturen ist durch häufig fehlende Vergleichsmöglichkeit mit dem unverletzten Zustand erschwert. Nach Pape u. Mitarb. (1977) können Asymmetrien bis zu 4 mm im Bereich der Nase und des Mittelgesichtes als Normvarianten vorkommen. In Anlehnung daran haben wir Abweichungen ab 5 mm als korrekturbedürftig eingestuft.

In der Gruppe der Patienten mit Mittelgesichtsfrakturen ohne Nasenbeintrümmerung wiesen 4 Patienten korrekturbedürftige Deformitäten der Nase auf (Tab. 1). Diese konnten bis auf einen Fall durchaus als skelettale Normvarianten oder Folgezustände älterer Verletzungen interpretiert werden. Insgesamt konnten 24 von 28 Nasen als normal oder nicht korrekturbedürftig eingeschätzt werden. In dieser Gruppe sehen wir demnach keinen Anlaß, unser bisheriges Therapiekonzept, bestehend aus einer alleinigen Mittelgesichtsreposition und Verplattung, zu revidieren.

Unter den Patienten mit kombinierten Mittelgesichts- und Nasenbeintrümmerfrakturen waren 6 von 17 korrekturbedürftig (Tab. 2). Von den bei diesen Patienten beobachteten Einzeldeformitäten wäre günstigstenfalls die Hälfte mit einer primären Osteoplastik zu beheben oder zu vermeiden gewesen. In Übereinstimmung mit den Literaturangaben von Gruss (1985) sowie Ioannides (1984) interpretieren wir diese Ergebnisse dahingehend,

Tabelle 1 Ergebnisse der Patienten mit Mittelgesichtsfrakturen ohne Nasenbeintrümmerung (n = 28). Korrekturbedürftigkeit besteht bei Abweichungen von mehr als 0,4 cm

unauffällige Nasen	n = 20			
knorpelige Schiefnase	n = 3	davon korrekturbedürftig	n = 2	Mehrfachnennung
knöcherne Schiefnase	n = 2	davon korrekturbedürftig	n = 2	
Sattelnase	n = 1	davon korrekturbedürftig	n = 1	
Breitnase	n = 1	davon korrekturbedürftig	n = 1	
Telekanthus	n = 5	davon korrekturbedürftig	n = 2	

Tabelle 2 Ergebnisse der Patienten mit Mittelgesichtsfrakturen mit Nasenbeintrümmerung (n = 17). Korrekturbedürftigkeit besteht bei Abweichungen von mehr als 0,4 cm

unauffällige Nasen	n = 7			
knorpelige Schiefnase	n = 3	davon korrekturbedürftig	n = 3	Mehrfachnennung
knöcherne Schiefnase	n = 2	davon korrekturbedürftig	n = 1	
Sattelnase	n = 4	davon korrekturbedürftig	n = 3	
Breitnase	n = 3	davon korrekturbedürftig	n = 3	
Telekanthus	n = 7	davon korrekturbedürftig	n = 2	

Korrekturbedarf bei Abweichungen zur Gegenseite > 0,5 cm

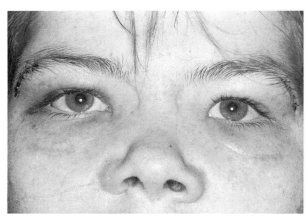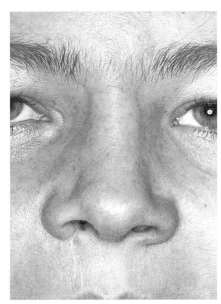

a

b

Abb. 1a u. b   Patientin mit Sattel- und Breitnase nach schwerer Le-Fort-II- und -III-Stückfraktur bds. und Nasenbeintrümmerung. **a** 8 Wochen nach Mittelgesichtsreposition und Plattenosteosynthese, zum Zeitpunkt der Entfernung der frontomaxillären Aufhängungsdrähte. **b** 6 Monate nach Rhinoplastik mit Rippenknorpel

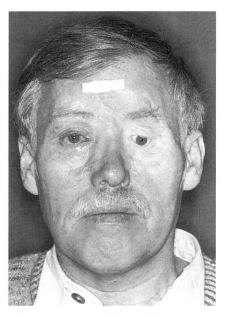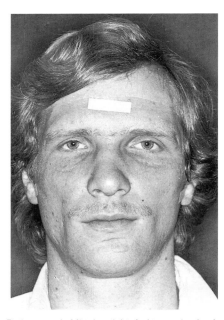

Abb. 2   Patient mit schwerer Mittelgesichtstrümmerung in allen Le-Fort-Ebenen und ausgedehnten Weichteilverletzungen. Das li. Auge ist enukleiert, das linke Lidband ausgerissen

Abb. 3   Patient nach Mittelgesichtsfrakturen in der Le-Fort-II-, -III-Ebene bds. mit Ausriß des rechten Lidbandes; das rechte Lidband ist in ästhetisch und funktionell befriedigender Position ohne Kanthopexie narbig fixiert

daß eine primäre Osteoplastik am Nasenrücken nur in Ausnahmefällen indiziert ist, wenn Knochen auch aus anderen Gründen entnommen werden muß. Im Regelfall beschränkt sich die primäre Versorgung der Nase auf deren Reposition und die Anlage des Nasengipses. Korrekturbedürftige Deformitäten werden, sofern der Patient dies wünscht, sekundär operiert.

Wir waren, ähnlich wie Jeter u. Mitarb. (1988), überrascht festzustellen, daß es bei Patienten mit Ausrißverletzungen des medialen Lidbandes nach alleiniger Reposition des Mittelgesichtes und dessen stabiler Fixation in einem hohen Prozentsatz zur spontanen Refixation in funktionell und ästhetisch tolerabler Stellung gekommen war (Abb. **3**).

Da zudem die direkte und indirekte sekundäre Kanthopexie gute Resultate zeigt (Freihofer u. van Damme
1987, Ioannides u. Mitarb. 1984, Tschopp 1975), bleiben
primäre Transplantatvorpflanzungen zur zweizeitigen
Kanthopexie Ausnahmefällen vorbehalten. Die Primärversorgung besteht somit aus einer subtilen Fragmentreposition und ggf. transnasaler Drahtfixation des medialen
Lidbandes (Tschopp 1975).

Zusammenfassend läßt sich sagen, daß die Ergebnisse
unserer Nachuntersuchung entgegen unseren eigenen
Erwartungen keinen Anlaß dazu geben, unser bisheriges
Therapiekonzept bei Mittelgesichtsfrakturen mit Nasen-
beintrümmerungen und traumatischem Telekanthus
bereits bei der Primärversorgung auszuweiten.

Zusammenfassung

In den Jahren 1979−1989 wurden an der Universitätsklinik für
Gesichts- und Kieferchirurgie Essen 183 Patienten mit zentralen
Mittelgesichtsfrakturen operativ behandelt. Hiervon wurden 45
Patienten nachuntersucht. Bei 17 dieser Patienten lag gleichzeitig eine Nasenbeintrümmerung vor. Nach klinischer, radiologischer und fotografischer Auswertung zeigte sich, daß mit der
primären Reposition und stabilen Plattenosteosynthese ohne
bikoronaren Zugang am Nasengerüst gute Ergebnisse zu erreichen sind. Eine Erweiterung des primären Eingriffs mit Osteoplastik bleibt Ausnahmefällen vorbehalten.

Literatur

Freihofer, H. P. M., P. A. van Damme: Secundary posttraumatic periorbital surgery. J. cranio-max.-fac. Surg. 15 (1987) 183

Gruss, J. S., S. E. Mackinnon, E. E. Kassel, P. W. Cooper: The role of
primary bone grafting in complex craniomaxillofacial trauma. Plast.
reconstr. Surg. 75 (1985) 17

Ioannides, C., H. P. M. Freihofer, I. Bruaset: Trauma of the upper third
of the face. J. max.-fac. Surg. 12 (1984) 255

Jeter, T. S., B. A. Theriot, J. E. van Sickels, G. J. Nishioka: Use of
minifragment boneplates for reduction of midfacefractures. Oral Surg.
66 (1988) 416

Pape, H. D., M. Galanski, F. Rother: Metrischer und röntgenologischer
Vergleich des Mittelgesichts nach periorbitalen Frakturen. In Schu-
chardt, K., R. Becker: Fortschritte der Kiefer- und Gesichts-Chirurgie,
Bd. XXII. Thieme, Stuttgart 1977 (S. 128)

Steinhäuser, E. W.: Proportionen des ästhetischen Gesichts im Vergleich
zur bildenden Kunst. In Schwenzer, N., G. Pfeifer: Fortschritte der
Kiefer- und Gesichts-Chirurgie, Bd. XXXIV. Thieme, Stuttgart 1989
(S. 1)

Tschopp, H. M.: Plastisch chirurgische Prinzipien der Wiederherstellung
bei schweren Mittelgesichtsfrakturen. In Schuchardt, K., B. Spiessl:
Fortschritte der Kiefer- und Gesichts-Chirurgie, Bd. XIX. Thieme,
Stuttgart 1975 (S. 137)

Weber, W., Ch. Michel: Die Versorgung von Mittelgesichtsfrakturen
über einen Bügelschnitt. Dtsch. Z. Mund-, Kiefer- u. Gesichtschir. 13
(1989) 256

Kontaktadresse
Dr. Dr. Hans-Peter Ulrich
Universitäts-Klinik für Gesichts- und Kieferchirurgie Essen
Hufelandstr. 55
W-4300 Essen 1

Ulrich W. Wahlmann und Wilfried Wagner, Mainz

Frontobasale Beteiligung bei Mittelgesichtsfrakturen
Probleme der Diagnostik und Therapie

Einleitung

Aus der Literatur ist eine hohe Inzidenz frontobasaler
Mitverletzungen bei schweren Mittelgesichtsfrakturen
bekannt. So gaben z. B. Hausamen u. Schmidseder
(1975) Basisfrakturen mit Liquorrhö bei 44% der hohen
Oberkieferfrakturen an.

Diese Komplikation ergibt sich nicht nur wegen der
engen topographischen Beziehungen der knöchernen
Strukturen, sondern auch wegen ihrer pathophysiologi-
schen Verflechtungen (Probst 1971). Die Trajektorien
des Mittelgesichtes strahlen in die Schädelbasis ein; die
feste Anheftung der Dura an den grazilen knöchernen
Leisten begünstigt die Bildung von Liquorfisteln. Nach
Hill (1982) führen vornehmlich Kräfte mit vertikalen
Komponenten neben dem Abriß des Gesichts- vom Hirnschädel zu frontobasalen Verletzungen.

Material und Methode

In einem Zeitraum von 5 Jahren wurden an der Mainzer
Klinik für Mund-, Kiefer- und Gesichtchirurgie zwischen
1977 und 1981 163 Patienten mit Oberkiefer-, Nasenbein-
trümmer- und Jochbeintrümmerfrakturen behandelt.

Anhand der Krankenunterlagen, der Röntgenbefunde
und von Nachuntersuchungen wurde nach Symptomen
von Frakturen der vorderen Schädelbasis gesucht. Der
lange Nachbeobachtungszeitraum sollte es dabei ermöglichen, auch späte Komplikationen (Spätliquorrhö,
Meningitis) zu erfassen. Die Alters- und Geschlechtsverteilung gibt die Abb. **1** wieder.

Ergebnisse

Bei 32 Patienten (20%) lagen Le-Fort-I-Frakturen vor. 69
Patienten (42%) hatten eine Le-Fort-II-Fraktur, 44 von
ihnen mit zusätzlicher einseitiger Jochbeinfraktur.
Mittelgesichtsabrisse in der Le-Fort-III-Ebene fanden
sich bei 31 (19%) der Untersuchten; eine zentrale Mittelgesichtstrümmerfraktur wurde neunmal diagnostiziert,
eine laterozentrale Trümmerfraktur elfmal, zusammen
12%.

Des weiteren sind 2 isolierte Nasoethmoidalfrakturen,
5 Nasentrümmerfrakturen und 4 isolierte Orbitaringfrakturen mit insgesamt 7% erfaßt. Eine zusätzliche Oberkie-
fersagittalfraktur lag in 32 Fällen (20%) vor. Die definitive kieferchirurgische Versorgung erfolgte 0−59 Tage
nach dem Trauma.

126

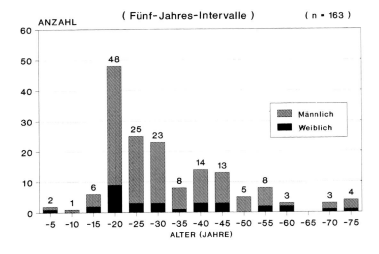

Abb. 1

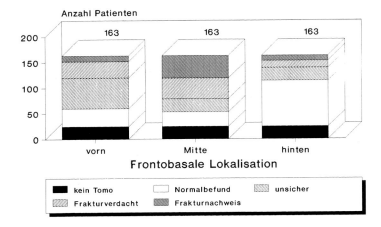

Abb. 2

Klinisch wurde ein Liquorrhöverdacht bei 35 Patienten geäußert; bei 15 lag ein dringender Verdacht vor, und fünfmal wurde Liquor nachgewiesen. Zweimal lag ein Pneumenzephalon vor.

Eine Frontobasistomographie wurde bei 139 Patienten (85%) durchgeführt, die Befunde sind in sagittaler Richtung in drei Regionen aufgeschlüsselt: vorn das Areal der Stirnhöhlenhinterwand, dahinter die Gegend der Lamina cribrosa und schließlich das Planum sphenoidale.

Die Bewertung der Befunde erfolgte in den Stufen: negativ, wahrscheinlich negativ, fraglich positiv und positiv.

Die Abb. 2 gibt eine Übersicht der Resultate, aufgeschlüsselt nach der Lokalisation der Defekte.

Summarisch konnte bei 25 Patienten (15%) eine Fraktur völlig ausgeschlossen werden; 53mal (33%) wurden Frakturen nachgewiesen. Unklare Befunde fanden sich immerhin bei 61 (37%) der Patienten; dabei lag in 36 Fällen (22%) eher ein Frakturverdacht vor. Die meisten Läsionen fanden sich in der Gegend der Lamina cribrosa (mittlere Säule der Abb. 2).

Eine Liquormyeloszintigraphie zum Liquorfistelausschluß wurde bei 82 der Verletzten vorgenommen, 8 bis 130 Tage nach dem Unfall. Der Indiumscan war in 50 Fällen negativ, in 15 Fällen unklar, in 9 Fällen positiv und neunmal nicht verwertbar.

Eine Fluoreszenzendoskopie erfolgte bei 22 Patienten; neben 17 Normalbefunden und einem unklaren Ergebnis wurde in 3 Fällen eine Rhinoliquorrhö diagnostiziert; eine Untersuchung mußte abgebrochen werden.

Eine Indikation zur operativen Frontobasisrevision wurde von neurochirurgischer Seite in 16 Fällen gestellt,

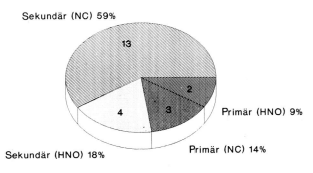

Frontobasisoperationen

Abb. 3

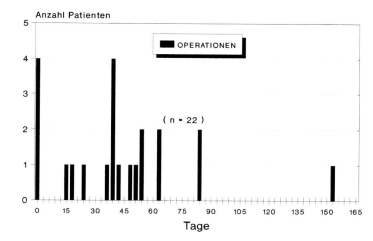

Abb. **4** Tage

dreimal im Sinne eines extraduralen Primäreingriffes, 13mal als bifrontale Kraniotomie intradural, 19–153 Tage nach dem Unfall. Durch die Kollegen der HNO-Klinik wurden 6 Patienten versorgt, dreimal primär oder simultan mit der kieferchirurgischen Operation, dreimal sekundär (Abb. **3**).

Den Operationszeitpunkt gibt die Abb. **4** wieder.

Frakturen und Liquorfisteln konnten intraoperativ bei 4 der 6 rhinochirurgisch versorgten Patienten und bei allen 16 der Neurochirurgie verifiziert werden. Bei 4 Patienten lag ein massiver Hirnprolaps vor. In einem Fall erfolgte die Operation wegen einer beginnenden Meningitis.

Diskussion

Im vorliegenden Krankengut bildete die konventionelle Tomographie neben der klinischen Symptomatik eine wesentliche Grundlage für die Abklärung der Frontobasis und die therapeutische Weichenstellung. Die erhebliche Verbesserung der CT-Technik in den letzten Jahren hat den Stellenwert der Computertomographie für die Frontobasisabklärung zwischenzeitlich deutlich verändert (Cooper u. Kassel 1982, Zonneveld u. Mitarb. 1989).

Dennoch erfordert eine primär koronare CT-Untersuchung als aussagekräftigstes Verfahren bestimmte Anforderungen an die Lagerung des Patienten, die einem Polytraumatisierten nicht ohne weiteres zuzumuten sind. Eine Rekonstruktion aus axialen Schichten ist ungenauer und erfordert geringe Schichtabstände.

Als weiterführende Untersuchung zum Liquorfistelnachweis bietet die Liquormyeloszintigraphie den Vorteil, daß sie auch postoperativ, bei geschienten und intermaxillär verschnürten Patienten angewendet werden kann. Einer Untersuchung von Reck u. Wissen-Siegert (1984) zufolge scheint die Fluoreszenzendoskopie hingegen das treffsichere Verfahren zu sein.

Die Entscheidung über die Indikation und den operativen Zugang wurde interdisziplinär abgestimmt (Scheunemann 1983); im allgemeinen wurden ausgedehntere oder multiple Frakturen durch bifrontale Kraniotomie von den Kollegen der Neurochirurgie versorgt, während sich der rhinochirurgische Zugang bei isolierten, lokalisierten Defekten anbot.

Als Indikation zur Frontobasisrevision sehen Busch u. Mitarb. (1972):

1. klinisch eindeutige Liquorrhö
2. posttraumatische Pneumatozele
3. radiologisch nachgewiesene Defekte der vorderen Schädelbasis
4. vermutete Liquorrhö und positive Szintigraphie

Im vorliegenden Krankengut lagen die meisten der operativ nachgewiesenen Defekte, analog zu den radiologischen Befunden, im Bereich des Siebbeindachs. Spätliquorrhöen oder Spätmeningitiden wurden nicht beobachtet.

Zusammenfassung

Im untersuchten Krankengut mit 163 Mittelgesichtsfrakturen wurde mittels konventioneller Tomographie bei 53 Patienten (33%) eine Fraktur der vorderen Schädelbasis diagnostiziert, bei 36 weiteren (22%) vermutet. Nach Indiumscan oder Fluoreszenzendoskopie zum Liquorfistelausschluß wurde bei 22 Patienten die Operationsindikation gestellt. In 20 Fällen, das entspricht 12% von allen, konnte eine Verletzung der Frontobasis operativ nachgewiesen werden.

Literatur

Busch, G., G. Faupel, K. Schürmann: Liquorfistel nach frontobasalem Schädel-Hirn-Trauma. Act. Traumatol. 4 (1972) 239–246

Cooper, P., E. E. Kassel: Computed tomography and cerebrospinal fluid leak. J. Otolaryngol. 11 (1982) 319–326

Hausamen, J.-E., R. Schmidseder: Beteiligung der vorderen Schädelbasis bei Frakturen des Mittelgesichts. In Schuchardt, K., B. Spiessl: Fortschritte der Kiefer- und Gesichts-Chirurgie, Bd. XIX. Thieme, Stuttgart 1975

Hill, I. R.: The Mechanism of Facial Injury. Forens. Sci. int. 20 (1982) 109–116

Probst, Ch.: Frontobasale Verletzungen. Huber, Bern 1971

Reck, R., I. Wissen-Siegert: Ergebnisse der Fluoreszein-Nasenendoskopie bei der Diagnostik der Rhinoliquorrhoe. Laryng. Rhinol. Otol. 63 (1984) 353–355

Scheunemann, H.: Maxillo-facial injuries – principles in diagnosis and treatment. In Samii, M., J. Brihaye: Traumatology of the Skull Base. Springer, Berlin 1983

Zonneveld, F. W., S. Lobregt, J. C. H. v. d. Meulen, J. M. Vaandranger: Tree-dimensional imaging in craniofacial surgery. World J. Surg. 13 (1989) 328–342

Kontaktadresse
Dr. U. W. Wahlmann
Klinik für Mund-, Kiefer- und Gesichtschirurgie
Augustusplatz 2
W-6500 Mainz

Brigitte Ott-Tannenbaum, Knut Bührmann, Henryk Tannenbaum und Peter Gruß, Regensburg

Das frontonasoorbitale Trauma als gemeinsame neurochirurgische und kieferchirurgische Aufgabe

Die Kombination von frontaler und frontobasaler Hirnverletzung mit Trümmerfrakturen der Kalotte, der Rhinobasis, der Orbita und des Jochbeins wird in der subakuten Phase idealerweise in einer einzeitigen gemeinsamen Operation durch Neurochirurgie und Kieferchirurgie definitiv versorgt (Sollmann u. Mitarb. 1989, Raveh u. Vuillemin 1988).

Der klinische Zustand der Patienten setzt stabile vitale Funktionen bei Mehrfachverletzungen voraus. Eine generalisierte Hirndruckerhöhung darf nicht vorhanden sein. Die lokale Raumforderung durch Kontusionsblutungen stellt keine Kontraindikation dar, sie befürwortet sogar eher eine operative Entlastung.

Alle von uns operierten Patienten wiesen frontale und frontobasale Hirnkontusionen und frontobasale Trümmerfrakturen, aber nur teilweise eine Rhinoliquorrhö auf. Alle Patienten hatten ein hirnorganisches Psychosyndrom und kombinierte Hirnnervenausfälle (des N. olfactorius, opticus, oculomotorius, abducens, trigeminus).

Die radiologische Diagnostik umfaßte Nativaufnahmen, vor allem aber die axiale Computertomographie des Gehirns und des Schädels. Die koronare CT-Einstellung im Knochenfenster erübrigte die konventionelle Röntgentomographie, wodurch die Strahlendosis für die Linsen erheblich reduziert wurde (Claussen u. Mitarb. 1978).

Hierdurch lassen sich zwei Gruppen von Verletzungen abgrenzen: die frontolaterale und die mediolaterale Basisverletzung. Sie unterscheiden sich durch die Einbeziehung des Stirnhöhlen-Siebbeinzellen-Systems in die Trümmerverletzung.

Das operative Vorgehen erfolgte schrittweise und abwechselnd durch die beiden Fachdisziplinen (Abb. 1 u. 2). Über einen koronaren Hautschnitt, der für die frontolaterale Verletzung nach temporal hin modifiziert werden kann, wird die Galea bis tief basal abpräpariert – unter Schonung der Aa. temporales superficiales sowie der Aa. und Nn. frontales.

Bei einer einseitigen Hirn- und Basisverletzung schließt sich nun eine einseitige frontale Trepanation an, wobei der Knochendeckel am Temporalmuskel gestielt bleibt. Wenn möglich, sollte die frontale Eröffnung der Stirnhöhle vermieden werden. Fragmente des Knochendeckels werden asserviert.

Bei gespannter Dura wird diese nun eröffnet, und Kontusionshämatome werden entfernt. Eingeklemmte Hirnrindenareale durch basal einspießende Knochenfragmente werden vorsichtig gelöst. Mehrfach sieht man, wie devitale Hirntrümmerherde den basalen Duradefekt tamponieren und so eine Rhinoliquorrhö maskieren. Nach Abdecken der Hirnoberfläche reponieren wir die Knochenfragmente des Orbitadaches, um einen späteren Enophthalmus zu verhindern. Danach wird die Dura vorerst locker adaptiert.

Nun erfolgen die knöcherne Reposition und die Fixation des Orbitarandes und des Jochbeins mittels Plattenosteo-

synthese. Sollten die vorhandenen Knochenfragmente zu klein für eine Osteosynthese sein, kann man ein passendes Teil aus dem kraniotomierten Knochendeckel zurechtschneiden und einfügen. Falls notwendig, wird jetzt über eine gesonderte Hautinzision der Orbitaboden osteosynthetisiert.

Erst nach Abschluß aller mit Verschiebungen verbundenen Manipulationen und endgültiger Stabilisierung aller Knochenteile wird die Dura wieder eröffnet. Ggf. mikroskopisch stellt man sicher die Ränder der basalen Duraverletzung dar, wobei hier gut der Seh- und der Riechnerv inspiziert oder dekomprimiert werden können. Ein von der gegenseitigen frontalen Kalotte abpräparierter, basal gestielter Periostpatch wird dann überlappend auf die Rißstellen aufgelegt und mit Fibrinkleber befestigt. Nach Verschluß der frontalen Durainzision wird der Knochendeckel wieder eingefügt. Defekt- oder Knochenentnahmestellen können primär mit Refobacinpalacos ausmodelliert werden (Knoeringer 1989).

Das Vorgehen beim mediolateralen Verletzungstyp unterscheidet sich durch die je nach Röntgenbefund notwendige mittellinienüberschreitende bis hin zur bifrontalen Trepanation. Auch hier sollte der Knochendeckel einseitig am Temporalmuskel gestielt bleiben. Die Knochenfragmente der Stirnhöhlen und Siebbeinzellen werden ebenfalls möglichst reponiert und die Schleimhaut adaptiert. Orale oder nasale Intubation auf der weniger traumatisierten Nasenseite und abschwellende Nasentropfen vermindern die Gefahr einer Sekretabflußstörung aus den Nebenhöhlen. Die Belüftung sollte jedoch postoperativ kontrolliert werden.

Nach Osteosynthese der Stirnhöhlenvorderwand und Glabella erfolgt die Stabilisierung des knöchernen Orbitaringes. Die intradurale Abdeckung geschieht wie oben beschrieben. Der sichere liquordichte Verschluß kann

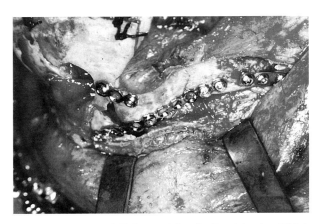

Abb. 1 Zustand nach Rekonstruktion der Frontobasis mit Miniplatten

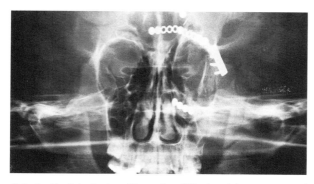

Abb. 2 Radiologische Kontrolle (Mittelgesichtszonogramm) nach operativer Versorgung einer frontobasalen Fraktur durch den Neuro- und Kieferchirurgen

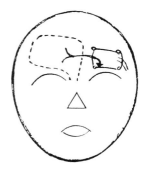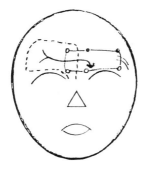

Abb. 3a u. b Schematische Darstellung der Abdeckung der Basis mit gestieltem Periost, a bei einseitiger und b bifrontaler Trepanation

hier eine Falxdurchtrennung an der Crista galli notwendig machen, um besonders weit nach präsellär verlaufende Rißlinien zuverlässig abzudichten. Beim Wiedereinfügen oder Rekonstruieren des Knochendeckels sollte ein Kontakt von Palacosmaterial mit Schleimhaut der Stirnhöhle vermieden werden. Hier eignet sich als Leitschienenmaterial zur Vermeidung unschöner Hauteinziehungen Sulmycin-Implant (Kollagen/Gentamycin-Kissen).

Vorteile des gemeinsamen interdisziplinären Vorgehens liegen von operationstechnischer Seite im großen Vorrat körpereigener vitaler Periostlappen, wodurch das Einbringen eines weiteren Fremdmaterials wie Lyodura vermieden wird (Abb. 3). Die durch die genannte Schnittführung gut vaskularisierte Galea wird nicht nekrosegefährdet.

Vorteile des kombinierten neuro- und kieferchirurgischen Vorgehens:

– Schnittführung schont Galeavaskularisation
– „Vorrat" an vitalen Periostpatches
– genügend Arbeitsspielraum nach Entlastung des frontobasalen Gehirns
– sichere Abdichtung des Liquorsystems

Über die Trepanation werden hämorrhagische Kontusionsherde entfernt und nekrotisches Cortexgewebe aus den Knochenfragmenten gelöst. Durch diese Entlastung des frontalen und frontobasalen Gehirns ergibt sich ein Arbeitsspielraum zur Rekonstruktion und Abdeckung der Basis, der fast nie den zusätzlichen Einsatz von Spateln zum Anheben des Gehirns erforderlich macht.

Alle unsere Patienten zeigten eine dauerhafte Abdichtung des Liquorsystems sowie zufriedenstellende neurologische und kosmetische Ergebnisse.

Zusammenfassung

Die Vorteile der definitiven Versorgung von Patienten mit frontobasaler Hirnverletzung und nasoorbitalen Trümmerfrakturen in einzeitiger Kooperation durch Neurochirurgie und MKG-Chirurgie werden beschrieben. Die Schrittfolge beinhaltet: Galea/Periostpräparation, Trepanation und Entlastung der Kontusionen, Osteosynthese der Knochenbasis, intradurale, gestielte Abdeckung der Basis, frontale Knochenrekonstruktion.

Literatur

Claussen, C., F. Lohkamp, H. Spenneberg, E. Glueck: Computertomografie bei frontobasalen Schädelhirnverletzungen. Laryng. Rhinol. Otol. (Stuttg.) 57 (1978) 698–705

Knoeringer, P.: Frontobasal and orbital reconstruction following trauma using a compound of bone meal, antibiotic and fibrin sealant. Neurosurg. Rev. 12 (1989) 31–39

Raveh, J., T. Vuillemin: The surgical one-stage management of combined cranio-maxillo-facial and frontobasal fractures. J. cranio-max.-fac. Surg. 16 (1988) 160–172

Sollmann, W. P., V. Seifert, B. Haubitz, H. Dietz: Combined fronto-orbital injuries. Neurosurg. Rev. 12 (1989) 115–121

Kontaktadresse
Dr. Brigitte Ott-Tannenbaum
Neurochirurgische Abteilung des Krankenhauses
der Barmherzigen Brüder
Prüfeninger Str. 86
W-8400 Regensburg

Michael Sonnenburg und Hans Joachim Scholtz, Rostock

Unsere Therapiekonzeption zur Behandlung kraniomaxillärer Frakturen

Durch Einführung der Gurtpflicht und Tragen eines Sturzhelmes für Zweiradfahrer kam es zu einer deutlichen Reduzierung der kraniomaxillären Frakturen in unserem Einzugsgebiet. Dennoch ist diese Kombinationsfraktur keine Seltenheit. Sie verlangt ein einsatzbereites Behandlungsteam und stellt an den einzelnen Fachvertreter hohe Anforderungen. Patienten mit kraniomaxillären Frakturen sollten prinzipiell auf einer Wachstation, ggf. einer Intensivstation, aufgenommen werden. Nach erster klinischer Diagnostik werden konsiliarisch die anderen Fachvertreter, wie der Rhino- oder Neurotraumatologe, der Kiefer-Gesichts-Chirurg und der Ophthalmologe, hinzugezogen. Gemeinsam werden das therapeutische Vorgehen sowie der Zeitpunkt und die Notwendigkeit des Eingriffs festgelegt.

Im Mittelpunkt der Diagnostik steht nach wie vor die klinische Befunderhebung. Trotz hochmoderner diagnostischer Möglichkeiten gibt es eine Reihe von Frakturen, die mit einfachen klinischen Mitteln, ggf. unter Hinzuziehung von Röntgenübersichtsaufnahmen, zu diagnostizieren sind. Dies spielt besonders bei bestehender Indikation zum sofortigen operativen Eingriff eine große Rolle. Oft ist das definitive Ausmaß der Traumafolgen erst intra operationem festzustellen.

Gestattet der Allgemeinzustand des Patienten die Durchführung von Spezialuntersuchungen, so besteht die Indikation zur Computertomographie oder zur Magnetresonanztomographie. Bei nicht sicher diagnostizierten Frakturen des Orbitabodens kann die Sinuskopie der Kieferhöhle mit direkter Betrachtung des Kieferhöhlendaches sofortige Klarheit schaffen.

Zur Revision der Schädelbasis unterscheiden wir eine vitale, absolute und relative Indikation. Eine vitale Indikation besteht nur bei einer lebensbedrohenden Hirndrucksteigerung, z. B. bei vorliegender intrakranieller Blutung bzw. bei lebensbedrohenden Blutungen aus der A. carotis interna oder der A. maxillaris. Eine absolute Indikation sehen wir bei

– offenen Hirnverletzungen,
– Durazerreißung bei indirekt offener Schädel-Hirn-Verletzung,
– orbitalen Komplikationen (Amaurose),
– eingedrungenen Fremdkörpern.

Eine relative Indikation zur Revision des Bruchgebietes besteht bei einer starken Fragmentdislokation mit Wahrscheinlichkeit einer Duraverletzung und bei infektiösen Frühkomplikationen. Wir bevorzugen die Frühversorgung, d. h. eine sofortige operative Therapie nach Beherrschung des Schockzustandes. Als Zugangswege zur Schädelbasis haben sich uns in Abhängigkeit von der Indikation der Brillenschnitt nach Killian oder Siebenmann sowie der Bügelschnitt nach Unterberger bewährt (Sonnenburg u. Scholtz 1990).

Beim Brillenschnitt ist ein transorbitales Vorgehen ohne zusätzliche Traumatisierung des Gehirns möglich.

Die wichtigsten Ziele der Therapie sehen wir:

– im liquordichten Verschluß der Durawunde
– in der Vermeidung von Funktionsstörungen des Auges
– in der Erhaltung der respiratorischen und olfaktorischen Nasenfunktion
– in der Sicherung der mastikatorischen Funktion
– in der Erhaltung von möglichst viel Knochensubstanz sowie
– in der definitiven Rekonstruktion der Schädelform sowohl im Bereich der Kalotte als auch des Mittelgesichts

Dabei halten wir immer das Prinzip ein, eine Versorgung von oben nach unten und von innen nach außen vorzunehmen.

Im Rahmen der operativen Versorgung erfolgt zunächst die Revision der Frakturen im Kalotten- und Basisbereich. Es schließen sich die Ausräumung der zertrümmerten oberen Nasennebenhöhlen sowie die optimale Drainage zur Nasenhaupthöhle an. Den Abschluß bilden plastisch rekonstruktive Maßnahmen einschließlich Reposition und Fixation der Mittelgesichtsfrakturen (Freitag 1982). Dabei sollten auf eine längere mandibulomaxilläre Immobilisation verzichtet werden und die Methoden der stabilen Osteosynthese im Vordergrund stehen.

Dieses Vorgehen hat sich in unserer Einrichtung seit über 10 Jahren gut bewährt. Zerebrale entzündliche Komplikationen wurden bisher nicht registriert. Von den insgesamt 88 implantierten Miniplatten kam es nur in einem Fall zur lokalen Infektion. Nach Entfernung des Stahlplättchens bildete sich das entzündliche Geschehen sofort zurück.

Seit 1989 benutzen wir das neue AO-Craniofacial-Titanminiplattenbesteck. Dieses ausgereifte Instrumentarium bietet hinsichtlich des Plattensortiments, der Schraubengestaltung und des Instrumentariums große Vorteile. Komplikationen in Form von Plattenlockerungen oder Entzündungen beobachteten wir bisher nicht.

Bei Einhaltung o. g. Behandlungsgrundsätze sind gute bis sehr gute funktionelle und ästhetische Ergebnisse sowie eine schnellere Rehabilitation des Patienten bei sozialer Integration zu erwarten.

Zusammenfassung

Kombinationsfrakturen zwischen Hirnschädel und Mittelgesicht sind immer im Team vom Neuro- bzw. Rhinotraumatologen, dem Kiefer-Gesichts-Chirurgen und dem Anästhesisten, evtl. unter Hinzuziehung des Ophthalmologen, zu diagnostizieren und zu behandeln. Hinsichtlich der Revision der Schädelbasis wird eine vitale, absolute und relative Indikation unterschieden. Die operative Versorgung erfolgt immer nach den Prinzipien: von oben nach unten und von innen nach außen. Im Rahmen der Rekonstruktion des Gesichtsschädels haben sich die Methoden der stabilen Osteosynthese, im Mittelgesicht- und Kalottenbereich, insbesondere die Miniplattenosteosynthese, sehr gut bewährt. Durch strikte Einhaltung dieses Konzepts wurde in den letzten 10 Jahren bei unserem Patientengut keine Spätkomplikation registriert.

Literatur

Freitag, V.: Zur Therapie frontomaxillärer Frakturen. Dtsch. Z. Mund-, Kiefer- u. Gesichtschir. 6 (1982) 384
Sonnenburg, M., H. J. Scholtz: Traumatologie des Gesichtsschädels. Barth, Leipzig 1990

Kontaktadresse
Priv.-Doz. Dr. Dr. Michael Sonnenburg
Klinik und Poliklinik für Kiefer- und Gesichtschirurgie
der Universität Rostock
Strempelstr. 13
O-2500 Rostock 1

Peter Brachvogel, Rolf-Heiner Staffensky und Brigitte Koch, Hannover

Frontobasale Frakturen – Behandlungskonzept und Inzidenz von Spätkomplikationen

Einleitung

Mittelgesichtsfrakturen in den Le-Fort-II- und Le-Fort-III-Ebenen haben eine mehr oder weniger ausgeprägte topographische Beziehung zur vorderen Schädelbasis, wobei diese Frakturen kombiniert sein können mit Frakturen der Lamina cribrosa mit oder ohne Läsion der Dura mater (Machtens 1987), mit Auftreten einer Rhinoliquorrhö, abgestuft nach der Höhe der Verletzung in fast 50% der Fälle (Hausamen u. Schmidseder 1975).

Die Indikationen zur interdisziplinären Versorgung bei diesen Verletzungen sind unbestritten. Unbestritten ist ebenfalls, daß die Prioritäten in der Versorgung der zumeist polytraumatisierten Patienten individuell festzulegen bzw. interdisziplinär im Einzelfall zu diskutieren sind.

Umstritten ist hingegen die Notwendigkeit eines primären oder sekundären Débridements der frontobasisnahen Nasennebenhöhlen, insbesondere der Sinus frontales und ethmoidales. Die Befürworter argumentieren mit der Prophylaxe septischer Komplikationen, insbesondere der Prophylaxe von Muko- oder Pyelozelen (Kley 1968). Die Kritiker einer frühzeitigen Ausräumung von Stirnhöhle und Siebbeinzellen befürchten hierdurch schwerwiegende ästhetische Störungen. Besonders Verluste der knöchernen Stirnhöhlenwand als auch operative Defekte im Bereich der medialen Orbita mit Zerstörungen des Ansatzes des medialen Lidbändchens führten zu nicht korrigierbaren Läsionen. Statt dessen wird die möglichst primäre, subtile und anatomisch korrekte Reposition sämtlicher, auch kleinster Knochenfragmente gefordert, ggf. mit osteoplastischem Ersatz der mit ortsständigem Knochen nicht rekonstruierbaren Defekte (Gruss u. Mitarb. 1985, Gruss u. Mackinnon 1986, Gruss u. Phillips 1989).

Ziel dieser Arbeit ist es, die Ergebnisse unseres Therapiekonzeptes hinsichtlich der Inzidenz der Spätkomplikationen nachzuuntersuchen.

Patienten und Methode

Seit 1979 wurden an der Medizinischen Hochschule Hannover 137 Mittelgesichtsfrakturen mit Beteiligung der Frontobasis oder frontobasisnah mund-kiefer-gesichtschirurgisch behandelt. Die Erstversorgung der zumeist polytraumatisierten Patienten beschränkte sich auf die Versorgung von Weichteilwunden und Blutstillung, ggf. mit partieller Notschienung und Tracheotomie. Erst sekundär erfolgte die definitive Mittelgesichtsfrakturversorgung nach ca. 7–14 Tagen, abhängig vom Allgemeinzustand auch in vielen Fällen deutlich später.

Früher wurden die Mittelgesichtsfrakturversorgungen durch geschlossene Remobilisation und Reposition, mit Kieferbruchschienung und frontomaxillärer Aufhängung vorgenommen, in den letzten Jahren zunehmend mit offener Reposition möglichst aller Knochenfragmente, mit Miniplattenosteosynthesen und ohne Kieferbruchschienung. Eine Ausräumung der Sinus frontales, ethmoidales und sphenoidales fand nur in Ausnahmefällen statt. Der neurochirurgisch plastische Verschluß einer Liquorfistel erfolgte ggf. nach der mund-kiefer-gesichtschirurgischen Versorgung.

Von den 137 erfaßten Patienten waren zum Zeitpunkt der Nachuntersuchung 20 verstorben, davon 10 primär an den Unfallfolgen. Die verbliebenen 117 wurden zur Nachuntersuchung einbestellt, wovon 87 Patienten (= 74,4%) dieser Aufforderung nachkamen und komplett nachuntersucht werden konnten.

Die 137 erfaßten Patienten wurden mit den 87 nachuntersuchten Patienten statistisch an Hand von den Krankenakten entnommenen Begleitkriterien verglichen, um herauszufinden, ob sich die nachuntersuchten Patienten vom gesamten Krankengut unterschieden. Hier fanden sich nach allen Kriterien keine signifikanten Unterschiede, so daß die Gruppe der nachuntersuchten 87 Patienten als repräsentativ für das Gesamtpatientengut betrachtet und ausgewertet wurde.

Bei den 87 nachuntersuchten Patienten handelte es sich in 79,3% (n = 69) um eine Le-Fort-III-Fraktur, bei 20,7% (n = 18) um eine Le-Fort-II-Fraktur. Eine offene Rhinobasisfraktur konnte bei 31,0% (n = 27) nachgewiesen werden; bei 12,6% (n = 11) war sie fraglich und bei 56,3% (n = 49) ohne Nachweis.

Bei allen Patienten wurden neben einer klinischen Diagnostik konventionell radiologisch eine Nasennebenhöhlenaufnahme, eine Orbitavergleichsaufnahme, ein Orthopantomogramm und eine Fernröntgenseitenaufnahme erstellt. Bei auffälligen und nicht sicher einzuordnenden klinischen oder radiologischen Befunden wurden zur Abklärung bei 13 Patienten eine Nasennebenhöhlenschichtaufnahme und in 7 Fällen ein faziales Computertomogramm angefertigt. Bei 8 Patienten führten wir eine Antroskopie durch, sonstige endoskopische Untersuchungen wurden nicht eingesetzt.

Ergebnisse

Das Auftreten einer Spätmeningitis konnte in keinem Einzelfall den Krankenblättern entnommen oder anamnestisch eruiert werden. Ebenfalls konnten bei den Nachuntersuchungen keine Muko- oder Pyelozelen nachgewiesen werden. Allerdings waren bereits 10 der 87 Patienten (= 11,5%) zwischenzeitlich an einer Nasennebenhöhle operiert, 5 Patienten wegen einer Sinusitis maxillaris in unserem Hause und 5 Patienten wegen einer Sinusitis ethmoidalis et frontalis in einer auswärtigen Klinik. 6 dieser 10 Patienten boten auch noch bei der Nachuntersuchung klinische und röntgenologische Zeichen einer chronischen Pansinusitis.

Röntgenologisch fanden sich bei der Nachuntersuchung Verschattungen in mindestens einer Nasennebenhöhle bei über der Hälfte aller Patienten. Spiegelbildungen sahen wir in keinem Einzelfall, hingegen vielfältig diffuse, randständige oder polyzystische Verschattungen, die allein beim Zustand nach Mittelgesichtsfrakturen nicht als entzündlich bedingt gewertet werden konnten. 18 Patienten boten aber zum Zeitpunkt der Nachuntersuchung neben ausgeprägten röntgenologischen Verschattungen von Nasennebenhöhlen gleichzeitig eindeutig klinische und anamnestische Hinweise einer chronischen Sinusitis, wie eine rezidivierend erschwerte Nasenatmung *und* gehäufte Rhinitiden *und* auch zum Untersuchungszeitpunkt objektive klinische Symptome. In 6 Fällen waren diese Patienten bereits zwischenzeitlich an einer Nasennebenhöhle operiert, und zusammen mit der Gruppe der bereits an einer Nasennebenhöhle operierten, aber jetzt klinisch symptomfreien Patienten, errechneten wir eine Rate von weitgehend gesicherten chronischen Sinusitiden von 25,3% (22 Patienten) nach hohen Mittelgesichtsfrakturen.

Statistisch gesichert korreliert die Rate der Spätinfektionen mit der Schwere des Gesichtstraumas. So fanden sich nach Le-Fort-III-Frakturen in 29,0% (n = 20) im Vergleich zu Le-Fort-II-Frakturen mit 11,1% (n = 2) die beschriebenen Spätkomplikationen. Bei Patienten mit gesicherter, fraglicher oder nicht nachgewiesener zusätzlicher Fraktur der Rhinobasis betrug das Verhältnis 36,0% (n = 9) zu 27,3% (n = 3) zu 20,4% (n = 10). Dagegen fanden sich keine statistischen Korrelate zu weiteren Verletzungsparametern, dem Grad des Polytraumas, dem Grad des sog. Schädel-Hirn-Traumas oder

z. B. zu der Dauer der posttraumatischen intensivmedizinischen Beatmungspflicht.

Über den Einfluß des Zeitpunktes der definitiven mund-kiefer-gesichtschirurgischen Versorgung kann statistisch nur eine eingeschränkte Aussage gemacht werden, da die überwiegende Zahl (n = 68) der Patienten (78,2%) 4 bis 14 Tage nach dem Unfall versorgt wurde, und die 15 verspätet versorgten Patienten zwar schlechtere Ergebnisse zeigten, wofür aber auch andere Faktoren zu berücksichtigen wären, besonders die der Schwere des Traumas.

Die Patientengruppe, bei denen sämtliche Frakturen durch Miniplattenosteosynthesen versorgt wurden (n = 68) schnitt bezüglich der Rate septischer Spätkomplikationen deutlich besser ab (19,1%) als die Gruppe von Patienten (n = 19), die konservativ mit Kieferbruchschienung und frontomaxillärer Aufhängung behandelt wurde und in 47,4% septische Spätkomplikationen aufwies. Allerdings befinden sich in der konservativ behandelten Patientengruppe überproportional schwersttraumatisierte Patienten, denen keine längere Narkose zugemutet werden konnte, so daß bei der unterschiedlichen Fallzahl sowie häufigen operativen Mischformen in der Übergangsphase eine statistische Aussage bezüglich einer Überlegenheit der offenen Repositionen mit Miniplattenosteosynthesen ungesichert ist.

Diskussion

Exakte statistische Angaben über Spätkomplikationen stoßen bei dem hier untersuchten Patientengut auf ungewöhnlich große Schwierigkeiten. Bei den zumeist polytraumatisierten Patienten mit langdauernden und wechselnden Aufenthalten in verschiedenen Krankenhäusern und Abteilungen sowie Rehabilitationszentren gehen wertvolle Patientendaten verloren. Ein nicht seltenes organisches Psychosyndrom erschwerte zudem die Anamnestik. Auf ähnliche Schwierigkeiten in der Nachuntersuchung von Patienten mit Stirnhöhlenfrakturen weisen Wallis u. Donald (1988) hin.

Hinzu kommt, daß die konventionelle Röntgendiagnostik allein zur Aufdeckung von Sinusitiden oder Celen häufig versagt. Direkt traumatisch oder narbig bedingte röntgenmorphologische Veränderungen können kaum zuverlässig von röntgenologischen Entzündungszeichen unterschieden werden.

Als gesicherte oder weitgehend gesicherte Spätkomplikation wurde deshalb nur gewertet, wenn sowohl deutliche röntgenologische Zeichen einer Sinusitis vorlagen als auch gleichzeitig eindeutige anamnestische und klinische Zeichen einer chronischen Sinusitis. Im Vordergrund stand dabei die Diagnose einer chronischen Sinusitis maxillaris, möglicherweise aber nur, weil uns die Diagnostik der Kieferhöhle vertrauter ist als die der übrigen Nasennebenhöhlen.

Obwohl eine vermutete Dunkelziffer wegen der erwähnten Schwierigkeiten unberücksichtigt blieb, fanden wir eine unerwartet hohe Inzidenz von Spätkomplikationen im Sinne von chronischen Sinusitiden von 25,3% nach hohen Mittelgesichtsfrakturen, die teilweise operationsbedürftig waren oder sind. Vergleiche mit anderen Therapiekonzepten konnten hier nicht durchgeführt werden, da innerhalb des untersuchten Patientenkollektives nur bei 5 Patienten primäre Siebbeinzellausräumungen durchgeführt wurden und wegen der kleinen Fallzahl nicht gewertet werden konnten. In der Literatur finden sich allerdings Hinweise, daß auch nach anderen Therapiekonzepten ähnlich hohe Raten von Spätsinusitiden resultieren (Brunner u. Kleine 1987), oder auch nach einem Débridement der schädelbasisnahen Nasennebenhöhlen Mukozelen resultieren können (Deitmer u. Rath 1988). Vergleiche scheinen hier aber nur mit großem Vorbehalt erlaubt.

Möglicherweise gelten für alle zentralen, hohen Mittelgesichtsfrakturen ähnlich lebenslange septische Risiken, wie sie Stanley (1989) unabhängig von der Art der operativen Versorgung für Frakturen der Stirnhöhlen angibt.

Zusammenfassung

Im Rahmen einer retrospektiven Studie wurden 87 Patienten nach hohen, zentralen Mittelgesichtsfrakturen nachuntersucht. Die Frakturversorgungen waren zumeist durch Miniplattenosteosynthesen ohne Dränagen von Nasennebenhöhlen erfolgt. Wir fanden bei ca. 25% der Patienten chronische Sinusitiden. Mukozelen oder Spätmeningitiden wurden nicht entdeckt.

Literatur

Brunner, F. X., B. I. Kleine: Frakturen des zentralen Mittelgesichts und der Rhinobasis – operative Versorgung – postoperative Nachsorge – Komplikationsmöglichkeiten. Hals-Nas.-Ohrenarzt 35 (1987) 106–111

Deitmer, T., B. Rath: Befunde, Behandlung und Verlauf frontobasaler Frakturen. Laryng. Rhinol. Otol. 67 (1988) 13–16

Gruss, J. S., S. E. Mackinnon, E. E. Kassel, P. W. Cooper: The role of primary bone grafting in complex craniomaxillofacial trauma. Plast. reconstr. Surg. 75 (1985) 17–24

Gruss, J. S., S. E. Mackinnon: Complex maxillary fractures: Role of buttress reconstruction and immediate bone grafts. Plast. reconstr. Surg. 78 (1986) 9–22

Gruss, J. S., J. H. Phillips: Complex facial trauma: The Evolving role of rigid fixation and immediate bone graft reconstruction. Clin. plast. Surg. 16 (1989) 93–104

Hausamen, J.-E., R. Schmidseder: Beteiligung der vorderen Schädelbasis bei Frakturen des Mittelgesichtes. In Schuchardt, K., B. Spiessl: Fortschritte der Kiefer- und Gesichts-Chirurgie, Bd. XIX. Thieme, Stuttgart 1975 (S. 134–136)

Kley, W.: Die Unfallchirurgie der Schädelbasis und der pneumatischen Räume. Arch. Ohr.-Nas.-Kehlk.-Heilk. 191 (1968) 1–216

Machtens, E.: Diagnostik und Behandlungsablauf aus der Sicht des Mund-, Kiefer- und Gesichtschirurgen. In Schwenzer, N., G. Pfeifer: Fortschritte der Kiefer- und Gesichts-Chirurgie, Bd. XXXII. Thieme, Stuttgart 1987 (S. 221–223)

Stanley, R. B.: Fractures of the frontal sinus. Clin. plast. Surg. 16 (1989) 115–123

Wallis, A., P. J. Donald: Frontal sinus fractures: A review of 72 cases. Laryngoscope 98 (1988) 593–598

Kontaktadresse
Dr. Dr. Peter Brachvogel
Klinik und Poliklinik für Mund-, Kiefer- und Gesichtschirurgie, Medizinische Hochschule Hannover
Konstanty-Gutschow-Str. 8
W-3000 Hannover 61

Hans-Henning Horch, Helga Gräfin von Einsiedel und Wulf-Eckart Göbel, München

Liquorfistelnachweis bei frontobasalen Frakturen mit der Iotrolan-CT-Zisternographie

Einleitung

Übereinstimmende Untersuchungen zeigen, daß bei schädelbasisnahen Mittelgesichtsfrakturen etwa bei jedem zweiten Patienten (44,1 bzw. 53,3%) mit einer Rhinoliquorrhö gerechnet werden muß (Hausamen u. Schmidseder 1975, Philipp u. Mitarb. 1975). Für Nachweis, Lokalisation und Ausschluß einer Liquorfistel eigneten sich bisher die Liquorraumszintigraphie nach lumbaler Nuklidapplikation (LSZ mit ^{111}In bzw. ^{99}Tc-DTPA) sowie die Liquorraum-Computertomographie (CT) nach lumbaler Gabe eines Myelographiekontrastmittels (Iopamidol bzw. Metrizamid) (Jend 1984, Piepgras 1987, Firsching u. Mitarb. 1987). Ziel dieser diagnostischen Maßnahmen war, die Liquordurchtrittsstelle möglichst genau zu lokalisieren, da kleine Fisteln auch intra operationem nicht immer auffindbar sind und die Exploration einer gesunden Seite vermieden werden muß.

Tierexperimentelle Studien haben bewiesen, daß die Nebenwirkungsrate der ionischen Kontrastmittel bei vielen Indikationen sehr hoch ist (Ludwig u. Vogel 1987, Vogel u. Ludwig 1989). Ionische Substanzen sind Salze, die in wäßriger Lösung in elektrisch geladene Teilchen dissoziieren, und man erkannte, daß diese Eigenschaften

den hohen osmotischen Druck und z. T. die Chemotoxizität der Kontrastmittellösungen bewirkten.

Die Entwicklung trijodierter, nichtionischer Präparate, die keine Salze sind, gewann somit immer mehr an Bedeutung, da diese Substanzen den Vorteil eines niedrigeren osmotischen Drucks haben. Dadurch sind die nichtionischen, bisher monomeren Präparate besser allgemein, lokal und neural verträglich. Vor allem in der Myelographie nehmen sie heute eine vorrangige Stellung ein (Behrends u. Mitarb. 1989, Bien u. Mitarb. 1989, Ringel u. Mitarb. 1989, Wenzel-Hora u. Mitarb. 1989).

Nach einer klinischen Erprobungszeit von 5 Jahren wurde das erste dimere, nichtionische, wasserlösliche Röntgenkontrastmittel Iotrolan (Isovist-240 bzw. -300, Schering AG) mit einem Jodgehalt von 240 mg/ml bzw. 300 mg/ml im Frühjahr 1988 zugelassen. Das Iotrolan hat die gleiche Osmolarität wie Blut und Liquor, es ist daher ausgezeichnet verträglich, verursacht keine Reizung neuraler Strukturen und hat im Hirnparenchym nur eine kurze Verweildauer. Auf Grund der dimeren Struktur, wobei 2 Benzolringe zu einem Molekül verbunden sind und jeder Ring 3 Jodatome aufweist, ist das Iotrolanmolekül etwa 2mal größer als die nichtionischen, monomeren Kontrastmittelmoleküle und hat eine entsprechende Molekülmasse.

Infolgedessen diffundiert es langsamer durch Membranen, d.h., es ergibt sich der Vorteil, daß eine unerwünschte Diffusion in den intrazellulären Raum in noch geringerem Maße als bei den nichtionischen, monomeren Substanzen stattfindet. Wegen der nichtionischen Eigenschaft ist das Kontrastmittel elektrisch neutral, wodurch keine Ladungsverschiebungen an biologischen Membranen und somit keine Störungen neuraler Aktivitäten auftreten (Behrends u. Mitarb. 1989, Press u. Mitarb. 1989).

Methode

Seit Frühjahr 1987 wurde bei 20 Patienten die CT-Zisternographie mit Iotrolan zum Nachweis einer Liquorfistel angewandt. Bei allen Patienten war ein Schädel-Hirn-Trauma mit oder ohne sichtbare frontobasale Frakturen vorangegangen. Vor der CT-Zisternographie wurde stets ein axiales Nativ-CT zum Ausschluß kontusioneller frontobasaler Schädigungen oder einer intrakraniellen Raumforderung angefertigt. Ebenfalls vorher wurden koronare Schichten der Frontobasis in der gleichen Projektion wie nach Kontrastmittelgabe durchgeführt. Nach Lumbalpunktion wurden 5 ml Isovist-240 injiziert und unter Durchleuchtungskontrolle in den frontalen Subarachnoidalraum gebracht. In Bauchlage erfolgte dann die koronare CT-Untersuchung der vorderen Schädelgrube mit 2–4 mm Schichtdicke in Hochauflösungstechnik. Die Nasenlöcher wurden mit mindestens einer Schicht mituntersucht, um die Kontrastaufnahme der in jedes Nasenloch eingebrachten Wattebäusche zu dokumentieren.

Indikation

Die Indikation zur CT-Zisternographie war gegeben bei Verdacht auf Liquorrhö, bei persistierender und rezidivierender Liquorrhö, bei posttraumatischer Meningitis sowie in einigen Fällen, bei denen auf Grund einer spezifischen Frakturlokalisation eine Liquorfistel vorliegen bzw. entstehen könnte. Im Hinblick auf die Vermeidung einer Frühmeningitis wurde der Liquorfistelnachweis so früh wie möglich angestrebt. Die Untersuchungen konnten jedoch erst dann vorgenommen werden, wenn die akuten Verletzungsfolgen abgeklungen waren und der Patient so weit stabilisiert war, daß er transport- und lagerungsfähig wurde.

Ergebnisse und Diskussion

Die klinischen Untersuchungen zeigen, daß mit der Iotrolan-CT-Zisternographie die Lokalisierung von Liquorfisteln exakt möglich ist, wenn der knöcherne Defekt weitgehend umschrieben ist. In diesen Fällen wird dem Operateur dann die Möglichkeit zur gezielten Intervention gegeben (Abb. 1 u. 2).
Schwierigkeiten gibt es bei den Fällen, bei denen z. B. die gesamte Frontobasis von einer sagittalen Fraktur durchzogen wird. Die Abflußbahn des Kontrastmittels sieht man dabei nicht immer, aber stets die Kontrastmittelansammlung in der ipsilateralen Nasenseite (Abb. 3).
Die neurale Verträglichkeit von Iotrolan war so gut, daß

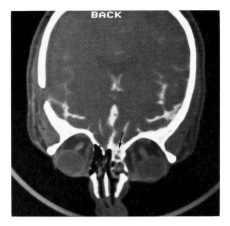

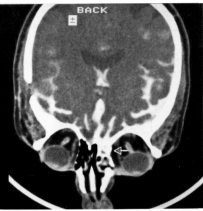

Abb. 1a u. b Komplexes Schädel-Hirn-Trauma bei einem 40jährigen Patienten mit Abriß des Mittelgesichts von der Frontobasis.
a Knöcherner Defekt im Bereich der linken Lamina cribrosa im koronaren CT-Zisternogramm („Knochenfenster"),
b Austritt von kontrastmittelhaltigem Liquor über die linken Ethmoidalzellen („Weichteilfenster")

keine Komplikationen auftraten, auch nicht bei erhöhter Krampfbereitschaft. Die Häufigkeit der unerwünschten Begleiterscheinungen, wie z. B. Kopf- und Nackenschmerzen, entspricht mit etwa 32 bzw. 36% den Beobachtungen nach einfacher Lumbalpunktion ohne Kontrastmitteleingabe und nach Myelographie mit Iotrolan und wird auf den durch Liquorverlust über den Stichkanal verursachten Unterdruck zurückgeführt (Liquorunterdrucksyndrom bei bis zu 50% der Fälle nach einfacher Lumbalpunktion) (Hoffmann u. Mitarb. 1987, Behrends u. Mitarb. 1989). Es ist daher empfehlenswert, eine möglichst dünne Punktionsnadel (22 G) zur Lumbalpunktion zu verwenden. Diese Untersuchungen bestätigen somit die positiven Ergebnisse anderer Studien im Hinblick auf die bessere klinische Verträglichkeit von Iotrolan gegenüber Iopamidol und Metrizamid (Goldstein u. Pfennig 1989, Inoue u. Mitarb. 1989, Ringel u. Mitarb. 1989).
Es kann somit festgestellt werden, daß die Iotrolan-CT-Zisternographie z. Z. als komplikationsärmste, zuverlässigste, leicht durchführbare und wiederholbare Methode zur Lokalisation von Liquorfisteln auch bei frontobasalen Frakturen gelten kann.

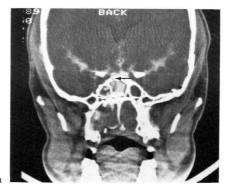
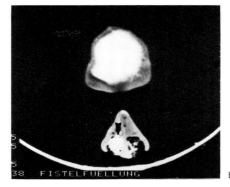

a

b

Abb. 2a u. b Komplexes Schädel-Hirn-Trauma bei einem 15jährigen Patienten mit Impression des Mittelgesichts nach Abriß von der Frontobasis.
a Koronares CT-Zisternogramm. Frakturlinie im Dach der Keilbeinhöhle rechts und Austritt von kontrastmittelhaltigem Liquor in die Keilbeinhöhle,
b koronares CT-Zisternogramm. Abfluß des kontrastmittelhaltigen Liquors über den rechten Nasengang und Ansammlung in dem hier befindlichen Wattebausch

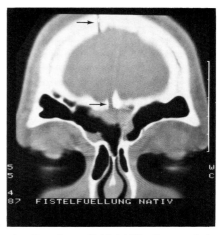
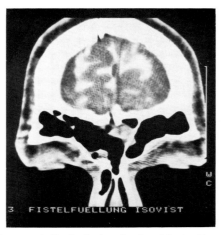

a

b

Abb. 3a u. b Komplexes Schädel-Hirn-Trauma bei einem 21jährigen Patienten mit Sagittalfraktur im Bereich der Frontobasis. Verdacht auf Liquorfistel.
a Koronares Nativ-CT. Frakturlinie im linken Os frontale, die sich in das Stirnhöhlendach und die Lamina cribrosa fortsetzt. Angrenzend Weichteilveränderung innerhalb der Stirnhöhle,
b koronares CT-Zisternogramm. Eine genaue Lokalisation der Liquorfistel ist auch nach Kontrastmittelgabe nicht möglich, lediglich Kontrastmittelansammlung in der ipsilateralen Nasenseite nachweisbar

Zusammenfassung

Das dimere, nichtionische, wasserlösliche Röntgenkontrastmittel Iotrolan (Isovist) ist für die Diagnostik frontobasaler Verletzungen und ihrer Folgen besonders gut geeignet. Vorteile der Iotrolan-CT-Zisternographie sind die Zuverlässigkeit positiver Befunde sowie die Möglichkeit, die Liquorfistel exakt lokalisieren zu können. Die Methode kann heute als komplikationsärmste, zuverlässigste sowie leicht durchführbare und wiederholbare Methode zur Fistellokalisation bei frontobasalen Frakturen gelten.

Literatur

Behrends, B., A. Albrecht, B. Bingas, H. Becker, J. Brunke, H. von Einsiedel, G. Mariss, K. Schmidt, F. Thun, A. Valavanis, J. Wappenschmidt, S. Wende, M. Westphal, U. Wiggli: Neural, tolerance of Iotrolan 300 in ascending cervical myelography. Results of a multicenter study. In Taenzer, V., S. Wende: Recent Developments in Nonionic Contrast Media. Thieme, Stuttgart 1989 (pp. 171–175)

Bien, S., M. Schumacher, W. Berger, W. I. Wenzel-Hora: Iotrolan, a nonionic dimeric contrast medium in myelography. In Taenzer, V., S. Wende: Recent Developments in Nonionic Contrast Media. Thieme, Stuttgart 1989 (pp. 158–160)

Firsching, R., W. Steinbrich, F. Thun, R. A. Frowein: CT-Zisternogramm zur Diagnose nasaler Liquorfisteln. Akt. Traumatol. 17 (1987) 187–192

Goldstein, H. A., D. Pfennig: Clinical trials with iotrolan in myelographic and computed tomography applications in the United States. In Taenzer, V., S. Wende: Recent Developments in Nonionic Contrast Media. Thieme, Stuttgart 1989 (pp. 167–170)

Hausamen, J. E., R. Schmidseder: Beteiligung der vorderen Schädelbasis bei Frakturen des Mittelgesichtes. In Schuchardt, K., B. Spiessl: Fortschritte der Kiefer- und Gesichts-Chirurgie, Bd. XIX. Thieme, Stuttgart 1975 (S. 134–136)

Hoffmann, B., H. Becker, B. I. Wenzel-Hora: Influence of the spread and period of retention of Iotrolan in the subarachnoid space on the side effects rate in myelography. Neuroradiology 29 (1987) 380–384

Inoue, S., T. Watanabe, H. Yamamura: Comparative clinical study with iotrolan versus metrizamide in lumbar myelography. In Taenzer, V., S. Wende: Recent Developments in Nonionic Contrast Media. Thieme, Stuttgart 1989 (pp. 161–166)

Jend, H.-H.: Mittelgesichtsverletzungen. In Heller, M., H.-H. Jend: Computertomographie in der Traumatologie. Thieme, Stuttgart 1984 (S. 31−42)

Ludwig, A., H. Vogel: Niederosmolare Röntgenkontrastmittel. Ecomed, Landsberg 1987

Philipp, U., Th. Höfer, H. Niederdellmann, F. Mundinger: Rhinoliquorrhoe bei Mittelgesichtsfrakturen. In Schuchardt, K., B. Spiessl: Fortschritte der Kiefer- und Gesichts-Chirurgie, Bd. XIX. Thieme, Stuttgart 1975 (S. 136−137)

Piepgras, U.: Neuroradiologie. In Schwenzer, N., G. Pfeifer: Fortschritte der Kiefer- und Gesichtschirurgie, Bd. XXXII. Thieme, Stuttgart 1987 (S. 227−232)

Press, W. R., W. Mutzel, C. Schobel: Tolerance to Iotrolan after subarachnoid injection in animals. In Taenzer, V., S. Wende: Recent Developments in Nonionic Contrast Media. Thieme, Stuttgart 1989 (pp. 126−133)

Ringel, K., E. Klotz, B. I. Wenzel-Hora: Iotrolan versus Iopamidol: A controlled multicenter, double-blind study of lumbar, and direct cervical myelography. In Taenzer, V., S. Wende: Recent Developments in Nonionic Contrast Media. Thieme, Stuttgart 1989 (pp. 153−157)

Vogel, H., A. Ludwig: Difficulties of risk determination from the use of new contrast media. In Taenzer, V., S. Wende: Recent Developments in Nonionic Contrast Media. Thieme, Stuttgart 1989 (pp. 2−5)

Wenzel-Hora, B. I., P. C. Potthoff, U.-A. Jänicke: Tolerance of Iotrolan 190 and cerebrospinal fluid-diluted Iotrolan 300 at the same iodine concentration in lumbar myelography. In Taenzer, V., S. Wende: Recent Developments in Nonionic Contrast Media. Thieme, Stuttgart 1989 (pp. 148−152)

Kontaktadresse
Univ.-Prof. Dr. Dr. Hans-Henning Horch
Klinik und Poliklinik für Mund-Kiefer-Gesichtschirurgie
der Technischen Universität München,
Klinikum rechts der Isar
Ismaninger Str. 22
W-8000 München 80

Ulrich Joos, Freiburg, und Joachim Gilsbach, Aachen

Therapie von Liquorfisteln bei Mittelgesichtsfrakturen

Einleitung

Seit den ersten Berichten von Härle u. Düker (1976) und Schilli u. Mitarb. (1977) über die Anwendung der dreidimensional stabilen Osteosynthese am Jochbein und Mittelgesicht hat diese Technik ihren festen Platz in der MKG-Chirurgie. Nachuntersuchungen aus unserer Klinik zeigten, daß mit dieser Methode nicht nur die Gesamtkomplikationsrate von 8,9 auf 5,6% gesenkt werden konnte, sondern daß so auch kosmetisch wesentlich bessere Ergebnisse erzielt werden können (Stoll u. Mitarb. 1985). Diese guten Ergebnisse ermutigten uns seit 1982 bei schweren Frakturen mit Durafisteln, das übliche zweizeitige Verfahren mit kraniofazialer Drahtaufhängung und Verschluß der Durafistel nach ca. 6wöchigem Intervall zu verlassen und bereits primär, nach Stabilisation des Mittelgesichtes, die Durafisteln zu versorgen.

Operatives Vorgehen

Für den primären Verschluß einer Liquorfistel müssen mehrere Grundsätze beachtet werden: 1. die Lokalisation der Durafistel muß bekannt sein, und 2. sollte kein massives Hirnödem bestehen. Ein koordiniertes operatives Vorgehen von Neurochirurg und MKG-Chirurg ist erforderlich. Nach Klärung des Zugangsweges wird zunächst vom MKG-Chirurgen das Mittelgesicht in allen drei Ebenen rekonstruiert und am Schädel fixiert. Wichtig ist es darauf zu achten, daß die horizontalen Knochenstrukturen, die letztlich das Gehirn stützen, stabilisiert werden (Abb. 1). Erst jetzt kann vom Neurochirurgen die Dura verschlossen werden. Ziel ist, wenn immer möglich, eine primäre Naht, die zusätzlich mit einem gestielten Periostlappen lokal zu decken ist (Abb. 2). Auf eine Ausräumung der Stirnhöhlenschleimhaut kann in diesen Fällen verzichtet werden; eine Drainage ist jedoch empfehlenswert. Falls dieses Vorgehen aufgrund umfangreicher Zerreißungen nicht möglich ist, kann freie Faszie oder bei großen Defekten Faszie und Fett zur Abdeckung der Fistel verwendet werden. Eine Stirnhöhlendrainage ist in solchen Fällen immer erforderlich. Lediglich bei völliger Zertrümmerung der Stirnhöhlenhinterwand muß die gesamte Schleimhaut entfernt und eine Kranialisation der Stirnhöhle durchgeführt werden.

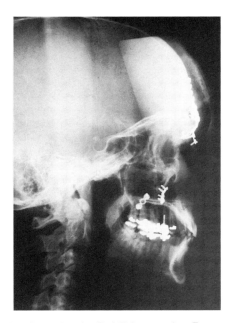

Abb. 1 Dreidimensionale Stabilisierung der Fragmente mit Wiederherstellung auch der horizontalen Knochenstrukturen

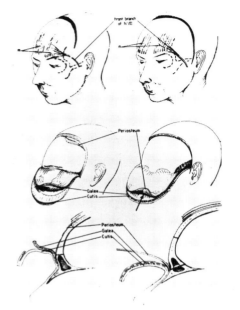

Abb. 2 Gewinnung eines Periostlappens zur Abdeckung einer Durafistel

Ergebnisse

In den Jahren 1983−1988 versorgten wir in Freiburg 362 Patienten mit Mittelgesichtsfrakturen. Von diesen hatten 137 oder 37,9% eine Le-Fort-II- oder -III-Fraktur. 97 Patienten oder 70,8% dieses Kollektives hatten zusätzlich ein Schädel-Hirn-Trauma und davon wiederum 69 oder 50,4% eine Liquorrhoe. Alle Patienten wurden nach dem oben angegebenen Verfahren primär in einer Operation versorgt. Trotz des parallel erfolgten Duraverschlusses hat sich die Operationszeit nicht wesentlich verlängert.

So betrug die Op-Dauer bei 80,1% der Patienten nicht länger als 3 Std. Die postoperativen Komplikationen waren trotz der simultanen Primärversorgung gering. Von allen primär operierten Durafisteln mußte nur eine revidiert werden. Zerebrale Komplikationen, wie Meningitis oder Enzephalitis, traten in keinem Fall auf. Die Gesamtkomplikationsrate aller Le-Fort-II- und -III-Frakturen lag mit 5,1% sehr niedrig in Anbetracht der Schwere der Verletzungen.

Diskussion

Unsere Erfahrungen an der Freiburger Klinik zeigen, daß die simultane Versorgung von Mittelgesichtsfrakturen mit Liquorfisteln ein durchaus empfehlenswertes Verfahren darstellt. Allerdings ist es erforderlich, eine dreidimensionale Stabilisierung der Knochenfragmente sowohl des Mittelgesichtes als insbesondere auch der Schädelbasis vorzunehmen (Schilli u. Niederdellmann 1980, Joos u. Mitarb. 1986). Nur eine absolute Ruhigstellung der Knochenfragmente und eine sichere Abdeckung der Durafistel garantieren einen dauerhaften Erfolg. Aus diesem Grund sind kraniofaziale Drahtaufhängungen allenfalls als temporäre Maßnahmen zu akzeptieren, wenn aus allgemeinmedizinischer Sicht die sofortige definitive Versorgung des Patienten nicht durchführbar erscheint. Auch der Versuch, transnasal eine Durafistel durch Einbringung von Fett oder anderen Materialien zu verschließen, erscheint wenig sinnvoll, da auf diese Weise keine Stabilisation der Knochenfragmente erfolgt und deshalb mit einer hohen Rezidivhäufigkeit gerechnet werden muß. Eine zu diskutierende Frage stellt lediglich die nach dem geeignetsten Zugang zur Fistel und zu den zu versorgenden Frakturen dar. Prinzipiell wählen wir bei offenen Frakturen den Zugang durch die bestehenden Verletzungen, während bei gedeckten Frakturen die Lokalisation der Fragmente den Zugangsweg diktieren. Dabei bietet

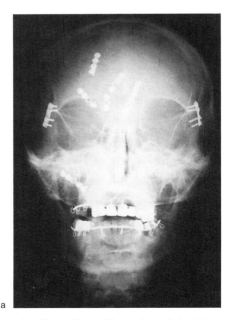

a

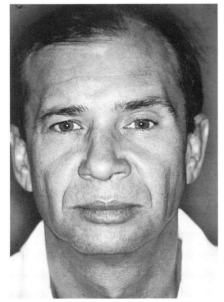

b

Abb. 3a u. b   Kosmetisches Ergebnis nach frontobasaler Rekonstruktion mit Miniplatten

sich häufig ein koronarer Bügelschnitt oder aber ein subkranieller Zugang im Sinne einer Butterflyinzision supraorbital an (Raveh u. Vuillemin 1988). Wir bevorzugen in der Regel jedoch den koronaren Zugang, da dieser die Versorgung und Stabilisation ohne sichtbare Narbenbildung nicht nur medial, sondern auch periorbital bis in den Orbitaboden erlaubt. Als nicht unwesentlichen Nebeneffekt bei diesem Verfahren ist die Tatsache anzusehen, daß durch die exakte Reposition und Stabilisation der Fragmente in der Regel ein besseres kosmetisches Ergebnis zu erzielen ist als bei konventionellem Vorgehen (Abb. **3**).

Die Vorteile des simultanen Duraverschlusses und der Stabilisation der Mittelgesichtsfrakturen sehen wir in:

1. Wundruhe an der Durafistel
2. hoher Erfolgsaussicht
3. guter kosmetischer Wiederherstellung
4. nicht erforderlichem Zweiteingriff
5. geringer Komplikationsrate

Zusammenfassung

Die simultane Versorgung von Mittelgesichtsfrakturen und Duraläsionen bietet in der praktischen Anwendung Vorteile gegenüber dem zweizeitigen Verfahren. Durch die anatomisch exakte Reposition und stabile Fixation der Frakturen sind die Komplikationen zu senken und ästhetisch günstigere Ergebnisse zu erzielen.

Literatur

Härle, F., Düker, J.: Miniplattenosteosynthese am Jochbein. Dtsch. zahnärztl. Z. 31 (1976) 97

Joos, U., J. Gilsbach, J.-E. Otten: Thirteen years experience with stable osteosynthesis of cranio-facial fractures. Intern. Conference of recent advances in neurotraumatology ICRAN, Köln 1986

Raveh, J., Th. Vuillemin: The surgical one-stage management of combined cranio-maxillo-facial and frontobasal fractures. J. Cranio-max.-fac. Surg. 16 (1988) 160

Schilli, W., H. Niedermann: Verletzungen des Gesichtsschädels. In: Aktuelle Probleme in Chirurgie und Orthopädie. Huber, Bern 1980

Schilli, W., H. Niedermann, F. Härle: Schrauben und Platten am Mittelgesicht und Orbitaring. In Schuchardt, K., R. Becker: Fortschritte der Kiefer- und Gesichts-Chirurgie, Bd. XXII. Thieme, Stuttgart 1977 (S. 47)

Stoll, P., U. Joos, W. Schilli: Vermeidung des Dish-face bei der Versorgung von Mittelgesichtsfrakturen. Aufklärung, Fehler und Gefahren in der MKG-Chirurgie. In Pfeifer, G., N. Schwenzer: Fortschritte der Kiefer- und Gesichts-Chirurgie, Bd. XXX. Thieme, Stuttgart 1985 (S. 121)

Kontaktadresse
Prof. Dr. Ulrich Joos
Abteilung Mund-Kiefer-Gesichts-Chirurgie
Universitäts-Zahn- und -Kiefer-Klinik
Hugstetter Str. 55
W-7800 Freiburg

Jacqueline Oswald, Norbert Schwenzer, Claudia Himmel, Ralf Keck und Martin Skalej, Tübingen

Veränderungen der Kieferhöhle nach Mittelgesichtsfrakturen

Einleitung

Die Kieferhöhle ist bei nahezu allen Mittelgesichtsfrakturen mit betroffen. Je nach Ausmaß der Dislokation kommt es nur zu Schleimhauteinrissen mit Einblutung in die Kieferhöhle oder zu unterschiedlich starken Dislokationen von kleinen Knochenfragmenten.

Auch heute wird noch diskutiert, ob die Kieferhöhle grundsätzlich operiert und enttrümmert werden muß (Ott 1957, Pfaltz 1967) oder ob nur bei freien Knochenfragmenten, Fremdkörpern in der Kieferhöhle oder unstillbarer Blutung revidiert werden soll (Akuamoa-Boateng u. Mitarb. 1976, Heimgartner-Candinas u. Mitarb. 1978, Kreidler u. Koch 1975, Luhr 1967, Rink 1977, Rinkens u. Mitarb. 1977, Schelhorn u. Mitarb. 1985, Schotland u. Spiessl 1980, Schwenzer 1975).

Methodik

Von 135 Patienten, die mindestens 2½ Jahre zuvor eine Mittelgesichtsfraktur erlitten hatten, haben wir 100 klinisch und radiologisch nachuntersucht. Die Patienten konnten zunächst spontan Beschwerden äußern und wurden anschließend gezielt nach allgemeinen sowie kieferhöhlenspezifischen Symptomen gefragt. Bei der Untersuchung wurden die Sensibilität im Versorgungsgebiet des N. infraorbitalis sowie die Druckempfindlichkeit des Foramen infraorbitale geprüft. Fingerperimetrisch wurde das Vorhandensein von Doppelbildern getestet. Die röntgenologische Diagnostik umfaßte die Darstellung der Kieferhöhle im halbaxialen Strahlengang sowie in der Panoramaschichtaufnahme. Bei 13 Patienten mit pathologischem radiologischem Befund wurde zusätzlich eine computertomographische Darstellung der Nasennebenhöhlen nach Zinnreich durchgeführt.

Klassifikation der Frakturen

Bei den Nachuntersuchten hatten 23 zentrale, 14 zentrolaterale und 63 laterale Mittelgesichtsfrakturen vorgelegen. Bei 5 Verletzten mit zentraler Mittelgesichtsfraktur bestand zusätzlich eine laterale Fraktur ohne Zusammenhang der Frakturlinien, z. B. eine Fraktur auf Le-Fort-I-Ebene in Kombination mit einer Jochbeinfraktur. Bei 23 Patienten waren weitere Frakturen, z. B. des Unterkiefers oder des Schädels, nachweisbar.

Methode der Frakturversorgung

Zur Stabilisierung kamen Drahtnähte und Osteosyntheseplatten zur Anwendung. Bei 21 lateralen Mittelgesichtsfrakturen war keine Osteosynthese erforderlich. Bei 10 Patienten mußte wegen einer Trümmerfraktur oder

Fremdkörpereinlagerung eine Kieferhöhlenoperation durchgeführt werden. Hierbei wurden bei 5 Patienten vier Stütztamponaden nach Waßmund und zwei Ballons eingelegt.

Ergebnisse der Nachuntersuchung

Nur 2 Patienten äußerten spontan Beschwerden. Auf gezielte Befragung berichteten 53 Patienten über Veränderungen ihres Befindens seit dem Unfall. Hierbei wurden auch diffuse Kopfschmerzen, vermehrte Wetterfühligkeit und Schlafstörungen berücksichtigt. Bei 17 Patienten bestanden kieferhöhlenspezifische Symptome. Mehrfachnennungen waren möglich.

Bei 29 Patienten bestand eine Sensibilitätsstörung im Ausbreitungsgebiet des N. infraorbitalis, die sich als Hypästhesie, Parästhesie oder Hyperästhesie äußerte. Ein druckempfindliches Foramen infraorbitale fand sich bei 20 Patienten. Viermal bestanden bei der Nachuntersuchung noch Doppelbilder.

Röntgenologisch war bei 57 Kieferhöhlen die knöcherne Wandung verändert infolge einer Verdickung oder Konsolidierung in Fehlstellung, wodurch die Kieferhöhle verkleinert wurde. Weichteildichte Veränderungen waren dreißigmal nachweisbar. Doppelnennungen waren wiederum möglich.

Der Zustand der Kieferhöhlenschleimhaut sowie der knöchernen Begrenzungen zeigte keine Abhängigkeit vom Osteosyntheseverfahren.

Die computertomographische Darstellung der Nasennebenhöhlen nach Zinnreich zeigte bei 8 von 23 ehemals traumatisierten Kieferhöhlen eine Verdickung der Schleimhaut. Die Stirnhöhlenschleimhaut war in 3 Fällen pathologisch verändert.

Es bestand keine obligate Korrelation zwischen klinischem und röntgenologischem Befund, d. h., es gab Patienten mit klinischen Beschwerden ohne röntgenologisches Korrelat und umgekehrt.

Fall 1: Der Patient hatte im Alter von 25 Jahren eine zentrale Mittelgesichtsfraktur erlitten. Computertomographisch kam nach 5 Jahren eine weichteildichte Verschattung in der linken Kieferhöhle zur Darstellung. Ferner war eine Septumdeviation zur gleichen Seite nachweisbar. Da der Patient klinisch jedoch keine Beschwerden hatte, wünschte er keine Korrekturoperation (Abb. 1).

Fall 2: 5 Jahre nach zentraler Mittelgesichtsfraktur ist bei diesem 29jährigen Patienten im CT eine deutliche Schwellung der Nasenschleimhaut nachweisbar. Dieser Befund korreliert mit der klinischen Angabe einer behinderten Nasenatmung. Die Kieferhöhlen sind nicht pathologisch verändert (Abb. 2).

Schlußfolgerung

Die meisten Patienten nach Kieferhöhlenoperation hatten noch Beschwerden bei pathologischem röntgenologischem Befund der Kieferhöhle. Dies kann jedoch nicht unbedingt der Kieferhöhlenoperation angelastet werden. Wahrscheinlicher ist, daß die Schwere der Fraktur, die eine Kieferhöhlenoperation erforderlich machte, auch für die noch bestehenden Veränderungen verantwortlich ist.

Bei keinem Patienten war in der unmittelbar posttraumatischen Phase oder im späteren Verlauf eine akute Sinusitis aufgetreten. Auch bei verändertem klinischem oder röntgenologischem Befund war in keinem Fall eine Kieferhöhlenoperation erforderlich. Diese Tatsache bestätigt

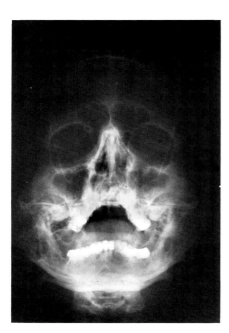

Abb. **1** Weichteildichte Verschattung in der linken Kieferhöhle und Septumdeviation nach links 5 Jahre nach zentraler Mittelgesichtsfraktur

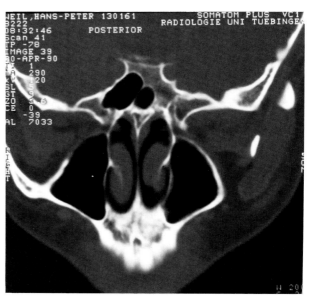

Abb. **2** Verdickung der Nasenschleimhaut 5 Jahre nach zentraler Mittelgesichtsfraktur. Die Kieferhöhlen sind nicht pathologisch verändert

das Konzept, nach wie vor die Kieferhöhle nur bei gegebener Indikation zu operieren, nämlich bei Trümmerfrakturen, Verdacht auf Fremdkörperinkorporation oder unstillbarer Blutung.

Zusammenfassung

100 Patienten, die mindestens 2½ Jahre zuvor eine Mittelgesichtsfraktur erlitten hatten, wurden klinisch und röntgenologisch nachuntersucht. Bei 13 Patienten mit pathologischem Röntgenbefund wurde eine computertomographische Darstellung der Nasennebenhöhlen durchgeführt. Bei 10 Patienten war wegen Trümmerfraktur oder Fremdkörpereinlagerung eine Kieferhöhlenrevision durchgeführt worden. Nur 2 Patienten äußerten bei der Nachuntersuchung spontan Beschwerden. Bei 74 Patienten waren noch klinische und/oder radiologische Veränderungen nachweisbar, die jedoch in keinem Fall eine erneute Operation erforderten. In keinem Fall bestand unmittelbar posttraumatisch oder im weiteren Verlauf eine akute Sinusitis. Dies bestätigt das Konzept, die Kieferhöhle nur bei Trümmerfraktur, Verdacht auf Fremdkörpereinlagerung oder unstillbarer Blutung zu revidieren.

Literatur

Akuamoa-Boateng, E., A. Nothaft, J. Düker: Kieferhöhlenbeschwerden nach Mittelgesichtsfrakturen. In Schuchardt, K., G. Pfeifer: Fortschritte der Kiefer- und Gesichts-Chirurgie, Bd. XXI. Thieme, Stuttgart 1976 (S. 286−288)

Heimgartner-Candinas, B., M. Heimgartner, A. Jonutis: Results of treatment of midfacial fractures. J. max.-fac. Surg. 6 (1978) 293−301

Kreidler, J. F., H. Koch: Endoscopic findings of maxillary sinus after middle face fractures. J. max.-fac. Surg. 3 (1975) 10−14

Luhr, H.-G.: Zur Frage der Revision der Kieferhöhle bei Oberkiefer- und Jochbeinfrakturen. Dtsch. zahnärztl. Z. 22 (1967) 905−910

Ott, A.: Zur Behandlung von gleichzeitigen mehrfachen Zertrümmerungsfrakturen des Ober- und Unterkiefers. Dtsch. zahnärztl. Z. 12 (1957) 508

Pfaltz, C. R.: Bedeutung und Behandlung posttraumatischer Nasennebenhöhlenentzündungen. In Lindner/Wilhelmi: Die posttraumatische Entzündung. Bern 1967

Rink, B.: Spätergebnisse konservativer Behandlungsmethoden bei geschlossenen Kieferhöhlenverletzungen. Stomatol. DDR 27 (1977) 183−185

Rinkens, D., H. D. Pape, M. Galanski: Spätbefunde der Kieferhöhle nach periorbitalen Frakturen unter besonderer Berücksichtigung der Orbitabodenregion. In Schuchardt, K., R. Becker: Fortschritte der Kiefer- und Gesichts-Chirurgie, Bd. XXII. Thieme, Stuttgart 1977 (S. 120−121)

Schelhorn, P., W. Zenk, W. Reuter: Endoskopische Spätbefunde nach Mittelgesichtsfrakturen mit Kieferhöhlenbeteiligung. Stomatol. DDR 35 (1985) 702−705

Schotland, C., B. Spiessl: Jochbeinfrakturen – Symptomatik, Therapie und Spätfolgen. (Eine Studie über 141 nach einheitlicher Konzeption behandelter Fälle.) Akt. Traumatol. 10 (1980) 159−162

Schwenzer, N.: Befunde an der Kieferhöhle nach Mittelgesichtsfrakturen. In Schuchardt, K., B. Spiessl: Fortschritte der Kiefer- und Gesichts-Chirurgie, Bd. XIX. Thieme, Stuttgart 1975 (S. 167−169)

Kontaktadresse
Dr. Dr. Jacqueline Oswald
Klinik für Kiefer- und Gesichtschirurgie
der Universität Tübingen
Osianderstr. 2−8
W-7400 Tübingen

Werner Millesi, Gabriele Schobel, Peter Gross und Ingeborg M. Watzke, Wien

Komplikationen im Bereich des Sinus maxillaris nach Mittelgesichtsfrakturen

Einleitung

In einem Großteil aller Fälle von Mittelgesichtsfrakturen sind Wandanteile der Kieferhöhle mit betroffen (Schwenzer 1975). Je nach Verlauf der Frakturlinien und nach Schwere der Fraktur sind unterschiedliche Dislokationen der knöchernen Wandanteile festzustellen. Durch dabei auftretende Schleimhautverletzungen kommt es zu Blutungen und zu einem Hämatosinus. In Abhängigkeit von Ausdehnung und Dislokationsgrad der Fraktur kommen unterschiedliche Therapiekonzepte mit geschlossener oder offener Reposition der Fragmente zur Anwendung. Ziel dieser Nachuntersuchung war eine klinische Befunderhebung bei Patienten nach Frakturen im Bereich der Kieferhöhle in Abhängigkeit von der Schwere der Verletzung und der Art der Therapie.

Patienten und Methode

Im Zeitraum von 1986−1988 wurden an der Klinik für Kiefer- und Gesichtschirurgie der Universität Wien 360 Patienten mit Frakturen im Bereich der Kieferhöhle behandelt. 120 Patienten kamen zu einer Nachuntersuchung Anfang 1990. Ein Großteil der Patienten war männlichen Geschlechts (82%), das Altersmaximum lag in der 4. Dekade. Die Patienten wurden je nach Therapie in vier verschiedene Gruppen aufgeteilt (Tab. 1). Die Ursachen der Frakturen waren:

Tabelle 1 Nachuntersuchte Patienten nach Mittelgesichtsfrakturen; Gruppierung nach Therapie. Nachuntersuchung 1989, 120 Patienten, 22 weibl., 98 männl.; ⌀ Alter 34 Jahre (min. 4, max. 70)

Therapie			
konservativ			45
operativ	einfach	30	59
	mehrfach	14	
	frontobasal	15	
keine Therapie			8
Intensivtherapie (Intervall > 3 W.)			8

– Verkehrsunfall 54
– Raufhandel 24
– Sportunfall 20
– Unachtsamkeit 9
– Arbeitsunfall 7
– sonstiges 6

Gruppe 1: konservative Therapie

In diese Gruppe fielen 45 Patienten, bei denen eine einfache Jochbeinfraktur transkutan mit dem Repositionshaken reponiert wurde. Das prätherapeutische Intervall betrug durchschnittlich 3,3 Tage (Minimum 0, Maximum 15). In 3 Fällen wurde eine Revision durch eine nochmalige transkutane Reposition vorgenommen; bei 2 Patienten wurde eine operative Einstellung einer persistierenden Stufe des Infraorbitalrandes durchgeführt.

Gruppe 2: operative Therapie

Insgesamt wurden 59 Patienten operativ versorgt. Je nach Schweregrad der Verletzung wurden diese in drei Untergruppen eingeteilt.

a) Operativ einfach:

30 Patienten mit einfachen Frakturen, großteils einseitig: Jochbeinfraktur mit dislozierter Orbitabodenfraktur, Alveolarfortsatzfraktur, Fraktur der fazialen Kieferhöhlenwand, Le-Fort-I-Fraktur. Das präoperative Intervall betrug durchschnittlich 5,5 Tage (Minimum 0, Maximum 15).

b) Operativ mehrfach:

14 Patienten mit ausgedehnten, komplizierten Frakturen: Le Fort II, III, Trümmerfrakturen. In allen Fällen lag eine beidseitige Mittelgesichtsfraktur vor, entsprechend 28 Kieferhöhlenwandfrakturen. Die Zeitspanne bis zur Operation belief sich auf durchschnittlich 3 Tage (Minimum 0, Maximum 15).

c) Operativ Frontobasis:

Bei 15 Patienten lag zusätzlich zu einer ausgedehnten, mehrfachen Mittelgesichtsfraktur eine frontobasale Fraktur vor. Bei 12 dieser Patienten war eine beidseitige Mittelgesichtsfraktur zu beobachten, gesamt waren 27 Kieferhöhlen betroffen. Hier betrug der durchschnittliche Zeitraum bis zur Operation 4,2 Tage (Minimum 0, Maximum 11).

Gruppe 3: ohne Therapie

Bei 8 Patienten wurde keine Therapie durchgeführt, d. h., die Fraktur wurde primär (z. T. auswärts) übersehen oder für nicht repositionswürdig erachtet.

Gruppe 4: spät-chirurgische Therapie

Diese Gruppe umfaßte 8 Patienten, die aufgrund der Schwere des Traumas im Rahmen der intensivmedizinischen Pflege primär nicht chirurgisch versorgt werden konnten und erst nach einem Zeitraum von 3 Wochen oder mehr operiert wurden. In 5 Fällen wurde eine beidseitige Mittelgesichtsfraktur festgestellt; dies ergibt eine Gesamtzahl von 13 frakturierten Kieferhöhlen. Durchschnittliches prätherapeutisches Intervall: 35,5 Tage (Minimum 20, Maximum 60).

Die Kriterien der Nachuntersuchung beinhalteten eine klinische Prüfung der Sensibilitätsstörungen des N. infraorbitalis, wobei zwischen Hypästhesien und Parästhesien unterschieden wurde. Weiterhin wurden subjektive Beschwerden aufgelistet, bestehend aus Kopfschmerzen, Wetterfühligkeit, Druckgefühl, chronischem Schnupfen und behinderter Nasenatmung.

Als weitere posttraumatische Komplikation wurde das Auftreten einer Sinusitis maxillaris festgehalten. Schließlich wurde das ästhetische Ergebnis vom Untersucher bewertet, wobei nur subjektiv beurteilt wurde, ob dieses einwandfrei war oder nicht. Eine Prüfung der Sensibilität der Oberkieferzähne wurde mittels Kohlensäureschnee-Kältetest durchgeführt. Außerdem wurde die maximale Mundöffnung registriert.

Ergebnisse

Bei der Auswertung der Sensibilität (Abb. **1**) zeigte sich, daß die Patienten nach transkutaner Reposition mit ca. einem Drittel Sensibilitätsstörungen das beste Resultat erzielten. Bei den operativ versorgten Patienten war der Unterschied zwischen einfachen und komplizierten Frakturen nicht sehr groß (43 und 50%); die Patienten mit zusätzlichen frontobasalen Frakturen zeigten jedoch ein deutlich schlechteres Ergebnis (85%). Die Patienten ohne Therapie gaben immerhin in der Hälfte der Fälle

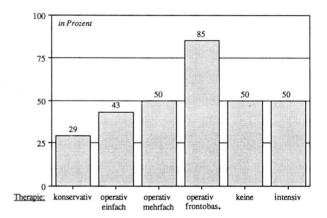

Abb. **1** Häufigkeit der Sensibilitätsstörung des N. infraorbitalis

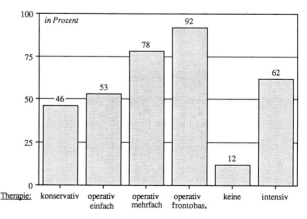

Abb. **2** Häufigkeit der subjektiven Beschwerden

Sensibilitätsstörungen an, ebenso wie die Patienten ohne primäre Therapie auf der Intensivstation. Eine Aufgliederung in Hypästhesie und Parästhesie lieferte keine zusätzlichen Hinweise.

Subjektive Beschwerden (Abb. 2) zeigte ca. die Hälfte der Patienten mit konservativer Therapie. Bei den operativ behandelten Patienten ist ein kontinuierlicher Anstieg bei einfachen (53%) und komplizierten (80%) Frakturen zu beobachten; die Patienten mit gleichzeitiger frontobasaler Fraktur gaben fast zu 100% subjektive Beschwerden an. Über auffallend wenig subjektive Beschwerden klagten die Patienten ohne Therapie; die Patienten der Intensivstation zeigten in der Hälfte der Fälle subjektive Beschwerden.

Bei den entzündlichen Komplikationen (Abb. 3) fand sich nun ein sehr gutes Abschneiden der konservativ versorgten Patienten. In nur 2% der Fälle trat im späteren Verlauf eine Sinusitis maxillaris auf. Bei 2 von 8 Patienten ohne Therapie wurde eine posttraumatische Sinusitis maxillaris erhoben; dies würde 12% entsprechen. Die übrigen Gruppen zeigten ein ähnliches Verhältnis mit dem Auftreten einer entzündlichen Komplikation in einem Fünftel bis einem Viertel der Fälle.

Bei der Beurteilung der Ästhetik (Abb. 4) wiesen ebenfalls die Patienten, die mit transkutaner Reposition ver-

sorgt wurden, ein ausgezeichnetes Ergebnis auf; in nur 2% wurde diese als nicht einwandfrei gewertet. Die Patientengruppe mit operativer Therapie hatte nach einfachen und komplizierten Frakturen in gleichem Ausmaß bei ca. einem Viertel nicht einwandfreie Ergebnisse, nach zusätzlichen frontobasalen Frakturen in der Hälfte der Fälle. Ebenso zeigten die Patienten ohne Therapie zur Hälfte ein nicht einwandfreies ästhetisches Resultat, obwohl diese Frakturen primär wahrscheinlich aufgrund geringer Dislokation und entsprechender Weichteilschwellung übersehen worden waren. Sehr schlecht schnitten die Patienten ab, bei denen großteils ausgedehnte Frakturen primär nicht versorgt wurden, obwohl in allen Fällen zu einem späteren Zeitpunkt ein operativer Eingriff im Sinne einer Reosteotomie-Korrekturoperation durchgeführt wurde.

Betrugen die Prozentzahlen bei den Patienten nach konservativer Versorgung betreffend Sensibilitätsstörungen, subjektiver Beschwerden, entzündlicher Komplikationen und nicht einwandfreier Ästhetik 29, 46, 2 und 2%, so beliefen sich diese bei allen operativ behandelten Patienten zusammengefaßt auf 59% (57%), 74% (71%), 24% (24%) und 31% (45%) (operativ einfach, kompliziert, frontobasal, die in Klammer angeführten Werte beinhalten auch die Patienten der Intensivstation, die allerdings erst einer sekundären chirurgischen Versorgung unterzogen wurden).

Aufgrund des Fehlens von Vitalitätsbefunden vor dem Trauma und des z. T. schlechten Gesamtzustandes des Gebisses der Patienten gestaltete sich die Auswertung der Sensibilitätsbefunde schwierig. Letztlich konnte bei 12 Patienten (10%) eine auffallende Herabsetzung der Sensibilität in den betroffenen Quadranten festgestellt werden. War es lediglich ein Patient bei der Gruppe der konservativen Therapie (2%), fand sich die überwiegende Mehrzahl bei den operativ behandelten Fällen (operativ einfach 4, kompliziert 4, frontobasal 2, intensiv 1). Im Rahmen der klinischen Untersuchung wurde eine Einschränkung der Mundöffnung auf 3 cm oder weniger bei 7 Patienten festgestellt. Alle diese Patienten gehörten zur Gruppe mit ausgedehnten Frakturen (operativ kompliziert 2, frontobasal 4, intensiv 1), in 6 Fällen bestanden jedoch auch Unterkieferfrakturen, bei 4 Patienten kombiniert mit einer Fraktur des Gelenkfortsatzes.

Das Auftreten von Okklusionszysten wurde nicht beobachtet.

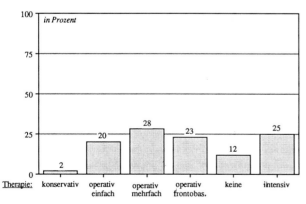

Abb. 3 Häufigkeit der entzündlichen Komplikationen

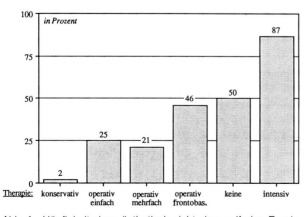

Abb. 4 Häufigkeit eines ästhetisch nicht einwandfreien Ergebnisses

Diskussion

Trotz der z. T. kleinen Patientenzahl glauben wir uns in der Ansicht bestätigt, daß grundsätzlich die konservative Versorgung – die transkutane Reposition – bei richtiger Indikation ausgezeichnete, in fast allen Punkten zufriedenstellende Ergebnisse liefert (Akuamoa-Boateng 1976, Porteder 1986). Lediglich subjektive Beschwerden wurden in dieser Gruppe häufiger angegeben als bei Patienten ohne Therapie. Die operativ versorgten Patienten zeigten z. T. schlechtere Ergebnisse; der direkte Vergleich ist jedoch schwierig, da diese ja auch die ausgedehnteren Verletzungen aufwiesen. Interessanterweise waren bei den Patienten mit einfachen, lateralen Mittelgesichtsfrakturen und komplizierten, ausgedehnten, beidseitigen Trümmerfrakturen keine wesentlichen Unterschiede festzustellen. Lediglich subjektive Beschwerden wurden im zweiten Fall häufiger angegeben. Etwas schlechter erscheinen die Patienten mit zusätzlicher frontobasaler Fraktur betreffend subjektiver Beschwerden, Sensibilitätsstörungen und Ästhetik.

Die Patienten ohne Therapie zeigten zwar am wenigsten subjektive Beschwerden, aber in der Hälfte dieser Fälle war das ästhetische Ergebnis unbefriedigend, obwohl die Frakturen wahrscheinlich aufgrund geringer Dislokation bei gleichzeitiger Weichteilschwellung primär in vielen Fällen übersehen worden waren. Außerdem fanden sich deutlich häufiger Sensibilitätsstörungen als bei Patienten nach transkutaner Reposition. Die auf der Intensivstation primär nicht chirurgisch versorgten ausgedehnten Frakturen zeigten trotz sekundärer Korrekturoperationen ein eindeutig schlechteres ästhetisches Ergebnis.

Zusammenfassung

Im Rahmen einer Nachuntersuchung wurden bei 120 Patienten nach Mittelgesichtsfrakturen unterschiedlicher Ausdehnung und dementsprechend nach konservativer oder operativer Therapie klinische Befunde erhoben. Die Ergebnisse zeigten im Hinblick auf die Parameter Sensibilitätsstörungen des N. infraorbitalis, subjektive Beschwerden (Kopfschmerzen, Wetterfühligkeit, Druckgefühl, chronischer Schnupfen), entzündliche Komplikationen und ästhetisches Ergebnis gute Resultate bei konservativ – mit transkutaner Hakenreposition – versorgten Patienten. Die operativ behandelten Fälle wiesen aufgrund der generell ausgedehnteren Verletzungen erwartungsgemäß schlechtere Ergebnisse auf; zwischen einfachen lateralen Mittelgesichtsfrakturen und komplizierten, beidseitigen Trümmerfrakturen bestand jedoch erstaunlich wenig Unterschied in der postoperativen Befunderhebung. Zusätzliche frontobasale Frakturen verschlechterten die Resultate. Patienten, die erst einer sekundären chirurgischen Versorgung unterzogen wurden, zeigten ein deutlich schlechteres ästhetisches Ergebnis.

Literatur

Akuamoa-Boateng, E., A. Nothaft, J. Düker: Kieferhöhlenbeschwerden nach Mittelgesichtsfrakturen. In Schuchardt, K., J. Pfeifer: Fortschritte der Kiefer- und Gesichts-Chirurgie, Bd. XXI. Thieme, Stuttgart 1976 (S. 286–288)

Porteder, H., E. Rausch: Kieferhöhlenbefundung nach Mittelgesichtsfrakturen. In Watzek, G., M. Matejka: Erkrankungen der Kieferhöhle. Springer, Wien 1986 (S. 111–114)

Schwenzer, N.: Befundung an der Kieferhöhle nach Mittelgesichtsfrakturen. In Schuchardt, K., B. Spiessl: Fortschritte der Kiefer- und Gesichts-Chirurgie, Bd. XIX. Thieme, Stuttgart 1975 (S. 167–169)

Kontaktadresse
Dr. Werner Millesi
Klinik für Kiefer- und Gesichtschirurgie der Universität Wien
Alserstr. 4
A-1090 Wien

Andreas Hoffmann, Joachim Lachner und Richard Eglmeier, Regensburg

Radiologische und klinische Spätbefunde der Nasennebenhöhlen nach osteosynthetisch versorgten Mittelgesichtsfrakturen

Einleitung

Die Nasennebenhöhlen sind bei Mittelgesichtsfrakturen in unterschiedlichem Maße mit betroffen. Während akut eitrige Sinusitiden wohl wegen der antibiotischen Behandlung der frisch Traumatisierten heute selten geworden sind, können als Spätfolgen chronische Entzündungen der Nasennebenhöhlen auftreten (Akuamoa-Boateng u. Mitarb. 1976).

Material und Methodik

36 Patienten, davon 19 mit lateralen und 17 mit zentralen und zentrolateralen Mittelgesichtsfrakturen, wurden hinsichtlich der Spätfolgen an den Nasennebenhöhlen klinisch und mittels Computertomographie nachuntersucht. Die Frakturen waren bei allen Patienten mit Miniplattenosteosynthese ohne Revision der Nasennebenhöhlen versorgt worden. Die Frakturversorgung lag durchschnittlich 29 Monate und die Entfernung des Osteosynthesematerials mindestens 3 Monate zurück. Die Frakturen wurden entsprechend der präoperativen klinischen und radiologischen Untersuchungen sowie der intraoperativen Befunde getrennt nach Gesichtshälften eingeteilt (Tab. 1). Die jeweiligen nicht von einer Fraktur betroffenen Nasennebenhöhlen wurden als Kontrollgruppe herangezogen.

Tabelle 1   Verteilung der Frakturen (n = 72 Gesichtshälften)

Frakturen	Anzahl
Jochbein	20
Le-Fort-I-Ebene	5
Le-Fort-II-Ebene	6
Le-Fort-III-Ebene	5
Le-Fort-I-/-II-Ebene	4
Le-Fort-I-/-III-Ebene	2
Le-Fort-II-/-III-Ebene	3
Le-Fort-I-/-II-/-III-Ebene	4
keine Fraktur	23

Ergebnisse

Nur bei 8 der 36 Patienten wurden zumeist gering- bis mäßiggradig ausgeprägte Befunde, die auf eine Erkrankung der Nasennebenhöhlen hindeuteten, erhoben.

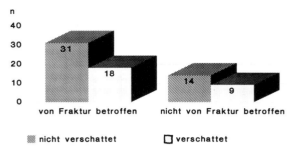

Abb. **1** Kieferhöhlen (n = 72 Gesichtshälften)

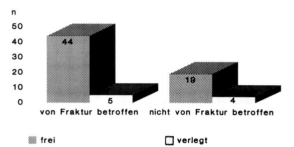

Abb. **2** Kieferhöhlenostien (n = 72 Gesichtshälften)

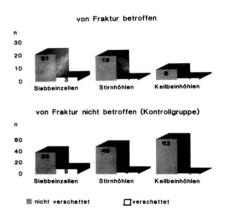

Abb. **3** Nasennebenhöhlen (n = 72 Gesichtshälften)

Radiologisch waren bei 5 dieser 8 Patienten die Nasennebenhöhlen in unterschiedlichem Ausmaß verändert.

Bei der Gegenüberstellung der von den Frakturen betroffenen mit den jeweiligen nicht in das Frakturgeschehen miteinbezogenen Nasennebenhöhlen zeigte sich folgendes:

Frakturseitige Kieferhöhlen wiesen etwa gleich häufig Verschattungen auf wie die Kontrollgruppe (Abb. **1**). Verschlüsse der Kieferhöhlenostien waren in der Gruppe der von den Frakturen betroffenen Kieferhöhlen seltener zu beobachten (Abb. **2**). Eine Konturunregelmäßigkeit einer Kieferhöhlenwand fand sich nur bei 3 der 49 im Frakturbereich gelegenen Kieferhöhlen.

Die von den Frakturen in Mitleidenschaft gezogenen Siebbeinzellen und Stirnhöhlen waren in etwa gleich häufig verschattet wie die jeweiligen Nasennebenhöhlen der Kontrollgruppen (Abb. **3**).

Veränderungen der Keilbeinhöhlen waren insgesamt sehr selten. Eine im Frakturbereich gelegene sowie eine Keilbeinhöhle der Kontrollgruppe wiesen eine diskrete Verschattung auf.

Diskussion

In einer von Stoeter u. Mitarb. (1989) durchgeführten Nachuntersuchung gaben 9 von 21 Patienten, deren Mittelgesichtsfrakturen nach unterschiedlichen Methoden versorgt worden waren, Nasen- bzw. Nasennebenhöhlenbeschwerden und Kopfschmerzen an. Von den 36 in der vorliegenden Studie nachuntersuchten Patienten äußerten hingegen nur 8 derartige Beschwerden.

Vergleicht man die computertomographischen Veränderungen der im Frakturbereich gelegenen Nasennebenhöhlen der nachuntersuchten Patienten mit den Veränderungen der Sinus vorselektierter von seiten der Nasennebenhöhlen nichttraumatisierter, symptomloser Patienten (Havas u. Mitarb. 1988, Duvoisin u. Mitarb. 1989), so ergibt sich folgendes (Tab. **2**):

Mit Ausnahme der Kieferhöhlen finden sich Veränderungen der Nasennebenhöhlen in beiden Gruppen etwa gleich häufig. Eine Veränderung der im Frakturbereich gelegenen Kieferhöhlen weisen dagegen die nachuntersuchten Patienten häufiger auf.

Die in der Literatur angegebene Häufigkeit von Kieferhöhlenverschattungen nach Mittelgesichtsfrakturen liegt je nach Autor in radiologischen Nachuntersuchungen mit

Tabelle **2** Veränderungen der Nasennebenhöhlen, CT-Befunde

	vorselektierte Patienten		Nasennebenhöhlen im Frakturbereich
	Havas u. Mitarb. (1988) (n = 666 Patienten)	Duvoisin u. Mitarb. (1989) (n = 156 Patienten)	eigene Ergebnisse (n = 36 Patienten)
Kieferhöhlen	24,8%		15/36 [42%]
Siebbeinzellen	28,4%	10,9%	3/15 [20%]
Stirnhöhlen	4,8%		1/11 [9%]
Keilbeinhöhlen	11,0%		1/9 [11%]
gesamt	42,5%		16/36 [44%]

konventionellen Nasennebenhöhlenaufnahmen z. T. über (Akuamoa-Boateng u. Mitarb. 1976), aber auch deutlich unter (Rink 1977) dem in dieser Studie gefundenen Wert. Sicherlich muß aber beim Vergleich mit diesen Studien der höheren Auflösung des Computertomogramms Rechnung getragen werden. Legt man daher den von Diament u. Mitarb. (1987) für die Computertomographie definierten Normbereich für Kieferhöhlenverschattungen zugrunde, so weisen nur 2 frakturseitige Kieferhöhlen eine über der Norm liegende Verschattung von über 30% der Fläche auf.

Schlußfolgerung

Die vorliegenden Ergebnisse bestätigen, daß eine Revision der Nasennebenhöhlen bei der osteosynthetischen Versorgung von Jochbeinfrakturen und Frakturen der Le-Fort-I-, -II- und -III-Ebene nur ausnahmsweise notwendig ist. Möglicherweise tragen die anatomische Reposition und die stabile Fixation durch Miniplattenosteosynthese zu einer guten Regeneration der Schleimhaut der Nasennebenhöhlen bei.

Zusammenfassung

36 Patienten mit Jochbeinfrakturen und Frakturen der Le-Fort-I-, -II- und -III-Ebene wurden klinisch und computertomographisch nachuntersucht. Klinische Beschwerden waren selten und meist nur gering bis mäßig ausgeprägt. Die in das Frakturgeschehen mit einbezogenen Nasennebenhöhlen wiesen etwa gleich häufig Verschattungen auf wie die jeweiligen nicht von der Fraktur betroffenen Sinus. Ein Vergleich mit vorselektierten von seiten der Nasennebenhöhlen symptomlosen Patienten zeigte, daß Veränderungen der Nasennebenhöhlen mit Ausnahme der Kieferhöhlen in beiden Gruppen etwa gleich häufig auftraten.

Literatur

Akuamoa-Boateng, E., A. Nothaft, J. Düker: Kieferhöhlenbeschwerden nach Mittelgesichtsfrakturen. In Schuchardt, K., G. Pfeifer: Fortschritte der Kiefer- und Gesichts-Chirurgie, Bd. XXI. Thieme, Stuttgart 1976 (S. 286–288)

Diament, M. J., M. O. Senac jr., V. Gilsanz, S. Baker, T. Gillespie, S. Larsson: Prevalence of incidental paranasal sinus opification in pediatric patients: A CT study. J. Comput. assist. Tomogr. 11 (1987) 426–431

Duvoisin, B., A. Agrifoglio: Prevalence of ethmoid sinus abnormalities on brain CT of asymptomatic adults. Amer. J. Neuroradiol. 10 (1989) 599–601

Havas, T. E., J. A. Motbey, P. J. Gullane: Prevalence of incidental abnormalities on computed tomographic scans of the paranasal sinus. Arch. Otol. 114 (1988) 856–859

Rink, B.: Spätergebnisse konservativer Behandlungsmethoden bei geschlossenen Kieferhöhlenverletzungen. Stomatol. DDR 27 (1977) 183–185

Stoeter, P., R. Bischoff, H. Messner, R. Panis: Spätfolgen schwerer Gesichtsschädelverletzungen: Klinische, röntgenologische und computertomographische Befunde. Dtsch. Z. Mund-, Kiefer- u. Gesichtschir. 13 (1989) 447–453

Kontaktadresse
Dr. Andreas Hoffmann
Klinik und Poliklinik für
Mund-, Kiefer- und Gesichtschirurgie
der Universität Regensburg
Universitätsstr. 31
W-8400 Regensburg

Verena Strobl, Doris Traugott und Bernd Norer, Innsbruck

Dentoalveoläre Verletzungen im Oberkiefer

Einleitung

Traumata im Dentoalveolarbereich des Oberkiefers zählen an kieferchirurgischen Ambulanzen zu den häufigsten Verletzungsarten. Im folgenden wird über Patienten berichtet, die an einer seit 5 Jahren bestehenden Spezialambulanz für Zahn- und Alveolarfortsatzverletzungen betreut werden. Aufgaben sind neben dem Erhalt der Zähne mit beteiligtem Knochen die regelmäßige Nachbetreuung und die genaue Erfassung der Patienten.

Hinsichtlich der Klassifizierung der Luxationsverletzungen gibt es keine einheitlichen Terminologien: Andreasen (1988) teilt sie in Konkussion, Subluxation, intrusive Luxation, extrusive Luxation und laterale Luxation ein, Rateitschak (1989) beschreibt vier Lockerungsgrade, 0–IV. In Anlehnung daran sowie an Schneider (1981) und Jacobs (1983) wird an unserer Abteilung ebenfalls eine Gradeinteilung I–III vorgenommen:

I = spürbare Zahnlockerung ohne Dislokation
II = starke Zahnlockerung mit Dislokation (Intrusion, Extrusion, Laterotrusion)
III = Exartikulation

Material und Methode

Die Ruhigstellung erfolgte nach exakter Reposition des dentoalveolären Fragmentes mittels der seit 1975 an unserer Abteilung angewendeten Klebeschiene (Richter u. Röthler 1975). Die Zeitdauer der Immobilisation beläuft sich bei allen Arten von Luxationen auf 4 bis 6 Wochen, bei Wurzelfrakturen auf bis zu 12 Wochen (Krenkel u. Mitarb. 1985).

Zur Auswertung kamen die klinischen und röntgenologischen Befunde, die im Rahmen der ambulanten Nachkontrollen erhoben wurden. Die durchschnittliche Kontrolldauer belief sich auf 9–36 Monate bei einem Mittelwert von 21 Monaten.

In den Jahren 1985–1989 konnten aus unserer Ambulanz 693 Patienten mit insgesamt 1587 dentoalveolären Verletzungen im Oberkiefer nachbetreut werden. Statistisch entfielen so 2,29 Zahnverletzungen auf jeden Patienten.

Die Häufigkeiten der männlichen und weiblichen Patienten verhalten sich wie 2 : 1. Geschlechts- und Altersangaben stimmen mit den Literaturangaben (Tetsch 1983) überein. Die ersten beiden Häufigkeitsspitzen liegen bei

146

3 und bei 8 Jahren, wobei sich in unserem Untersuchungsgut schon bei 12 Jahren eine nächste Spitze zeigt und noch bis zum 24. Lebensjahr eine relativ hohe Unfallrate vorliegt (Abb. **1** u. **2**). Unter den Verletzungsarten dominieren die erst- und zweitgradigen Luxationen.

Fallbeispiel

Es wird der 16jährige Patient F. H. vorgestellt, der sich beim Skifahren eine Alveolarfortsatzfraktur mit zentralen Luxationen der Zähne 23 und 25 sowie einen Verlust des Zahnes 26 zugezogen hat. Die Zähne 22 und 24 waren nicht angelegt. Nach Reposition erfolgte die Schienung mit einer Silcadraht-Klebeschiene über 6 Wochen. Zahn 23 reagierte nach 3 Monaten wiederum vital; Zahn 25 zeigte eine zunehmende Pulpensklerosierung und reagierte negativ auf Kohlensäureschnee. Der Beobachtungszeitraum beträgt inzwischen 2 Jahre; der Patient ist beschwerdefrei und eine orthodontische Behandlung ist in Planung (Abb. **3**).

Ergebnisse

Die Vitalität verhielt sich bei abgeschlossenem und nicht abgeschlossenem Wurzelwachstum unterschiedlich (Tab. **1** u. **2**). Bei abgeschlossenem Wurzelwachstum trat eine Revitalisierung nur bei jenen Zähnen ein, deren Wurzelwachstum erst vor kurzem abgeschlossen war. Das durchschnittliche Lebensalter jener Verunfallten betrug 13,2 Jahre. Trotz unveränderter Reaktion auf Kohlensäureschnee fand ein verzögertes Wurzelwachstum bei 11% (5 Zähne) statt. Röntgenologisch deutliche Zeichen von Keim- und Pulpenveränderungen in Höhe von 20% fanden sich bei jenen Zähnen mit nicht abgeschlossenem Wurzelwachstum, die nach einer „devitalen" Periode von 1–3 Monaten wiederum vital reagierten.

Diskussion

Die Nachuntersuchung hat gezeigt, daß die erstgradige Luxation für den juvenilen Zahn ungünstiger verläuft, wenn auch die Vitalität am Ende der Behandlung für beide Untersuchungsgruppen im Ausmaß von 93–95% erhalten blieb. Dies steht im Gegensatz zu Untersuchungen von Andreasen (1970), der bei Subluxationen in 26% Pulpennekrosen festgestellt hat.

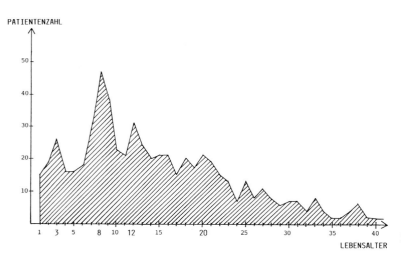

Abb. **1** Altersverteilung der dentoalveolären Verletzungen

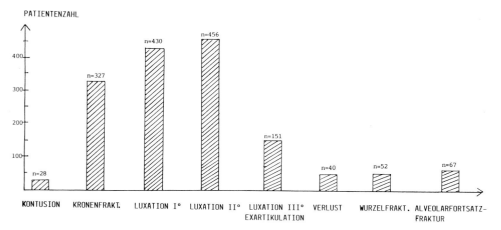

Abb. **2** Verletzungsarten

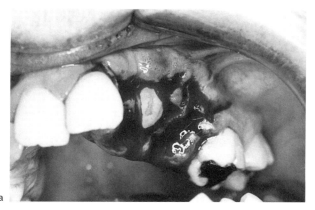
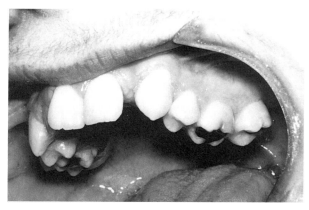

a

b

Abb. **3a** u. **b** Unfallsitus, Alveolarfortsatzfraktur mit zentraler Luxation der Zähne 23 und 25. Aplasie der Zähne 22 und 24 (**a**).
b Zustand nach 2 Jahren

Tabelle **1**   Nicht abgeschlossenes Wurzelwachstum

	I. gradige Luxation	II. gradige Luxation	III. gradige Luxation, replantiert
unverändert vital	13 Zähne = 81%	44 Zähne = 58% (5 = 11% verzögertes Wurzel- wachstum)	—
Revitalisierung	2 Zähne = 13%	24 Zähne = 32% 4 verzögertes Wachstum 1 Pulpensklerose } 20%	4 Zähne = 21%
Devitalisierung	—	4 Zähne = 5%	—
unverändert devital	1 Zahn = 6%	4 Zähne = 5%	15 Zähne = 79% Wurzelresorption = 80%
Zähne insgesamt: 111	16	76	19 (21%)

Tabelle **2**   Abgeschlossenes Wurzelwachstum

	I. gradige Luxation	II. gradige Luxation	III. gradige Luxation, replantiert
unverändert vital	100 Zähne = 95%	90 Zähne = 31%	—
Revitalisierung	—	51 Zähne = 17% ⌀ 13,2 a	3 Zähne = 4%
Devitalisierung	—	15 Zähne = 5%	—
unverändert devital	5 Zähne = 5%	138 Zähne = 47%	67 Zähne = 96% Wurzelresorption = 38%
Zähne insgesamt: 469	105	294	70 (79%)

Zweitgradige Luxationen verhalten sich fast umgekehrt. Der Prozentsatz der vital verbliebenen Zähne ist bei der juvenilen Gruppe fast doppelt so hoch wie bei jener mit abgeschlossenem Wurzelwachstum, was mit den Untersuchungen von Andreasen (1970) übereinstimmt.
Auch der prozentuelle Anteil der revitalisierten juvenilen Zähne liegt mit 32% gegenüber 17% im gleichen Trend. Die Devitalisierungsrate ist in beiden Untersuchungsgruppen gleich hoch. In der Literatur (Cornelius u. Mit-

arb. 1987, Lawnik u. Tetsch 1983, Posukidis u. Lehmann 1983) wird vielfach im Heilungsverlauf nicht zwischen Zähnen mit vollständiger und unvollständiger Wurzelentwicklung unterschieden. Herforth (1988) berichtet über häufige Wurzelresorptionen nach Replantationen von Zähnen mit unvollständigem Wurzelwachstum.
Signifikante Unterschiede ergeben sich bei den replantierten drittgradig luxierten Zähnen. Hier ist einerseits zwar bei juvenilen Zähnen eine fünffach höhere Revitali-

sierungsrate zu verzeichnen, andererseits ist jedoch die Wurzelresorptionsrate der replantierten Keime mit 80% höher als bei den ausgewachsenen Zähnen mit 38%.

Zusammenfassung

Von den insgesamt 1587 dentoalveolären Verletzungen konnten 580 Zähne in ihrem Verlauf nachuntersucht werden. Das Verhalten der Pulpa im Hinblick auf Vitalität und pathologische Veränderung im Röntgenbild zeigt ein differentes Verhalten bei abgeschlossenem und nicht abgeschlossenem Wurzelwachstum. Die Wurzelresorption ist bei juvenilen, replantierten Zähnen mit 80% überaus hoch.

Literaturverzeichnis

Andreasen, J. O.: Luxation of permanent teeth due to trauma. A clinical and radiographic follow-up study of 189 injured teeth. Scand. J. dent. Res. 78 (1970) 273–286

Andreasen, J. O.: Traumatologie der Zähne. Schlütersche, Hannover 1988

Cornelius, C. P., M. Ehrenfeld, T. Umbach: Replantationsergebnisse nach traumatischer Zahnluxation. Dtsch. zahnärztl. Z. 42 (1987) 211–215

Herforth, A.: Grenzfälle der Erhaltung traumatisch geschädigter Zähne. Dtsch. zahnärztl. Z. 43 (1988) 244–252

Krenkel, C., I. Grunert, K. Pfaller: Erfolg und Mißerfolg bei der Replantation von Frontzähnen mit offenem Foramen apicale. Öst. Z. Stomat. 83 (1986) 355–365

Jacobs, H. G.: Zahnärztlich-kieferchirurgische Traumatologie. Hanser, München 1983

Lawnik, D., P. Tetsch: Spätfolgen nach Frontzahnverletzungen – Ergebnisse einer Nachuntersuchung. Dtsch. zahnärztl. Z. 38 (1983) 476–477

Posukidis, Th., W. Lehmann: Die Prognose des traumatisierten Zahnes. Dtsch. zahnärztl. Z. 38 (1983) 478–479

Rateitschak, K. H., E. M. Rateitschak, H. F. Wolf: Parodontologie. Thieme, Stuttgart 1989

Richter, M., G. Röthler: Die Behandlung luxierter Zähne mit Klebeschienen. Quintess. zahnärztl. Lit. 8 (1975) 9–12

Schneider, D.: Verletzungen der Zähne und des Alveolarfortsatzes. Stomatol. DDR 31 (1981) 456

Tetsch, P.: Statistische Auswertung von 1588 traumatisierten Zähnen. Dtsch. zahnärztl. Z. 38 (1983) 474–475

Kontaktadresse
Univ.-Ass. Dr. Verena Strobl
Abteilung für Mund-, Kiefer- und Gesichtschirurgie
der Universitätsklinik für ZMK
Anichstr. 35
A-6020 Innsbruck

Jan Erik Eickbohm, Bodo Hoffmeister, Bernd Fleiner und Wiebke Dreesen, Kiel

Komplikationen bei der Behandlung von Mittelgesichtsfrakturen

Einleitung und Fragestellung

Komplikationen nach Behandlung von Mittelgesichtsfrakturen sind vom Schweregrad der Verletzungen und von Art und Zeitpunkt der Therapie abhängig. Aus zwei Zeitabschnitten, von 1961–1971 und von 1983–1989, konnten insgesamt 577 Patienten mit Mittelgesichtsfrakturen erfaßt und auf folgende Störungen nachuntersucht werden:

1. sichtbare und ästhetisch störende knöcherne Fehlstellungen
2. Okklusionsstörungen
3. Sensibilitätsstörungen im Versorgungsbereich des N. infraorbitalis
4. ophthalmologische sowie orth- und pleoptische Störungen
5. postoperative Infektionen

Ergebnisse

In den 12 Jahren zwischen den beiden Zeitabschnitten vollzog sich ein Wandel von der fast ausschließlich konservativen zur überwiegend operativen Behandlung von Mittelgesichtsfrakturen.

Während in der ersten Gruppe noch 55% aller Mittelgesichtsfrakturen rein konservativ durch interdentale oder nach extraoral verankerte Schienungen behandelt und nur 18% rein operativ versorgt wurden, war in der zweiten Gruppe keine Mittelgesichtsfraktur rein konservativ,

19% waren kombiniert und 79% rein operativ therapiert worden (Abb. 1).

Im gleichen Zeitraum zeigte sich, daß nach Einführung der Anschnallpflicht für PKW-Insassen und der Helmpflicht für Kraftradfahrer auch die Ursache von Mittelgesichtsfrakturen eine entscheidende Wandlung erfuhr.

Während in der ersten Gruppe (Meyer 1981) verkehrsunfallbedingte Mittelgesichtsfrakturen noch einen Anteil von 72% ausmachten, zeigte sich, daß dieser Anteil jetzt nur noch 43% beträgt.

Rohheitsdelikte und Sportunfälle sind als Ursache von

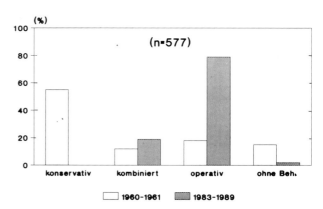

Abb. 1 Therapie der Mittelgesichtsfrakturen

Mittelgesichtsfrakturen von 8 auf 22% bzw. von 3 auf 13% angestiegen (Abb. **2**).

Im gleichen Ausmaß wie die Zahl verkehrsunfallbedingter Mittelgesichtsfrakturen hat auch die Schwere der Frakturen sowie die Art und das Ausmaß der Begleitverletzungen von Nachbarorganen abgenommen.

Unkomplizierte Jochbeinfrakturen sind in der ersten Gruppe nur mit 31%, heute mit 72% repräsentiert (Abb. **3**).

Kompliziertere Mittelgesichtsfrakturen zeigen einen statistisch hochsignifikanten Rückgang.

Unter den ästhetisch störenden Fehlstellungen wurden das Dish-face, die traumatische Schiefnase und die laterale Deformation zusammengefaßt.

Der Vergleich dieser Deformierungen unter Berücksichtigung der den beiden Gruppen zugrundeliegenden Therapieverfahren hat nur dann Aussagewert, wenn nach Art und Schwere der Verletzungen differenziert wird.

Es wurden daher ausschließlich die Ergebnisse schwerer Mittelgesichtsfrakturen verglichen, während unkomplizierte Jochbeinfrakturen unberücksichtigt blieben.

Dabei zeigt sich, daß der Anteil ästhetisch ungünstiger Deformationen bei der alleinigen konservativen Versorgung (71 Patienten) bei 80% liegt.

Nach der operativen und der kombinierten Versorgung von schweren Mittelgesichtsfrakturen der neueren Gruppe (79 Patienten) registrierten wir 9 sichtbare Fehlstellungen (entsprechen 11%), die in 5 Fällen eine Reoperation und in einem Fall eine Umstellungsosteotomie notwendig machten.

Okklusionsstörungen fanden wir bei der alleinigen konservativen Versorgung zu 35%.

Nach der operativen Versorgung traten keine Okklusionsstörungen auf, die bei der kombiniert operativ/konservativen Versorgung in 11% aller Fälle beobachtet werden konnten.

Sensibilitätsstörungen ließen sich insgesamt in 20 bzw. 32% der beiden Gruppen registrieren (Abb. **4**).

Der Einfluß des Behandlungszeitpunktes auf bleibende Sensibilitätsstörungen (Becker 1967, Scheunemann 1975) ließ sich in der neuen Gruppe nachvollziehen.

So betrug die durchschnittliche Dauer bis zur operativen Versorgung bei Patienten ohne Folgeschäden 6 Tage, bei Patienten mit Sensibilitätsstörungen 11 Tage.

Es zeigte sich, daß der Anteil der Operationen innerhalb der ersten Woche von 41 auf 65% gestiegen und die Versorgung der Frakturen nach über einem Monat von 22 auf unter 5% gesunken ist (Abb. **5**).

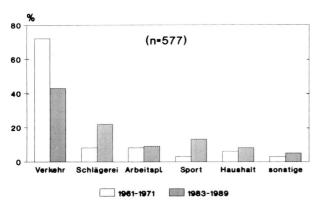

Abb. **2** Ursache der Mittelgesichtsfrakturen

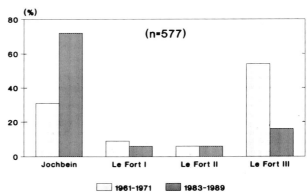

Abb. **3** Verteilung der Mittelgesichtsfrakturen

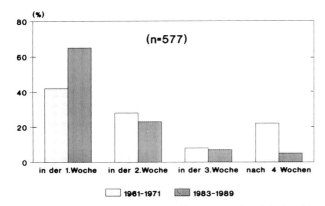

Abb. **4** Sensibilitätsstörungen im Versorgungsbereich des N. infraorbitalis

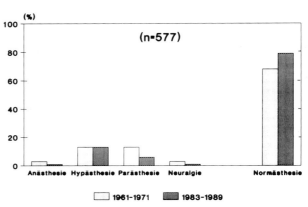

Abb. **5** Zeitpunkt der Frakturversorgung (Unfalltag – Operationstag)

Persistierende Doppelbilder sind durch die primäre Orbitabodenrekonstruktion mit 2% insgesamt selten geworden, während sie in der ersten Gruppe (1961–1971) mit 19% eine häufige Komplikation darstellten. Visuseinschränkungen oder eine totale Amaurose waren durch die hohe Rate direkter Augenverletzungen durch Windschutzscheibenverletzungen früher mit 14% sehr häufig. Sie liegen nach der Anschnallpflicht in der neuen Gruppe bei unter 2%. Der Einfluß der Therapie auf Wundinfektionen konnte aufgrund der geringen Fallzahl (unter 3%) in beiden Gruppen nicht nachgewiesen werden. Tendenziell scheint die Zeitwahl eine Rolle zu spielen.

Außerhalb der beiden Gruppen wurde 1980 in unserer Klinik, zusammen mit der Augenklinik, bei einem 10 Jahre alten Jungen mit einer massiv dislozierten Jochbeinfraktur und extremer Schwellung über 7 Tage eine Visusminderung und nach der Einzinkerreposition eine Erblindung beobachtet, für die keine Erklärung gefunden werden konnte.

Zusammenfassung

Zwei Gruppen von insgesamt 577 Patienten der Jahre 1961–1971 und 1983–1989 mit Mittelgesichtsfrakturen wurden nachuntersucht. Zwischen beiden Zeitabschnitten hat sich ein entscheidender Therapiewandel vollzogen. Dadurch wurde es möglich, konservativ und operativ versorgte Patientengruppen mit Mittelgesichtsfrakturen miteinander zu vergleichen. Es zeigte sich, daß die frühzeitige operative Versorgung der Mittelgesichtsfrakturen eine Reduktion funktioneller und ästhetisch belastender Komplikationen bewirkt (Kazanjian u. Converse 1959, Freeman u. Bromley 1962, Schuchardt u. Spiessl 1967, Tschopp 1975).

Literatur

Becker, R.: Die Abhängigkeit der Spätergebnisse von Verletzungsart und der Behandlung, untersucht an 318 Fällen von Verletzungen des Gesichtsschädels. In Schuchardt, K.: Fortschritte der Kiefer- und Gesichts-Chirurgie. Bd. XII. Thieme, Stuttgart 1967 (S. 225–231)

Freeman, B. S., S. Bromley: The direct approach to acute fractures of zygomatic-maxillary complex and immediate prothetic replacement of the orbital floor. Plast. reconstr. Surg. 29 (1962) 587–595

Kazanjian, V. H., J. M. Converse: The Surgical Treatment of Facial Injuries. Wilkins & Wilkins, Baltimore 1959

Meyer, J.: Ergebnisse von Nachuntersuchungen an Patienten mit Mittelgesichtsfrakturen unter besonderer Berücksichtigung neurologischer, ophthalmologischer und entzündlicher Spätfolgen. Diss., Kiel 1981

Scheunemann, H.: Zur Erstversorgung von Verletzten im Kiefer-Gesichts-Bereich. In Schuchardt, K., B. Spiessl: Fortschritte der Kiefer- und Gesichts-Chirurgie, Bd. XIX. Thieme, Stuttgart 1975 (S. 59–62)

Schuchardt, K., B. Spiessl: Spätfolgen ungenügend versorgter Mittelgesichtsfrakturen und ihre Behandlung. In Schuchardt, K.: Fortschritte der Kiefer- und Gesichts-Chirurgie, Bd. XII. Thieme, Stuttgart 1967 (S. 98–105)

Tschopp, H. M.: Plastisch-chirurgische Prinzipien der Wiederherstellung bei schweren Mittelgesichtsverletzungen. In Schuchardt, K., B. Spiessl: Fortschritte der Kiefer- und Gesichts-Chirurgie, Bd. XIX. Thieme, Stuttgart 1975 (S. 137–141)

Kontaktadresse
Dr. Jan Erik Eickbohm
Abteilung Kieferchirurgie im Klinikum
der Christian-Albrechts-Universität zu Kiel
Arnold-Heller-Str. 16
W-2300 Kiel 1

Jürgen Lentrodt, Renate Unsöld und Jürgen Bosche, Düsseldorf

Amaurose nach operativer Versorgung von Orbitabodenfrakturen – eine unvorhersehbare Komplikation?

Die an unserer Universitäts-Augenklinik gemachte Beobachtung und Analyse von 3 Fällen irreversibler Erblindungen nach operativer Versorgung einer Orbitabodenfraktur bei Patienten, die unmittelbar nach dem initialen Trauma gut gesehen hatten, veranlaßten uns, eine Studie zur Epidemiologie und Pathogenese dieser schweren Komplikation durchzuführen. Dabei wurden sämtliche Augen-, HNO- und Kieferkliniken der Bundesrepublik Deutschland mittels eines Fragebogens bezüglich der Operationsfrequenz und der beobachteten schweren Komplikationen nach operativer Versorgung von Orbitabodenfrakturen befragt.

Von den 247 angeschriebenen Kliniken nahmen 199 an dieser Studie teil, was einer Beteiligungsrate von 81% entspricht. Es ist daher davon auszugehen, daß die vorliegenden Daten eine hinlänglich zuverlässige Beurteilungsgrundlage der Komplikationshäufigkeit darstellen.

Die Gesamtzahl der mitgeteilten, in den Jahren 1985–1989 operativ versorgten Orbitabodenfrakturen belief sich auf 20 500. Die Anzahl der mitgeteilten irreversiblen Erblindungen ohne ersichtliches intraoperatives Trauma betrug 8, was einer Häufigkeit von 0,04% entspricht.

Bei sämtlichen dieser Fälle bestanden initial ein relativ geringes primäres Trauma, ein guter präoperativer Visus, keinerlei intraoperative Komplikationen (Durchführung der Operation durch erfahrene Operateure) und eine postoperative Erblindung mit nachfolgender vollständiger Optikusatrophie.

In unserer Aufstellung wurden alle die Fälle von Erblindungen nach schweren primären Schädel-Hirn-Traumen, Frakturen im Bereich des Canalis opticus und orbitalen Hämatomen nicht berücksichtigt. Weiterhin wurden alle jene Fälle ausgeschlossen, in denen es zu intraoperativen Komplikationen bzw. Anästhesiezwischenfällen gekommen war. Die Anzahl dieser mitgeteilten Erblindungen mit ersichtlicher Ursache betrug 20, was einer Häufigkeit von ca. 0,1% entspricht.

In allen ausgewerteten 8 Fällen zeigten die postoperativ durchgeführten Computertomogramme bzw. MRT-Aufnahmen keinen pathologischen Befund, der die Erblindung hätte erklären können. Es handelte sich durchweg um Patienten jüngeren bis mittleren Alters ohne Allgemeinerkrankungen. Lokale Vasokonstriktoren zur Blutstillung wurden lediglich in 3 Fällen angewandt. Postoperativ konnte bei der ophthalmologischen Untersuchung bei 3 Patienten eine retinale Ischämie eindeutig gesichert werden. Es fanden sich unterschiedliche Ausprägungen eines retinalen Ödems wie beim Zentralarterienverschluß. In 3 Fällen wurde ein unauffälliger ophthalmoskopischer Befund erhoben; in 2 Fällen liegen keine ausreichend gesicherten Angaben über den primären postoperativen Netzhautbefund vor. Bei den Patienten, bei denen gesichert kein retinales Ödem beobachtet wurde, betrug das zeitliche Intervall zwischen operativer Versorgung und erster ophthalmologischer Untersuchung einmal 3 und bei den beiden anderen 7 Tage, so daß ein unmittelbar postoperativ aufgetretenes retinales Ödem sich bereits wieder zurückgebildet haben konnte und somit nicht ausgeschlossen werden kann. Bei allen Patienten entwickelte sich postoperativ eine vollständige Optikusatrophie. Das in 2 Fällen durchgeführte Elektroretinogramm sprach für das Vorliegen eines Innenschichtschadens, was den Verdacht auf eine retinale Ischämie erhärtet.

Bei den von uns berücksichtigten Fällen kann man aufgrund der sorgfältigen Befunderhebung und Dokumentation davon ausgehen, daß die Erblindung nicht durch ein intraoperatives mechanisches Trauma bedingt war. Die Befundkonstellation in den analysierten Fällen läßt den Schluß zu, daß es sich mit hoher Wahrscheinlichkeit um einen vasospastischen Gefäßverschluß im Stromgebiet der Zentralarterie oder der Ziliararterien handelte. Möglicherweise besteht durch das primäre Trauma eine erhöhte Vasolabilität, die, ausgelöst durch eine geringe mechanische Reizung infolge der Manipulation am orbitalen Gewebe, den Vasospasmus bedingt. Welche Rolle die lokale Applikation von Vasokonstriktoren zur Blutstillung spielte, läßt sich nicht sicher bestimmen; möglicherweise haben sie in den 3 Fällen zu einer erhöhten Neigung zum Vasospasmus beigetragen; sie sind jedoch sicher bei den übrigen 5 Patienten nicht als Ursache der Komplikation anzusehen.

Da es nach unseren Untersuchungen in ca. 0,5‰ der Fälle nach operativer Versorgung von Orbitabodenfrakturen zum Auftreten irreversibler Erblindungen kommt, die in einer vollständigen Optikusatrophie enden, sollte diese schwere Komplikation im Rahmen der präoperativen Aufklärungspflicht Erwähnung finden. Da der zur Erblindung führende Pathomechanismus bisher nicht endgültig geklärt ist, sollte auf die Applikation lokaler Vasokonstriktoren zur Blutstillung bei der Operation möglichst verzichtet werden. Der perioperative Einsatz eines Calciumantagonisten zur Verminderung der Tendenz zum Gefäßspasmus via Perfusor ist zu erwägen. Prinzipiell muß gefordert werden, daß direkt nach jeder operativ versorgten Orbitafraktur eine Visuskontrolle durchzuführen ist und bei festgestellten Sehstörungen oder Amaurose ggf. eine sofortige Funduskopie, Fluoreszenzangiographie sowie ein ERG.

Zusammenfassung

Die Analyse von 8 irreversiblen Erblindungen bei 20 500 operativ versorgten Orbitabodenfrakturen läßt den Schluß zu, daß für den Visusverlust mit nachfolgender Optikusatrophie mit hoher Wahrscheinlichkeit ein vasospastischer Gefäßverschluß im Stromgebiet der Zentralarterie oder der Ziliararterien verantwortlich zu machen ist. Diese schwere Komplikation muß im Rahmen der präoperativen Aufklärungspflicht Erwähnung finden, eine Möglichkeit der Prophylaxe wird angesprochen.

Kontaktadresse
Prof. Dr. Dr. Jürgen Lentrodt
Abteilung für Mund-, Kiefer- und Gesichtschirurgie
der Universität Düsseldorf,
Westdeutsche Kieferklinik
Moorenstr. 5
W-4000 Düsseldorf 1

Michael Heitsch und Christopher Mohr, Essen

Erblindung als Komplikation nach operativer Orbitabodenrevision
Konsequenzen für das chirurgische Vorgehen

Einleitung

Die Erblindung eines Auges nach operativer Orbitabodenrevision ist ein seltenes Ereignis. In der uns zugänglichen Literatur (Bleeker u. Mitarb. 1970, Nicholson u. Guzack 1971, Emery u. Mitarb. 1974, Gillisen u. Mitarb. 1975, Ord 1981, McCartney u. Devron 1985, Pellerin u. Mitarb. 1989) werden 6 Fälle von dauerndem und 9 Fälle von temporärem Visusverlust beschrieben. Bei diesen Fällen wurden jeweils harte Implantatmaterialien wie Silikon, Teflon oder Knochen zur Orbitabodenplastik eingebracht.

Eine solche Komplikation nach dem Einbringen weicher Implantatmaterialien wurde dagegen bei mehr als 1000 Orbitabodenfrakturen in den Jahren von 1979–1989 an der Universitätsklinik für Gesichts- und Kieferchirurgie in Essen bislang nicht beobachtet. Ebenso wird in dem uns zugänglichen Schrifttum über keinen Fall von Visusverlust nach Verwendung weicher Orbitabodenimplantate berichtet. Wir möchten deshalb einen Fall darstellen, bei dem es nach Einlagerung von Lyodura im Zuge der operativen Orbitabodenrevision 4 Std. postoperativ zu einem temporären vollständigen Visusverlust gekommen war.

Fallbericht

Ein 26jähriger Patient wurde wegen beiderseitiger Orbitabodenfrakturen in unserer Klinik operativ therapiert. Die Operationsindikation war aufgrund der röntgenologischen Frakturzeichen sowie einer Motilitätsstörung beider Bulbi im Sinne eines Hebungsdefizites gegeben.

Nach subkutaner Infiltration von Ultracain mit Adrenalinzusatz wurde über transkutane infraorbitale Zugänge beiderseits eine Orbitabodenrevision durchgeführt. Obwohl links- und rechtsseitig lediglich fissurale Frakturen vorlagen, mußte rechtsseitig inkarzeriertes Weichgewebe reponiert werden; beiderseitig wurde eine Orbitabodenplastik mit Lyodura durchgeführt. Der Wundverschluß erfolgte dreischichtig, jeweils unter Einlage eines subkutanen Blutungsdrains.

4 Std. postoperativ gab der Patient einen Visusverlust des rechten Auges mit starker Schmerzsymptomatik an. Klinisch bestanden eine druckdolente periorbitale Schwellung und eine Chemosis der Konjunktiva; palpatorisch war der Bulbus hart. Bei der ophthalmologischen Konsiliaruntersuchung wurde eine Amaurose des rechten Auges bei Zentralarterienverschluß diagnostiziert; der Augeninnendruck war auf 24 mmHg erhöht; die rechte Pupille war amaurotisch starr. Ophthalmoskopisch imponierte ein Retinaödem mit kirschrotem Fleck der Makula.

Notfallmäßig wurde daraufhin eine erneute Revision des rechten Orbitabodens durchgeführt. Es imponierte ein Hämatom zwischen Orbitaboden und Lyodura, welches zusammen mit dem eingebrachten Implantat entfernt wurde. Eine erkennbare Blutungsquelle wurde koaguliert und die Orbita breit zur Kieferhöhle und nach außen drainiert. Zusätzlich wurde mit Glukokortikoiden und Alpharezeptorenantagonisten antiödematös und drucksenkend behandelt. Unter dieser Therapie stieg der Visus innerhalb eines Tages auf 0,3 an; nach 5 Tagen normalisierte er sich.

Diskussion und Schlußfolgerungen

Der Pathomechanismus einer Erblindung nach Orbitabodenrevision läßt sich auch in unserem Fall nicht eindeutig klären; wie in der Literatur (Ord 1981) beschrieben, kommt am ehesten eine druckbedingte Ischämie des Sehnervs und der Retina in Betracht (Abb. 1).

Demzufolge muß bei einer operativen Orbitabodenrevision auf subtile Blutstillung geachtet werden. Um eine intraorbitale Blutungsquelle lokalisieren zu können, sollte die präoperative Injektion eines Vasokonstriktors unterbleiben. Liegt lediglich eine fissurale Verletzung vor, sollte auf Periostnähte verzichtet werden. Postoperativ sind regelmäßige Visuskontrollen sowie palpatorische Kontrollen des Bulbusdruckes indiziert.

Zusammenfassung

Es wird von einem Fall berichtet, bei dem es 4 Std. nach operativer Revision einer fissuralen Orbitabodenfraktur zu einem vollständigen vorübergehenden Visusverlust gekommen war. Pathophysiologisch konnte die Erblindung auf eine intraorbitale Druckerhöhung mit daraus resultierendem Zentralarte-

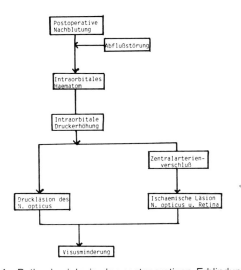

Abb. 1 Pathophysiologie der postoperativen Erblindung nach Orbitabodenrevision

rienverschluß und ischämischer Schädigung des N. opticus und der Retina durch ein retro- bzw. infrabulbäres Hämatom zurückgeführt werden. Durch die sofortige chirurgische Ausräumung des intraorbitalen Hämatoms und medikamentöser Therapie zur Drucksenkung sowie Ödemausschwemmung konnte innerhalb von 5 Tagen eine Restitutio ad integrum erreicht werden. Aufgrund dieser Kasuistik werden Schlußfolgerungen für das operative Vorgehen sowie für die perioperative Betreuung bei der chirurgischen Behandlung von Orbitabodenfrakturen abgeleitet.

Literatur

Bleeker, G. M., M. J. F. Peeters, J. Gillisen, T. Oei, H. M. Verkerk: Über den Verlauf und Spätergebnisse von behandelten und unbehandelten Orbitafrakturen. Klin. Mbl. Augenheilk. 165 (1974) 849–858

Emery, J. M., J. D. Huff, J. Justice: Central retinal artery occlusion after blow-out fracture repair. Amer. J. Ophthalmol. 78 (1974) 538–540

Gillisen, J., T. Oei: Follow-up of orbital fractures treated surgically. Mod. probl. Ophthal. 14 (1975) 471–473

McCartney, D., H. Devron: Return of vision following orbital decompression after 36 hours of postoperative blindness. Amer. J. Ophthal. 100 (1985) 602–604

Nicholson, D. H., S. V. Guzak: Visual loss complicating repair of orbital floor fractures. Arch. Ophthal. 86 (1971) 369–375

Pellerin, P., F. Potier, J. C. Mache, S. Defort: Cecite au decors d'une refection orbitaire. Amer. chir. plast. Esthet. 34 (1989) 86–87

Ord, R. A.: Post-operative retrobulbar haemorrhage and blindness complicating trauma surgery. Brit. J. oral Surg. 19 (1981) 202–207

Kontaktadresse
Dr. Dr. Michael Heitsch
Klinik für Gesichts- und Kieferchirurgie am
Universitätsklinikum Essen
Hufelandstr. 55
W-4300 Essen

Alexander Hemprich, Karl-Heinz Emmerich und Monika Prinz, Münster

Neurologische und ophthalmologische Spätfolgen nach Frakturen des zygomatikoorbitalen Komplexes

Die komplexe Anatomie des lateralen Mittelgesichtes führt bei Brüchen in diesem Bereich zu einer Vielzahl von Störungen, die sich oftmals erst durch die Zusammenarbeit zwischen dem Mund-Kiefer-Gesichts-Chirurgen und dem Ophthalmologen beheben lassen. Zur Beurteilung langfristiger Folgeschäden nach Frakturen des zygomatikoorbitalen Komplexes wurden daher die Unterlagen von 158 der 248 in den Jahren 1980–1983 an der Universität Münster operierten Patienten ausgewertet.

Material und Methode

Es handelte sich um 128 (81%) männliche und 30 (19%) weibliche Patienten mit einem Durchschnittsalter von 26,5 Jahren. 100 (63,3%) von ihnen lagen jedoch im Intervall von 11–30 Jahren.

Als Verletzungsursache dominierten die Verkehrsunfälle vor den Sportunfällen, wie folgende Aufstellung zeigt:

Verkehrsunfälle	65	(41,2%)
Sportunfälle	23	(14,5%)
Sturz	22	(14,0%)
Rohheitsdelikt	17	(10,8%)
Arbeitsunfall	13	(8,2%)
Hausunfall	7	(4,4%)
Sonstiges	10	(6,9%)

Wegen der noch fehlenden Gurtpflicht waren nur 3 von 29 Autofahrern angeschnallt. Als typisch für das Münsterland können die hohe Anzahl von Fahrradstürzen und Reitsportverletzungen angesehen werden.

Die Auswertung ergab 65 Frakturen (41,1%) des Jochbeinkomplexes, 19 des Jochbogens (12%), 7 isolierte Orbitabodenfrakturen (4,4%) und 67 kombinierte Brüche des Mittelgesichtes (42,4%). Die operative Versorgung erfolgte bei 126 Patienten (79,8%) bis spätestens zum 10. Tag nach dem Unfallereignis.

In 19,6% (31) der Fälle genügte die Reposition der Fraktur ohne zusätzliche Fixation. Bei 38 Patienten (24%) wurde hingegen eine Fixierung über eine Drahtosteosynthese oder Miniplatte erforderlich, während in den übrigen 89 Fällen (56,3%) eine kombinierte Operation mit Zugang zum Orbitaboden gewählt werden mußte.

Der Aufforderung zu einer kieferchirurgischen und ophthalmologischen Nachuntersuchung folgten 86 (54,4%) unserer Patienten, deren Operation zwischen 2 und 5 Jahren zurücklag.

Ergebnisse

Bei der Erstaufnahme nach dem Unfall imponierten eine Konturabweichung im Mittelgesicht mit 88%, eine Mundöffnungsbehinderung mit 42% sowie eine Sensibilitätsstörung des N. infraorbitalis mit 79% als wichtigste Symptome der Frakturen.

Zum Zeitpunkt der Nachuntersuchung wiesen noch 23% der Patienten eine Abflachung der Wangenprominenz oder Asymmetrie des Gesichtes auf. Es handelte sich zumeist jedoch nur um diskrete Veränderungen. Eine Schneidekantendistanz von unter 35 mm fand sich nur noch in 12% aller Fälle. Wenn auch die Sensibilitätsstörungen mit 42% noch erstaunlich häufig auftraten, so hatte sich deren Qualität jedoch verändert. Der Anteil der Parästhesien war auf Kosten der präoperativen Anästhesien deutlich angestiegen. Hyp- und Anästhesien hatten sich hingegen erheblich vermindert. Insgesamt ist nur 3mal (4%) ein vollständiger Gefühlsausfall zurückgeblie-

Tabelle **1** Vergleich zwischen den prä- und postoperativen kieferchirurgischen und neurologischen Befunden bei lateralen Mittelgesichtsfrakturen (n = 86)

	prä.-op.	Spätergebnis
Konturabweichung	76 (~ 88%)	23 (~ 27%)
Mundöffnungsbehinderung (SKD < 35 mm)	36 (~ 42%)	10 (~ 12%)
Sensibilitätsstörung (N.V$_2$)	68 (~ 79%)	36 (~ 42%)
● Hypästhesie	45 (~ 52%)	24 (~ 28%)
● Anästhesie	19 (~ 22%)	3 (~ 4%)
● Parästhesie	3 (~ 4%)	8 (~ 9%)
● Hyperästhesie	1 (~ 1%)	1 (~ 1%)
Narbenbildung	—	11 (~ 13%)

ben. Eine störende Narbenbildung war schließlich noch in 11 Fällen (13%) erkennbar (Tab. **1**).

Als besonders interessant erwiesen sich die ophthalmologischen Symptome (Tab. **2**). Nur 5 Patienten (6%) boten direkt nach dem Unfall keine pathologischen Augenbefunde. In 81% fanden sich subkonjunktivale Einblutungen. Etwa ein Viertel aller Patienten wies eine objektivierbare Lageabweichung des Bulbus in der Primärposition auf. Während sich jedoch in einem Fall ein Exophthalmus vollständig zurückbildete, konnten bei der Nachuntersuchung noch 5 geringgradige Enophthalmi gefunden werden. Prognostisch ungünstiger war eine vertikale Verlagerung des Auges. Diese ließ sich deutlich schlechter beheben. In 5 der 9 nachuntersuchten Fälle beklagten die Patienten weiterhin eine Doppelbildwahrnehmung.

Die Objektivierung einer Motilitätsstörung erfolgte in der Sehschule der Universitäts-Augenklinik mit der Methode nach Lees-Screen. Sowohl bei der präoperativen wie auch bei der späteren Nachuntersuchung fiel auf, daß eine deutliche Diskrepanz zwischen der hohen Anzahl von Motilitätsstörungen der Augenmuskeln (36 bzw. 17%) und den von den Patienten angegebenen Doppelbildwahrnehmungen (25 bzw. 8%) bestand. Dies läßt sich darauf zurückführen, daß es in einem gewissen Ausmaß möglich ist, Motilitätsstörungen durch Fusion zu kompensieren.

Von den Begleitverletzungen und Spätfolgen wären noch 2 Bulbusberstungen erwähnenswert, die schließlich zu einer Evisceratio des Auges führten. Außerdem fanden sich postoperativ noch 3 rezidivierende periorbitale Schwellungen, die sich am ehesten als Reaktion auf intraorbitale Implantate erklären ließen.

Diskussion

Die Analyse der Verletzungen der 36 Patienten (42%) mit einer persistierenden Sensibilitätsstörung zeigt, daß es sich in der Mehrzahl um schwere Mittelgesichtstrümmerfrakturen und Jochbeinimpressionsfrakturen gehandelt hat, die zudem erst weit mehr als 10 Tage nach dem Unfall versorgt worden waren. Für ein ähnliches Krankengut finden sich in der Literatur mehrere vergleichbare Ergebnisse (Schiffer u. Austermann 1977 mit 47,5%, Krarup u. Mitarb. 1982 mit 39%). Eine geringere Rate von Sensibilitätsstörungen in Höhe von 25% gaben Kamp u. Bremerich (1987) an, die Jochbein- und Orbitabodenfrakturen durch transantrale Ballonkatheter behandelten.

Bezüglich der verbleibenden Diplopien, die bei den eigenen Patienten zum größten Teil nur noch im extremen Blickfeld auftraten (8%), besteht eine Übereinstimmung mit den Resultaten von Teiser (1979, 6,8%) sowie Gray u. Mitarb. (1985, 9%). Je nach Art der Verletzung und Form der Therapie finden sich in der Literatur noch weitere Angaben von Diplopien zwischen 14 und 21% (Haar u. Mitarb. 1977, Freitag u. Mitarb. 1977, Krenkel u. Mitarb. 1989).

Zusammenfassend läßt sich feststellen, daß die besten Ergebnisse erzielt wurden, wenn die Primärversorgung bis zum 10. Tag nach dem Unfall auf der Grundlage einer sorgfältigen klinischen, röntgenologischen und ophthalmologischen Diagnostik erfolgt war. Hieraus ergibt sich die Forderung, jeden Patienten mit einer Jochbeinfraktur möglichst bald nach einem Trauma zu versorgen, um unerwünschte Spätfolgen weitestgehend vermeiden zu können.

Zusammenfassung

Die kieferchirurgische und ophthalmologische Nachuntersuchung von 86 Patienten mit Frakturen des zygomatikoorbitalen Komplexes, deren Operation zwischen 2 und 5 Jahren zurücklag, ergab in 23% der Fälle noch eine Abflachung der Wangenprominenz oder Asymmetrie des Gesichtes und in 12% eine behin-

Tabelle **2** Vergleich zwischen prä- und postoperativen ophthalmologischen Symptomen bei Frakturen des zygomatikoorbitalen Komplexes (n = 86)

	prä.-op.	Spätergebnis
Hämatome	70 (~ 81%)	0 (0%)
Lageabweichung des Bulbus — sagittal —	10 (~ 12%)	5 (~ 6%)
Lageabweichung des Bulbus — vertikal —	12 (~ 14%)	9 (~ 10%)
	22 (~ 26%)	14 (~ 16%)
Motilitätsstörung der Augenmuskulatur	31 (~ 36%)	15 (~ 17%)
Diplopie	21 (~ 25%)	7 (~ 8%)
Augenmuskelparesen	3 (~ 3%)	3 (~ 3%)
Epiphora	3 (~ 3%)	1 (~ 1%)
sonstige Begleitverletzungen und Spätfolgen	5 (~ 6%)	7 (~ 8%)
keine Symptome	5 (~ 6%)	56 (~ 65%)

derte Mundöffnung. Sensibilitätsstörungen im Bereich des N. infraorbitalis fanden sich noch in 42%. Der Anteil der Parästhesien war auf Kosten der präoperativen Anästhesien deutlich angestiegen. 3mal (4%) blieb ein vollständiger Gefühlsausfall zurück. Von den ophthalmologischen Befunden erwies sich eine vertikale Verlagerung des Auges durch den Unfall als prognostisch relativ ungünstig. In 5 von 9 Fällen beklagten die Patienten weiterhin ein Doppelbildsehen. Insgesamt fand sich bei der Untersuchung nach Lees-Screen noch in 17% aller Patienten eine Motilitätsstörung der Augenmuskeln, während nur 8% von ihnen Doppelbildsehen – zumeist im äußeren Blickfeld – angaben. Die Analyse zeigte, daß die besten Ergebnisse immer dann erzielt wurden, wenn die Versorgung innerhalb von 10 Tagen nach dem Unfall stattgefunden hatte. Es ergibt sich die Forderung, jeden Patienten mit einer Jochbeinfraktur möglichst früh einer subtilen Diagnostik zuzuführen, um ihn schnellstmöglich operativ versorgen zu können.

Literatur

Freitag, V., H. Flick, W. Reichenbach: Augenmotilität nach Mittelgesichtsfrakturen mit Orbitabeteiligung (Orbitabodenrevisionen bei Mittelgesichtsfrakturen). In Schuchardt, K., R. Becker: Fortschritte der Kiefer- und Gesichts-Chirurgie, Bd. XXII. Thieme, Stuttgart 1977 (S. 177–119)

Gray, L. N., R. Kalimuthu, B. Iaayaran, N. Lewis, M. Sohaey: A retrospective study of treatment of orbital floor fractures with the maxillary sinus approach. Brit. J. plast. Surg. 38 (1985) 113–116

Haarmann, G., J. Dieckmann, Z. Laffers: Kieferchirurgische und ophthalmologische Spätfolgen nach Orbitabodenfrakturen. In Schuchardt, K., R. Becker: Fortschritte der Kiefer- und Gesichtschirurgie, Bd. XXII. Thieme, Stuttgart 1977 (S. 115–116)

Kamp, W., A. Bremerich: Die Behandlung von isolierten und kombinierten Orbitabodenfrakturen durch transantralen Ballonkatheter. Dtsch. Z. Mund-, Kiefer- u. Gesichtschir. 11 (1987) 333–335

Krarup, J. C., P. Bumm, W. de Decker: Nachuntersuchungen der Spätfolgen von Orbitabodenfrakturen. Fortschr. Ophthalmol. 79 (1982) 239–242

Krenkel, Ch., J. Hachleitner, H. Thaller-Antlanger: Erfahrungen mit der evakuierbaren anatomischen Kieferhöhlenendothese beim Orbita- und Oberkiefertrauma. Dtsch. Z. Mund-, Kiefer- u. Gesichtschir. 13 (1989) 252–255

Schiffer, H.-P., K.-H. Austermann: Ophthalmologische Spätfolgen nach Jochbeinfrakturen. In Schuchardt, K., R. Becker: Fortschritte der Kiefer- und Gesichts- Chirurgie, Bd. XXII. Thieme, Stuttgart 1977 (S. 110–112)

Teiser, J.: Spätfolgen nach Jochbeinfrakturen. Diss., Münster 1979

Kontaktadresse
Priv.-Doz. Dr. Dr. Alexander Hemprich
Klinik und Poliklinik für
Mund- und Kiefer-Gesichts-Chirurgie
der Westfälischen Wilhelms-Universität Münster
Waldeyerstr. 30
W-4400 Münster

Jürgen Radtke und Wolfgang Zahn, Bochum

Orbitaspitzensyndrom – Komplikation hoher Mittelgesichtsfrakturen

Die knöchernen Strukturen der Orbita stellen aufgrund ihrer mechanischen Struktur und ihrer topographischen Lage Sollbruchstellen bei Frakturen des Mittelgesichtes dar. Hierbei ist allgemein mit Beeinträchtigungen der Funktion orbitaler Weichteilstrukturen zu rechnen. Allein der Anteil traumatischer Bulbusmotilitätsstörungen wird mit 10–20% angegeben (Rowe u. Killey 1970); der Anteil sensibler Ausfälle liegt bei bis zu 50% (Spiessl u. Schroll 1972).

Pathomechanismus

Mechanische Ursachen von Bewegungsbehinderungen sind zu sehen in lokalisiertem oder generalisiertem intraorbitalem Ödem, Einblutungen, Einklemmung von orbitalen Weichteilen im Frakturspalt, Einspießung von Knochensplittern in Augenmuskeln oder in kompressionsbedingter Verlagerung des Orbitainhaltes. Neurogene Ursachen von Bewegungsstörungen lassen sich hiervon relativ sicher (Nover u. Rochels 1986) durch den sog. Duktions- oder Traktionstest (Converse 1967) abgrenzen, mit dem die passive Beweglichkeit des Bulbus nachgewiesen werden kann. Ihr pathologisches Korrelat ist zu sehen in einem Trauma peripherer Nerven, ihrer Kerngebiete oder der übergeordneten supranukleären Strukturen.
Direkte Traumata peripherer Nerven auf ihrem Verlauf vom Mesenzephalon zum Erfolgsorgan kommen durch einspießende oder abscherende Knochenfragmente zustande oder durch Kompression benachbarter Strukturen.
Indirekte Traumata haben ihre Ursachen in Kontusionsnekrosen, perineuralen Gefäßrupturen oder Zirkulationsstörungen. Sie zeigen zumeist einen protrahierten Verlauf (Elston 1984, Tognetti u. Mitarb. 1988).

Orbitale Anatomie

Neurale Ausfälle der Orbita treten häufig kombiniert auf. Dies ist in der topographischen Anatomie der Orbita begründet (Abb. 1): Vor der Orbitaspitze ist der Anulus tendineus mit dem Knochen verwachsen, der den Ursprung der geraden Augenmuskeln, des M. levator palpebrae und des M. obliquus superior bildet. Der Anulus tendineus überbrückt an zwei Stellen die Fissura orbitalis superior, teilt diese in drei Etagen und umschließt die mittlere und den Canalis opticus. Sehnenring, Augenmuskeln und Membrana intermuscularis bilden einen Kegelstumpf, der sich nach vorn erweitert und die Orbita in einen intrakonischen und einen extrakonischen Raum teilt. Der N. trochlearis, der N. frontalis und der N. lacrimalis ziehen durch die obere Etage der Fissura orbitalis und verlaufen extrakonisch. Der N. oculomotorius, der N. nasociliaris und der N. abducens liegen in der mittleren Etage und verlaufen mit dem N. opticus und der A. ophthalmica intrakonisch. Diese sehnige

156

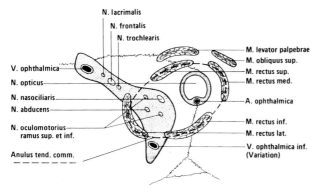

N. lacrimalis
N. frontalis
N. trochlearis

V. ophthalmica
N. opticus
N. nasociliaris
N. abducens
N. oculomotorius ramus sup. et inf.
Anulus tend. comm.

M. levator palpebrae
M. obliquus sup.
M. rectus sup.
M. rectus med.
A. ophthalmica
M. rectus inf.
M. rectus lat.
V. ophthalmica inf. (Variation)

Abb. 1 Topographisches Schema der Orbitaspitze im Frontalschnitt (aus H. Kaufmann [Hrsg.]: Strabismus. Enke, Stuttgart 1976, S. 24)

Abgrenzung zweier Nervengruppen erklärt das Auftreten unterschiedlicher Syndrome (Kaufmann 1986).

Eine Aufstellung der wichtigsten Kombinationsausfälle gaben Hardt u. Steinhäuser 1979. Sie unterschieden zwischen vollständigem und partiellem Fissura-orbitalis-superior-Syndrom, Orbitaspitzensyndrom, retrobulbärem hämorrhagischem Kompressions-Syndrom und Canalis-opticus-Syndrom. Allen Syndromen gemeinsam ist die Beeinträchtigung von Lidmotorik, Bulbusmotilität, Pupillomotorik, Visus, Gesichtsfeld und Sensibilität in jeweils unterschiedlichem Ausmaß.

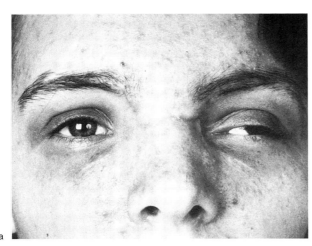

a

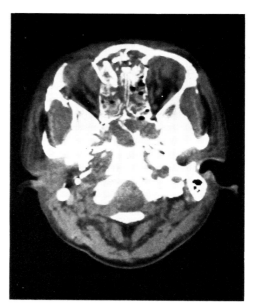

b

Abb. 2a u. b Pat. C. W., 24 Jahre, Zustand nach Fenstersturz, offene frontobasale Fraktur mit Orbitadachzertrümmerung und Kalottenbeteiligung, Jochbeinfraktur links.
a 2 Monate nach dem Unfall: Orbitaspitzensyndrom mit Visusminderung links auf 0,3 s.c., unauffälliger Befund rechts,
b axiales CT, 2 Tage nach dem Unfall: Fragmentierung von Siebbeinzellen und Jochbein links mit Kompression der Orbita

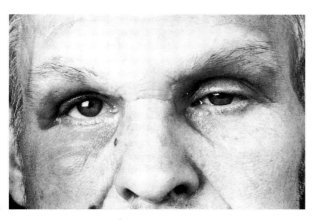

a

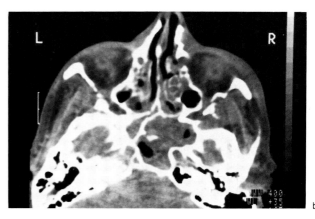

b

Abb. 3a u. b Pat. H. B., 47 Jahre, Zustand nach Verkehrsunfall: Stirnhöhlenfraktur und Mittelgesichtsfrakturen mit bds. Orbitakompression.
a 2 Monate nach dem Unfall: Orbitaspitzensyndrom mit Amaurose links, unauffälliger Befund rechts,
b axiales CT, 7 Tage nach dem Unfall: Fragmentierung des Orbitatrichters links nahe der Fissura orbitalis superior

Symptomatik

Das Orbitaspitzensyndrom umfaßt regelmäßig eine Parese der drei okulomotorischen Hirnnerven (Abb. **2a** u. **3a**). Da auch die parasympathische Innervation beeinträchtigt ist, besteht daneben eine Mydriasis mit Akkommodationslähmung. Die Mydriasis führt bei erhaltenem Restvisus mitunter zur Überempfindlichkeit gegen Tageslicht. Vom Fissura-orbitalis-superior-Syndrom unterscheidet sich das Orbitaspitzensyndrom durch eine zusätzliche Läsion des N. opticus, die mit einer Visusminderung bis hin zur Amaurose verbunden ist (Mortada 1961). Ein Exophthalmus durch Verschluß der V. ophthalmica ist inkonstant vorhanden und nur mäßig ausgeprägt. Sensibilitätsstörungen können den gesamten Versorgungsbereich des ersten Trigeminusastes umfassen und sind mit heftigen retrobulbären Schmerzen verbunden.

Zwar sind es meist Trümmerfrakturen, die zum Orbitaspitzensyndrom führen (Abb. **2b** u. **3b**), doch ist der entscheidende Pathomechanismus in einer Fraktur des kleinen Keilbeinflügels zu sehen, ohne die das Vollbild des Syndroms nicht entsteht.

Prognose

Die frühere Einschätzung, daß die Prognose im wesentlichen vom Umfang des primären Funktionsausfalls abhängig sei, ist heute in Zweifel zu ziehen (Kruger u. Mitarb. 1986). Von mindestens ebensogroßer Bedeutung sind Zeitpunkt und Geschwindigkeit der Rückbildung eingetretener Funktionsstörungen. So ist nur eine frühzeitig einsetzende Regeneration der Lidheberfunktion ein Indikator dafür, daß eine aberrante Renervierung mit sekundären Motilitätsstörungen des Bulbus ausbleibt (Elston 1984, Packer u. Bienfang 1984, Reny u. Stricker 1973). Dies gilt stellvertretend auch für andere mögliche Restschäden wie Visusminderung sowie Paresen der inneren und äußeren Augenmuskeln.

Eine operative Dekompression der Orbita verbessert nur in Fällen mit akutem Visusverlust und progressivem Exophthalmus die Prognose. Die adjuvante Medikation von steroidalen und nichtsteroidalen Antiphlogistika und anderen Pharmaka wird diskrepant diskutiert (Berlit u. Mitarb. 1989, Paulus u. Mitarb. 1985). Der frühzeitige Ausgleich eines posttraumatischen paresebedingten Strabismus durch Prismenfolien und Bewegungsübungen ist anzustreben, um einer sekundären Amblyopie durch zentrale Exklusion vorzubeugen. Die Rehabilitation von Patienten mit inkomplett ausgeheiltem Orbitaspitzensyndrom stellt damit eine Aufgabe dar, die in gemeinsamer Arbeit mit Augenärzten und Orthoptisten gelöst werden muß.

Zusammenfassung

Blickwendungsbehinderungen und Sensibilitätsstörungen sind häufige Komplikationen von Mittelgesichts- und Frontobasisfrakturen. Ihr monomorphes Bild eines Hebungs- und/oder Senkungsdefizits bzw. der Gefühlsminderung im Versorgungsbereich des zweiten Trigeminusastes hat dabei seine Ursache in einer mechanischen Behinderung durch Ödem oder Einklemmung orbitaler Weichteile in einen Bruchspalt. Frakturen in der Nähe der Orbitaspitze, vor allem mit Beteiligung des kleinen Keilbeinflügels, führen demgegenüber zu kombinierten motorischen, sensiblen und sensorischen Ausfällen der Hirnnerven II, III, IV, V_1 und VI. Die folgenreichste Symptomkombination ist als Orbitaspitzensyndrom bekannt. Anatomische Voraussetzungen, pathologisches Bild und Prognose werden erläutert.

Literatur

Berlit, P., J. Reinhardt-Eckstein, K. H. Krause: Isolierte Abduzens-Parese – eine retrospektive Studie von 165 Patienten. Fortschr. neurol. Psychiatr. 57 (1989) 32

Converse, J. M.: Orbital blow-out-fractures: a ten year survey. Plast. reconstruct. Surg. 39 (1967) 20

Elston, J. S.: Traumatic third nerve palsy. Brit. J. Ophthalmol. 68 (1984) 538

Hardt, V., E. W. Steinhäuser: Orbitale Syndrome bei Mittelgesichts-Orbita-Frakturen. Dtsch. Z. Mund-, Kiefer- u. Gesichtschir. 3 (1979) 71

Kaufmann, H. (Hrsg.): Strabismus. Enke, Stuttgart 1986

Kruger, M., P. Noel, P. Ectors: Bilateral primary traumatic oculomotor palsy. J. Trauma. 26 (1986) 1151

Mortada, A.: Superior orbital fissure syndrome of uncertain aetiology. Report of ten cases. Brit. J. Ophthal. 45 (1961) 662

Nover, A., R. Rochels: Echographische Differentialdiagnostik posttraumatischer Motilitätsstörungen des Auges. Klin. Mbl. Augenheilk. 189 (1986) 206

Packer, A. J., D. C. Bienfang: Aberrant regeneration involving the oculomotor and abducent nerv. Ophthalmologica 189 (1984) 80

Paulus, W. M., T. Brandt, D. Kuhne, H. C. Leoppold, E. Mobius: Therapie orbitaler und retroorbitaler raumfordernder Prozesse mit Sehnervkompression. Nervenarzt 56 (1985) 519

Reny, A., M. Stricker: Die okulomotorischen Störungen nach Orbitafrakturen. Klin. Mbl. Augenheilk. 162 (1973) 750

Rowe, N. L., H. C. Killey: Fractures of the Facial Skeleton. Williams and Wilkins, Baltimore 1970

Spiessl, B., K. Schroll: Gesichtsschädel. In Nigst, H.: Spezielle Frakturen- und Luxationslehre, Bd. I/1. Thieme, Stuttgart 1972

Tognetti, F., U. Godano, F. Galassi: Bilateral traumatic third nerve palsy. Surg. Neurol. 29 (1988) 120

Kontaktadresse
Dr. Dr. J. Radtke
Universitätsklinik für Mund-, Kiefer- und Gesichtschirurgie, Plastische Operationen,
Knappschaftskrankenhaus
In der Schornau 23–25
W-4630 Bochum 7

Carl Peter Cornelius, Eckart Altenmüller und Michael Ehrenfeld, Tübingen

Blitzevozierte visuelle Potentiale (BVEP) bei Patienten mit kraniofazialen Frakturen

Einleitung

Die Erblindung ist eine der schwerwiegendsten Komplikationen kraniofazialer Frakturen. Dabei gelten indirekte Optikusschädigungen durch Drucksteigerungen im Bereich des Sehnervenkanals als häufigste Ursache (Kline u. Mitarb. 1984). Nur bei kurzer Einwirkungsdauer der auslösenden Faktoren (Hämatom, Ödem, Mikrozirkulationsstörung) ist eine Neurapraxie oder eine Ischämie des Sehnervs potentiell reversibel (Schmaltz u. Schürmann 1971, Beuthner 1974, Osguthorpe u. Soffermann 1988). Daher ist es von entscheidender Bedeutung, eine indirekte Optikusschädigung frühzeitig festzustellen, um ggf. das Augenlicht durch eine Entlastungsoperation zu retten (Frenkel u. Spoor 1987, Schroeder u. Mitarb. 1989). Vor allem bei bewußtlosen und unkooperativen Patienten bereitet es mitunter Schwierigkeiten, die Sehfunktion bereits bei der Aufnahme objektiv zu erfassen. Die einzige klinisch anwendbare Untersuchungsmethode bei komatösen Patienten besteht in der Überprüfung der Pupillomotorik mit der direkten und konsensuellen Lichtreaktion. Diese einfachen Tests versagen jedoch nicht selten: Massive Lidhämatome, Konjunktivalödeme, traumatische Lähmungen des Ziliarmuskels wie auch pharmakologische Effekte verunmöglichen die verläßliche Beurteilung der Pupillenreflexe.

Um für derartige Problemfälle eine objektive Funktionsdiagnostik des Sehnervs zu etablieren, haben wir in Anlehnung an Feinsod u. Auerbach (1973), Feinsod (1976), Shaked u. Mitarb. (1982) sowie Obertacke u. Mitarb. (1986) blitzevozierte visuelle Potentiale (BVEP) bei Patienten mit Mittelgesichtsfrakturen abgeleitet.

Methode

Prinzip einer BVEP-Ableitung

Die Untersuchung läßt sich am Krankenbett oder in der Notaufnahmestation mit einer tragbaren Reiz- und Ableiteinheit durchführen. Die Ableitung kann bei geschlossenen Augen vorgenommen werden. Dazu wird dem Patienten eine Brille aufgesetzt, in der je vier kreuzweise angeordnete Leuchtdioden (= *L*ight *E*miting *D*iode) für jedes Auge getrennt Lichtblitze erzeugen. Die kortikalen Antwortpotentiale werden mit Oberflächenelektroden über die Sehrinde (Okzipitalkortex = Oz) gegen eine frontale Referenzelektrode (Fz) abgeleitet (Abb. **1**). Da die Amplitude derartiger Antwortpotentiale deutlich kleiner als die spontane EEG-Aktivität ist, muß durch Mittelung („averaging") mehrerer Antwortpotentiale das streng reizkorrelierte Potential aus der EEG-Hintergrundaktivität („Rauschen") hervorgehoben werden. Die Befunddokumentation erfolgt mit einem in die Ableiteinheit integrierten Tintenschreiber bzw. x-y-Plotter.

Apparativ-technische Details

Ableitungen in der Notaufnahme- oder Intensivstation, allgemein in der Nähe zahlreicher anderer elektrischer Geräte, können leicht durch Wechselstromeinstreuungen gestört werden. Vor dem Ankleben der Elektroden muß daher der Hautwiderstand durch Entfetten und Anrauhen der Kopfhaut, z. B. mit einem alkoholgetränkten Stofftupfer, möglichst unter 3 Kiloohm gesenkt werden. In unseren 1-Kanal-Registrierungen wurden die Po-

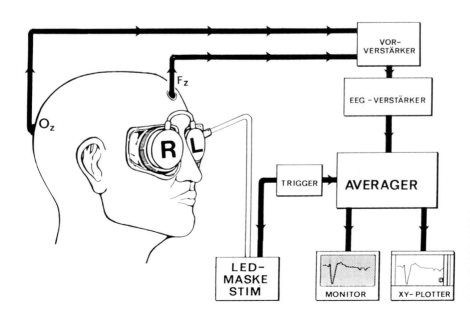

Abb. 1 Blockschaltbild einer Stimulations- und Registriereinrichtung zur Ableitung von BVEP. Oz = Okzipitale Ableitungselektrode, Fz = frontozentrale Referenz. R,L = rechte und linke Seite der LED-Maske mit inseitig montierten Leuchtdioden zur monookulären Stimulation

tentiale mit gesinterten Silber-/Silberchloridelektroden (Fa. Tönnies, Freiburg) monopolar über dem Okzipital-pol, d. h. etwa 3 cm oberhalb des Inions, gegen eine frontozentrale Referenz abgeleitet. Als Elektrodenpaste wurde Grass EC-2 verwendet; zur Erdung diente eine Bandelektrode am Handgelenk. Die Lichtblitze wurden mit einer LED-Brille der Fa. Medelec mit einer Einzel-blitzdauer von 5 ms und einer Frequenz von 1 Hz appli-ziert. Die Analysezeit eines Einzeldurchgangs betrug 500 ms; pro Auge wurden jeweils zwei Reizserien von je 128 Durchgängen mit einem Registriersystem der Fa. Medelec gemittelt. Die Zeitkonstante betrug 1 s, die obere Grenzfrequenz 100 Hz. Die Latenzen und Ampli-tuden der Antwortpotentiale wurden über systemin-te-grierte Markierungen direkt auf dem Bildschirm berech-net und ausgedruckt. Ein vollständiger Untersuchungs-gang einschließlich Anlegen der Elektroden dauerte 10–15 Min.

Wichtige Patienten- und Auswerteparameter

Um aussagekräftige Ergebnisse zu erzielen, müssen Trü-bungen der brechenden Medien (z. B. durch eine Glas-körperblutung) ausgeschlossen werden. Ein großer Vor-teil der BVEP-Untersuchung ist es, daß sie bei geschlos-senen Augen durchgeführt werden kann und sogar bei Patienten mit Lidhämatomen und ausgeprägten Kon-junktivalödemen brauchbare Ergebnisse liefert. Man muß sich aber darüber im klaren sein, daß eine durch das Oberlid oder durch Hämatome verursachte Dämpfung der retinalen Lichtdichte zu Latenzverzögerungen und Amplitudenminderungen führt (Übersicht: s. Altenmül-ler u. Mitarb. 1989). Entscheidender Auswerteparameter in unserer Untersuchungsreihe war somit das Vorhanden-sein oder Fehlen eines deutlichen positiven Potentials mit einer Latenz zwischen 90 und 200 ms (sog. P100) über dem Okzipitalkortex. Einseitige Amplitudenminderun-gen wurden nur dann bei der Auswertung berücksichtigt, wenn keine Lidhämatome und Konjunktivalödeme vorla-gen und die Amplitudenminderung mehr als 50% betrug. Wegen der hohen inter- und intraindividuellen Varianz der Latenzen von P 100 (s. u.) wurden einseitige Latenz-verzögerungen nicht bewertet.

Potentiale mit hohen Amplituden und Latenzen zwischen 30 und 80 ms werden in der Retina generiert (Elektroreti-nogramm) und sind bei Verwendung einer frontalen – retinanahen – Bezugselektrode oft deutlich sichtbar. Da bis zu mehreren Wochen nach einer Kontinuitätstren-nung des Sehnervs ein Elektroretinogramm ableitbar bleibt (Übersicht: s. Zrenner 1989), kann es zu Ver-wechslungen mit dem okzipitalen Potential kommen. Wir haben uns deshalb darauf beschränkt, nur Potentiale mit Latenzen über 90 ms in die Auswertung einzubeziehen.

Ergebnisse

BVEP bei gesunden Probanden

Da für jede Reiz- und Registriereinheit wegen unver-meidbarer kleinerer Abweichungen von Reiz- und Ver-stärkereigenschaften Normwertbereiche ermittelt werden müssen, haben wir die BVEP von 10 gesunden Proban-den (20 Augen, Alter 20–40 Jahre) mit normalem Visus bei geschlossenen Lidern untersucht. Ein repräsentativer BVEP-Kurvenverlauf aus dieser Gruppe ist in der Abb. 2 gezeigt: Nach initialen negativ-positiven Potential-schwankungen unter 80 ms, die einem Elektroretino-gramm entsprechen, tritt ein ausgeprägtes positives Po-tential mit maximaler Amplitude (linkes Auge 11,64 µV; rechtes Auge 15,00 µV) bei Latenzen um 122 bzw. 120 ms (= P 100) auf.

Die Verteilung der Latenzen für das P 100 in der Kon-trollgruppe ist in der Abb. 3 wiedergegeben. Aus diesem Diagramm geht die hohe intra- und interindividuelle Varianz der Latenzen von P 100 (Mittelwert 134,5 ms; Standardabweichung +/– 16,7 ms) deutlich hervor. Die Amplituden von P 100 betrugen im Mittel 13,9 µV mit einer Standardabweichung von +/– 5,50 µV).

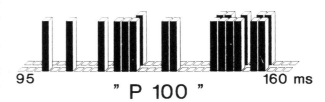

Abb. **3** Balkendiagramm der Latenzen in der aus 10 gesunden Probanden (20 Augen) bestehenden Kontrollgruppe

Linkes Auge geschlossen   Rechtes Auge geschlossen

Abb. **2** BVEP einer gesunden Ver-suchsperson (Visus 0 1,0). Elektro-negative Potentiale (=N) sind nach oben gerichtet, positive Potentiale (=P) nach unten. Die Latenzberech-nung (=L) richtet sich nach der höchsten positiven Auslenkung. Für die Amplitudenberechnung (=A) wird der negative Peak (N) vor dem positiven Ausschlag als Bezugs-punkt verwendet

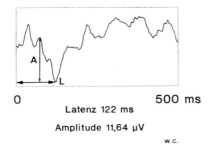

Latenz 122 ms

Amplitude 11,64 µV

w.c.

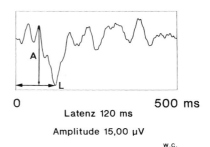

Latenz 120 ms

Amplitude 15,00 µV

w.c.

BVEP bei Patienten

Bisher hatten wir Gelegenheit bei insgesamt 10 Patienten mit Gesichtsschädelfrakturen BVEP abzuleiten (Übersicht in Tab. **1**): Bei 3 dieser Patienten (Tab. **1**, Zeile 1–3: G. A., L. M., Z. W.) lag das Unfallereignis bis zu 3 Jahren zurück. Sie hatten als Unfallfolge eine einseitige Erblindung erlitten und stellten sich zu einer Gegenprobe unserer BVEP-Ableiteinrichtung zur Verfügung. In allen 3 Fällen ließen sich vom amaurotischen Auge keine Antwortpotentiale evozieren (Beispiel Abb. **4**), während kontralateral jeweils einem Normalbefund entsprechende Reizantworten erhältlich waren.

Bei 7 Patienten (Tab. **1**, Zeile 4–10) wurden die BVEP in der Akutphase (Intervall: 1–6 Tage) nach Mittelgesichts-

Tabelle **1** Übersichtsdarstellung der klinischen Diagnosen, der BVEP-Befunde und -Beurteilung bei den 10 untersuchten Patienten

Patient	Klinische Diagnose	Latenz (ms) links	Amplitude (µV) rechts	Latenz (ms) rechts	Amplitude (µV) rechts	BVEP-Beurteilung
G. A., 26 J., m.	Zst. n. atypischer Jochbeinfraktur rechts, Zst. n. erfolgloser Optikusdekompression rechts	148	13,08			Amaurose rechts
L. M., 24 J., m.	Zst. n. MGF (Le Fort I, II, III), Zst. n. Frontobasisfraktur, weitgehender Visusverlust rechts	114	10,04			Amaurose rechts
Z. W., 63 J., m.	Zst. n. veralteter Jochbeinfraktur links, Amaurose links			148	13,01	Amaurose links
S. H., 56 J., w.	Orbitabodenfraktur rechts; SHT; Polytrauma; intubiert u. sediert; Anisokorie re > li; neg. dir. Lichtreaktion re; konsensuelle Lichtreaktion re o.B. V. a. Läsion III	150	14,53	162	13,43	Optikus bds. o.B.
R. A., 71 J., w.	Orbitaringfraktur rechts; SHT; Polytrauma; intubiert u. sediert; lichtstarre Pupillen bds.	124	4,45	134	5,23	Optikus bds. o.B.
S. A., 27 J., m.	Jochbeinfraktur links; SHT; Polytrauma; extremes Lidhämatom; Pupillenreaktion o.B.	148	2,10	144	3,16	Optikus bds. o.B.
P. P., 37 J., m.	MGF (Le Fort II); SHT; Polytrauma; intubiert u. sediert; Lidhämatome u. Konjuktivalödeme bds.	146	2,42	152	2,22	Optikus bds. o.B.
K. G., 37 J., m.	offene MGF (Le Fort I, II, III), Frontobasisfraktur, Nasenbeinverlust; SHT; Polytrauma; tracheotomiert u. sediert; extreme Lidhämatome, Konjunktivalödeme und -prolaps bds., Pupillenmotorik nicht prüfbar	228	3,63			Amaurose rechts, V. a. Amaurose links
B. U., 43 J., w.	Jochbeinfraktur rechts; SHT, Polytrauma, Lidhämatom, neg. direkte Lichtreaktion re.	136	10,78			Amaurose rechts
B. G., 64 J., m.	Jochbeinfraktur rechts; weitgehender Gesichtsfeldausfall rechts, CT: Knochenfragment anteromedial d. Optikuskanals	160	8,36	146	3,59	Visusminderung (subtotaler Gesichtsfeldausfall) rechts; Empfehlung zur Dekompression

Linkes Auge

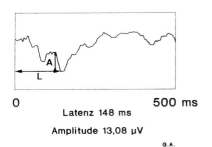

0   500 ms

Latenz 148 ms

Amplitude 13,08 µV

G.A.

Rechtes Auge

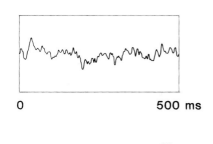

0   500 ms

G.A.

Abb. 4 BVEP des Pat. G. A.: Amaurose rechts nach atypischer Jochbeinfraktur u. Zst. n. erfolgloser Optikusdekompression rechts (vgl. Tab. 1, Zeile 1): linkes Auge: normales BVEP; rechtes Auge: kein evozierbares Potential

Linkes Auge [Kontrollseite]

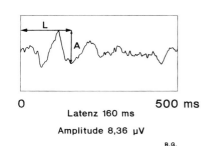

0   500 ms

Latenz 160 ms

Amplitude 8,36 µV

B.G.

Visusverlust rechts

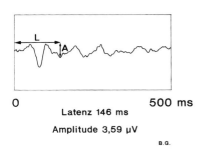

0   500 ms

Latenz 146 ms

Amplitude 3,59 µV

B.G.

Abb. 5 BVEP des Pat. B. G.: Visusverlust rechts bei subtotalem Gesichtsfeldausfall rechts; Jochbeinfraktur rechts vor 4 Tagen (vgl. Tab. 1, letzte Zeile): linkes Auge: normales BVEP; rechtes Auge: BVEP mit Latenz im Normbereich, aber einer mehr als 50 %igen Amplitudenminderung im Seitenvergleich

frakturen mit fraglicher Optikusschädigung aufgezeichnet. In 4 dieser Fälle (Tab. 1, Zeile 4−7) ergaben sich beidseitig Normalbefunde und bei späteren klinisch-ophthalmologischen Kontrolluntersuchungen keine Visusverluste.

3 der 7 akut untersuchten Patienten (Tab. 1, Zeile 7−10) wiesen pathologische BVEP-Befunde auf: In Entsprechung zu den fehlenden bzw. stark verzögerten Antwortpotentialen bei Patient K. G. wurde im weiteren Verlauf eine beidseitige Amaurose festgestellt; die vermutete einseitige Amaurose rechts bei Patientin B. U. bestätigte sich ebenfalls später klinisch. Beim Patient B. G. waren die äußeren Zeichen der Jochbeinfraktur rechts diskret; außer einem lateralen Hyposphagma bestanden keine Augensymptome. Erst bei der fingerperimetrischen Überprüfung gab der Patient einen weitgehenden Gesichtsfeldausfall rechts an, der sich in einer BVEP-Amplitudenminderung rechts von mehr als 50% im Vergleich zur gesunden Gegenseite ausdrückte (Abb. 5). Im CT dieses Patienten zeigte sich anteromedial des Optikuskanals ein Knochenfragment, so daß die Indikation zu einer Optikusdekompression gestellt wurde. Der Patient lehnte jedoch jeglichen operativen Eingriff ab.

Diskussion

Nach diesen ersten Ergebnissen scheinen sich BVEP zur Primärdiagnostik traumatischer Optikusschäden zu eignen. Vorteile dieser nichtinvasiven Untersuchungsmethode sind die Unabhängigkeit von der Mitarbeit des Patienten, die rasche Durchführbarkeit und die Anwendbarkeit auch bei geschlossenen Liddeckeln, Lidhämatomen und Konjunktivalödemen. Sich progredient entwickelnde Kompressionsschäden des Sehnervs (Neubauer 1987) können durch engmaschige Verlaufsuntersuchungen erfaßt werden. Allerdings sind die sachgerechte Ableitung und die sichere Interpretation der BVEP an einen erfahrenen Untersucher gebunden.

In Anbetracht der relativ häufigen Sehnervenläsionen durch Mittelgesichtsfrakturen (vgl. Holt u. Holt 1983) sollten BVEP in Verdachtsfällen als Screeningverfahren schon bei der Notaufnahme eingesetzt werden (Kline u. Mitarb. 1984, Osguthorpe u. Sofferman 1989), insbesondere dann, wenn es sich um bewußtlose oder unkooperative Patienten handelt.

Die BVEP können die neuroophthalmologischen und radiologischen Befunde sinnvoll ergänzen und bei der Indikationsstellung zu einer Optikusdekompression herangezogen werden (Obertacke u. Mitarb. 1986).

Obgleich die Diskussion über die Erfolgsaussichten dieses Operationsverfahrens noch nicht abgeschlossen ist, hängt eine Funktionsrückkehr wesentlich vom Zeitpunkt der Entlastung des Sehnervs ab (Beuthner 1974, Behrens-Baumann u. Miehlke 1979, Fukado 1981). Die BVEP erlauben die zu einem operativen Eingriff notwendige Frühdiagnose und gestatten es vielleicht langfristig, prognostische Kriterien für die Chancen einer Dekompression zu erarbeiten.

Zusammenfassung

Kraniofaziale Frakturen unter Einschluß des Orbitatrichters können direkt oder indirekt zu einer Sehnervenschädigung bis hin zur Amaurose führen. Da eine frühzeitige Entlastungsoperation das Augenlicht evtl. retten kann, ist es besonders bei bewußtlosen und unkooperativen Patienten wichtig, die Sehfunktion sofort bei Einlieferung objektiv zu erfassen. Die Pupillomotorik ist oftmals durch Lidhämatome oder Pharmakaeinflüsse nicht beurteilbar, so daß ein Visusverlust unbemerkt bleiben kann. Blitzevozierte visuelle Potentiale (BVEP) können in diesen Fällen die notwendige Information liefern. Bei 10 Patienten (7 Akutfälle, 3 Nachsorgefälle) mit Mittelgesichts- und/oder Frontobasisfrakturen wurden BVEP mit einer tragbaren Ableiteinheit registriert. Die BVEP-Befunde in dieser begrenzten Untersuchungsreihe korrelieren gut mit den klinisch-ophthalmologischen Befunden. Dieses Ergebnis bestätigt, daß die einfach durchführbare BVEP-Ableitung einen wertvollen Beitrag in der Sofortdiagnostik traumatischer Optikusschädigungen und bei der Indikationsstellung zur Dekompression leisten kann.

Literatur

Altenmüller, E., H. C. Diener, J. Dichgans: Visuell evozierte Potentiale (VEP). In Stöhr, M., J. Dichgans, H. C. Diener, U. W. Buettner: Evozierte Potentiale SEP – VEP – AEP. Springer, Berlin 1989 (S. 279–381)

Behrens-Baumann, W., A. Miehlke: Zur rhinobasalen Dekompression des traumatisch geschädigten Nervus Opticus. Klin. Mbl. Augenheilkd. 175 (1979) 584

Beuthner, D.: Analyse zur Frage der Nervus-opticus-Dekompression – zugleich eine Übersicht über 10 Jahre präventiv-sanierte Versorgung von Rhinobasisfrakturen (1964–1973). Laryngol. Rhinol. 53 (1974) 830

Feinsod, M.: Electrophysiological correlates of traumatic visual damage. In McLaurin, R. L.: Head Injuries: Proceedings of the Second Chicago Symposium on Neural Trauma. ch. 13. Grune Stratton, New York 1976 (pp. 95–100)

Feinsod, M., E. Auerbach: Electrophysiological examinations of the visual system in the acute phase after head injury. Eur. Neurol. 9 (1973) 56

Frenkel, R. E., T. C. Spoor: Diagnosis and management of traumatic optic neuropathies. Advanc. opthal. plastic reconstruct. Surg. 6 (1987) 71

Fukado, Y.: Microsurgical transethmoidal optic nerve decompression: Experience in 700 cases. In Samii, M., P. J. Janetta: The Cranial Nerves. Springer, Berlin 1981 (pp. 125–128)

Holt, G. R., J. E. Holt: Incidence of eye injuries in facial fractures: An analysis of 727 cases. Otolaryngol. Head Neck Surg. 91 (1983) 276

Kline, B. L., R. B. Morawetz, S. N. Swaid: Indirect injury of the optic nerve. Neurosurgery 14 (1984) 756

Neubauer, H.: Das frontobasale Trauma – Diagnostik und Behandlungsablauf. Ophthalmologische Aspekte. In Schwenzer, N., G. Pfeifer: Fortschritte der Kiefer- und Gesichts-Chirurgie, Bd. XXXII. Thieme, Stuttgart 1987 (S. 223–226)

Obertacke, U., T. Joka, F. Härting, H.-E. Nau, W. Sauerwein: Amaurose durch traumatische Schädigung des Nervus opticus. Unfallchirurg 89 (1986) 132

Osguthorpe, J. D., R. A. Soffermann: Optic nerve decompression. Otolaryngol. clin. N. Amer. 21 (1988) 155

Schmaltz, B., K. Schürmann: Traumatische Opticusschäden. Probleme der Ätiologie und der operativen Behandlung. Klin. Mbl. Augenheilkd. 159 (1971) 33

Schroeder, M., H. Kolenda, E. Loibnegger, H. Mühlendyck: Opticusschädigung nach Schädel-Hirn-Trauma. Eine kritische Analyse der transethmoidalen Dekompression des N. opticus. Laryngo-Rhino-Otol. 68 (1989) 534

Shaked, A., M. Hadani, M. Feinsod: Ct and VER follow-up of reversible visual loss with fracture of the optic canal. Acta Neurochir. 62 (1982) 91

Zrenner, E.: The physiological basis of the pattern electroretinogram. In Osborne, N., J. Chader: Progress in Retinal Research, vol. 9. Pergamon, 1989 (pp. 427–464)

Kontaktadresse
Dr. Dr. C. P. Cornelius
Klinik für Kiefer- und Gesichtschirurgie
der Universität Tübingen
Osianderstr. 2–8
W-7400 Tübingen

Josef Dumbach, Saarbrücken, Wolfgang J. Spitzer und Emil W. Steinhäuser, Erlangen

Zur Therapie von Läsionen des Nervus opticus bei Mittelgesichtsfrakturen

Einleitung

Die Erblindung ist eine der schwerwiegendsten Komplikationen von Mittelgesichtsfrakturen. Sie kann entweder isoliert oder im Rahmen verschiedener ophthalmologischer Syndrome auftreten (Hardt u. Steinhäuser 1979). Als Ursache für den Visusverlust werden neben direkten Schädigungen des N. opticus (Seitz 1974, Stoll u. Mitarb. 1988) auch Kontusionen mit zentralen Läsionen diskutiert (Ramsay 1979). Bei der Beurteilung derartiger Verletzungen nimmt der ophthalmologische Befund, der möglichst bald nach dem Trauma erhoben werden sollte, eine zentrale Position ein (Habal u. Ariyan 1989, Hermann 1976, Neubauer 1987). Die Akutdiagnostik kann jedoch bei Bewußtlosigkeit oder infolge massiver Lidhämatome erschwert sein. Die radiologische Diagnostik im Bereich der Orbita wurde durch die Computertomographie wesentlich verbessert, da mit ihr neben den knöchernen Strukturen auch die Weichteile überlagerungsfrei dargestellt werden können (Jend-Rossmann u. Jend 1984).

Patientengut

Von 1980–1989 wurden 623 Patienten mit Mittelgesichtsfrakturen behandelt. Bei 4 Patienten wurde eine ausgeprägte Visusminderung beobachtet. Bei 9 Patienten bestand ein totaler Sehverlust auf einem Auge und bei einem Patienten auf beiden Augen (n = 14 Pat. = 2,3% von 623).

Bulbusverletzungen lagen bei diesen Patienten nicht vor, so daß eine Verletzung des N. opticus oder eine zentrale Läsion angenommen werden mußte. Die Sehverschlech-

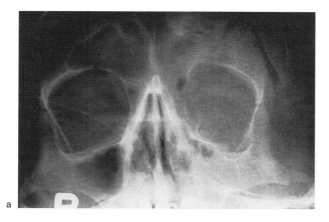

a

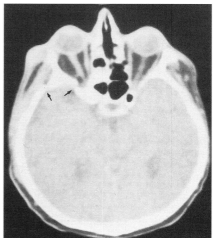

b

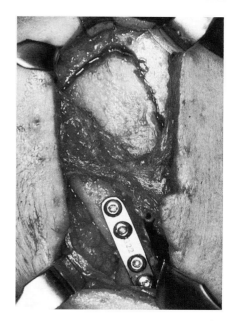

c

Daneben waren bei 5 Patienten auch die Hirnnerven III, IV und VI beteiligt. Bei 8 Patienten lagen laterale und bei 6 Patienten zentrolaterale Mittelgesichtsfrakturen vor. Neben Schädelprellungen wurden Schädel-Hirn-Traumen aller Schweregrade festgestellt.

Therapie

Die Mittelgesichtsfrakturen wurden bei allen Patienten zwischen dem Unfalltag und 3 Wochen danach operativ versorgt. Zur Fragmentfixation wurden Miniplatten und Drahtosteosynthesen verwendet. Als Zugangswege wurden vorwiegend infraorbitale und lateroorbitale Inzisionen gewählt; in 6 Fällen wurden auch Traumawunden benutzt. In die Orbitahöhle dislozierte Knochenfragmente wurden reponiert und die Orbita dadurch dekomprimiert. Der Orbitaboden wurde immer inspiziert, wobei auf atraumatisches Vorgehen besonderer Wert gelegt wurde. Defekte im Orbitabodenbereich wurden mit Duratransplantaten abgedeckt, in 3 Fällen zusätzlich durch Ballontamponade der Kieferhöhle gestützt. Kleinere Hämatome, einmal mit Liquoransammlung, wurden bei 5 Patienten ausgeräumt und drainiert.

Ergebnisse

Bei 8 Patienten, die erst 5 Tage nach dem Unfall und später operativ versorgt werden konnten, blieb eine Visusverbesserung aus. Darunter befindet sich auch ein Patient mit Bulbusluxation und computertomographisch nachgewiesenem Abriß beider N. optici.
6 Patienten wurden innerhalb von 3 Tagen nach dem Unfall operiert. Bei 3 dieser Patienten konnte dadurch eine Verbesserung des Visus erreicht werden: 1 Patient konnte wieder hell und dunkel unterscheiden; einmal war das Gesichtsfeld eingeschränkt, und bei einem Patienten trat eine vollständige Wiederherstellung des Sehvermögens ein (Abb. **1**). Zwischen dem Ausmaß der Optikusschädigung und der Schwere des Hirntraumas war bei unseren Patienten kein Zusammenhang zu erkennen.

Diskussion

Infolge direkten Traumas in Kombination mit Frakturen des Nervenkanals, durch Schereffekte auf den Nerv, durch Verletzung der Gefäßversorgung des Nervs und durch Ödeme und Hämatome, die den Nerv komprimieren, kann es zu einer Schädigung des N. opticus mit Einschränkung des Sehvermögens kommen (Stoll u. Mit-

◀Abb. **1a−c** Frakturen von Jochbein, Supraorbitalrand, Os temporale und Os sphenoidale links bei einem 43jährigen Patienten, posttraumatische Amaurose links, langsame, aber vollständige Rückkehr des Sehvermögens nach operativer Versorgung 1 Tag nach dem Unfall:
a konventionelle kranial exzentrische Schädelaufnahme,
b axiales CT-Bild mit Heraussprengung des sphenotemporalen Pfeilers (Dreisternfraktur, ↑),
c Operationssitus nach Reposition und Miniplattenosteosynthese lateroorbital

terung wurde bei 8 Patienten unmittelbar nach dem Unfall oder nach kurzdauernder Bewußtlosigkeit diagnostiziert, bei 6 Patienten erst nach mehrtägiger Bewußtlosigkeit oder nach Abschwellen massiver Lidödeme.

arb. 1988). Auch eine Dehnung des Nervs bei Schädelkontusion mit Einrissen der Achsenzylinder am rückwärtigen Kanalende wird als Ursache für eine Amaurose angegeben (Seitz 1974).

Nach Neubauer (1987) kann es infolge zunehmender Durascheidenblutung zu einer Kompression des Sehnervs kommen. Letztlich werden Kontusionen mit zentralen Läsionen diskutiert (Ramsay 1979). Der Visusverlust kann plötzlich oder verzögert infolge Druckanstieg in der Orbita durch Blutungen oder Ödeme eintreten. Neubauer (1987) stellte bei über 60% seiner Patienten mit Orbitaverletzung und Sehstörung eine Amaurose, in der Mehrzahl sofort nach dem Unfall, fest. Nur eine Minderheit seiner Patienten kam mit brauchbarem Sehvermögen davon.

Die Gefahr einer Verletzung des N. opticus ist nach Fukado u. Mitarb. (1967), Habal u. Ariyan (1989) und auf Grund unserer Beobachtungen bei Frakturen im Bereich der lateralen und temporalen Orbitaregion besonders groß. Nach Joannides u. Mitarb. (1988) ist hingegen die Gefahr einer Erblindung bei nasoethmoidofrontalen Frakturen am größten. Flick (1976) konnte ebenso wie wir zwischen dem Ausmaß der Optikusschädigung und der Schwere des Hirntraumas keinen Zusammenhang feststellen. Er beobachtete sogar bei leichtem Schädel-Hirn-Trauma und bei relativ einfachen Mittelgesichtsfrakturen einen relativ hohen Prozentsatz an Optikusschädigungen.

Bei akut eingetretener vollständiger Ophthalmoplegie empfehlen Hardt u. Steinhäuser (1979) die chirurgische Exploration des Orbitatrichters durch laterale Kanthotomie und Orbitotomie innerhalb weniger Stunden nach dem Trauma. Auch Sullivan u. Kawamoto (1989) empfehlen Osteotomien der Orbitaränder, um den Zugang zur Orbita zu verbessern. Die neurochirurgische Dekompression des Nervs erfolgt über einen transfrontalen intraduralen Zugang. Stoll u. Mitarb. (1988) empfehlen die Dekompression der Orbita und des N. opticus über einen transethmoidalen Operationszugang. Auch sie stellten die Visusverbesserung in 58,3% vor allem bei Operationsbeginn innerhalb 24 Std. fest.

Nach Habal u. Ariyan (1989) kehrt das Sehvermögen bei sofortiger Dekompression in etwa 50% der Fälle wieder zurück. Wenn der Visus nicht zurückkehrt, muß angenommen werden, daß der Nerv schwer verletzt wurde. Bei sofortigem vollständigem Visusverlust, der als irreversibel angesehen wird, ist die notfallmäßige Dekompression umstritten. Von manchen Neurochirurgen wird daher auch ein konservatives Verhalten vertreten, da – falls die Visusherabsetzung überhaupt reversibel ist – Spontanremissionen wahrscheinlich seien (Schmalz u. Schürmann 1971).

Nach Neubauer (1987) kann dann eine Indikation zu einem neurochirurgischen Eingriff gegeben sein, wenn es nach einem Schädel-Hirn-Trauma zu einer langsam progredienten Visusverschlechterung kommt, die für eine zunehmende Durascheidenblutung mit Kompression des Sehnervs sprechen könnte bzw. diagnostisch nachweisbar ist.

Auch eine postoperative Blutung der Orbita mit starken Schmerzen und progredientem Visusverlust erfordert eine sofortige Untersuchung und Dekompression mit Entfernung von Implantaten und Kieferhöhlentamponaden oder -ballons und eine Drainage (Habal u. Ariyan 1989). Es besteht Einigkeit in der Literatur darüber, daß nur eine möglichst frühzeitige chirurgische Intervention Erfolgsaussichten bietet.

Anderson u. Mitarb. (1982) und Wood (1989) berichteten, daß hohe Cortisondosen und Dextrane bei akutem Trauma mit progredientem Visusverlust eine Dekompression des Nervs bewirkten. Patienten, deren Visus sich durch Cortisongaben nicht verbesserte, verbesserten sich meist auch durch chirurgische Dekompression nicht.

Um Mittelgesichtstraumen mit Visusverlust adäquat versorgen zu können, ist eine möglichst frühzeitige und kompetente augenärztliche und radiologische Untersuchung erforderlich. Unter Berücksichtigung der erhobenen Befunde sollten Orbitawände und -rand möglichst frühzeitig rekonstruiert und die Orbita und der N. opticus entlastet werden (Antonyshyn u. Mitarb. 1989). Für die erfolgreiche Behandlung ist eine enge interdisziplinäre Zusammenarbeit zwischen Augenärzten, Radiologen, Neurochirurgen, HNO-Ärzten und Mund-Kiefer-Gesichts-Chirurgen entscheidend (Meyner u. Müller-Driver 1977).

Zusammenfassung

Es wird über 14 Patienten berichtet, die im Rahmen von Mittelgesichtsfrakturen Läsionen des N. opticus erlitten. Bei 11 Patienten konnte durch die – z. T. verzögerte – Frakturversorgung und Entlastung der Orbita keine Verbesserung des Sehvermögens erreicht werden. Bei 3 Patienten, die kurz nach dem Unfall versorgt wurden, wurde eine Visusverbesserung erreicht: Ein Patient konnte wieder hell und dunkel unterscheiden; einmal war das Gesichtsfeld eingeschränkt, das Sehvermögen aber brauchbar, und einmal trat eine vollständige Wiederherstellung des Sehvermögens auf.

Literatur

Anderson, R. L., W. R. Panje, C. E. Gross: Optic nerve blindness following blund forehead trauma. Ophthalmology 89 (1982) 445–455

Antonyshyn, O., J. S. Gruss, E. E. Kassel: Blow-in fractures of the orbit. Plast. reconstr. Surg. 84 (1989) 10–20

Flick, H.: Augenärztliche Diagnose und Therapie nach Schädelhirntraumen. In Ehrlich, W., U. Remler: Das Kopftrauma aus augenärztlicher Sicht. Enke, Stuttgart 1976 (S. 36–48)

Fukado, Y., S. Shinozuka, M. Hayashi, M. Nagai. Y. Shimada, M. Okamoto: Fracture of the optic canal in head injuries. Acta soc. ophthal. Jap. 71 (1967) 1909–1918

Habal, M. B., S. Ariyan: Facial Fractures. Decker, Toronto, Kanada 1989

Hardt, N., E. W. Steinhäuser: Orbitale Syndrome bei Mittelgesichts- und Orbita-Frakturen. Dtsch. Z. Mund-, Kiefer- u. Gesichtschir. 3 (1979) 71–76

Hermann, H. D.: Die Bedeutung ophthalmologischer Symptome beim akuten Schädel-Hirntrauma. In Ehrlich, W., U. Remler: Das Kopftrauma aus augenärztlicher Sicht. Enke, Stuttgart 1976 (S. 1–23)

Jend-Rossmann, J., H. H. Jend: Klinische Erfahrungen mit computertomographischer Diagnostik von Gesichtsschädeltraumen. Dtsch. zahnärztl. Z. 39 (1984) 947–952

Joannides, C., W. Treffers, M. Rutten, P. Noverraz: Ocular injuries associated with fractures involving the orbit. J. cranio-max.-fac. Surg. 16 (1988) 157–159

Meyner, E.-M., O. Müller-Driver: Bulbusverletzungen bei Frakturen im Bereich der knöchernen Orbita. In Schuchardt, K., R. Becker: Fortschritte der Kiefer- und Gesichts-Chirurgie, Bd. XXII. Thieme, Stuttgart 1977

Neubauer, H.: Ophthalmologische Aspekte. In Schwenzer, N., G. Pfeifer: Fortschritte der Kiefer- und Gesichts-Chirurgie, Bd. XXXII. Thieme, Stuttgart 1987 (S. 223–226)

Ramsay, H. J.: Optic nerve injury in fracture of the canal. Brit. Ophthal. 63 (1979) 607–610

Schmalz, B., K. Schürmann: Traumatische Opticusschäden. Probleme der Ätiologie und der operativen Behandlung. Mbl. Augenheilk. 159 (1971) 33–51

Seitz, R.: Traumatische Erkrankungen des Sehnerven und Differential-diagnose der Opticusatrophie. Ber. dtsch. ophthal. Ges. 72 (1974) 112–115

Stoll, W., H. Busse, P. Kroll: Decompression of the orbit and the optic nerve in different diseases. J. cranio.-max.-fac. Surg. 16 (1988) 308–311

Sullivan, W. G., H. K. Kawamoto jr.: Periorbital marginotomies: Anatomy and applications. J. cranio.-max.-fac. Surg. 17 (1989) 206–209

Wood, C. M.: The medical management of retrobulbar haemorrhage complicating facial fractures: A case report. Brit. J. oral max.-fac. Surg. 27 (1989) 291–295

Kontaktadresse
Priv.-Doz. Dr. Dr. Josef Dumbach
Klinik für Mund-, Kiefer- und Gesichtschirurgie
und plastische Operationen der Kliniken der
Landeshauptstadt Saarbrücken-Winterberg
Postfach 75
W-6600 Saarbrücken 6

Nicolas Hardt und Friedrich Sgier, Luzern

Ergebnisse der chirurgischen Intervention bei traumatisch-orbitalen Syndromen

Einleitung

Orbitafrakturen können sowohl isoliert als auch in Kombination mit hohen Mittelgesichtsfrakturen zu gravierenden mechanischen wie neurogenen ophthalmologischen Komplikationen führen (Rowe 1985). Insbesondere durch Frakturen von kleinem wie großem Keilbeinflügel können die in die Orbitaspitze eintretenden Hirnnerven II–VI in unterschiedlichem Ausmaß betroffen werden (Hoette 1970, Hardt u. Steinhäuser 1979, Manfredi u. Mitarb. 1981). Die neurologischen Funktionsausfälle beruhen entweder auf einer direkten Kompression oder Verletzung durch Frakturfragmente oder indirekt auf einer blutungsbedingten Kompression (Ord 1981, Rowe 1985). Abhängig vom Ausmaß der betroffenen Nervenstrukturen zeigen die neurologischen Ausfälle variable Kombinationen von motorischen, sensorischen und sensiblen Ausfällen, so daß verschiedene orbitale Syndrome unterschieden werden können (Banks 1967, Reny u. Stricker 1973, Hedstroem u. Mitarb. 1974, Hardt u. Steinhäuser 1979).

Patientengut

Zwischen 1979 und 1989 wurden bei 318 kombinierten Orbita-Gesichts-Schädel- bzw. Orbita-Schädelbasis-Verletzungen insgesamt 26 (8,2%) orbitale Syndrome festgestellt.
Diese unterteilten sich in (Abb. **1b**):

- 7 Fissura-orbitalis-Syndrome
- 5 Orbitaspitzensyndrome
- 7 hämorrhagische Kompressionssyndrome
- 6 N.-opticus-Syndrome
- 1 Sinus-cavernosus-Syndrom

Ihre prozentuale Häufigkeit ist angesichts der Schwere der oft komplexen Gesichts-Schädel-Orbita-Verletzungen relativ gering und schwankt zwischen 0,3 und 2,2% (Abb. **1**).
Die Differenzierung der Syndrome nach dem auslösenden Frakturtyp zeigte, daß Fissura-orbitalis-superior- und

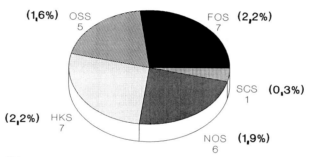

Abb. 1 Verteilung und prozentuale Häufigkeit orbitaler Syndrome bei 318 Mittelgesichtsfrakturen

hämorrhagische Kompressionssyndrome mehrheitlich die Folge von lateralen wie zentrolateralen Mittelgesichtsfrakturen waren, während den Orbitaspitzen- und N.-opticus-Syndromen mehrheitlich isolierte oder mit Mittelgesichtsfrakturen kombinierte kranioorbitoethmoidale Frakturen sowie Penetrationsverletzungen zugrunde lagen (Abb. **2**).

Ergebnisse

Die Dekompression der Orbita bzw. der retroorbitalen Strukturen erfolgte perfazial-orbital oder transfrontal-intrakranial bzw. durch Kombination dieser Zugänge (Murakami 1965, Alper u. Aitken 1988, Housepin 1988). Die Ergebnisse der Dekompression wurden 3–6 Monate post operationem bezüglich der Parameter, Motilität, Visus und Sensibilität geprüft.
Die Dekompression der 7 Fissura-orbitalis-Syndrome führte nach Fragmentreposition und -rekonstruktion der orbitalen Kavität in 4 Fällen zur vollständigen Remission der neurologischen Ausfälle; in 2 Fällen verblieb eine Restparese des N. III, während in 1 Fall keine Remission eintrat (Abb. **3a**).
Von den 5 Orbitaspitzensyndromen verblieb trotz Dekompression in 4 Fällen ein hochgradiger bis vollstän-

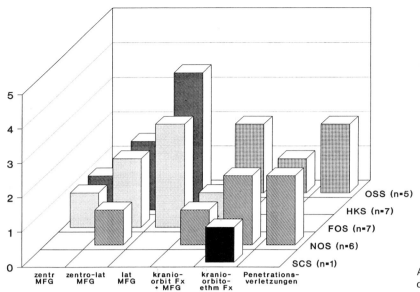

Abb. **2** Differenzierung der orbitalen Syndrome nach dem Frakturtyp

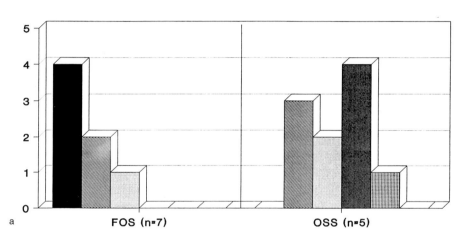

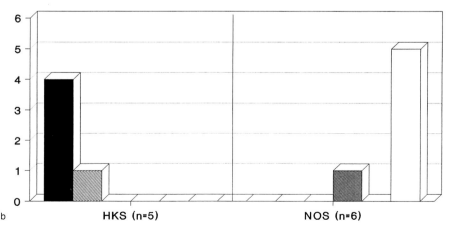

Abb. **3a** u. **b** Ergebnisse der chirurgischen Dekompression und Rekonstruktion der orbitalen Kavität bei verschiedenen orbitalen Syndromen.
a Fissura-orbitalis-superior-Syndrom (FOS)/Orbitaspitzensyndrom (OSS),
b hämorrhagisches Kompressionssyndrom (HKS)/N.-opticus-Syndrom (NOS)

diger Visusverlust, in 1 Fall eine Visuseinschränkung über 50% (Abb. **3a**). Hinsichtlich der motorischen und sensiblen Ausfälle trat in 3 Fällen eine partielle Remission mit graduell unterschiedlichen Restparesen ein; in 2 Fällen verblieb die motorische Parese.

Bei den 7 hämorrhagischen Kompressionssyndromen wurde die sofortige Dekompression des retroorbitalen Raumes durch laterale Orbitomie mit anschließender Exploration des muskulären Apex durchgeführt. Intraoperativ kam es in 4 Fällen zur Entleerung eines unter Druck stehenden Hämatoms und einem anschließenden eindrücklichen Rückgang des massiven Exophthalmus. In keinem Fall kam es zu einer intraoperativen Nachblutung. Von 5 Patienten zeigten 4 eine vollständige Wiederherstellung der Augenmotilität. Nur bei 1 Patienten verblieb eine geringe motorische Restparese. Ein bleibender Visusschaden trat bei keinem Patienten ein, 2 Patienten verstarben interkurrent (Abb. **3b**).

Bei den 6 N.-opticus-Syndromen wurde dreimal der Optikuskanal neurochirurgisch-transfrontal und dreimal die Orbita dekomprimiert (Abb. **3b**). Trotz der Kanaldekompression verblieb in allen 3 Fällen eine komplette Amaurose, davon in 1 Fall doppelseitig. In letzterem Fall war vermutlich eine mikrotraumatische Zerrung beider Nn. optici eingetreten, da intraoperativ weder Frakturen des Kanals noch ein Ödem des N. opticus nachgewiesen werden konnte. Bei den 3 Orbitadekompressionen mit extrakanalikulärer Optikusläsion trat nur in 1 Fall eine progressive Verbesserung des Visus ein.

Schlußfolgerungen

Es ist davon auszugehen, daß kompressionsbedingte vollständige oder partielle motorische Lähmungen bei umgehender chirurgischer Dekompression der Orbitaspitze mit Reposition der orbitalen Fragmente eine weitgehende Remission zeigen. Direkte Verletzungen der Augenmuskelnerven haben dagegen nur eine geringe Chance der vollständigen Restitution aufgrund irreparabler Nervschädigung oder eintretender Nervenfaserfibrose.

Mikrotraumatische wie makrotraumatische Schädigungen des N. opticus mit akutem Visusverlust haben auch bei rascher Dekompression offenbar kaum Chancen einer Restitution, während bei langsamer Visusverschlechterung der dekomprimierende Eingriff in etwa einem Drittel der Fälle erfolgreich ist.

Zusammenfassung

Frakturen der Orbitaspitze können durch Mitverletzung der Hirnnerven II, III, IV, V/1 und VI zu charakteristischen orbitalen Syndromen führen. Ursache der neurologischen Ausfälle sind entweder direkte Verletzungen durch Fragmente oder Fremdkörpereinsprengung oder eine indirekte hämatombedingte Kompression. Die operative Dekompression der Retroorbita bei 26 orbitalen Syndromen zeigte, daß kompressionsbedingte vollständige oder partielle motorische Lähmungen eine weitgehende Remission zeigen. Direkte Verletzungen der Augenmuskelnerven haben dagegen nur eine geringe Chance der Restitution. Traumatische Schäden des N. opticus mit akutem Visusverlust waren trotz chirurgischer Dekompression irreparabel.

Literatur

Alper, M. G., P. A. Aitken: Anterior and lateral microsurgical approaches to orbital pathologic processes. In Schmidek, H. H., W. H. Sweet: Operative Neurosurgical Techniques. Saunders, London 1988

Banks, P.: The superior orbital fissure syndrome. Oral Surg. 24 (1967) 455

Hardt, N., E. W. Steinhäuser: Orbitale Syndrome bei Mittelgesichts-Orbita-Frakturen. Dtsch. Z. Mund-Kiefer- u. Gesichtschir. 3 (1979) 71–76

Hedstroem, J., J. Parsons, P. W. Maloney, M. C. Doku: Superior orbital fissure syndrome. J. Oral Surg. 32 (1974) 198

Hoette, H. H.: Orbital Fractures. Heinemann, London 1970

Housepin, E. M.: Intraorbital tumors. In Schmidek, H. H., W. H. Sweet: Operative Neurosurgical Techniques. Saunders, London 1988

Manfredi, S. J., M. R. Raji, P. M. Sprinkle, G. W. Weinstein, L. M. Minardi, T. J. Swanson: Computerized tomographic scan findings in facial fractures associated with blindness. Plast. reconstr. Surg. 68 (1981) 479

Murakami, J. C.: Decompression of the superior orbital fissure. Amer. J. Ophthalmol. 59 (1965) 803

Ord, R. A.: Postoperative retrobulbar haemorrhage and blindness complicating trauma surgery. Brit. J. oral Surg. 19 (1981) 202

Reny, A., M. Stricker: Die oculomotorischen Störungen nach Orbitalfrakturen. Klin. Mbl. Augenheilk. 162 (1973) 750

Rowe, N. W.: Fractures of the zygomatic complex and orbit. In Rowe, N. W., J. W. Williams: Maxillofacial Injuries, vol. 1. Churchill Livingstone, London 1985 (p. 435)

Kontaktadresse
Priv.-Doz. Dr. Dr. Nicolas Hardt
Abteilung für Mund-, Kiefer- und Gesichts-Chirurgie,
Chirurgische Klinik des Kantonsspitals Luzern
CH-6000 Luzern 16

Andreas Bremerich und Petra Krischek-Bremerich, Ulm

Somatosensorisch-evozierte Potentiale in der Diagnostik und gutachterlichen Beurteilung traumatisch bedingter Läsionen des Nervus infraorbitalis

Einleitung

Die Diagnostik und die gutachterliche Beurteilung sind von jeher in besonderer Weise von technischen Verfahren abhängig gewesen, um die Funktionsfähigkeit des Nervensystems objektiv, d. h. unabhängig von der Mitarbeit des Patienten, zu überprüfen. Für die Mund-, Kiefer- und Gesichtsregion stellt sich dieses Problem bei traumatisch bedingten Schäden im Trigeminusbereich.

Ziel dieser Studie war es, die Wertigkeit der somatosensorisch-evozierten Potentiale (SEP) zur Objektivierung traumatisch bedingter Infraorbitalisschäden – in Form von Schmerzsyndromen oder reinen Sensibilitätsstörungen – zu analysieren.

Material und Methodik

Die Untersuchungen wurden mit einem Picker-Schwarzer Basis 8000 (Fa. Picker International GmbH, München) durchgeführt. Die Abb. **1** veranschaulicht die Lage der Reiz- und Ableitorte zur TSEP-Aufzeichnung (TSEP = Trigeminus-SEP).

Die aktive Ableitelektrode befindet sich jeweils kontralateral zur Stimulationsseite auf den nach dem internationalen Ten-Twenty-System mit C3 bzw. C4 bezeichneten Schädelpunkten. Die indifferente Referenzelektrode wird auf dem Scheitelpunkt C2, die Erdelektrode auf der Glabella plaziert (Jörg u. Hielscher 1984). Die Elektrodenimpedanz der Ableitelektroden durfte nicht mehr als 7,5 kΩ betragen.

Mit einer bipolaren Hautoberflächenelektrode wurden die Oberlippenhälften bzw. die Nn. infraorbitales getrennt voneinander gereizt. Zur Stimulation diente ein elektrischer Rechteckimpuls von 0,1 ms Reizdauer und einer Stimulationsrate von 3 Hz. Die Reizintensität wurde angepaßt, bis ohne starke Zuckungen der umliegenden mimischen Muskulatur ein kribbelndes, nadelstichartiges, noch nicht schmerzhaftes Gefühl erzeugt wurde. Die Stärke wurde bei jedem Patienten individuell bestimmt. Jede Lippenhälfte erhielt 250 Reize.

Die aufgezeichneten Antworten wurden nur dann ausgewertet, wenn sie bei einer sofortigen zweiten Messung reproduzierbar waren.

Hinsichtlich einer schnellen und praxisbezogenen Auswertung wurden nur die maximalen Peakspitzen bzw. -täler zur Bewertung herangezogen. In Europa stellt man negative Potentiale an der aktiven Elektrode – in Beziehung zur Referenzelektrode – als Auslenkung nach oben dar. Ausschläge nach oben werden mit N, Ausschläge nach unten mit P gekennzeichnet und fortlaufend numeriert (Abb. **2**).

Mit systemintegrierten Markern erfolgte die Ausmessung der Latenzen von Reizsetzung bis Peakspitze bzw. -tal. Die Amplitude eines Peaks wurde Peak – to – Peak gemessen. Die Seitendifferenzen errechneten sich bei der Kontrollgruppe als Betrag der Differenz der Rechts- und Linkswerte, während bei den Patienten immer der Wert der gesunden Seite von dem der erkrankten Seite abgezogen wurde.

Bei den 42 Patienten handelte es sich in 26 Fällen um atypisch paroxysmale Gesichtsschmerzen und in 16 Fällen um reine Sensibilitätsstörungen in Form von Hyp- oder Anästhesien jeweils als Zustand nach Mittelgesichtstraumen.

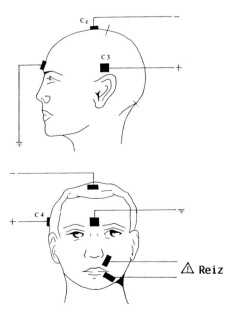

Abb. **1**   Reiz- und Ableitorte zur TSEP-Aufzeichnung

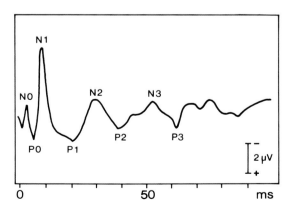

Abb. **2**   Beispiel eines TSEPs des zweiten Trigeminusastes eines gesunden Probanden mit Peaknomenklatur (die Potentialkurven sind in dieser und in den folgenden Abbildungen zur besseren Übersicht willkürlich in der Vertikalen verschoben)

Betroffen waren 20 Frauen und 22 Männer im Alter von 20–62 Jahren. Zusätzlich wurde ein gesundes Vergleichskollektiv von 100 Probanden als Normwertgruppe gemessen, dessen Ergebnisse hier nicht weiter dargestellt werden.

Ergebnisse

Die Antwortpotentiale der Patienten mit Schmerzsymptomatik wiesen verlängerte Latenzen auf (Abb. **3**), wobei sich eine auffällige Latenzverzögerung bei P2 sowohl gegenüber der Normwertgruppe wie auch der gesunden kontralateralen Seite herauskristallisierte.

Aus dem Rahmen der meist auffällig erhöhten Amplitudenwerte fiel die Welle N1/P1, deren Amplitude vor allem gegenüber der gesunden Seite in der Regel vermindert war. Die Latenzseitendifferenzen konnten in der überwiegenden Mehrzahl als auffällig verändert angesehen werden.

Die TSEPs der Patienten mit reinen Sensibilitätsstörungen waren durch generelle Latenzverzögerungen gekennzeichnet (Abb. **4**).

Mit Ausnahme der frühen Wellen waren für alle Peaks die Latenzseitenunterschiede auffällig. N1, P1 und P2 zeigten auch auffällige Veränderungen gegenüber den Normwerten. Die Amplituden waren im Vergleich zu den Normwerten nicht verändert. Bei 63% der Patienten trat aber eine auffällige Amplitudenreduktion des Peaks N1/P1 von mehr als 50% des Wertes der Gegenseite auf.

Die Analyse der TSEPs der kontralateralen gesunden Gesichtshälfte der Patienten ergaben ebenfalls interessante Besonderheiten. Bei ca. 35% der Patienten lagen pathologische Latenzwerte des gesunden Astes vor. Bei den Schmerzpatienten zeigten sich häufig vergrößerte Amplituden, wobei bei 80% der Patienten die N1/P1-Amplitude pathologische Werte aufwies.

Diskussion

Die Ergebnisse unserer Studie, die sich ganz speziell mit den traumatisch geschädigten Nn. infraorbitales beschäftigte, unterstützt die allgemein positive Beurteilung der TSEP-Methode anderer Autoren (Stöhr u. Petruch 1979, Hielscher u. Mitarb. 1980, Petruch u. Mitarb. 1980, Salar u. Mitarb. 1980, Buettner u. Mitarb. 1982, Bennett u. Jannetta 1983).

Traumatisch bedingte Schmerzzustände und Sensibilitätsstörungen korrelierten mit Veränderungen der Reizantwortpotentiale, wobei insbesondere die Latenzwerte betroffen waren. Von besonderer Bedeutung ist dabei die hohe Inzidenz pathologischer Latenzbefunde bei Patienten mit Sensibilitätsstörungen von durchschnittlich mehr als 60%.

Der Bewertung der TSEP-Methode in der hier angewandten Form als geeignetem elektrophysiologischem Test der Trigeminusnervenfunktion in der routinemäßigen Anwendung kann deshalb zugestimmt werden.

Grundsätzlich sollten aber TSEP-Veränderungen in der Diagnostik des afferenten Systems nur in Kenntnis der klinischen Symptomatik beurteilt werden. Ohne den klinischen Bezug kann die Methode keinen Hinweis auf den der Potentialschwankung zugrundeliegenden Krankheitsprozeß geben.

Bei Beachtung dieser Voraussetzungen und möglicher Einflüsse, wie z.B. Medikamenteneinnahme, Alter und Geschlecht, erlauben Reizantwortpotentiale nach Trigeminusstimulation als unterstützende Methode innerhalb gewisser Grenzen den objektiven Nachweis pathologischer Funktionszustände der trigeminalen Leitungsbahnen bei Schmerzsymptomatiken und Sensibilitätsstörungen traumatisch geschädigter Nn. infraorbitales.

Zusammenfassung

Anhand von 42 Patienten wird die Wertigkeit somatosensorisch-evozierter Potentiale zur Objektivierung traumatisch geschädigter Nn. infraorbitales analysiert. Es handelt sich bei 26 Patienten um atypisch paroxysmale Gesichtsschmerzen und bei 16 Patienten um reine Sensibilitätsstörungen in Form von Hyp- oder Anästhesien. Es zeigte sich, daß traumatisch bedingte Schmerzzustände und in besonderem Maße Sensibilitätsstörungen mit Veränderungen der Reizantwortpotentiale einhergehen, wobei insbesondere die Latenzwerte betroffen sind. Unter Beachtung der klinischen Symptomatik und möglicher Einflüsse (Medikamente, Alter, Geschlecht) erweist sich die TSEP-

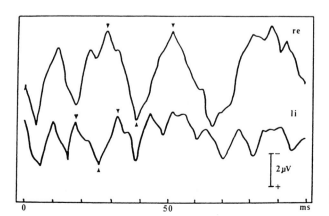

Abb. **3** TSEP eines Patienten mit atypisch paroxysmalen Gesichtsschmerzen des zweiten rechten Astes bei Zustand nach ausgedehnter Jochbein-Orbitaboden-Fraktur rechts: Latenzverzögerung und Amplitudenerhöhung

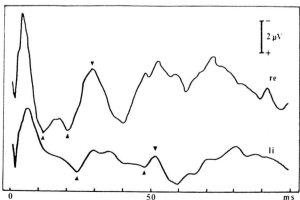

Abb. **4** TSEP eines Patienten mit Sensibilitätsstörungen in Form ausgeprägter Hypästhesien des zweiten linken Astes bei Zustand nach linksseitiger Jochbein-Orbitaboden-Fraktur: stark verzögerte und reduzierte Antwortpotentiale

Methode in der Diagnostik und der gutachterlichen Beurteilung traumatisch bedingter Infraorbitalisschäden als geeignetes und objektives elektrophysiologisches Untersuchungsverfahren.

Literatur

Bennett, M. H., P. J. Jannetta: Evoked potentials in trigeminal neuralgia. Neurosurgery 13 (1983) 242–247

Buettner, U. W., F. Petruch, K. Schleglmann, M. Stöhr: Diagnostic significance of cortical somatosensory evoked potentials following trigeminal nerve stimulation. In Courjon, J., F. Maugiere, M. Revol: Advances in Neurology, vol. 32. Raven, New York 1982 (pp. 339–346)

Hielscher, H., J. Jörg, H. J. Lehmann, M. Scheuerl: Trigeminus-evozierte Potentiale: Methodik und pathologische Befunde. EEG-EMG 11 (1980) 229–230

Jörg, J., H. Hielscher: Evozierte Potentiale (VEP-SEP-AEP) in Klinik und Praxis. Springer, Berlin 1984

Petruch, F., K. Schleglmann, M. Stöhr: Diagnostische Bedeutung der somatosensorisch evozierten Potentiale nach Trigeminus-Stimulation. In Mertens, H. G., H. Przuntek: Pathologische Erregbarkeit des Nervensystems und ihre Behandlung. Springer, Berlin 1980 (S. 642–644)

Salar, G., I. Iob, S. Mingrino: Cortical evoked responses before and after percutaneous thermocoagulation of the Gasserian ganglion. Preliminary report. Appl. Neurophysiol. 44 (1981) 355–362

Stöhr, M., F. Petruch: Somatosensory evoked potentials following stimulation of the trigeminal nerve in man. J. Neurol. 220 (1979) 95–98

Kontaktadresse
Priv.-Doz. Dr. Dr. Andreas Bremerich
Abteilung für Mund-, Kiefer- und Gesichtschirurgie
der Universität Ulm im Bundeswehrkrankenhaus
Oberer Eselsberg
W-7900 Ulm

Michael Lippold, Tim Krafft, Wolfgang J. Spitzer, Erlangen, Klaus W. Ruprecht, Homburg/Saar, und Walter Huk, Erlangen

Traumatische Arteria-carotis-Sinus-cavernosus-Fistel

Einleitung

Fisteln zwischen A. carotis und Sinus cavernosus können entsprechend ihrer Ätiologie in traumatische oder spontane, nach hämodynamischen Kriterien in High-flow- oder Low-flow-Fisteln und nach anatomisch-angiographischen Gesichtspunkten in direkte oder durale Fisteln eingeteilt werden (Barrow u. Mitarb. 1985). Etwa 75% der Fisteln sind traumatisch bedingt, während die übrigen spontan durch vorbestehende Aneurysmen, durch arterio-sklerotische Gefäßwandschäden oder Blutgerinnungsstörungen auftreten können (Ruprecht u. Mitarb. 1986). Vereinzelt finden sich Berichte über traumatische A.-carotis-Sinus-cavernosus-Fisteln bei Patienten mit Kiefer-Gesichts-Traumen (Esposito 1970, Garland u. Mitarb. 1977, Kuroi u. Mitarb. 1987, MacIntosh 1985, Niamtu u. Campbell 1982, Rogers u. Epker 1972, Robertson 1977, Takenoshita u. Mitarb. 1990, Walls u. Mitarb. 1989, Zachariades u. Papavassiliou 1988). Nachfolgend soll über eine eigene Beobachtung einer solchen traumatischen Fistel berichtet werden.

Fallbericht

Ein 20jähriger Patient erlitt am 22.12.1985 anläßlich eines Verkehrsunfalles ein massives Schädel-Hirn-Trauma mit frontobasalen Verletzungen beidseits und beiderseitigen Liquorfisteln, mit Kalottenfrakturen frontal, temporal und parietal beidseits, mit Impressionen bis Kortikalisbreite und mit diffusen frontobasal betonten Subarachnoidalblutungen. Zusätzlich bestand eine laterale Mittelgesichtsfraktur links. Nach Akutversorgung in einem auswärtigen Krankenhaus wurde der primär bewußtlose Patient am 14.1.1986 in der Neurochirurgischen Klinik und Poliklinik der Universität Erlangen-Nürnberg stationär aufgenommen. Es bestand bei ihm eine persistierende Lidschwellung links mit Bulbusprotrusion (Abb. **1a**). Die linke Pupille war weit und rea-

gierte weder direkt noch konsensuell. Über dem linken Auge war ein Orbitageräusch auskultierbar. Das Computertomogramm zeigte eine auffällige Dichtestruktur parasellär, und mittels seitengetrennten Karotisangiogramms konnte eine linksseitige A.-carotis-interna-Sinus-cavernosus-Fistel nachgewiesen werden (Abb. **1b**). Die Fistel wurde mittels eines Ballons (Huk 1990) verschlossen, worauf sich alle orbitalen Symptome bis auf den Visusverlust zurückbildeten.

Diskussion

Bei den traumatischen A.-carotis-Sinus-cavernosus-Fisteln handelt es sich um einen direkten Shunt zwischen der A. carotis interna und dem Sinus cavernosus vom High-flow-Typ (Barrow u. Mitarb. 1985). Ihre Häufigkeit wird in Abhängigkeit vom jeweiligen Patientengut mit 1–5% angegeben (Dietz 1970). Während nach Bedford (1966) bzw. Harris u. Rhoton (1976) eine Verletzung der A. carotis interna allein ausreicht, kann nach Parkinson (1965) eine Fistel dagegen nur dann entstehen, wenn gleichzeitig sowohl die A. carotis interna als auch eine der Venen des Plexus cavernosus verletzt sind. Verletzungen der A. carotis interna in ihrem intrakavernösen Abschnitt können durch Einspießen von Knochenfragmenten oder durch Eröffnung der Gefäßwand bei Basisfrakturen zustande kommen. Auch ist eine direkte Verletzung durch ein Projektil oder durch Stich möglich. Die Gefäßwand der Arterie kann jedoch auch bei Schleuderbewegungen des Kopfes allein infolge Scherwirkungen einreißen. Dieser Verletzungsmechanismus muß bei den Patienten mit traumatischer A.-carotis-Sinus-cavernosus-Fistel mit Kiefer-Gesichts-Frakturen angenommen werden, da bei diesen Patienten über eine zusätzliche Traumatisierung des Hirnschädels berichtet wurde (Esposito 1970, Garland u. Mitarb. 1977, Kuroi u. Mitarb. 1987, MacIntosh 1985, Niamtu u. Campbell 1982, Rogers u. Epker 1972, Robertson 1977, Takenoshita 1990, Walls 1989, Zachariades u. Papavassiliou 1988).

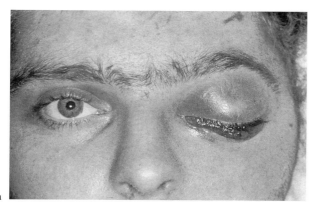
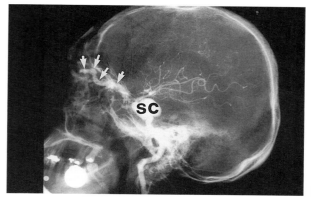

a   b

Abb. 1a u. b   Lidschwellung, Ptosis, Chemosis am linken Auge bei Patienten mit traumatischer A.-carotis-Sinus-cavernosus-Fistel (a).
b Seitliche Schädelaufnahme nach Kontrastmittelinjektion in die linke A. carotis interna. Es besteht eine große A.-carotis-interna-Sinus-cavernosus-Fistel mit massiver Auftreibung des linken Sinus cavernosus (SC). Der Abstrom aus der Fistel erfolgt über eine massiv dilatierte V. ophthalmica (Pfeile)

Traumatische A.-carotis-Sinus-cavernosus-Fisteln können zahlreiche Symptome aufweisen, welche zeitlich stark unterschiedlich nach dem Trauma auftreten können (Takenoshita u. Mitarb. 1990). Subjektiv klagen die Patienten über Schmerzen im Orbitabereich und über ein pulssynchrones „Lokomotivgeräusch" im Kopf. Dieses Geräusch kann mit einem Stethoskop über dem betreffenden Auge oder über der Temporalregion auskultiert werden. Es handelt sich dabei um ein systolisches Dekrescendogeräusch (Ruprecht u. Mitarb. 1986). Dieses Geräusch unterscheidet die A.-carotis-Sinus-cavernosus-Fistel vom Fissura-orbitalis-superior-Syndrom, vom Orbitaspitzensyndrom, vom retrobulbären Hämatom und von der Sinus-cavernosus-Thrombose (Garland u. Mitarb. 1977, Niamtu u. Campbell 1982).
Weiterhin ist bei der Fistel häufig ein pulsierender Exophthalmus zu beobachten. Er macht sich durch ein pulssynchrones Hüpfen des Lides bzw. des Bulbus oculi bemerkbar. Die Entwicklung des Exophthalmus ist frühestens nach 24 Std. zu beobachten, und er ist nach etwa 2 Monaten voll ausgeprägt (Dietz 1970). Aufgrund interkavernöser Verbindungen kann in manchen Fällen der Exophthalmus auch kontralateral zum Shunt auftreten. Auch kann ein Exophthalmus nur der Gegenseite vorkommen. Der pulsierende Exophthalmus ist jedoch nicht identisch mit der A.-carotis-Sinus-cavernosus-Fistel. Differentialdiagnostisch sollten bei ihm immer ein A.-ophthalmica-Aneurysma, eine A.-carotis-V.-jugularis-Fistel und eine A.-meningea-media-Sinus-cavernosus-Fistel ausgeschlossen werden (Ruprecht u. Mitarb. 1986).
Infolge der arteriovenösen Fistel kommt es zu einer Strömungsumkehr im Bereich der orbitalen Gefäße mit konsekutiver Stauung der Orbitavenen (Ruprecht u. Mitarb. 1986). Bei länger bestehender retrograder Füllung der orbitalen Venen kommt es dann zu einer Dilatation palpebraler, konjunktivaler sowie episkleraler Venen. Dem entspricht eine Tortuositas vasorum am Augenhintergrund. Der intraokulare Druck ist erhöht, was eine Optikusatrophie mit Erblindung zur Folge haben kann. Als Zeichen einer Arterialisation der Gesichts- und Nasenve-

nen findet sich gehäuft Nasenbluten. Je nach Ausmaß der Arterialisation der V. ophthalmica superior zeigen sich ein Tief- und Lateralstand des Bulbus sowie eine ausgeprägte Chemosis. Einseitig dilatierte episklerale Gefäße werden nicht nur bei den traumatischen Fisteln, sondern auch bei den spontanen Fisteln sowie beim Dural-Shunt-Syndrom beobachtet. Bei den beiden letzten Fisteltypen ist jedoch kein Orbitalgeräusch vorhanden, während ein Exophthalmus nachweisbar ist. Davon abzugrenzen sind die Fistelformen, welche keinen Exophthalmus, jedoch dilatierte episklerale Gefäße aufweisen.
Auch können Ausfälle von seiten der im Sinus cavernosus verlaufenden Hirnnerven (III, IV, V_1, V_2, VI) infolge der Fistel auftreten (Dietz 1970). Dadurch kommt es zur Ptosis und Mydriasis am betroffenen Auge, und die Patienten geben Doppelsehen und Sensibilitätsstörungen an. Im Anfangsstadium ist vor allem der N. abducens wegen seiner relativ dünnen Hülle betroffen. Bei Zunahme des Hämatoms können auch der N. facialis und der N. vestibulocochlearis beteiligt sein. Im Gegensatz zu der häufig vorkommenden Mydriasis wurde von Garland u. Mitarb. (1977) eine Myosis beobachtet, welche sie auf die unterbrochene sympathische Innervation zurückführten.
Mittels Doppler-Sonographie kann die in der V. ophthalmica superior von innen nach außen gerichtete Strömung nachgewiesen werden. Differentialdiagnostisch ist hiervon die typische Strömungsumkehr in der A. supratrochlearis bei Patienten mit ischämischer Ophthalmopathie abzugrenzen. Sonographisch kann auch die enorme Dilatation der V. opthalmica superior nachgewiesen werden. Diese Venenerweiterung und die Verdickung der Augenmuskeln sind auch computertomographisch erkennbar. Eine Serien-CT-Untersuchung mit einem Kontrastmittelembolus zeigt die simultane Kontrastmittelanflutung in den intrakraniellen Arterien und in der V. ophthalmica superior (Jend 1984). Letztlich beweisend für eine Fistel ist die seitengetrennte Angiographie der Aa. carotis externa und interna sowie ggf. der A. vertebralis (Ruprecht u. Mitarb. 1986).

Abgesehen von den extrem seltenen Spontanheilungen, muß die Fistel aktiv verschlossen werden, da Glaukom, Visusverlust und Mangeldurchblutung des Gehirns die Folge sein können (Dietz 1970). Die selektive Fistelausschaltung unter Erhaltung der A. carotis interna wird bei der Therapie angestrebt (Huk 1990, Prolo u. Hanbery 1971, Serbinenko 1974). Nach erfolgreichem Verschluß der Fistel sind die Symptome in der Regel gut rückbildungsfähig. Es wurde jedoch auch über bleibenden Visusverlust berichtet, was vor allem bei längere Zeit bestehender intraokularer Tensionserhöhung auftreten kann (Esposito 1970, Niamtu u. Campbell 1982).

Zusammenfassung

Bei der traumatischen A.-carotis-Sinus-cavernosus-Fistel handelt es sich um eine direkte Verbindung zwischen A. carotis interna und dem Sinus cavernosus vom High-flow-Typ. Herausragende Kennzeichen sind das subjektiv und objektiv wahrnehmbare Orbitageräusch, der pulsierende Exophthalmus und die orbitale Stauung. Letztlich beweisend ist der angiographische Nachweis der Fistel. Bei Patienten mit Kiefer-Gesichts-Traumen tritt sie eigentlich nur dann auf, wenn gleichzeitig eine Traumatisierung des Gehirnschädels erfolgt ist.

Literatur

Barrow, D. L., R. H. Spector, J. F. Braun, J. A. Landman, S. C. Tindall, G. T. Tindall: Classification and treatment of spontaneous carotid-cavernous sinus fistulas. J. Neurosurg. 62 (1985) 248
Bedford, M. A.: The „cavernous" sinus. Brit. J. Ophthalmol. 50 (1966) 41
Dietz, H.: Die frontobasale Schädelhirnverletzung. Springer, Berlin 1970
Esposito, J. G.: Cavernous sinus-carotid fistula: a complication of maxillofacial injury: report of case. J. Oral Surg. 26 (1970) 537
Garland, S. D., P. L. Maloney, H. C. Doku: Carotid-cavernous sinus fistula after trauma to the head. J. Oral Surg. 35 (1977) 832
Harris, F. K., A. L. Rhoton jr.: Anatomy of the cavernous sinus. A microsurgical study. J. Neurosurg. 45 (1976) 169
Huk, W.: persönliche Mitteilung 1990

Jend, H.-H.: Mittelgesichtsverletzungen. In Heller, M., H.-H. Jend: Computertomographie in der Traumatologie. Thieme, Stuttgart 1984 (S. 31)
Kuroi, M., M. Nagai, T. Shimizu: Traumatic carotid-cavernous fistula associated with a mandibular fracture. J. oral max.-fac. Surg. 45 (1987) 526
MacIntosh, J.: Carotid-cavernous fistula. In Rowe, N. L., J. L. Williams: Maxillofacial Injuries, vol. II. Churchill Livingstone, Edinburgh 1985 (p. 759)
Niamtu, J. III, R. C. Campbell: Carotid cavernous fistula. J. oral max.-fac. Surg. 40 (1982) 52
Parkinson, D.: A surgical approach to the cavernous portion of the carotid artery: anatomical studies and case report. J. Neurosurg. 23 (1965) 474
Prolo, D. J., J. W. Hanbery: Intraluminal occlusion of a carotid-cavernous sinus fistula with a balloon catheter (Technical Note). J. Neurosurg. 35 (1971) 237
Robertson, J. M.: Carotid-cavernous sinus fistula accompanying facial trauma. Brit. J. Oral Surg. 14 (1977) 195
Rogers, R., B. C. Epker: Carotid-cavernous sinus fistula accompanying mid-facial fractures: report of case. J. Oral Surg. 30 (1972) 429
Ruprecht, K. W., H. Seyer, J. Schramm: Akute Zirkulationsstörungen der Orbita. In Lund, O. E., Th. Wantke: Akute Augenerkrankungen – Akute Symptome. Enke, Stuttgart 1986 (S. 203)
Serbinenko, F. A.: Balloon catheterization and occlusion of major cerebral vessels. J. Neurosurg. 41 (1974) 125
Takenoshita, Y., K. Hasno, T. Matsushima, M. Oka: Carotid-cavernous sinus fistula accompanying facial trauma. J. cranio max.-fac. Surg. 18 (1990) 41
Walls, R. D., E. S. Helmy, D. P. Timmis: Carotid-cavernous sinus fistula accompanying an isolated mandibular fracture. J. oral max.-fac. Surg. 47 (1989) 1215
Zachariades, N., D. Papavassiliou: Traumatic carotid-cavernous sinus fistula. J. cranio-max.-fac. Surg. 16 (1988) 385

Kontaktadresse
Dr. Michael Lippold
Klinik und Poliklinik für Mund-Kiefer-Gesichts-Chirurgie der Universität
Erlangen-Nürnberg
Glückstraße 11
W-8520 Erlangen

Wolf-J. Höltje und Hanna Scheuer, Hamburg

Profilstörungen nach Mittelgesichtsfrakturen
Zephalometrische Analysen und Folgerungen für die Therapie

Einleitung und Problemstellung

Das Konzept der Drahtaufhängung oder der Plattenosteosynthese für die Fixation von Mittelgesichtsfrakturen führt nicht regelmäßig zu befriedigenden Behandlungsergebnissen, auch dann nicht, wenn die Okklusion korrekt eingestellt wurde und eine intermaxilläre Fixation bis zur Konsolidierung der Frakturen erfolgte. Mit Recht haben mehrere Autoren die frühzeitige anatomische Rekonstruktion von Mittelgesichtsfrakturen gefordert (Gruss u. Mitarb. 1985, 1986, Manson u. Mitarb. 1985) unter Verwendung der Miniplattenosteosynthese (Schilli u. Mitarb. 1977) und der simultanen Osteoplastik. Diese Techniken verbessern die Stabilität und gewährleisten die Positionierung der oft zahlreichen Frakturfragmente. Die exakte Wiederherstellung eines harmonischen Gesichtsprofils bleibt auch bei Verwendung von Miniplattenosteosynthesen und simultaner Osteoplastik eine schwierige Aufgabe, wenn wichtige profilrelevante Strukturen zerstört sind, wie dies bei komplexen Mittelgesichtsfrakturen meistens der Fall ist.
Die Wiederherstellung des Gesichtsprofils nach einem komplexen Mittelgesichtstrauma in allen drei Ebenen (sagittal, vertikal und transversal) stellt ein vielschichtiges Problem dar, welches häufig durch das Polytrauma in seiner Gesamtheit noch weiter kompliziert wird (Merville 1974). Auf die Wichtigkeit einer skelettalen Rekonstruktion in der Transversalebene haben Gruss u. Mitarb. (1985, 1986) ausführlich hingewiesen. Dabei spielt die schrittweise Rekonstruktion der Jochbögen und der Jochbeine in anatomisch korrekter Position eine entschei-

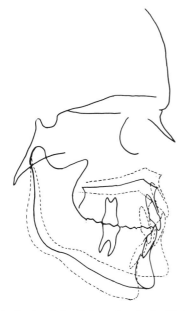

Abb. 1 Prinzip der Autorotation: Durch die Veränderung der Mittelgesichtshöhe (Vertikalebene) verändert sich gleichzeitig die sagittale Relation von Ober- und Unterkiefer. Je stärker das Mittelgesicht vertikal verkürzt wird, desto prognather wird die Mandibula

Material und Methode

Zur Analyse dieser Problematik haben wir 35 Patienten mit Frakturen des Mittelgesichtes vor, kurz nach und mindestens 1 Jahr nach operativer Versorgung zephalometrisch untersucht. 19 Drahtaufhängungen, 12 Patienten mit Miniplattenosteosynthesen und 4 kombinierte Fixationstechniken wurden untersucht (Tab. **1**).

Die Auswertung der seitlichen zephalometrischen Fern-Röntgenbilder erfolgte mit einer modifizierten Fernröntgenanalyse nach Hasund (1973) mit Hilfe eines IBM-kompatiblen Computers. Die Referenzpunkte wurden mit einem Digitalisierungstablett elektronisch erfaßt. Mit einem Auswertungsprogramm von Segner wurden 23 Parameter je Röntgenbild berechnet. Die statistische Auswertung wurde mit dem SPSS-Statistikprogramm durchgeführt. Zur Signifikanzprüfung wurde der Wilcoxon-Test für nicht normal verteilte Paardifferenzen verwendet.

Ergebnisse

Unabhängig vom Verletzungsmuster und von der Fixationstechnik stellten sich drei unterschiedliche Schwerpunkte der Störungen heraus:

1. die bimaxilläre Retrognathie bei gleichzeitig vorhandenen, jedoch nicht reponierten und stabilisierten Kollumfrakturen;
2. die Rücklage der Maxilla durch Fixierung der Okklusion in progener Verzahnung;
3. die Verkürzung des Mittelgesichtes durch Stabilisierung der Maxilla in vertikal verkürzter Position. Gleichzeitig war mit der vertikalen Verkürzung die sagittale Position von Oberkiefer und Unterkiefer pathologisch verändert durch die eingetretene anteriore Autorotation (Abb. **1**).

Die sagittale maxillomandibuläre Relation war nach operativer Versorgung der Mittelgesichtsfrakturen (n = 28) im Mittelwert skelettal neutral (ANB = 2,1 Grad). Die Standardabweichung betrug jedoch 3,5, bedingt durch eine bemerkenswert hohe Streuung von −7 Grad bis +7 Grad ANB (Tab. **2**).

In der Vertikalebene fand sich nach operativer Versorgung (n = 28) eine Reduktion der Mittelgesichtshöhe um 2,2 mm. Auch in dieser Ebene zeigte sich eine erhebliche Standardabweichung von 5,7 und eine extreme Streuung von −12 mm (Verkürzung) bis +7,7 mm (Verlängerung) in der Mittelgesichtshöhe (Tab. **2**).

Beim Vergleich der posttraumatischen Verhältnisse mit denjenigen nach operativer Versorgung zeigte sich, daß

dende Rolle. Für eine korrekte Positionierung des Mittelgesichtes in der Sagittalebene reicht die Einstellung der Okklusion allein nicht aus. Einerseits ist die sagittale Position direkt abhängig von der vertikalen Position durch das Prinzip der Autorotation (Abb. **1**); andererseits gelingt die sagittale Positionierung überhaupt nur, wenn der Unterkiefer *einschließlich beider Kiefergelenke* sich in anatomisch korrektem Zustand befinden. Die Stabilisierung des Unterkiefers und besonders beider Kieferköpfchen in anatomisch korrekter Position ist eine unverzichtbare Voraussetzung für die Positionierung des gesamten Unter- und Mittelgesichtes sowohl in der Sagittalebene als auch in der Vertikalebene.

Für die korrekte Einstellung der Maxilla in der Vertikalebene sind bei komplexen Mittelgesichtsfrakturen keine zuverlässigen Anhaltspunkte vorhanden (Stanley 1984). Da sich die optimale Gesichtshöhe aber aus einem festen Verhältnis von Mittelgesichtshöhe : Untergesichtshöhe = 4 : 5 ergibt (Abb. **3a**), kann unabhängig vom Gesichtstyp die optimale Höhe des Mittelgesichtes nach Messung der Untergesichtshöhe ermittelt werden.

Tabelle **1** Verwendete Fixierungstechniken bei 35 Patienten mit komplexen Mittelgesichtsfrakturen

Ebene	X	Std.	Streuung	
			min.	max.
sagittale mand./max. Relation (ANB-Winkel)	2,1°	3,4	−6,9°	+7,7°
vertikale mand./max. Relation (Ist/Soll-Differenz der Mittelgesichtshöhen)	−2,2 mm	5,7	−12,3 mm	+7,7 mm

Tabelle **2** Mittelwerte (x̄), Standardabweichung (Std.) und Streuung nach operativer Versorgung von Mittelgesichtsfrakturen (n = 28) in der Sagittalebene und in der Vertikalebene

Fixationstechnik	n
Drahtaufhängung	19
Miniplattenosteosynthese	12
kombinierte Verfahren	4
total	35

die vertikale Relation im Mittelgesicht nahezu unverändert geblieben war. Die Maxilla war also bei den meisten Patienten auch nach operativer Versorgung in der vertikal verkürzten Position verblieben, die das Trauma verursacht hatte. Der Korrelationskoeffizient für diese Störung beträgt 0,96, was bedeutet, daß diese Aussage für nahezu alle untersuchten Patienten zutrifft (Abb. **2**).

Folgerungen und Diskussionen

Zur Wiederherstellung eines vertikal harmonischen Mittelgesichtsprofils nach komplexem Mittelgesichtstrauma sind besondere Überlegungen erforderlich, die eine exakte vertikale Positionierung der Maxilla bei der operativen Versorgung ermöglichen. Obwohl keine zuverlässigen Daten von den prätraumatischen vertikalen Proportionen des Gesichtes zur Verfügung stehen, kann die ideale Mittelgesichtshöhe aus der meßbaren Untergesichtshöhe errechnet werden.

Dieses ideale Verhältnis beträgt unabhängig vom Gesichtstyp 4 (Mittelgesichtshöhe) : 5 (Untergesichtshöhe) = 0,8 (Abb. **3a**). Bei einem durch das Trauma bedingten offenen Biß in Verbindung mit Unterkiefer- und Kollumfrakturen und weiteren skelettalen Dislokationen kann die Untergesichtshöhe nicht direkt gemessen

werden. Durch Ausmessen der Alveolarfortsatzhöhen von Unterkiefer und Oberkiefer und unter Berücksichtigung eines angemessenen Überbisses läßt sich die Untergesichtshöhe leicht berechnen. In der Abb. **3b** ergibt die Strecke A + die Strecke B – Überbiß C die vertikale Untergesichtshöhe. Nach Abb. **3a** ergibt sich daraus die gesuchte vertikale Höhe des Mittelgesichtes aufgrund der Gleichung:

$$\text{Mittelgesichtshöhe} = 0,8 \times \text{Untergesichtshöhe.}$$

Bei der aktuellen Diagnostik eines komplexen Mittelgesichtstraumas stößt die Anfertigung eines seitlichen Fernröntgenbildes, welches nach einem Vorschlag von Ferraro u. Mitarb. (1972) unverzichtbar ist, oft auf besondere Schwierigkeiten. Für die von uns vorgeschlagenen Messungen sind wir auf ein solches Fernröntgenbild nicht zwingend angewiesen. Gleiche Information liefert das seitliche Topogramm des Schädels nach kranialer Computertomographie, welches im Maßstab 1 : 1 vom Computertomographen ausgedruckt werden kann. Auch auf dieser Aufnahme lassen sich die erforderlichen Messungen durchführen und die Werte ermitteln, mit deren Hilfe die Maxilla vertikal in ihrer Position zum Nasion eingestellt werden muß. Für die operative Versorgung von komplexen Mittelgesichtsfrakturen ergibt sich aus diesen Betrachtungen ein klares logistisches Konzept:

1. Die anatomische Rekonstruktion und Fixierung der Frontobasis, der Jochbein- und Jochbogenregion sowie der Orbitaumrandungen sind Voraussetzung für die definitive Positionierung der Maxilla.

2. Die anatomische Rekonstruktion des Unterkiefers einschließlich seiner beiden Gelenkfortsätze und die Stabilisierung mit einer Plattenosteosynthese ist eine zweite essentielle Voraussetzung.

3. Jetzt erst kann die definitive vertikale Position des Mittelgesichtes vorgenommen werden, nachdem Oberkiefer und Unterkiefer intermaxillär fest fixiert worden sind. Wegen des Prinzips der Autorotationen hat dieser

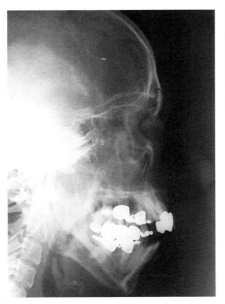
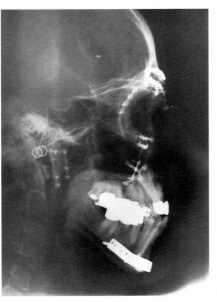

a

b

Abb. **2a** u. **b** Seitliche Fernröntgenbilder eines 27jährigen Patienten.
a Posttraumatische Situation mit Frakturen der Frontobasis, der Periorbita, des Mittelgesichtes sowie des Unterkieferkörpers und beider Gelenkfortsätze,
b nach operativer Versorgung mit anatomischer Rekonstruktion und Plattenstabilisierung sämtlicher Frakturen. Die Profilsituation ist in allen Ebenen harmonisch

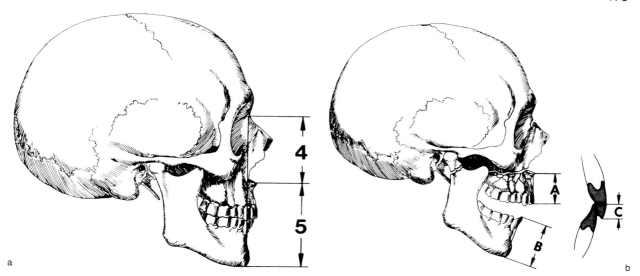

Abb. **3a** u. **b** Darstellung der harmonischen und der traumatisch veränderten Gesichtshöhe.
a Die harmonische Gesichtshöhe beträgt: Mittelgesicht (4): Untergesicht (5) = 0,8.
b Die Untergesichtshöhe kann auch bei traumatisch verändertem Profil durch Messung der Alveolarfortsatzhöhen von Oberkiefer und Unterkiefer und unter Einbeziehung eines regelrechten frontalen Überbisses errechnet werden: A + B − C = Untergesichtshöhe

Schritt auch wichtige Folgen für die sagittale Einstellung von Oberkiefer und Unterkiefer (vgl. Abb. **2**).

Wenn durch geeignete Osteosynthesen auf allen Ebenen und – falls nötig – mit Hilfe von simultanen Osteoplastiken eine anatomische Rekonstruktion des traumatisierten Gesichtsskelettes erreicht worden ist unter Berücksichtigung der besprochenen Profilrelationen, so wird eine wochenlange starre intermaxilläre Fixation zugunsten von funktionell wirkenden leichten Gummizügen überflüssig. Für die Rehabilitation eines polytraumatisierten Patienten ist dies sicherlich ein bedeutsamer Fortschritt.

Zusammenfassung

35 Mittelgesichtsfrakturen wurden posttraumatisch und nach operativer Versorgung zephalometrisch und statistisch ausgewertet. Die wichtigsten Störungen bestanden in einer bimaxillären Retrognathie, Rücklage der Maxilla, vertikalen Verkürzung des Mittelgesichtes. Diese Verkürzung läßt sich vermeiden, wenn bei der operativen Versorgung der vertikale Gesichtsindex berücksichtigt wird. Nach Stabilisierung und Wiederherstellung der Frontobasis und der Periorbita und nach Stabilisierung des gesamten Unterkiefers von „Kondylus zu Kondylus" kann nach Ermittlung der Untergesichtshöhe das Mittelgesicht vertikal in exakter Position eingestellt werden. Dies hat auch wichtige Folgen für die sagittale Position von Unterkiefer und Oberkiefer.

Literatur

Ferraro, J. W., R. B. Berggren: A precise method for determination of the displacement in fractures of the midface. Plast. reconstr. Surg. 50 (1972) 447

Gruss, J. S., S. E. Mackinnon: Complex maxillary fractures: Role of buttress reconstruction and immediate bone grafts. Plast. reconstr. Surg. 78 (1986) 9

Gruss, J. S., S. E. Mackinnon, E. E. Kassel, P. W. Cooper: The role of primary bone grafting in complex cranio-maxillofacial trauma. Plast. reconstr. Surg. 75 (1985) 17

Hasund, A.: Klinische Kephalometrie für die Bergen-Technik. Bergen 1973

Manson, P. N., W. A. Crawley, M. J. Yaremchuk, G. M. Rochman, J. E. Hoopes, J. H. French: Midface fractures: Advantages of immediate extended open reduction and bone grafting. Plast. reconstr. Surg. 76 (1985) 1

Merville, L.: Multiple dislocations of the facial skeleton. J. max.-fac. Surg. 2 (1974) 187

Schilli, W., H. Niederdellmann, F. Härle: Schrauben und Platten am Mittelgesicht und Orbitaring. In Schuchardt, K., R. Becker: Fortschritte der Kiefer- und Gesichts-Chirurgie, Bd. XXII. Thieme, Stuttgart 1977 (S. 47)

Stanley jr., R. B.: Reconstruction of midface vertical dimension following Le Fort fractures. Arch. Otorhinolaryngol. 110 (1984) 571

Kontaktanschrift
Prof. Dr. Dr. Wolf-J. Höltje
Nordwestdeutsche Kieferklinik,
Universitätskrankenhaus Eppendorf
Martinistr. 52
W-2000 Hamburg 20

Friedrich M. Chiari, Heribert Rainer und Werner Emmer, Klagenfurt

Okklusale Störungen als mögliche Folge von Mittelgesichtsplattenosteosynthesen

Einleitung

Frakturen des Mittelgesichtes wurden an der Klinik für Mund-, Kiefer- und Gesichtschirurgie des Landeskrankenhauses Klagenfurt in den letzten 10 Jahren in der überwiegenden Mehrzahl der Fälle durch Plattenosteosynthesen versorgt. Dabei wurde auch bei Mehrfachfrakturen des Mittelgesichtes eine funktionsstabile Osteosynthese angestrebt. Nach exakter Reposition der Bruchfragmente erfolgte die intermaxilläre Fixation (= intermaxilläre Verschnürung). Die Mittelgesichtsfrakturen wurden durch Miniplattenosteosynthese stabilisiert. Nach Öffnung der intermaxillären Fixation kam es aber dennoch trotz exakter Reposition der Bruchfragmente von Mittelgesichtsfrakturen immer wieder zu Okklusionsstörungen. Diese Arbeit beschäftigt sich mit diesem Phänomen. Fehlermöglichkeiten bei der Osteosynthese siehe u. a. Schmoker u. Spiessl (1978), Spiessl u. Schroll (1972) und Dumbach u. Mitarb. (1985).

Material und Methodik

Für die vorliegende Studie werteten wir 7 Patienten mit Mittelgesichtsfrakturen aus. Dabei hatten 3 Patienten Mittelgesichtstrümmerbrüche. Bei 2 Patienten lag eine Le-Fort-I- und bei jeweils einem Patienten eine Le-Fort-II- und eine Le-Fort-III-Fraktur vor. Zunächst wurden die Bruchfragmente exakt reponiert. Es wurde im Bereich der Verplattungsstelle im Bruchfragment ein Bohrloch angelegt. Durch dieses Bohrloch erfolgten das Durchziehen eines Drahtes und die Bildung einer Drahtschlaufe. Die Bruchstücke wurden über die Drahtschlaufe durch eine Präzisionsfederwaage aus ihrer exakten Position bewegt. Dabei wurde mit der Präzisionsfederwaage die Kraft gemessen (Zugkraft in Gramm), bei der sich die Bruchfragmente bewegen lassen.

Nach dieser Messung wurde der Oberkiefer zum Unterkiefer intermaxillär verschnürt. Es wurde gemessen, bei welcher Kraft sich die Oberkieferbruchfragmente gemeinsam mit dem Unterkiefer mobilisieren lassen. Weiterhin wurden jene Kräfte gemessen, die zur Verformung von Miniplatten notwendig sind. Die Verformung der Miniplatten erfolgt zwischen den bruchspaltnahen Schraubenöffnungen. Um die Größe der Verformungskräfte exakt bestimmen zu können, wurde die Verformungsmessung mittels geeichter Gewichte durchgeführt.

An unserer Abteilung werden zur Oberkieferfrakturversorgung folgende Miniplattensysteme verwendet:

1. das Miniplattensystem nach Luhr (Luhr 1979, Drommer u. Luhr 1981)
2. das AO-Miniplattenset (Sequin 1980, Pohler u. Straumann 1975)
3. das Titan-Miniplattensystem von Würzburg

Aus den genannten Miniplattensystemen wurden folgende Osteosyntheseplatten untersucht:

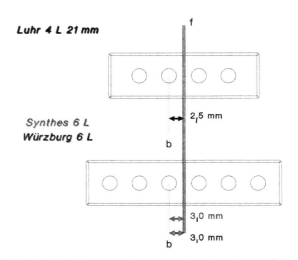

Abb. 1 Miniplatten: b = Zentrum der bruchspaltnahen Schraubenöffnung des beweglichen Bruchstückes von Mittelgesichtsbrüchen = Krafteinwirkung durch geeichte Gewichte, f = Biegungsstelle der Miniplatten, Pfeile = geben die Distanz von der Krafteinwirkung bis zur Biegungsstelle wieder

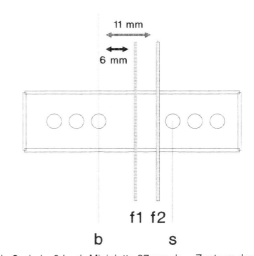

Abb. 2 Luhr-6-Loch-Miniplatte 37 mm: b = Zentrum der bruchspaltnahen Schraubenöffnung des beweglichen Bruchstückes von Mittelgesichtsbrüchen = Krafteinwirkung durch geeichte Gewichte, f1 und f2 = Biegungsstellen der Luhr-6-Loch-Miniplatte 37 mm, Pfeile = geben die Distanz von der Krafteinwirkung bis zur Biegungsstelle wieder, s = bruchspaltnahe Schraubenöffnung der stabilen Bruchstücke von Mittelgesichtsbrüchen

1. die Luhr-4-Loch-Miniplatte 21 mm
2. die Luhr-6-Loch-Miniplatte 37 mm
3. die Synthes-6-Loch-Miniplatte (AO)
4. die Titan-6-Loch-Miniplatte von Würzburg

Der Ort der Krafteinwirkung auf die Miniplatten und die Biegungsstellen der Miniplatten sind in den Abb. **1** und **2** dargestellt.

Ergebnisse

Die Messungen haben gezeigt, daß sich die Frakturfragmente von Mittelgesichtsbrüchen bei einer Kraft von 50−5000 g bewegen lassen. Die zur Verformung der Miniplatten notwendigen Kräfte sind:

1. Die Titan-6-Loch-Miniplatte von Würzburg läßt sich bei einer Kraft von 6000 g (5700 g−6300 g),
2. die Luhr-4-Loch-Miniplatte 21 mm läßt sich bei einer Kraft von 8450 g (8200 g−8700 g),
3. die Synthes-6-Loch-Miniplatte (Stahl) läßt sich bei einer Kraft von 11 150 g (10 900 g−11 400 g),
4. die Luhr-6-Loch-Miniplatte 37 mm, Biegungsstelle f2 (Abb. **2**: f2), läßt sich bei einer Kraft von 2800 g (2600 g−3000 g),
5. die Luhr-6-Loch-Miniplatte 37 mm, Biegungsstelle f1 (Abb. **2**: f1), läßt sich bei einer Kraft von 5100 g (4900 g−5300 g) mittelwertig verformen (Abb. **3**).

Je weiter die Biegungsstelle von der Krafteinwirkung entfernt ist, um so geringer sind die Verformungskräfte, die aufzuwenden sind, um die Miniplatten zu deformieren. Je näher die Biegungsstelle von der Krafteinwirkung liegt, desto größer sind die aufzuwendenden Kräfte, damit eine Verformung der Miniplatten erreicht wird.

Diskussion

Wenn man die Kräfte, bei der sich die mobilen Bruchfragmente von Mittelgesichtsbrüchen bewegen lassen, mit den Kräften, bei denen sich die Miniplatten verformen lassen, vergleicht, kommt man zu folgendem Ergebnis (Abb. **4** u. **5**):
Die Miniplatten werden an den Bruchspalt angelegt. Der Bruchspalt kommt zwischen den Schraubenöffnungen der Miniplatten zu liegen. Man kennt die Kräfte, bei der sich die Bruchfragmente der Oberkieferfrakturen bewegen

lassen (zwischen 50 und 5000 g). Die Biegungskräfte der Luhr-4-Loch-Miniplatte 21 mm, der Synthes-6-Loch-Miniplatte (AO), der Würzburg-6-Loch-Miniplatte und der Luhr-6-Loch-Miniplatte sind bekannt (Abb. **3**; entspricht der Fließgrenze im Spannungs-Dehnungs-Diagramm). Die Luhr-4-Loch-Miniplatte 21 mm, die Synthes-6-Loch-Miniplatte und die Würzburg-6-Loch-Miniplatte wurden zentral gebogen (Abb. **1**: f). Die Luhr-6-Loch-Miniplatte 37 mm wurde an zwei Stellen gebogen (Abb. **2**: f1 und f2). Kommt der Bruchspalt genau im Bereich der Biegungsstellen der Luhr-4-Loch-Miniplatte 21 mm, der Synthes-6-Loch-Miniplatte, der Würzburg-6-Loch-Miniplatte und der Luhr-6-Loch-Miniplatte bei f1 (Abb. **2**: f1) zu liegen, so läßt sich folgender Schluß ziehen: Die Kräfte zur Verformung der Miniplatten (alle über 5000 g) übersteigen deutlich die Kräfte der Beweglichkeit der Bruchfragmente von Mittelgesichtsfrakturen (Abb. **4**).

Biegt man nun die Miniplatte im Bereich des Frakturspaltes falsch an, so ist zu erwarten, daß sich die beweglichen Frakturfragmente an die Miniplatten legen werden. Der gesamte Komplex, Bruchfragment und Unterkiefer, wobei der Unterkiefer zum Oberkiefer intermaxillär verschnürt ist, wird sich an die Miniplatte legen. Das Caput mandibulae der Articulatio temporomandibularis wird einseitig oder beidseitig aus der Fossa mandibularis herausbewegt. Öffnet man die intermaxilläre Verschnürung, wird das Caput mandibulae einseitig oder beidseitig in Zentrik zurückkehren, und man wird eine Okklusionsstörung erhalten.

Anders verhält es sich, wenn der Bruchspalt im Bereich der Biegungsstelle f2 der Luhr-6-Loch-Miniplatte 37 mm (Abb. **2**: f2) zu liegen kommt. Die Miniplatte wird sich bei Bruchfragmenten, die sich bei einer Kraft von über 2800 g mobilisieren lassen, an die Bruchfragmente biegen. Dies deshalb, weil sich die Miniplatte bei der Biegungsstelle f2 mit einer Kraft von 2800 g verformen läßt, d. h., die Verformungskraft der Miniplatte ist geringer als die Mobilisierungskraft der beweglichen Bruchstücke von Mittelgesichtsbrüchen (Mobilisierungskraft > 2800 g). Man wird bei Öffnung der intermaxillären Verschnürung keine Okklusionsstörung erhalten, da sich während der Osteosynthese die Luhr-6-Loch-Miniplatte an das Bruchfragment von Oberkieferbrüchen gebogen hat (Abb. **5**). Bei Bruchfragmenten, die sich mit einer Kraft von unter

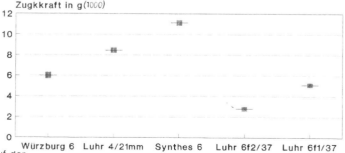

Abb. **3** Bestimmung der Fließgrenze von Miniplatten: Auf der y-Achse sind die Kräfte in 1000 g aufgetragen, bei der sich die Miniplatten verformen (entspricht der Fließgrenze im Spannungs-Dehnungs-Diagramm), und auf der x-Achse sind die einzelnen Miniplatten aufgetragen

178

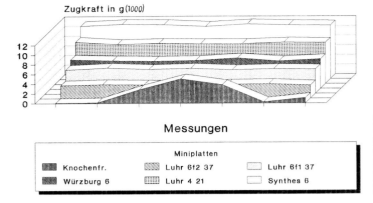

Messungen

Miniplatten

- ▦ Knochenfr.
- ▨ Würzburg 6
- ▥ Luhr 6f2 37
- ▤ Luhr 4 21
- ☐ Luhr 6f1 37
- ☐ Synthes 6

Abb. 4 Fließgrenzen der Miniplatten, Mobilität der Mittelgesichtsbruchstücke: Die Kräfte zur Verformung der Miniplatten übersteigen deutlich (Ausnahme: Luhr-6-Loch-Miniplatte 37 mm = Luhr 6f2 37 in dieser Abb. bei der Biegungsstelle f2 s. Abb. 2) die Kräfte der Beweglichkeit der Bruchfragmente von Mittelgesichtsbrüchen

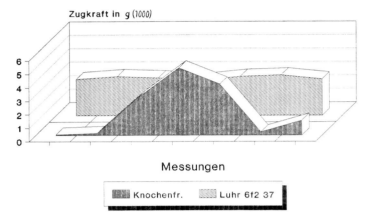

Messungen

- ▦ Knochenfr.
- ▨ Luhr 6f2 37

Abb. 5 Fließgrenze der Miniplatte, Mobilität der Mittelgesichtsbruchstücke: Die Luhr-6-Loch-Miniplatte 37 mm, bei der im Bereich der Biegungsstelle f2 (s. Abb. 2) der Bruchspalt verläuft, läßt sich mit einer geringeren Kraft biegen (2800 g) als sich die mobilen Bruchstücke von über 2800 g bewegen lassen. Es ist keine Okklusionsstörung zu erwarten, da sich während der Osteosynthese die Miniplatte an das Bruchfragment biegt. Eine Okklusionsstörung erhält man, wenn man die Miniplatte bei der Biegungsstelle f2 an den Bruchspalt von Oberkieferbruchfragmenten anlegt, die sich unter einer Kraft von 2800 g mobilisieren lassen

2800 g mobilisieren lassen, wird man, wenn der Bruchspalt bei der Biegungsstelle f2 zu liegen kommt, eine Okklusionsstörung erhalten, weil die Verformungskraft (mittelwertig 5100 g, Abb. 3, Luhr 6f2/37) der Miniplatte die Mobilisierungskraft (50—5000 g) der Oberkieferbruchfragmente übersteigt (Abb. 5).

Schlußfolgerungen

Eine exakte intermaxilläre Fixation ist nicht imstande, eine Dislokation der mobilen Bruchfragmente von Le-Fort-Frakturen bei falschem Anbiegen zu verhindern. Aufgrund dieser Tatsachen sind Okklusionsstörungen bei Plattenosteosynthesen nicht immer vermeidbar. Man muß sich vor Augen halten, daß eine Rotation eines Bruchfragmentes von lediglich 1° in 5 cm Entfernung eine Auslenkung von 1 mm bewirken wird.

Zusammenfassung

Die exakte Reposition der Knochenfragmente von Le-Fort-Frakturen und die intermaxilläre Verschnürung sind keine Garanten einer störungsfreien Okklusion. Denn schon minimale Biegungsfehler der untersuchten Miniplatten über dem Frakturspalt bewirken eine Lageveränderung des gesamten verschnürten Komplexes (Ober- und Unterkiefer), wobei die Kieferköpfchen ein- oder beidseitig die Zentrik verlassen. Öffnet man nach dem operativen Eingriff die intermaxilläre Verschnürung, kehren die Kieferköpfchen in ihre Zentrik zurück, und die Okklusion ist gestört.

Literatur

Drommer, R.: Erfahrungen bei der Stabilisierung von Osteotomiesegmenten im Bereich des Mittelgesichtes mit dem Miniplattensystem nach Luhr. Öst. Z. Stomat: (1981)

Drommer, R., H.-G. Luhr: The stabilization of osteotomized maxillary segments with Luhr mini-plates in secondary cleft surgery. J. max.-fac. Surg. 9 (1981)

Dumbach, J., W. Spitzer, J. H. Eggert: Okklusoartikuläres Problem bei der Plattenosteosynthese. In Pfeifer, G., N. Schwenzer: Fortschritte der Kiefer- und Gesichts-Chirurgie, Bd. XXX. Thieme, Stuttgart 1985 (S. 116—118)

Luhr, H.-G.: Stabile Fixation von Oberkiefer-Mittelgesichtsfrakturen durch Minikompressionsplatten. Dtsch. zahnärztl. Z. 34 (1979) 851

Schmoker, R., B. Spiessl: Fehlermöglichkeiten bei der Osteosynthese von Unterkieferfrakturen. Dtsch. Z. Mund-, Kiefer- u. Gesichtschir. 3 (1978)

Spiessl, B., K. Schroll: Spezielle Frakturen- und Luxationslehre, Bd. 1. Thieme, Stuttgart 1972

Kontaktadresse
Prim.-Doz. Dr. Friedrich M. Chiari
Abteilung für Kiefer- und Gesichtschirurgie,
Landeskrankenhaus Klagenfurt
St. Veiter Str. 47
A-9020 Klagenfurt

Heiko Landau, Homburg/Saar

Traumatisch bedingte akute Entzündungen in der Orbita

Infekte der Orbita haben im weitgefächerten Spektrum der Traumatologie des Gesichtsschädels zahlenmäßig eher eine untergeordnete Bedeutung. Üblicherweise stehen die entzündlichen Affektionen der Nasennebenhöhlen als Hauptursache im Vordergrund (Mills 1986, Jackson u. Baker 1987, Poppendieck u. Mitarb. 1987), so daß über kausale Traumata nur vereinzelt berichtet wird (Schwipper u. Gundlach 1983, Goldfarb u. Mitarb. 1987).

Da Mittelgesichtstraumen häufig mit massiven Weichteilschwellungen, periorbitalen Hämatomen und auch Bulbusfehlstellungen einhergehen, besteht durchaus das Risiko der anfänglichen Verschleierung eines entzündlichen Orbitaprozesses. Es soll deswegen anhand der eigenen Kasuistik gezeigt werden, daß eine frühzeitige adäquate Diagnostik und Therapie zumeist in der Lage sein sollten, sowohl den lokalen Infekt zu sanieren als auch die möglichen deletären Folgen wie z. B. Erblindung, Sinus-cavernosus-Thrombose oder Hirnabszeß zu vermeiden.

Folgt man der Literatur, so hat sich für die Klinik eine Einteilung der Orbitainfekte bewährt, die sich an den anatomischen Gegebenheiten orientiert (Jackson u. Baker 1987, Hirsch u. Lifshitz 1988). Im Vordergrund steht dabei die Periorbita, die in Gestalt des sog. Septum orbitale, das zu den Tarsusplatten zieht, eine Grenzstruktur bildet, die eine Einteilung in präseptale und postseptale Gewebsabschnitte als Grundlage für die in der Tab. 1 angegebene Klassifikation ermöglicht.

Der rein präseptale Infekt (Abb. 1) mit Lidschwellung und Rötung ist abzugrenzen von den postseptalen Infekten, also dem entzündlichen Ödem der Orbita, dem subperiostalen Abszeß, dem eigentlichen Orbitaabszeß sowie der Sinus-cavernosus-Thrombose, die in aufsteigender Reihenfolge durch die zusätzlichen Symptome, Bulbusprotrusion, Chemosis, schmerzhafte Augenbewegung, Bulbusdislokation in der Horizontalen und Vertikalen, partielle oder vollständige externe Ophthalmoplegie und partiellen oder vollständigen Visusverlust, gekennzeichnet sind.

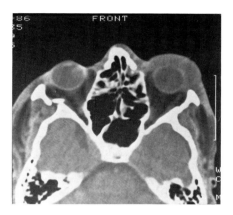

Abb. **1** CT-Beispiel eines präseptalen Infektes mit Schwellung im Bereich der Lidregion, jedoch ohne Bulbusprotrusion oder sonstige pathologische Veränderungen im postseptalen Abschnitt

Analog zu den bereits zitierten geringen Fallzahlen aus der Literatur haben wir bei Durchsicht unseres Krankengutes aus den Jahren 1975–1990 6 Fälle von posttraumatischen Infekten der Orbita gefunden, deren Anfangsdiagnosen nachstehend aufgeführt sind:

1. kombinierte Mittelgesichtsfrakturen nach Le Fort II und III mit nasoethmoidaler Impression und nasal offenem Schädel-Hirn-Trauma
2. Stirnhöhlenvorderwandfraktur bei vorbestehender Sinusitis frontalis, ethmoidalis und maxillaris rechts
3. Kieferhöhlenvorderwandfraktur bei vorbestehender Sinusitis maxillaris
4. Verdacht auf nichtdislozierte Fraktur der medialen Orbitawand
5. Pfählungsverletzung der rechten Orbita (Holzstock) mit primärer Durchtrennung des N. opticus
6. Jochbeinimpressionsfraktur mit Orbitabodenzertrümmerung

	Stadium	Vorrangige klinische Symptome
Tabelle **1** Klassifikation der Orbitainfekte	I: präseptaler Infekt	Lidschwellung, Rötung
	II: entzündliches Ödem der Orbita	Lidschwellung, Rötung, Bulbusprotrusion, Chemosis, Einschränkung der Bulbusmotilität
	III: subperiostaler Abszeß	Lidschwellung, Rötung, Chemosis, Bulbusverdrängung infolge Abszeß, beginnende Visuseinschränkung
	IV: Orbitaabszeß	Exophthalmus, Ophthalmoplegie, deutliche Visuseinschränkung
	V: Sinus-cavernosus-Thrombose	Exophthalmus, Ophthalmoplegie (Hirnnervenlähmung III–VI), Visusverlust

180

Anhand eines Fallbeispiels soll eine typische Verlaufsform wiedergegeben werden: Der 17jährige Patient kam 3 Tage nach einer Sturzverletzung erstmals zur Vorstellung. Klinisch standen eine ausgeprägte Schwellung des rechten Oberlids, eine Chemosis sowie eine Protrusion und Laterokaudaldislokation des rechten Bulbus im Vordergrund (Abb. 2a). Augenbewegungen waren schmerzhaft, der Visus auf 0,2 gemindert. Die Übersichtsaufnahmen des Gesichtsschädels erbrachten lediglich eine Verschattung der rechten Kieferhöhle sowie eine partielle, Verschattung der rechten Stirnhöhle ohne Frakturnachweis. Im Gegensatz hierzu zeigten die computertomographischen Aufnahmen einen mediokranial betonten raumfordernden Prozeß in der rechten Orbita unter Einbeziehung der kranialen Augenmuskeln (Abb. 2b). Es erfolgte eine Revision der Orbita mit Inzisionen im mediokranialen und laterokranialen Bereich sowie subperiostalem Eingehen, wobei sich medial dickrahmiger Eiter, lateral ein eitrig durchmengtes Hämatom fand. Zusätzlich ließ sich eine kleine Fraktur der rechten Stirnhöhlenvorderwand ausmachen, die zu einem Bohrloch erweitert wurde, worauf sich ebenfalls Eiter entleerte. Unter adäquater Drainage von Orbita, Stirnhöhle und Kieferhöhle sowie hochdosierter systemischer Antibiose kam es binnen 10 Tagen zu einer praktisch vollständigen Rückbildung der klinischen Symptomatik mit Wiedererlangung des vollen Visus (Abb. 2c).
Bei den sonstigen oben genannten 5 Fällen konnte durch eine gleichsinnige Vorgehensweise ebenfalls eine Ausheilung erzielt werden.

In Übereinstimmung mit der Literatur können wir zusammenfassend sagen, daß die klinische Untersuchung des Patienten bereits gute Hinweise auf Art, Ausmaß und Lokalisation eines entzündlichen Geschehens in der Orbita gibt. Während konventionelle Röntgenübersichtsaufnahmen eher von begrenzter Bedeutung sind (Towbin u. Mitarb. 1986), hat die Computertomographie einen überragenden Stellenwert, wobei die üblichen axialen Abbildungen durch koronare Schichtungen ergänzt werden sollten (Langham-Brown u. Rhys-Williams 1989). Wir hatten leider bisher keine Gelegenheit zur kernspintomographischen Diagnostik bei einem Orbitainfekt, halten diese Methode jedoch aufgrund unserer Erfahrungen bei der Diagnostik von Orbitawandfrakturen für vielversprechend.
Im Falle einer Abszedierung erscheint eine chirurgische Intervention unverzichtbar. Diese sollte sich ggf. auch auf das benachbarte Nasennebenhöhlensystem erstrecken. Im Zweifelsfalle sollte spätestens dann operativ entlastet werden, wenn trotz hochdosierter systemischer Antibiose innerhalb von 24 Std. keine klinische Befundbesserung eingetreten ist.

Zusammenfassung

Traumatisch bedingte akute Entzündungen in der Orbita stellen ein seltenes und zumeist schweres Krankheitsbild dar. Anhand von 6 eigenen Fällen und einem Vergleich mit der Literatur wird auf die Klassifikation sowie auf die speziellen Probleme der Erkennung und Behandlung dieser Infekte eingegangen. Frühzeitige adäquate Diagnostik und Therapie sollten zumeist in der

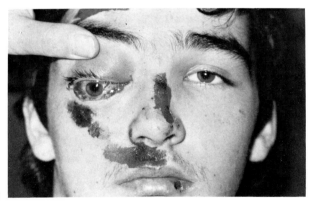

a

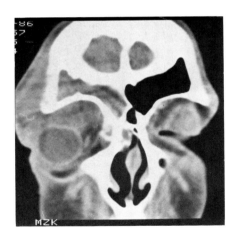

b

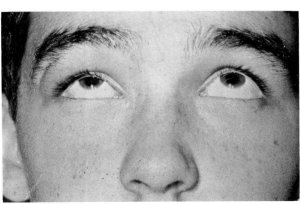

c

Abb. 2a–c 17jähriger Patient mit typischen klinischen Zeichen eines postseptalen Orbitaabszesses (s. Text) (a)
b Koronare CT-Schichtungen mit Abbildung der entzündlichen Raumforderung zwischen Bulbus und Orbitadach sowie Darstellung des am Infektgeschehen beteiligten ipsilateralen Nasennebenhöhlensystems.
c Zustand 10 Wochen nach operativer Intervention mit Wiedererlangung des vollen Visus ohne Anhalt für Bulbusmotilitätsstörungen

Lage sein, sowohl den lokalen Infekt zu sanieren als auch mögliche deletäre Folgen zu vermeiden.

Literatur

Goldfarb, M. S., D. S. Hoffman, S. Rosenberg: Orbital cellulitis and orbital fractures. Ann. Ophthalmol. 19 (1987) 97

Hirsch, M., T. Lifshitz: Computerizid tomography in the diagnosis and treatment of orbital cellulitis. Pediat. Radiol. 18 (1988) 302

Jackson, K., S. R. Baker: Periorbital cellulitis. Head Neck Surg. 9 (1987) 227

Langham-Brown, J. J., S. Rhys-Williams: Computed tomography of acute orbital infection: the importance of coronal sections. Clin. Radiol. 40 (1989) 471

Mills, R. P.: Orbital infection and sinusitis. J. roy. Soc. Med. 79 (1986) 68

Poppendieck, J., D. Petersen, K. Jahnke: Die Bedeutung der Computertomographie für die Chirurgie orbitaler Komplikationen. In Majer, H. E., M. Zrunek: Die Oto-Rhino-Laryngologie in Kooperation mit Nachbardisziplinen. Facultas, Wien 1987 (S. 127)

Schwipper, V., K. K. H. Gundlach: Ätiologie, Klinik und Therapie retromaxillärer und orbitaler Abszesse. In Pfeifer, G., N. Schwenzer: Fortschritte der Kiefer- und Gesichts-Chirurgie, Bd. XXIX. Thieme, Stuttgart 1984 (S. 146)

Towbin, R., K. H. Bokyung, R. A. Kaufman, M. Burke: Postseptal cellulitis: CT in diagnosis and management. Radiology 158 (1986) 725

Kontaktadresse
Dr. Heiko Landau
Abteilung für Mund-Kiefer-Gesichts-Chirurgie,
Universitätskliniken
W-6650 Homburg/Saar

Emmanuel Akuamoa-Boateng, Egbert Machtens und Dietrich Stindt, Bochum

Zelenbildung als Spätkomplikation nach Traumen im Nasennebenhöhlenbereich

Einleitung

Die Zelenbildung nach Trauma im Nasennebenhöhlenbereich verbirgt sich oft hinter unspezifischen, klinischen und subjektiven Symptomen. Oft liegen Jahre zwischen dem Gesichtstrauma und der Neubildung im Sinusbereich. Neurologische und ophthalmologische Ausfälle sowie unklare Schmerzsensationen sind in vielen Fällen die ersten Zeichen einer manchmal konventionell radiologisch schwer darstellbaren Raumforderung. Die modernen computerisierten bildgebenden Verfahren erlauben es eigentlich erst heute, die Spätbildung als Traumafolge exakt zu lokalisieren.

Ätiologie

Die Nasennebenhöhlen bilden ein weitverzweigtes, aber miteinander zusammenhängendes Hohlraumsystem des Gesichtsschädels (Lang 1987, 1988). Die Zelenbildung nach Trauma ist nach Literaturangaben die zweithäufigste Spätkomplikation der frontobasalen Verletzungen (Bandtlow 1967) neben Meningitis. Durch Frakturen des Gesichtsschädels kommt es leicht zu Dislokationen der Nebenhöhlenwandung und Zerreißung ihrer Schleimhaut.

Die nachfolgenden Narbenbildungen septieren die Hohlräume und obliterieren die natürlichen Ausführungsgänge. Dies kann auch die Folge einer unzureichenden operativen Versorgung oder einer Bagatellisierung von Frakturen der Wandungen der Nebenhöhle sein. Der entscheidende ätiologische Faktor der Zele ist somit die Obliteration des Sinusostiums oder die Abriegelung eines schleimhautenthaltenden Sinusanteiles. Infolge der Druckatrophie der benachbarten Knochenstrukturen, die aus der Zunahme des Zeleninhaltes durch die Schleimproduktion resultiert, und durch sekundäre Infektion können die Zelen gigantische und deformierende Formen annehmen und auch ernste klinische Folgen verursachen.

Nach Zerstörung der begrenzenden Knochenwand der Nebenhöhle können die benachbarten Organstrukturen verdrängt werden und dadurch Anlaß zur Funktionsstörung geben.

Symptomatik

Die vielfältigen Symptome der Zelen sind hauptsächlich von ihrer Größe und der Topographie sowie von sekundärer Entzündung, mit Bildung von Pyozelen, abhängig. Allgemein sind die resultierenden Beeinträchtigungen unspezifisch. Die häufigsten sind:

1. rezidivierende Druckschmerzen im Bereich des Gesichtes, des Kopfes und der Augenhöhle;
2. umschriebene, langsame Schwellung – meistens palpatorisch prall elastisch, eindrückbar und im Bereich der Nasenwurzel, der Periorbita und des Oberkiefervestibulums lokalisiert;
3. ophthalmologische Störungen durch Verdrängung des Auges mit Diplopie, Exophthalmus und Visusminderung;
4. Neuralgien;
5. Ventilationsbehinderung der Nase;
6. Hirndruckzeichen;
7. Frontalhirnsymptomatik mit psychischen Auffälligkeiten nach Zerstörung der Hinterwand und Vordringen der Zele in die vordere Schädelgrube.

Komplikationen

Infizierte Zelen, Pyozelen, können die genannte klinische Symptomatik durch die nachfolgenden Krankheitsbilder verschlimmern und sogar das Leben gefährden (Lang 1987, Lange 1977, Machtens u. Klug 1977):

Osteomyelitis
Deformierung
Meningitis

Enzephalitis
Sinus-cavernosus-Thrombose
Erblindung
Hirnabszeß
Sepsis
Exitus

Diagnostik

Das wichtigste diagnostische Mittel stellt heutzutage die Computertomographie dar. Ihre Zuverläßlichkeit ist aber von der Dünnschicht- und Mehrebenentechnik abhängig (Draf u. Samii 1983, Lang 1987, Piepgras 1987). Mehrdi-

mensionale Computertomogramme ermöglichen eine genaue Darstellung der Zelenbildung mit zuverlässiger topographischer Orientierung zu den verschiedenen Buchten der Nasennebenhöhlen und den angrenzenden Organen (Abb. **1**).

In ausgewählten Fällen kann die CT-Untersuchung durch eine MR-Darstellung ergänzt werden. Die exakte neuroradiologische Untersuchung bildet somit die Grundlage einer sicheren Operationsplanung und Operationsausführung.

Therapie

Die Therapie erfolgt operativ und vom Krankheitsbild abhängig. Entscheidend sind die vollständige Entfernung der gesamten Zelenwand und die Drainage zur Nasenhaupthöhle. Resultierende Defekte müssen ersetzt werden. Dies soll in einem Beispiel erläutert werden.

Nach einem Verkehrsunfall hatte ein 56 Jahre alter Patient ein schweres Mittelgesichtstrauma mit frontobasaler Beteiligung, Nasenbeintrümmerfraktur und Einbruch der Stirnhöhlenvorderwand. 16 Jahre später bemerkte er eine langsam zunehmende prall-elastische leicht gerötete Schwellung im Bereich der Nasenwurzel (Abb. **2a**). Subjektiv berichtete er über Druckschmerzen der Stirnregion und Abflußbehinderung der Tränensekretion. Es handelte sich um eine klassische Zele, ausgehend von der Stirnhöhle und der Siebbeinzellenregion. Nach der operativen Ausräumung der Zele und langzeitantibiotischer Behandlung konnte der deformierende Stirndefekt nach Bildung eines Visierlappens von einer bikoronaren Schnittführung aus mit einem autologen Beckenknochentransplantat angeglichen werden (Abb. **2b** u. **c**).

Prophylaxe

Wegen ihrer heimtückischen Symptomatik und Komplikationsmöglichkeiten muß bei der Versorgung von Gesichtsfrakturen mit Beteiligung der Nasennebenhöhlen prophylaktisch auf eine sorgfältige Sanierung der Nebenhöhlen durch eine breite Drainage zur Nasenhaupthöhle über 6–8 Wochen großer Wert gelegt werden. Dies setzt den Einsatz der modernen neuroradiologischen Untersuchungstechniken in der Diagnostik von Mittelgesichtsverletzungen und ihrer Folgen voraus.

Zusammenfassung

Die Zelenbildung nach Trauma im Nasennebenhöhlenbereich verbirgt sich oft hinter unspezifischen Symptomen. Ihre Entstehung, die auf den Verschluß des Sinusostiums zurückzuführen ist, beginnt erst Jahre nach dem Gesichtstrauma. Ihre Ursache stellt die Bagatellisierung der Nebenhöhlenverletzung oder die inadäquate Behandlung der Nebenhöhlen mit ausreichender Drainage zur Nasenhaupthöhle dar. Während früher ihre Diagnostik konventionell radiologisch unsicher war, ermöglichen heute die modernen neuroradiologischen Techniken mit Computer- und Kernspintomographien, die Zelen als Spättraumafolge exakt zu lokalisieren und somit sicher zu behandeln.

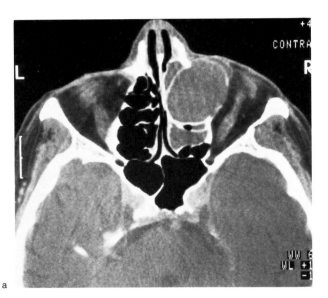

a

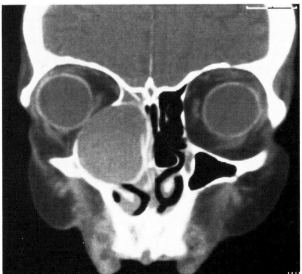

b

Abb. **1a** u. **b** Zelenbildung im Bereich der Nasennebenhöhlen mit Befall der Kieferhöhle, Labyrinthsystem der Siebbeinregion und der Stirnhöhle rechts. Axiales Computertomogramm.
a Zustand nach Mittelgesichtstrauma vor 11 Jahren.
b Koronares Computertomogramm der gleichen Patientin

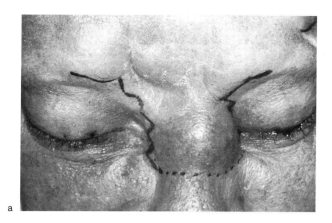

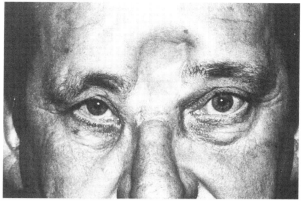

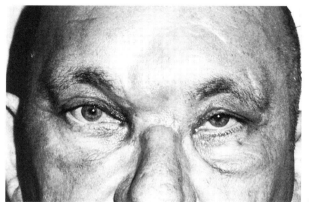

Abb. **2a−c** Sichtbare Zele im Bereich der Nasenwurzel, ausgehend von der Stirnhöhle und der Siebbeinzellenregion 16 Jahre nach frontobasalem Trauma (**a**)
b Deformierender Stirndefekt 1 Jahr nach Ausräumung der Zele.
c Zustand nach Stirnrekonstruktion, 1½ Jahre nach Entfernung der Zele, mit autologem Beckenkammtransplantat

Literatur

Bandtlow, D.: Traumatische Mucocelen im NNH-Bereich. In Schuchardt, K.: Fortschritte der Kiefer- und Gesichts-Chirurgie, Bd. XII. Thieme, Stuttgart 1967 (S. 177−181)

Draf, W., M. Samii: Fronto-basal injuries – principles in diagnosis and treatment. In Samii, M., J. Brihaye: Traumatology of the Skull Base. Springer, Berlin 1983

Lang, J.: Das frontobasale Trauma – Diagnostik und Behandlungsablauf. In Schwenzer, N., G. Pfeifer: Fortschritte der Kiefer- und Gesichtschirurgie, Bd. XXXII. Thieme, Stuttgart 1987 (S. 210−218)

Lang, J.: Klinische Anatomie der Nase, Nasenhöhle und Nebenhöhlen. Thieme, Stuttgart 1988

Lange, G.: Operative Behandlung der entzündlichen Nasenhöhlen-Krankheiten. In Berendes, J., R. Link, F. Zöllner: Hals-Nasen-Ohren-Heilkunde in Praxis und Klinik. Thieme, Stuttgart 1977

Machtens, E., W. Klug: Spätfolgen unzureichender Primärversorgung im Bereich der Frontobasis. In Schuchardt, K., R. Becker: Fortschritte der Kiefer- und Gesichts-Chirurgie, Bd. XXII. Thieme, Stuttgart 1977 (S. 64−66)

Piepgras, U.: Neuroradiologie. Das frontale Trauma. Diagnostik und Behandlungsablauf. Round-table-Konferenz. In Schwenzer, N., G. Pfeifer: Fortschritte der Kiefer- und Gesichtschirurgie, Bd. XXXII. Thieme, Stuttgart 1987 (S. 227−232)

Kontaktadresse
Priv.-Doz. Dr. Dr. Akuamoa-Boateng
Klinik für Mund-, Kiefer- und Gesichtschirurgie,
Knappschafts-Krankenhaus Bochum-Langendreer
In der Schornau 23−25
W-4630 Bochum-Langendreer

Jürgen Lentrodt, Düsseldorf

Therapie der Frakturen der Orbitawandungen

Aus der Fülle der allein im letzten Jahrzehnt erschienenen Publikationen über Frakturen der Orbitawandungen wird deutlich, daß bis zum heutigen Tage viele Fragen sowohl der Diagnostik als auch der Therapie dieser Brüche noch nicht endgültig beantwortet sind. Da die Indikation zur operativen Behandlung der Orbitafrakturen, und hier vor allen Dingen der Orbitabodenfrakturen, nach Meinung des Verfassers nach wie vor sehr diskrepant beurteilt wird, hält er es für erforderlich, hierauf kurz einzugehen, bevor versucht werden soll, den derzeitigen Stand der Therapie der Frakturen der Orbitawandungen zu skizzieren.

Obwohl die Folgen unbehandelter Orbitafrakturen, insbesondere ein Enophthalmus, bereits in der zweiten Hälfte des letzten Jahrhunderts, also vor über 100 Jahren, in mehreren Veröffentlichungen beschrieben wurden, dauerte es nahezu 1 Jahrhundert, bis anhand größerer Patientenzahlen die Ursache des traumatischen Enophthalmus, nämlich eine Orbitafraktur, nachgewiesen werden konnte. Pfeiffer (1941, 1943) machte bereits vor knapp 50 Jahren darauf aufmerksam, daß Brüche der Orbitawandungen komplexer Natur seien oder auch als isolierte Orbitabodenfrakturen ohne Beteiligung der Orbitaränder auftreten können. Mennig (1956) und unabhängig von ihm Smith u. Regan (1957) haben als erste versucht, durch experimentelle Erzeugung von isolierten Orbitabodenbrüchen den Frakturmechanismus zu klären. Aufgrund ihrer Untersuchungen wurde lange Zeit angenommen, daß isolierte Orbitabodenfrakturen, die sog. „blow out fractures", ausschließlich dadurch zustande kommen, daß es beim Aufprall eines stumpfen Gegenstandes auf die Orbitaregion über eine Dorsalbewegung des Bulbus zu einer kurzdauernden intraorbitalen Drucksteigerung kommt, die zu einer isolierten Fraktur an der schwächsten Stelle, dem Orbitaboden, führt. Neuere experimentelle Arbeiten von Fujino u. Sato (1977) sowie von Austermann (1979) belegen jedoch eindeutig, daß auch die Knochentransmission, d. h. die Fortleitung der bei einem Trauma resorbierten Energie vom Orbitarand durch das Medium Knochen, für die Berstung der dünnen Orbitawände verantwortlich zu machen ist.

Es ist allgemein bekannt, daß die klinische Diagnostik von Orbitafrakturen in der posttraumatischen Frühphase durch ein auftretendes Ödem und Hämatom erschwert werden kann und daß das Fehlen von Funktionsstörungen des Auges selbst dislozierte Orbitawandfrakturen nicht ausschließt. Aus diesem Grund muß beim Verdacht auf eine Orbitafraktur obligatorisch ein in diesen Verletzungen versierter Ophthalmologe hinzugezogen werden, da nur dieser die entsprechenden Symptome auch bei geringer Normabweichung erkennen und interpretieren kann.

Da die dünnen Orbitawände sich röntgenologisch auf Übersichtsaufnahmen meist schlecht, gelegentlich sogar überhaupt nicht darstellen lassen, war eine exakte bildgebende Diagnostik derartiger Frakturen bis zur Einführung der Tomographie nicht möglich. Durch vielfältige vergleichende Untersuchungen steht heute fest, daß die Computertomographie in der koronaren Projektion der konventionellen Tomographie auch in der hypozykloidalen Verwischungstechnik sowie der Magnetresonanztomographie deutlich überlegen ist, wobei bei speziellen Frakturen auch die konventionellen Tomogramme weiterhin ihre Berechtigung haben. Trotz dieser diagnostischen Fortschritte gibt es aber auch heute noch Befunde, die sich einer zweifelsfreien Zuordnung entziehen bzw. nur durch eine chirurgische Exploration geklärt werden können und müssen.

Die Sonographie ist nach unserer Auffassung kein geeignetes Verfahren, bei unklaren Befunden eine Fraktur der Orbitawandungen verläßlich erkennen bzw. ausschließen zu können. Das gleiche gilt für die Sinuskopie bei Brüchen des Augenhöhlenbodens, die nur zu eindeutig positiven Befunden beitragen kann.

Bei der Besprechung der Indikation zur operativen Therapie von Orbitafrakturen muß einerseits unterschieden werden, ob es sich um isolierte oder komplexe Brüche der Augenhöhlenwandungen handelt, sowie andererseits, welche Anteile der Orbita betroffen sind. Von wenigen Ausnahmen abgesehen, besteht heute wohl kein Zweifel darüber, daß komplexe Orbitafrakturen sowie auch isolierte, die mit nicht hämatom- oder ödembedingten funktionellen Störungen verbunden sind, einer chirurgischen Intervention bedürfen, um schwerwiegende Spätschäden zu vermeiden. Frakturen der lateralen Orbitawand sind regelhaft mit weiteren Mittelgesichtsfrakturen verbunden, die bei Dislokation routinemäßig therapiert werden. Anders verhält es sich bei Orbitadachfrakturen, die nur dann behandlungsbedürftig sind, wenn sie mit Funktionsstörungen des Auges oder mit Liquorrhoe vergesellschaftet sind. Eine isolierte Orbitadachdislokation ohne die vorgenannten Symptome stellt nach Meinung des Verfassers keine Indikation für eine Operation dar, da in der Regel eine direkte Korrelation zwischen dem Ausmaß der Dislokation und dem Auftreten von Funktionsstörungen besteht.

Besonders betrachtet werden muß die Indikation zur chirurgischen Therapie von dislozierten Frakturen der medialen und kaudalen Orbitawände, die keine Funktionsstörungen bedingen. Hier reichen die Empfehlungen von „unbedingt abwarten" bis „unbedingt operieren". Die vor allen Dingen von ophthalmologischer Seite empfohlene Zurückhaltung liegt u. a. darin begründet, daß von den Augenärzten nicht selten erhebliche Spätfolgen nach unsachgemäßer chirurgischer Therapie derartiger Frakturen beobachtet werden. In Kenntnis der stark verminderten Chancen für ein befriedigendes Ergebnis bei Spätkorrekturen vertreten wir deshalb die Ansicht, daß die Voraussetzungen für ein chirurgisches Vorgehen auch dann erfüllt sind, wenn funktionelle Störungen nicht vorhanden, die Tomogramme aber zweifelsfrei eine stärkere Dislokation von Knochenanteilen, einen Defektbruch oder eine Trümmerfraktur der kaudalen und/oder der medialen Orbitawandung(en) erkennen lassen.

Die chirurgische Therapie von Orbitawandfrakturen sollte unter drei Zielsetzungen erfolgen:

1. Befreiung eingeklemmter Strukturen als Voraussetzung der Wiederherstellung sowohl der ungestörten Augenmotilität als auch der normalen Sensibilität
2. Zurückverlagerung von orbitalem Weichgewebe bei hernienartigem Prolaps in die angrenzenden Nebenhöhlen
3. Wiederherstellung von Form und Größe der knöchernen Augenhöhle zur Verhinderung eines Enophthalmus bzw. Bulbustiefstandes, zur Korrektur der ebenengerechten Stellung der Bulbi und zur Wiederherstellung des extraokularen muskulären Gleichgewichtes

Ist die Indikation für eine Operation gegeben, sollte diese in der Regel nach Abklingen des posttraumatischen Ödems, d.h. innerhalb von 6–10 Tagen nach dem Trauma, durchgeführt werden. Ein unmittelbares Eingreifen ist nur dann erforderlich, wenn aufgrund des ophthalmologischen Befundes zum Funktionserhalt des N. opticus eine akute Dekompression der knöchernen Orbitaspitze vorgenommen werden muß.

Der Zugangsweg zur medialen, kranialen und lateralen Orbitawand erfolgt entweder durch Inzision unmittelbar über der Fraktur oder bei komplexen Traumen und, insbesondere bei simultaner neurochirurgischer Intervention, über einen bikoronaren Bügelschnitt. Zur Freilegung des Orbitabodens werden sowohl extra- als auch intraorale Zugangswege angegeben. Im Gegensatz zu einer von Lentrodt 1973 gegebenen Empfehlung halten wir heute den alleinigen transantralen Zugang für unzureichend, da auf diesem Weg die Situation auf der orbitawärts gerichteten Frakturseite nicht suffizient beurteilt werden kann. Bei Verdacht auf Verlagerung von isolierten Knochensplittern in die Kieferhöhle sowie bereits vor dem Unfall bestehender Sinusitis maxillaris ist eine Kieferhöhlenrevision zusätzlich zur von extraoral vorgenommenen Orbitabodenfreilegung jedoch unbedingt erforderlich.

Für die von extraoral durchzuführende Orbitabodenrevision werden unterschiedliche Schnittführungen angegeben, vor allen Dingen der infraorbitale Zugang, der subziliare Schnitt sowie das transkonjunktivale Vorgehen. Wir bevorzugen die Schnittführung unmittelbar über dem Infraorbitalrand, die regelhaft eine auch hohen ästhetischen Ansprüchen gerecht werdende, d.h. kaum sichtbare, Narbe zur Folge hat, so daß der transkonjunktivale Weg mit der Begründung der Vermeidung von sichtbaren Narben bei der hiermit verbundenen schlechteren Übersicht nach Meinung des Autors keinen Vorteil bringt. Auch haben wir bei durchschnittlich 107 Orbitabodenrevisionen pro Jahr in keinem einzigen Fall ein auf die Schnittführung zurückzuführendes Narbenektropium feststellen müssen, das u.E. aus einem unsachgemäßen Vorgehen resultiert.

Zur Fixation reponierter Knochenfragmente der kaudalen und/oder medialen Orbitawand bzw. zur Überbrük-kung von knöchernen Defekten werden in der Literatur die unterschiedlichsten Verfahren angegeben. Als Materialien werden lyophilisierte Dura mater, autologer Knochen oder Knorpel, homologer lyophilisierter bzw. cialitkonservierter Knochen oder Knorpel, Gelatineschwamm sowie alloplastische Materialien wie Teflonscheiben, Silastik, Tantal-Netzgewebe, Marlex-50-Äthylen-Polymernetz, Hydroxylapatit, Aluminiumhydroxid u.a. empfohlen. Hierauf kann an dieser Stelle nicht detaillierter eingegangen werden. Deshalb seien abschließend die in unserer Klinik bewährten und deshalb routinemäßig angewendeten Verfahren erläutert.

Die auch von uns früher empfohlene Stützung des reponierten Orbitabodens durch eine Kieferhöhlentamponade, einen in die Kieferhöhle eingebrachten Ballonkatheter oder in das Antrum implantierte Stützen halten wir bei den heute zur Verfügung stehenden dünnen plattenartigen und je nach Erfordernis festen Materialien nicht mehr für gerechtfertigt. Als Isolierschicht nach der Reposition dislozierter Knochenanteile bzw. zur Überbrückung kleinerer bis mittelgroßer Defekte benutzen wir nach wie vor die erstmals von Luhr 1966 verwendete und von uns 2 Jahre später nach tierexperimentellen Untersuchungen (Lentrodt u. Mitarb. 1968) empfohlene lyophilisierte homologe Dura mater. Liegen umfangreichere Defekte vor, die eine größere Festigkeit des Implantatmaterials erfordern, hat sich bei uns die aus Polydioxanon hergestellte PDS-Folie hervorragend bewährt. Bei weitgehendem Verlust des knöchernen Orbitabodens steht seit neuester Zeit auch das von Luhr (1990) entwickelte Micromesh aus Vitallium zur Verfügung, das bei einer Dicke von nur 0,3 mm auch aufgrund der Fixation mittels Mikroschrauben eine absolute Lagestabilität gewährleistet.

Zusammenfassung

Zu Beginn der Übersichtsarbeit wird auf den Pathomechanismus der Orbitafrakturen sowie auf die Schwierigkeiten der Diagnostik eingegangen. Da die Indikation zur Orbitarevision nach wie vor unterschiedlich beurteilt wird, wird diese ausführlich abgehandelt, bevor Details der Therapie der Frakturen der Orbitawandungen besprochen werden.

Literatur

Austermann, K. H.: Untersuchungen zum Entstehungsmechanismus der „Blow-out"-Frakturen. Dtsch. Z. Mund-, Kiefer- u. Gesichtschir. 3 (1979) 220

Fujino, T., T. B. Sato: Mechanisms, tolerance limit curve and theoretical analysis in blow-out fractures of two and three-dimensional orbital wall models. In: Proc. 3rd. Int. Symp. on Orbital Disorders, Amsterdam 1977 (p. 240)

Lentrodt, J.: Zur Diagnostik und Therapie der Orbitabodenfrakturen. Dtsch. Zahn-, Mund- u. Kieferhk. 60 (1973) 232

Lentrodt, J., H.-G. Luhr, H. J. Metz: Tierexperimentelle Untersuchungen zur Frage der primären Deckung von traumatischen Defekten des Orbitabodens. Dtsch. zahnärztl. Z. 23 (1968) 1418

Luhr, H.-G.: Indications for use of a microsystem for internal fixations in craniofacial surgery. J. craniofac. Surg. 1 (1990) 35

Mennig, H.: Skistockverletzungen der Orbita mit versteckter Beteiligung der Nasennebenhöhlen. Arch. Ohr.-Nas.-Kehlk.-Heilk. 170 (1956) 60

Pfeiffer, R. L.: Roentgenography of exophthalmos, with notes on the roentgen ray in ophthalmology. Trans. Amer. ophth. Soc. 39 (1941) 492

Pfeiffer, R. L.: Traumatic enophthalmos. Arch. Ophthal. (Chicago) 30 (1943) 718

Smith, B., W. F. Regan jr.: Blowout fracture of the orbit: Mechanism and correction of internal orbital fracture. Amer. J. Ophthalmol. 44 (1957) 733

Kontaktadresse
Prof. Dr. Dr. Jürgen Lentrodt
Klinik für Kiefer- und Plastische Gesichtschirurgie
der Universität Düsseldorf, Westdeutsche Kieferklinik
Moorenstr. 5
W-4000 Düsseldorf 1

Helga Thaller-Antlanger, Salzburg

Beitrag des Ophthalmologen zu Frakturen der Orbitawandungen

Einleitung

Seit Converse u. Smith (1957, 1961) und Regan (1958) und aus unzähligen weiteren Veröffentlichungen kennen wir den Entstehungsmechanismus einer Orbitawandfraktur und die für das Auge und seine Anhangsgebilde möglichen Folgen (Tab. **1**).

Die für den Patienten unangenehmste Traumafolge ist die Bulbusmotilitätsstörung mit Diplopie. Man findet sie bei 25% aller Orbitatraumen. Ihr gegenüber tritt die schwere Bulbusverletzung bzw. die Optikusläsion mit 1–2% in den Hintergrund.

Die Bulbusmotilitätsstörung stellt die Indikation zur operativen Revision einer Orbitawandfraktur schlechthin dar.

Ophthalmologische Indikationen zur Operation bei Frakturen der Orbitawandungen:

Bulbusmotilitätsstörung
Sensibilitätsstörung der Lid-Wangen-Region
Enophthalmus / Exophthalmus
Deformierung der Lidspalte
Stufenbildung am Orbitaring
(Läsion des N. opticus)

Als Ursache der Augenbewegungsstörung kann entweder eine Inkarzeration, d. h. eine mechanische Fixierung des Bindegewebsbandapparates und nur ausnahmsweise eines Muskels vorliegen oder der Orbitainhalt in die angrenzenden Sinus maxillaris und ethmoidalis verlagert sein. Die frakturbedingte Ausweitung der Orbita verlängert die Exkursionsstrecke der Augenmuskeln, die somit auch bei erhaltenem Bewegungsumfang nicht mehr in der Lage sind, den Bulbus in die gewünschte Blickendposition zu bringen. Gleichzeitig ist auch die direkte Schädigung der Orbitaweichteile für eine Augenbewegungsstörung mitverantwortlich.

Diagnostische und therapeutische Aufgaben des Ophthalmologen bei einer Orbitawandfraktur
Eigene Erfahrungen

Die Aufgabe des Ophthalmologen ist es, den Kausalzusammenhang zwischen einer bestehenden Motilitätsstörung und einer Orbitawandfraktur zu erkennen und sie gegenüber einer Bewegungsstörung anderer Genese abzugrenzen.

Differentialdiagnose der posttraumatischen Bulbusmotilitätsstörung:

neurogene Parese des 3., 4. und 6. Hirnnervs
Blickparese
dekompensierte Heterophorie

Tabelle **1** Ophthalmologische Symptomatik einer Orbitawandfraktur

Symptom	Ursache
ästhetische Folgen	
Lidhämatom	lokale Gewebsschädigung
Bindehauthämatom	fortgeleitete Blutung
Lidemphysem	Luftaustritt durch frakturierte Wand einer NNH
Enophthalmus/Exophthalmus	Veränderung des Orbitavolumens
Deformierung der Lidspalte	Verlagerung der Ligg. canthi
funktionelle Folgen	
Visusherabsetzung	Optikusläsion, Akkommodationsstörung, passagerer Astigmatismus
Motilitätsstörung mit Diplopie, Bulbusretraktion	Verlagerung bzw. Inkarzeration von Orbitainhalt in einen Bruchspalt, direkte Traumatisierung des Muskel-Band-Apparates
Pupillenstarre Akkommodationsstörung	lokale Schädigung des M. sphincter pupillae und der Ziliarnerven

präexistente Störung der Okulomotorik (angeborene Augenmuskelstörungen)

präexistenter oder sekundärer Strabismus concomitans
intraorbitales Hämatom, isoliertes Muskelhämatom
Muskelabriß als Folge eines spitzen Traumas

Die Differenzierung der Motilitätsstörung ist wegen einer möglichen Kombination mit den angeführten Ursachen nicht immer leicht, für die Entscheidung über einen operativen Eingriff aber unerläßlich. Als Entscheidungshilfe dient die Kenntnis des Röntgenbildes und der operativen Technik des Chirurgen.
Nachstehend werden jene Fragestellungen besprochen, die die Beratungsfunktion des Ophthalmologen rechtfertigen, und mit klinischen Beispielen veranschaulicht:

1. Besteht eine frakturbedingte Motilitätsstörung?

Zur Beantwortung dieser Frage ist die Kenntnis der Motilitätscharakteristik erforderlich. Sie besteht in einer vorwiegend vertikalen und/oder horizontalen Einschränkung der Bulbusbeweglichkeit des betroffenen Auges mit einer nahezu obligaten Schielwinkelumkehr. Das Motilitätsmuster läßt sich keinem bekannten neurogenen Pareseschema zuordnen (Abb. **1**). Zur Sicherung der Diagnose dienen ferner neben den lokalen Traumafolgen der Bulbusbewegungsschmerz, eine fallweise sichtbare Bulbusretraktion sowie der Anstieg des intraokularen Druckes beim Aufblick. Ist jedoch die Motilitätsstörung die Folge eines Muskelhämatoms, einer Schädigung des Augenmuskelnervs oder hat sie schon als typisches Begleit- oder Lähmungsschielen vor dem Unfall bestanden, orientiert sich der mit Motilitätsstörungen befaßte Ophthalmologe am muskelspezifischen Schielwinkelverhalten, an der neurologischen Begleitsymptomatik in Form einer Lid- und Pupillenbewegungsstörung oder auch am anomalen Binokularverhalten des Patienten. Eine zusätzliche Information bringen noch die Prüfung der passiven Bulbusbeweglichkeit sowie vor dem Unfall

aufgenommene Porträtfotografien. Besteht im Rahmen der letztgenannten Motilitätsstörungen eine dislozierte Orbitafraktur, wird der operative Eingriff keinen Einfluß auf die Bulbusbewegungsstörung haben. Dieser Aspekt ist im präoperativen Gespräch zu berücksichtigen.

2. Hilfestellung bei der Röntgendiagnostik

Eine exakte Motilitätsanalyse kann einen Hinweis für die Lokalisation einer Fraktur liefern, besonders dann, wenn man es mit einem scheinbar stummen Röntgenbild zu tun hat.
Kasuistik: Ein 1978 geborener Junge erlitt durch einen Kniestoß eine der seltenen Impressionsfrakturen der rechten medialen Wand mit Dislokation der Trochlea und der Obliquus-superior-Sehne, die eine typische, unter dem Namen „traumatisches Brown-Syndrom" bekannte Restriktion der Bulbusbeweglichkeit nach innen oben auslöste (Abb. **2**). Zwei auswärts durchgeführte Computertomogramme der Orbita waren negativ. Die Diagnosesicherung gelang erst nach einer gezielten Information des Röntgenologen, die Region der Trochlea mit dünner Schichtführung abzusuchen (Abb. **3**). Die therapeutische und forensische Bedeutung des Frakturnachweises stehen wohl außer Frage.

3. Motilitätsnotfall

Er liegt dann vor, wenn ein Augenmuskel in einer Türflügelfraktur inkarzeriert ist. Prädestiniert für diesen Verletzungsmechanismus ist der M. rectus inferior. Dieses Ereignis ist allerdings so selten, daß wir es während einer 20jährigen Sehschultätigkeit unter jährlich 70−100 Orbitafrakturen nur einmal gesehen haben.
Die folgende Kasuistik zeigt den Verlauf einer Einklemmung des M. rectus inferior bei einem Jungen, der einen Kniestoß gegen die rechte Orbita erlitt. Bei der Konsultation 1½ Tage nach dem Ereignis war die vertikale Motilität des rechten Auges unter Wahrnehmung von Doppelbildern weitgehend aufgehoben (Abb. **1**). Intraoperativ

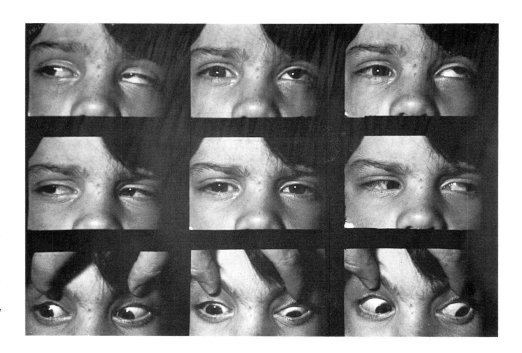

Abb. **1** Typisches vertikales Umschlagphänomen: Das rechte Auge steht beim Aufblick tiefer, beim Abblick höher als das linke; die vertikale Exkursionsfähigkeit des rechten Auges ist gegenüber dem Normwert von 90 auf 10° eingeschränkt, die horizontale Beweglichkeit nahezu frei

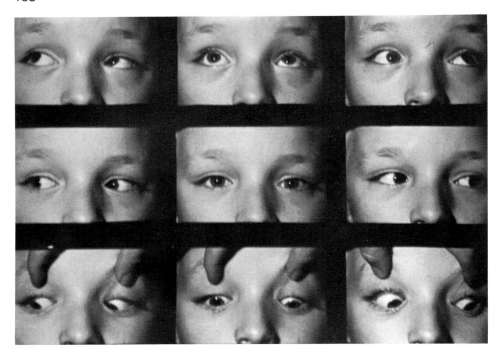

Abb. **2** Traumatisches Brown-Syndrom rechts mit Einschränkung der Hebung des rechten Auges in Adduktion. Ursache: Dislokation der Obliquus-superior-Sehne und Trochlea

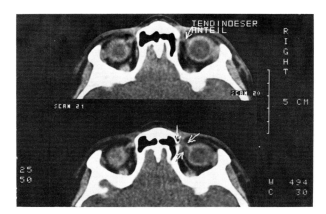

Abb. **3** Computertomographische Darstellung der Trochleadislokation in die rechte mediale Wand mit Verlagerung der Obliquus-superior-Sehne

zeigte sich ein in einem linearen Bruchspalt inkarzerierter praller, kugeliger Prolaps, der bereits blaurot infarziert war. Nach der Reposition des Prolaps war die passive Bulbusbeweglichkeit frei. Die ophthalmologische Bewertung des ausgeprägten postoperativen Bulbushochstandes (Abb. **4**) mit einer aufgehobenen Beweglichkeit des M. rectus inferior war – zur Beruhigung des Chirurgen – eine mechanische und ischämische Muskelschädigung. Die Abb. **5** zeigt ihr röntgenologisches Substrat. Der Heilungsprozeß bis zur völligen Wiederherstellung der Motilität dauerte 5 Monate. Er hätte sich wahrscheinlich durch einen Eingriff unmittelbar nach dem Unfall verkürzen lassen.

Ansonsten ist aus ophthalmologischer Indikation die Akutversorgung einer Orbitawandfraktur nicht erforder-lich, sieht man von offenen Frakturen wegen der Infektionsgefahr oder einer drohenden Optikusläsion infolge eines Hämatoms, eines Knochensplitters oder einer massiven Einstauchung eines Knochenfragmentes ab. Es hat sich im Gegenteil als günstig erwiesen, den nötigen Eingriff 2–3 Tage aufzuschieben aus Gründen der besseren Motilitätsdiagnostik nach Abklingen der Schwellung, zur Differenzierung einer durch ein intraorbitales Hämatom bedingten Motilitätsstörung und zur besseren Operationsplanung.

4. Intraoperative Hilfestellung durch den Ophthalmologen

Sie beinhaltet die Prüfung der passiven Bulbusbeweglichkeit, aus der sich für den Operateur der Hinweis auf das Vorliegen einer Gewebseinklemmung und deren mögliche Lokalisation ergeben kann (intraoperative Bradykardie durch Muskelzug). Gleichermaßen bestätigt der „forced duction-Test" (= passive Bulbusbeweglichkeitsprüfung = Pinzettentest) die Lösung von inkarzeriertem Orbitagewebe. Mitunter kann aber die postoperative Schwellung die Beurteilung der passiven Bulbusbeweglichkeit erheblich erschweren.

Eine beratende Funktion kommt dem Ophthalmologen auch bei der Wahl der Implantatdicke und bei der Verteilung der Implantate, vor allem bei der Korrektur des Enophthalmus zu. Eine unerwünschte postoperative Stellungsveränderung des Auges mit Diplopie oder eine weitere Verschlechterung der Motilität durch zu großzügiges Auffüllen des Orbitavolumens an ungeeigneter Stelle kann dadurch vermieden werden.

5. Nachsorge durch den Ophthalmologen

Die postoperative Funduskontrolle ist ein wesentlicher Bestandteil der Nachsorge. Sie sollte bei starker postoperativer Schwellung noch am narkotisierten Patienten im Operationssaal, ansonsten 3–4 Std. nach dem Eingriff

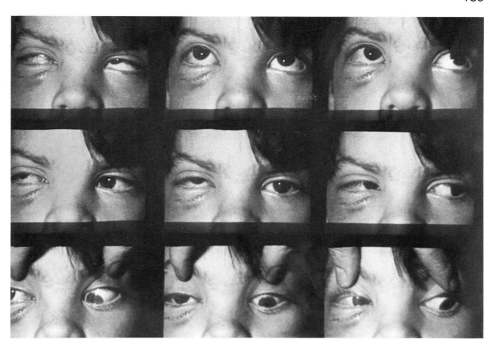

Abb. **4** Postoperativ deutlicher Höherstand des rechten Bulbus, die Hebung weitgehend frei, die Senkung nur bis 5° unter die Mittellinie möglich

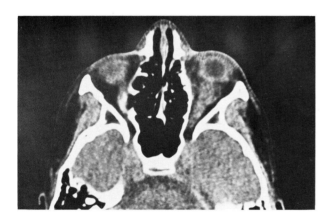

Abb. **5** Postoperative Schwellung und Infiltration des ursprünglich inkarzerierten M. rectus inferior. Hinweis auf mechanische und ischämische Gewebsschädigung

stattfinden. Dadurch werden eine drohende Kompression der Zentralarterie (spontanes Pulsieren der Arterie oder Sichtbarwerden des Arterienpulses bei leichtem Druck auf den Bulbus) früh erkannt und ggf. entsprechende Maßnahmen gesetzt. Bei unserem großen Patientenkollektiv ist kein Fall einer postoperativen Erblindung bekannt.

Da bei schweren Motilitätsstörungen die Motilität selten unmittelbar postoperativ vollständig normalisiert ist, ist es eine weitere Aufgabe des Ophthalmologen, das binokulare Einfachsehen im Gebrauchsblickfeld mit Hilfe von Prismen wiederherzustellen und die Rückbildung der Motilitätsstörung zu überwachen. Persistieren die Doppelbilder länger als 6—8 Wochen, veranlaßt der Ophthal-

mologe eine neuerliche Röntgendiagnostik (am aussagekräftigsten sind koronare Computertomogramme) sowie die Prüfung der passiven Beweglichkeit und stellt in Abhängigkeit vom Ergebnis dieser Diagnostik die Indikation entweder zu einem kieferchirurgischen Folgeeingriff, zum längerfristigen Tragen eines Prismenglases oder etwa nach Ablauf 1 Jahres zur Augenmuskelchirurgie.

Schlußfolgerung

Der Ophthalmologe, speziell jener, der sich mit Störungen der Bulbusmotilität und des Binokularsehens beschäftigt, hat seinen berechtigten Platz bei der Diagnostik, Therapie und Verlaufskontrolle einer Orbitawandfraktur. Durch die funktionellen und ästhetischen Folgeerscheinungen liegen für ihn Parameter vor, die ihn die Röntgendiagnostik wie das operative Vorgehen steuern lassen und an denen er sich auch prognostisch orientiert. Aus dem Verlauf erkennt er die Notwendigkeit einer weiterführenden Diagnostik und eines Zweiteingriffes und läßt dem Patienten optische Hilfen zur Überbrückung seiner Binokularstörung und zur möglichst raschen Wiederherstellung der Arbeitsfähigkeit zukommen. Wenn erforderlich, stellt er die Indikation zu einem augenmuskelchirurgischen Eingriff. Nur ein ständiger Lernprozeß zwischen dem Operateur und dem Ophthalmologen fördert die exakte Primärversorgung einer Orbitawandfraktur und die damit verbundene Optimierung der Prognose und Verkürzung des Heilverlaufes.

Zusammenfassung

Eine Orbitawandfraktur ist von einer charakteristischen ophthalmologischen Symptomatik geprägt, die sich mehr oder weniger vollständig bei jedem Patienten wiederholt. Man findet Lid- und

Bindehauthämatome, Pupillen- und Akkommodationsstörungen, Hypästhesien im Bereich des ersten und zweiten Trigeminusastes, einen En- oder Exophthalmus, eine Deformierung der Lidspalte und selten eine Visusherabsetzung infolge Optikusläsion. Bei ca. 25% der Patienten besteht jedoch als schwerwiegende funktionelle Störung eine Restriktion der Bulbusmotilität mit Diplopie. Ihr Charakteristikum ist eine vertikale und/oder horizontale Einschränkung der Bulbusbeweglichkeit mit einer nahezu obligaten blickrichtungsabhängigen Schielwinkelumkehr (Umschlagphänomen). Die Analyse der Motilitätsstörung in Kombination mit der Prüfung der passiven Bulbusbeweglichkeit erlaubt dem Ophthalmologen Rückschlüsse auf die Lage der Fraktur und den Sitz einer möglichen Weichteilinkarzeration. Aus der Kenntnis dieser funktionellen Problematik heraus kann der Ophthalmologe über die Notwendigkeit des operativen Eingriffes und dessen Umfang mit entscheiden und Patienten hinsichtlich der Prognose beraten und bei störender Diplopie adäquat versorgen.

Literatur

Converse, J. M., B. Smith: Enophthalmus and diplopia in fracture of the orbital floor. Brit. J. plast. Surg. 9 (1957) 265–274

Converse, J. M., B. Smith: Blow-out fracture of the floor of the orbit. J. Fla. med. Ass. 47 (1961) 1337–1342

Regan, W. F.: Blow-out fracture of the orbit. Arch. Ophthal. (Chicago) 59 (1958) 309

Kontaktadresse
Dr. Helga Thaller-Antlanger
Station für Orthoptik, Pleoptik und Motilitätsstörungen des Auges, Landeskrankenanstalten Salzburg
Müllner Hauptstr. 58
A-5020 Salzburg

Thomas Kreusch, Bernd Fleiner und Dietlind Friedrich, Kiel

Orbitabodenfraktur

Diagnostik, Differentialindikation und Technik der operativen Versorgung

Einleitung

Erstmals wurde die isolierte Orbitabodenfraktur von Mackenzie 1844 beschrieben. 1957 führten Converse u. Smith den Begriff „Blow-out-Fraktur" ein, nachdem sie durch Versuche an Leichen die Frakturmechanik als internen Platzbruch erklärt hatten. Es kommt hierbei durch eine intraorbitale Druckerhöhung zur Fraktur des Orbitabodens im Bereich der dünnsten Stelle – diese liegt median hinter dem Bulbus – und zur Verlagerung und Einklemmung von Fett und Bindegewebe. Dieses ist teilweise am M. rectus inferior adhärent und erklärt die Hebungsstörung des Bulbus oculi.

Diagnostik

Die Diagnostik beim Verdacht auf eine Orbitabodenfraktur umfaßt die klinische Untersuchung, die Röntgenuntersuchung und die Computertomographie. Die klinischen Symptome sind:

Bulbustiefstand
Enophthalmus
Doppelbilder
Augenmotilitätsstörungen
Hämatom am medialen Augenwinkel
schmale Lidspalte
Sensibilitätsstörungen V 2.

Als Röntgendiagnostik wird zuerst eine okzipitomentale Schädelaufnahme durchgeführt, die bei der typischen Blow-out-Fraktur den hängenden Tropfen am Kieferhöhlendach zeigt (Abb. **1a**). Bei unklaren Röntgenbefunden oder nur minimaler dislozierter Fraktur ist ein koronares Computertomogramm sinnvoll (Abb. **1b**). Anterior-posteriore Schichtaufnahmen zeigen auch teilweise gute Darstellungen des prolabierten Orbitainhaltes, sind jedoch wegen der höheren Strahlenbelastung kontraindiziert und wurden durch die Computertomographie vollständig abgelöst.

Die Indikation zur operativen Frakturversorgung ergibt sich, wenn funktionelle Störungen vorliegen und/oder röntgenologisch bzw. computertomographisch Knochendefekte oder -dislokationen nachgewiesen werden können. Zu beachten ist, daß funktionelle Störungen ebenfalls durch ein orbitales Hämatom bedingt sein können und nach Abschwellen verschwinden.

Therapie

Die Therapie der Orbitabodenfraktur besteht darin, eingeklemmte Gewebsanteile zu lösen, in die Kieferhöhle verlagertes Weichgewebe in die Orbita zu reponieren, den Orbitaboden in seiner Kontinuität wiederherzustellen und evtl. Defekte zu überbrücken.

Während früher der Zugang zum Orbitaboden über die Kieferhöhle gewählt wurde (Waßmund 1939, Kazanjian u. Converse 1952), wird heute bei isolierten Orbitabodenfrakturen die transkonjunktivale (Converse u. Mitarb. 1973, Sailer 1977) oder die subziliare (Rankow u. Mignogna 1975, Pospisil 1984) Schnittführung angewendet. Wegen unauffälliger Narben und guter Übersicht bevorzugen wir die subziliare Schnittführung.

Zur operativen Versorgung bieten sich drei Methoden an:

1. Reposition des prolabierten Weichgewebes, Knochenverkeilung

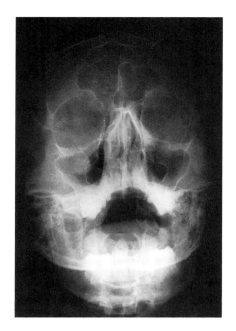

a

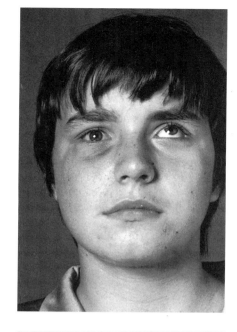

d

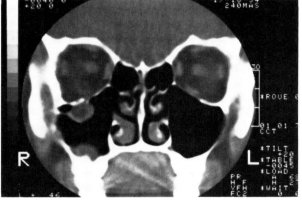

b

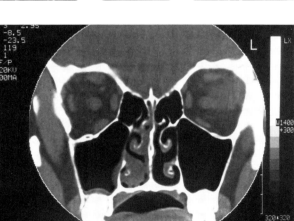

c

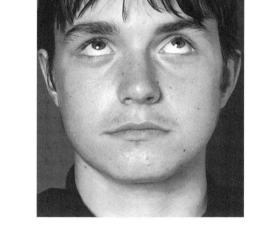

e

Abb. 1a−e Schädel okzipitomental, hängender Tropfen bei Blow-out-Fraktur rechts (**a**).
b Derselbe Patient, deutlich hängender Tropfen und Einklemmung von perimuskulärem Gewebe.
c Koronare Computertomographie, 1 Jahr postoperativ.
d Deutliche Hebungsschwäche rechts.
e Ungestörte Bulbusmobilität, 1 Jahr postoperativ

2. Reposition, Einlage von lyophilisierter Dura
3. Reposition, Einlage einer Polydioxanonschale

Ist der Orbitaboden lediglich frakturiert, kann die türflügelartig in die Kieferhöhle hineinragende Knochenlamelle reponiert und verkeilt werden. Bei knöchernen Defekten bis 5 mm Durchmesser wird lyophilisierte Dura zusätzlich eingelegt, bei größeren Defekten eine stabile PDS-Schale verwendet. In seltenen Fällen muß der Orbitaboden zusätzlich durch einen Ballonkatheter gestützt werden, der in die Kieferhöhle eingelegt wird (Krenkel u. Mitarb. 1989).

Ergebnisse

In unserer Abteilung wurden 1984 bis Ende 1989 insgesamt 91 isolierte Orbitabodenfrakturen behandelt. Die Ergebnisse bei 34 nachuntersuchten Patienten werden hier dargestellt. Bei 24 Patienten lag ein funktioneller Befund vor, d. h. Doppelbildsehen mit oder ohne Enophthalmus; 3 Patienten wurden aufgrund der computertomographischen Diagnostik auch ohne funktionellen Befund operiert, bei 10 Patienten erfolgte keine operative Versorgung.

Die verschiedenen Operationsmethoden wurden in der folgenden Häufigkeit angewendet:

Reposition und Einlage von Lyodura	= 15
Reposition und Einlage einer PDS-Schale	= 7
Lyodura und Ballonkatheter	= 1
PDS-Schale und Ballonkatheter	= 1
ohne Therapie	= 10

Alle Patienten wurden prä- und postoperativ von der Abteilung Orth- und Pleoptik untersucht:

Doppelbilder	= 20
Doppelbilder und Enophthalmus	= 3
Enophthalmus	= 1
keine funktionellen Störungen (trotz nachgewiesener Fraktur)	= 10

Es erfolgten regelmäßige postoperative Kontrollen. Mindestens 1 Jahr nach dem operativen Eingriff fanden wir folgende funktionelle Störungen:

ohne funktionelle Störungen	= 21
minimale Störung, diplopiefreies Gebrauchsblickfeld	= 9
persistierende Doppelbilder	= 4

Bei 4 Patienten mit bestehenden Doppelbildern war 2mal Lyodura und 2mal eine PDS-Schale verwendet worden. Bei 3 Patienten wurde später ein augenmuskelkorrigierender Eingriff durchgeführt; 1 Patient entzog sich der weiteren Kontrolle. Die computertomographische Kontrolle 1 Patienten mit einer Blow-out-Fraktur nach Versorgung mit Lyodura zeigt die Abb. **1c**; die Augenmotilität prä- und postoperativ zeigen Abb. **1d** u. **1e**.

Zusammenfassung

Die Diagnostik der Blow-out-Fraktur erfolgt durch die augenärztliche Untersuchung und durch die okzipitomentale Schädelröntgenaufnahme. Bei Diskrepanz dieser beiden Methoden wird eine koronare Computertomographie durchgeführt. Schichtaufnahmen sind wegen der hohen Strahlenbelastung nicht mehr indiziert. Nach Reposition des prolabierten Orbitainhaltes wird die frakturierte Orbitabodenlamelle verkeilt oder je nach Defektgröße mit Lyodura oder einer PDS-Schale rekonstruiert. Augenärztliche Kontrollen sind vor und nach der Versorgung unerläßlich. Ggf. muß bei Weiterbestehen von Doppelbildern ein augenmuskelkorrigierender Eingriff durchgeführt werden.

Literatur

Converse, J. M., B. Smith: Enophthalmus and diplopia in fractures of the orbital floor. Brit. J. plast. Surg. 9 (1957) 265

Converse, J. M., F. Firmin, D. Wood-Smith, J. A. Friedland: The conjunctival approach in orbital fractures. Plast. reconstr. Surg. 52 (1973) 656

Kazanjian, V., J. M. Converse: The Surgical Treatment of Facial Injuries. Williams & Wilkins, Baltimore 1952

Krenkel, Ch., J. Hochleitner, H. Thaller-Antlanger: Erfahrungen mit der evakuierbaren anatomischen Kieferhöhlenendothese beim Orbita- und Oberkiefertrauma. Dtsch. Z. Mund-, Kiefer- u. Gesichtschir. 13 (1989) 252–255

Mackenzie, W.: Traitement practique des maladies des yeux. Langier et Richelot, Paris 1844

Pospisil, O. A.: Review of the lower blepharoplasty incision as a surgical approach to zygmatic-orbital fractures. Brit. J. oral and max.-fac. Surg. 22 (1984) 261–268

Rankow, R. M., F. V. Mignogna: The surgery of orbital floor fractures. In Schuchardt, K., B. Spiessl: Fortschritte der Kiefer- und Gesichts-Chirurgie, Bd. XIX. Thieme, Stuttgart 1975 (S. 169)

Sailer, H.: Osteosynthesis of orbital margin fractures via the transconjunctival approach using staples. J. max.-fac. Surg. 5 (1977) 184

Smith, B., W. F. Regan: Blow-out fracture of the orbit-mechanism and correction of internal orbital fracture. Amer. J. Ophthalmol. 44 (1957) 733

Waßmund, M.: Lehrbuch der praktischen Chirurgie des Mundes und der Kiefer, Bd. 11/58. Barth, Leipzig 1939

Kontaktadresse
Dr. Thomas Kreusch
Abteilung Kieferchirurgie
der Universität
Arnold-Heller-Str. 16
W-2300 Kiel

Martin Samek, Hans-Dieter Pape, Walter Rüßmann und Stefan Berg, Köln

Lokalisation und Ausmaß von Orbitabodendefekten und Indikation zur Defektdeckung

Einleitung

Bei isolierten Orbitabodenfrakturen und Mittelgesichtsfrakturen mit Orbitabeteiligung ist wegen der oft gestörten Augenmotilität eine operative Revision zur Rekonstruktion der knöchernen Strukturen notwendig (Schuchardt 1966). Dabei ist häufig eine Abdeckung der Defekte im Bereich des Orbitabodens durch geeignete Implantate angezeigt.

Material und Methode

In einer Auswertung der Krankenunterlagen von 293 Patienten (226 männl., 67 weibl., mittleres Alter: 35,1 Jahre), die in den Jahren 1983–1989 in der Abteilung für Mund-, Kiefer- und Gesichtschirurgie der Kölner Universitätsklinik wegen einer Orbitabodenfraktur operiert worden sind, wurde untersucht, inwieweit die Rekonstruktionsmethode in Abhängigkeit von Lokalisation und Defektgröße eine funktionelle Wiederherstellung ermöglicht. Dazu wurden auch die von der Abteilung für Schielbehandlung und Neuroophthalmologie der Kölner Universitäts-Augenklinik erhobenen Untersuchungsbefunde ausgewertet.

Ergebnisse

Im oben genannten Zeitraum wurde bei insgesamt 293 Patienten eine Orbitabodenrevision durchgeführt. In 13% lag eine isolierte Orbitabodenfraktur (Blow-out-Fraktur) vor; in 26% bestand eine Kombination mit einer Mittelgesichtsfraktur nach Le Fort II und/oder Le Fort III. Die zahlenmäßig größte Gruppe bildeten die Orbitabodenfrakturen bei lateralen Mittelgesichtsfrakturen mit 61% (Tab. 1). Am häufigsten von der Fraktur war das leicht konvexe mediale Orbitadrittel in 49%, das mittlere in 32% und das laterale in 16% der Fälle betroffen (Tab. 2). Dabei wurde bei 163 Patienten (56%) eine mittlere Defektgröße von 6 × 4 mm gefunden.

In 121 Fällen war präoperativ eine infraorbitale Stufenbildung tastbar; über Sensibilitätsstörungen im Ausbrei-

Tabelle 2 Frakturlokalisation

	n	%
mediales Orbitadrittel	143	49
mittleres Drittel	94	32
laterales Drittel	47	16
mehrere Drittel	9	3

tungsgebiet des N. infraorbitalis klagten 122 Patienten. Direkte oder indirekte röntgenologische Frakturzeichen zeigten in unterschiedlicher Häufigkeit über 80% aller Patienten.

Die präoperativen ophthalmologischen Untersuchungsbefunde unserer Universitäts-Augenklinik zeigt die Tab. 3. Jeder dritte Patient hatte Doppelbildsehen, jeder vierte Motilitätsstörungen und Bulbustiefstand. 14% der Patienten zeigten einen Enophthalmus.

In 41% der Fälle (120 Pat.) war intraoperativ eine eingeklemmte Herniation von Orbitainhalt durch die oft türflügelartig in die Kieferhöhle hineinragenden Knochenfragmente gefunden worden.

Die Revision erfolgte fast ausnahmslos (97%) über den infraorbitalen Zugang (Cramer u. Mitarb. 1965, Luhr 1971, Albright u. McFarland 1972, Spiessl u. Schroll 1972). Der prolabierte Orbitainhalt wurde manuell reponiert, nach kaudal verlagerte Knochenfragmente nach Möglichkeit zurückverlagert und notwendige Osteosynthesen am Infraorbitalrand vorgenommen. Waren bei 10% der Patienten keine weiteren Maßnahmen notwendig, so wurden bei über 85% der Patienten ein bis zwei Schichten lyophilisierte Dura (Luhr 1969, 1971, Lentrodt 1973, Schlote u. Cordes 1975, Iannetti u. D'Arco 1977) zur zusätzlichen Stabilisierung und zur Abdeckung dem Orbitaboden aufgelagert. In 5% mußte wegen ausgedehnter Knochendefekte oder Verlustes von periorbitalen Fettanteilen bei schweren oder veralteten Frakturen des Mittelgesichts auf andere Implantate wie autogenen Knorpel oder Knochen, lyophilisierten Knorpel oder wie in 2 Fällen auf ein Kunststoffimplantat zurückgegriffen werden (Converse u. Smith 1957, Converse u. Mitarb. 1967, Schlöndorff 1968, Lehnert 1975, Obwegeser u. Chausse 1975 u. a.). 2–3 Wochen postoperativ und nach

Tabelle 1 Frakturtyp

	n	%
Blow-out-Fraktur	37	13
Fissur	9	
Orbitatrümmerfraktur	19	
Defektfraktur	9	
Le Fort II/III	76	26
laterale MGF	180	61

Tabelle 3 Ophthalmologische Befunde, präoperativ

	n	%
Diplopie	98	33
Motilitätsstörung	82	28
Enophthalmus	41	14
Bulbustiefstand	73	25

194

Tabelle 4   Ophthalmologische Befunde, postoperativ

	n	%
Diplopie, zentral	18	6
peripher	19	6
Motilitätsstörungen	29	10
Enophthalmus	7	2
Bulbustiefstand	23	8

etwa 3–4 Monaten zum Zeitpunkt der Osteosynthesematerialentfernung wurde eine augenärztliche Untersuchung durchgeführt, deren Ergebnisse die Tab. **4** zeigt. Bei der Analyse der Motilitätsstörung mit dem Synoptometer zeigten 18 Patienten (6%) Doppelbilder im zentralen, 19 im peripheren Blickfeldbereich. Während in der ersten Gruppe vornehmlich die Patienten zu finden waren, bei denen aus bereits erwähnten Gründen von der routinemäßigen Versorgung mit Lyodura abgegangen worden war (12 von 18 Patienten), bestand bei der zweiten Gruppe von Patienten bei intakter horizontaler Motilität nur eine funktionelle Beeinträchtigung bei vertikaler Blickwendung außerhalb des Gebrauchsblickfeldes, so daß auf weitere Therapieschritte, auch auf Wunsch der Patienten, verzichtet wurde.

Diskussion

Bei 247 von 293 Patienten wurde unabhängig von der Frakturlokalisation Lyodura – in jüngster Zeit versuchsweise auch bovines Perikard – einschichtig, seltener mehrschichtig eingelegt. Mit dieser Methode haben wir vergleichbar gute Resultate erzielt (Kamp u. Bremerich 1987, Rüssmann u. Mitarb. 1977, Salland u. Mitarb. 1984). Andere Implantate fanden selten und fast nur dort Anwendung, wo traumatisch bedingte oder bei veralteten Frakturen durch Atrophie und Narbenkontrakturen verursachte irreversible Gewebsverluste aufwendigere Rekonstruktionen erforderlich machten. Bei diesen Patienten haben wir funktionell und ästhetisch ähnlich zufriedenstellende Behandlungsergebnisse jedoch nur selten erreichen können. Da die Prognose mit zunehmender Schwere und Alter der Mittelgesichtsverletzung bezüglich des binokularen Sehens und der Bulbusmotilität schlechter wird, sollten bereits geringe funktionelle Ausfälle beachtet und zur Vermeidung kaum korrigierbarer Spätfolgen möglichst frühzeitig operativ therapiert werden (Lentrodt 1977, Salland u. Mitarb. 1984). Dabei ist die Technik von untergeordneter Wichtigkeit. Der günstigste Zeitpunkt zum chirurgischen Eingriff liegt u. E. nach einer ca. 1wöchigen Phase der Abschwellung.

Zusammenfassung

Die Behandlungsergebnisse der Orbitabodenfraktur an 293 Patienten der Abteilung für Mund-, Kiefer- und Gesichtschirurgie der Kölner Universitätsklinik aus den Jahren 1983–1989 zeigen, daß weder die Frakturlokalisation und Defektgröße noch das operative Vorgehen, sondern die Schwere der Mittelgesichtsverletzung und der Behandlungszeitpunkt entscheidend für die Wiederherstellung von Funktion und Ästhetik bei dieser Verletzungsart sind.

Literatur

Albright, C. R., P. H. McFarland: Management of midfacial fractures. Oral Surg. 34 (1972) 858

Converse, J. M., B. Smith: Blowout fracture of the floor of the orbit. Trans. Amer. Acad. Ophthalmol. Otolaryngol. 64 (1960) 676

Converse, J. M., B. Smith, M. F. Obear, D. Wood-Smith: Orbital blowout fractures: A ten-year Survery. Plast. reconstr. Surg. 39 (1967) 20

Cramer, L. M., F. M. Tooze, S. Lerman: Blow out fractures of the orbit. Brit. J. plast. Surg. 18 (1965) 171

Iannetti, G., F. D'Arco: The use of lyophilized dura in reconstruction of the orbital floor. J. max.-fac. Surg. 5 (1977) 58

Kamp, W., A. Bremerich: Die Behandlung von isolierten und kombinierten Orbitabodenfrakturen durch transantralen Ballonkatheter. Dtsch. Z. Mund-, Kiefer- u. Gesichtschir. 11 (1987) 333

Lehnert, S.: Primärversorgung von Orbitafrakturen durch Knorpeltransplantation. In Schuchardt, K., B. Spiessl: Fortschritte der Kiefer- und Gesichts-Chirurgie, Bd. XIX. Thieme, Stuttgart 1975

Lentrodt, J.: Zur Diagnostik und Therapie der Orbitabodenfraktur. Dtsch. Zahn-, Mund- u. Kieferheilk. 60 (1973) 232

Lentrodt, J.: Zur Therapie von in Dislokation verheilten Jochbeinfrakturen bzw. Brüchen der kaudalen und/oder lateralen Orbitabegrenzung. In Schuchardt, K., R. Becker: Fortschritte der Kiefer- und Gesichts-Chirurgie, Bd. XXII. Thieme, Stuttgart 1977

Luhr, H.-G.: Lyophilisierte Dura zum Defektersatz des Orbitabodens nach Trauma und Tumorresektionen. Melsunger med. Mitt. 43 (1969) 233

Luhr, H.-G.: Die primäre Rekonstruktion von Orbitabodendefekten nach Trauma und Tumoroperationen. Dtsch. Zahn-, Mund- u. Kieferheilk. 57 (1971) 1

Obwegeser, H., J.-M. Chausse: Verschiedene Knochenmaterialien zur Rekonstruktion von Orbitabodendefekten. In Schuchardt, K., B. Spiessl: Fortschritte der Kiefer- und Gesichts-Chirurgie, Bd. XIX. Thieme, Stuttgart 1975

Rüßmann, W., G. Friedmann, M. Galanski, H.-D. Pape, U. Riewenherm: Okuläre Motilitätsstörungen bei Mittelgesichtsfrakturen. In Schuchardt, K., R. Becker: Fortschritte der Kiefer- und Gesichts-Chirurgie, Bd. XXII. Thieme, Stuttgart 1977

Salland, T., W. Hammerstein, J. Lentrodt: Zur Indikation der primären chirurgischen Intervention bei Orbitabodenfrakturen. In Jungbluth, K. H., U. Mommsen: Plastische und wiederherstellende Maßnahmen bei Unfallverletzungen. Springer, Berlin 1984

Schlöndorff, G.: Unsere Erfahrung bei der Behandlung der Orbitabodenfrakturen. Z. Laryng. Rhinol. Otol. 47 (1968) 296

Schlote, H. H., V. Cordes: Technik und Ergebnisse der Versorgung von Orbitabodendefektfrakturen mit lyophilisierter Dura. In Schuchardt, K., B. Spiessl: Fortschritte der Kiefer- und Gesichts-Chirurgie, Bd. XIX. Thieme, Stuttgart 1975

Schuchardt, K.: Diagnose und Therapie der Orbitaverletzungen. In Schuchardt, K.: Fortschritte der Kiefer- und Gesichts-Chirurgie, Bd. XI. Thieme, Stuttgart 1966

Spiessl, B., K. Schroll: Gesichtsschädel. In Nigst, N.: Spezielle Frakturen- und Luxationslehre, Bd. 1/1. Thieme, Stuttgart 1972

Kontaktadresse
Dr. Dr. Martin Samek
Kiefer- und Gesichtschirurgie, Klinik und Poliklinik
für Zahn-, Mund- und Kieferheilkunde der Universität
zu Köln
Josef-Stelzmann-Str. 9
W-5000 Köln 41

Johannes Hidding, Thomas Deitmer, Alexander Hemprich und Wolfgang Ahrberg, Münster

Primärkorrektur der Orbitabodenfraktur mit einer PDS-Folie

Einleitung

Orbitafrakturen treten als Kombinationsfrakturen zusammen mit zygomatikomaxillären, nasoorbitalen und Le-Fort-II- und -III-Frakturen sowie als sog. isolierte Orbitaboden- oder Blow-out-Frakturen auf. Nach Grignon u. Mitarb. (1962) gehen mindestens 30% der Jochbeinfrakturen mit einer Depressionsfraktur des Orbitabodens einher. Bei Diplopie in Verbindung mit einem Enophthalmus und einer Hypästhesie besteht eine absolute Indikation zur Orbitabodenrevision (Sacks u. Friedland 1979).

Verschiedene Materialien stehen bei der Rekonstruktion der Orbita zur Verfügung. Neben Knochentransplantaten vom Becken und von der fazialen Kieferhöhlenwand wurden ebenso Knorpel vom Septum und von der Rippe verwandt. Multiple alloplastische Materialien wie Methylmetakrylat, Polyäthylen, Silastik, Teflon und Polydioxanon fanden Verwendung.

Andererseits werden Orbitabodenfrakturen seit Jahren überwiegend mit lyophilisierter humaner Dura versorgt (Browning u. Walker 1965, Converse u. Mitarb. 1967, Lentrodt u. Mitarb. 1968, Obwegeser u. Chausse 1975, Schmelzle 1975, Iannetti u. D'Arco 1977, Höltje 1983). Bei der Verwendung der von Höltje inaugurierten Polydioxanon-(PDS-)Schale erwies sich das Material von 1,5 bzw. 1 mm Dicke als zu rigide und zu dick. Aus diesem Grunde haben wir zusammen mit dem Hersteller eine PDS-Folie von 0,5 und 0,25 mm Stärke entwickelt.

Material und Methode

Je nach Befund wurden PDS-Folien von 0,25 und 0,5 mm Durchmesser eingesetzt. Sie werden aus Poly-p-Dioxanon, einem aliphatischen Polyester, durch Polymerisierung des Monomers p-Dioxanon hergestellt. Nach 6 Monaten erfolgt die biologische Auflösung durch hydrolytische Spaltung der Makromoleküle. Die Folie ist verformbar und läßt sich der Kontur des Orbitabodens in idealer Weise anpassen.

Ergebnisse

Im Rahmen des klinischen Einsatzes implantierten wir das Material bei insgesamt 36 Patienten, wobei 23mal eine primäre Orbitabodenversorgung anstand. In 11 Fällen wurde entweder eine fehlende faziale Kieferhöhlen- oder eine Zystenwand durch PDS ersetzt. Zweimal erfolgte nach Tumorresektion eine Hängemattenplastik modifiziert nach Rehrmann (1954).

Resorption und Stabilität der dünnsten Folie (0,25 mm) wurden vom Hersteller tierexperimentell untersucht. Nach etwa 4½ Wochen ist die Stabilität auf 50% des Ausgangswertes gesunken (Abb. 1).

Parallel mit der Resorption des Materials findet ein bindegewebiger Ersatz statt. Histologisch bildet sich eine

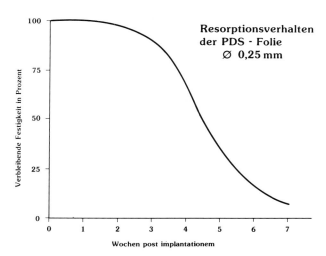

Abb. 1 Resorptionsverhalten der PDS-Folie, Ø 0,25 mm

fibroblastenreiche Kapsel um die kompakte anisotrope PDS-Folie. Nach 6 Wochen ist das Material noch komplett erhalten (Abb. 2). Erst nach 2 Monaten sind histologisch Rißbildungen sichtbar. Nach 4 Monaten zeigt sich eine zerbröckelte Folie, umgeben von einem Reaktionssaum von zahlreichen Fibroblasten und Makrophagen (Abb. 3).

Nach 1 Jahr klinischer Anwendung gaben 3 Patienten Doppelbilder an, die sich zweimal auf eine Abduzensparese und einmal auf eine Trochlearisparese zurückführen ließen.

Störungen der Sensibilität des N. infraorbitalis wurden mit 2 Anästhesien und 4 Hypästhesien beobachtet. Über materialbedingte Komplikationen können wir in keinem Fall berichten. Weder bei der Totalrekonstruktion nach Tumorresektion noch bei z. T. ausgedehnter Zertrümme-

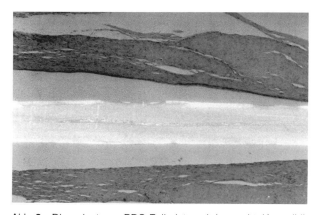

Abb. 2 Die anisotrope PDS-Folie ist noch kompakt, Kapselbildung und Makrophagensaum (HE 25mal)

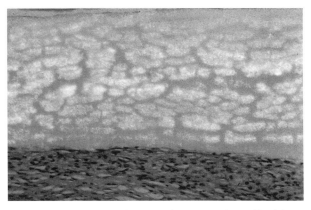

Abb. 3 Zerbröckelte Folie, umgeben von einem Reaktionssaum mit zahlreichen Fibroblasten und Makrophagen (HE 63 mal)

Zusammenfassung

Eine neue 0,25 und 0,5 mm dicke Polydioxanon-(PDS-)Folie konnte klinisch bei 36 Patienten implantiert werden. Als Indikationen erwiesen sich die Therapie der Orbitabodenfraktur, der Ersatz der fazialen Kieferhöhlenwand, die Abdeckung einer fehlenden Zystenwand sowie auch als Hängemattenplastik bei zwei Tumorpatienten. Nachdem tierexperimentell eine hinreichend lange mechanische Stabilität des Implantates nachgewiesen werden konnte, blieb die Folie auch klinisch hinreichend lange stabil. Es kam sekundär zu keiner Diplopie und zu keinem Enophthalmus.

rung des Orbitabodens ist es zu einem sekundären Absinken des Orbitabodens mit Auftreten von Doppelbildern oder der Entstehung eines Enophthalmus gekommen.

Diskussion

Zur primären Deckung von traumatischen Defekten des Orbitabodens ist nach tierexperimentellen Untersuchungen von Lentrodt u. Mitarb. (1968) lyophilisierte Dura am besten geeignet. Seit der ersten Veröffentlichung über die Übertragung des Morbus Jakob-Creutzfeld durch humane Lyodura (Prichard u. Mitarb. 1987) ist dieses Material in die Diskussion geraten. Es wird dabei ein Übertragungsmodus durch sog. Prione diskutiert; diese sind Proteine, die gegen die übliche Desinfektion resistent sind (Kursawe u. Barz 1989).

Auf der Suche nach einem geeigneten Material, das gleich gute Eigenschaften wie Lyodura aufweist (Iannetti u. D'Arco 1977), konnte eine geeignete Folie aus PDS entwickelt werden. Die wesentlichen Vorteile dieses dünnen Materials von 0,25 und 0,5 mm Durchmesser sind:

1. gute Gewebeverträglichkeit
2. optimale Formbarkeit
3. gute mechanische Stabilität
4. Resorbierbarkeit des Materials
5. einfache Handhabung
6. Verfügbarkeit in gewünschter Dicke und Menge

Literatur

Browning, C. W., R. V. Walker: The use of alloplastics in 45 cases of orbital floor reconstruction. Amer. J. Ophthalmol. 60 (1965) 684

Converse, J. M., B. Smith, M. F. Obear, D. Wood-Smith: Orbital blowout fractures: a ten-year survey. Plast. reconstr. Surg. 39 (1967) 20

Grignon, J. S., C. H. Chonard, M. Benoist: Le problème palpébral dans le paralysies faciales périphériques. Le ressort palpébral de Morel-Fatio et salardrie. Une nouvelle méthode: la coquille palpébrale inférieure. Palpébroblastie prothétique combinée. Ann. Oto-laryng (Paris) 79 (1962) 847

Höltje, W. J.: Wiederherstellung von Orbitabodendefekten mit Polyglactin – eine tierexperimentelle Studie. In Pfeifer, G., N. Schwenzer: Fortschritte der Kiefer- und Gesichts-Chirurgie, Bd. XXVIII. Thieme, Stuttgart 1983 (S. 65)

Iannetti, G., F. D'Arco: The use of lyophilized dura in reconstruction of the orbital floor. J. max.-fac. Surg. 5 (1977) 58

Kursawe, H. K., H. Barz: Morbus Jakob-Creutzfeld. Med. aktuell 15 (1989) 13

Lentrodt, J., H.-G. Luhr, H. J. Metz: Tierexperimentelle Untersuchung zur Frage der primären Deckung von traumatischen Defekten des Orbitabodens. Dtsch. zahnärztl. Z. 23 (1968) 1418

Obwegeser, P. L., L. J. Chausse: Verschiedene Knochenmaterialien zur Rekonstruktion von Orbitabodendefekten. In Schuchardt, K., B. Spiessl: Fortschritte der Kiefer- und Gesichts-Chirurgie, Bd. XIX. Thieme, Stuttgart 1975 (S. 191)

Prichard, J., V. Thadani, R. Kalb, E. Manuelidis: Rapidly progressive dementia in a patient who received a cadaveric dura mater graft. J. Amer. med. Ass. 257 (1987) 1036

Rehrmann, A.: Reposition des Bulbus oculi nach Resektion des Oberkiefers und Orbitabodens bei der operativen Entfernung bösartiger Tumoren. Öst. Z. Stomat. 51 (1954) 485

Sacks, A. C., J. A. Friedland: Orbital floor fractures – should they be explored early? Plast. reconstr. Surg. 64 (1979) 190

Schmelzle, R.: Tierexperimentelle Untersuchungen zur Orbitaplastik. In Schuchardt, K., B. Spiessl: Fortschritte der Kiefer- und Gesichts-Chirurgie, Bd. XIX. Thieme, Stuttgart 1975 (S. 193)

Kontaktadresse
Dr. Dr. Johannes Hidding
Klinik und Poliklinik für Mund- und
Kiefer-Gesichts-Chirurgie der
Universität Münster
Waldeyerstr. 30
W-4400 Münster

Wir bedanken uns bei der Firma Ethicon Norderstedt/Hamburg für die Überlassung der pathohistologischen Präparate.

Johannes-Friedrich Osborn †, Aachen, und Emanuel Spanakis, Bonn

Orbitabodenrekonstruktion mit Implantaten aus dichter Hydroxylapatitkeramik bei Mittelgesichtsverletzungen

Bei schweren zentralen oder lateralen Mittelgesichtsverletzungen ist der Orbitaboden immer mit betroffen, häufig in Form der Trümmer- oder Defektfraktur. Zur Vermeidung von Enophthalmus oder mit Diplopie einhergehenden Positionsabweichungen des Bulbus ist die *primäre* Rekonstruktion indiziert. Bestehen die Symptome als Folgeschaden, ist die Implantation von Stützmaterial *sekundär* erforderlich.

Eignung und Unbedenklichkeit des Stützmaterials

Die Orbitabodenimplantate stellen ihrem Charakter nach Langzeitimplantate dar. Deshalb muß über die Erfüllung der lokal angestrebten Ersatzfunktion hinaus der Unbedenklichkeit des Stützmaterials selbst ein hoher Stellenwert zugemessen werden.

Die Verwendung autologer Materialien zur Orbitabodenrekonstruktion stellt heute die Ausnahme dar, denn die *Transplantate* weisen nicht nur die Erschwernis der Gewinnung durch einen zusätzlichen Eingriff, sondern zusätzlich den Nachteil eines unvorhersagbaren Resorptionsverhaltens auf.

Polymere zeigen den Fremdkörpercharakter ihrer alloplastischen Natur noch deutlich. Bei einer alio loco mit Polyäthylen versorgten Orbitabodenfraktur einer Motorradfahrerin mußten wir kürzlich das Implantat wegen rezidivierender Schwellungen und chronischer Schmerzen entfernen. Intraoperativ fand sich das gesamte Implantat endothelartig abgegrenzt in ein diskretes Serom eingebettet.

Ein derartiger, für alle Polymermaterialien typischer Spaltraum ist Folge der reaktiven periimplantären Kapselbildung und damit Grund für die Dislokationsneigung der Polymerimplantate (Hatzifotiades u. Chrissafis 1987). Gleichwohl berichten amerikanische Autoren über erfolgreiche Rekonstruktionen des Orbitabodens mit Hilfe von Polyäthylen und Silikon (Polley u. Ringler 1987).

Wegen dieser Nachteile der Polymere wurde im deutschsprachigen Raum seit 1968 (Lentrodt u. Mitarb. 1968, Luhr 1969) die Verwendung homologer, gefriergetrockneter harter Hirnhaut vorgeschlagen. Derartige Implantate aus Dura mater sind gut geeignet, um Spalten in im wesentlichen erhaltenen Orbitaböden abzudecken. Übersteigen die knöchernen Defekte hingegen Größen von etwa $100\,mm^2$, reicht die mechanische Qualität der homologen Dura – da sie durch die Rehydrierung im Gewebe sehr weich wird – nicht aus, um einen postoperativen Enophthalmus sicher zu verhindern.

Von maßgeblicher Relevanz für die aus Leichen gewonnenen Duraimplantate sind die neuesten Erkenntnisse der Virologie. Demnach ist unter Beachtung der ärztlichen Sorgfaltspflicht die Übertragung von Stützgewebekonserven menschlichen oder tierischen Ursprungs von einem in den anderen Organismus nicht mehr vertretbar, da bestimmte neurotrope Viren *alle* Inaktivierungsmethoden, bei denen die Integrität der Gewebekonserven erhalten bleibt, überleben (Glasscock u. Mitarb. 1988). So war nach dem Bericht der amerikanischen Food and Drug Administration die Erkrankung einer 28jährigen Patientin an der spongiösen Enzephalopathie Jakob Creutzfeld mit größter Wahrscheinlichkeit auf die Applikation von Lyodura zurückzuführen (FDA 1987).

In den Tab. **1** und **2** sind die Eigenschaften der biologischen und synthetischen, für die Orbitabodenrekonstruktion angewendeten Stützmaterialien einander gegenübergestellt.

Tabelle **1** Systematik der Stützmaterialien für den Orbitaboden I

Herkunft	biologisch		
Charakter	homolog	homolog/autolog	autolog
Material	**Dura**	**Knorpel**	**Knochen**
Schicksal	Substitution	Resorption/Integration	
Effekt	Narbe	Narbe/Rekonstruktion	

Tabelle **2** Systematik der Stützmaterialien für den Orbitaboden II

Herkunft	synthetisch		
Charakter	bioaktiv	bioinert	biotolerant
Material	**HAK**	**Al$_2$O$_3$**	**Polymere**
Schicksal	Integration	Inkorporation	
Effekt	Rekonstruktion	Kapselbildung/Narbenprovokation	

Anatomisch geformter Orbitaboden aus Hydroxylapatitkeramik

Probleme der Materialgewinnung und der Übertragung von Krankheiten sind bei rein anorganischen Werkstoffen, wie bei der über 1300 °C hergestellten Hydroxylapatitkeramik, ausgeschlossen. Unsere Erfahrungen aus den Tierexperimenten und der 10jährigen klinischen Anwendung zeigt, daß die ausschließlich aus Calcium und Phosphat bestehende Hydroxylapatitkeramik ideal gewebeverträglich, antigenetisch und karzinogenetisch inaktiv, osteotrop und physiologisch integrierbar ist (Osborn 1985). Histologisch ist bewiesen, daß das Weichgewebe keine bradytrophe Kapsel und folglich keinen kapillaren Spalt um die dichte Hydroxylapatitkeramik bildet, sondern vielmehr fest mit dieser verwächst.

Die für rechts und links in Wölbung und Kontur dem Orbitaboden anatomisch angepaßten Implantate, deren Form schon 1977 konzipiert wurde (Frenkel u. Mitarb. 1977), werden aus hochreiner und hochdichter Hydroxylapatitkeramik (Osprovit) hergestellt (Abb. 1). Nahe des vorderen Randes haben die Formteile Bohrungen. Bei Bedarf können durch diese Fäden gezogen werden, um die Orbitaböden am Ort zusätzlich zu befestigen oder zwei Implantate gelenkig miteinander zu verbinden.

Klinische Anwendung

Liegt eine Zertrümmerung des Orbitabodens vor, werden zunächst das in die Kieferhöhle prolabierte Gewebe reponiert, die Mittelgesichtsfragmente anatomisch eingestellt und die Fraktur(en) durch Miniplattenosteosynthese(n) stabilisiert. Ohne es weiter bearbeitet zu haben, bringt man das Implantat in Position (Abb. 2). Aufgrund seiner anatomischen Form fixiert es sich durch das Gewicht der orbitalen Weichteile selbst. Eine im Einzelfall notwen-

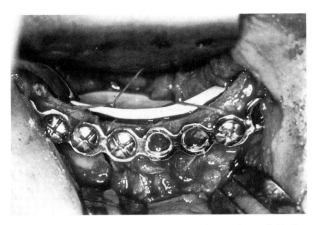

Abb. 2 Beispiel einer Rekonstruktion des rechten Orbitabodens mit dem Osprovitimplantat, dessen Form gut mit der knöchernen Anatomie der Orbita harmoniert. Bulbus angehoben

dige Formkorrektur hat mit feinkörnig diamantierten Rotationsinstrumenten unter Kühlung zu erfolgen.

Da die spezifische Dichte der Hydroxylapatitkeramik mit $3,1\,g/cm^3$ etwa der des Zahnschmelzes entspricht und damit den Maximalwert kompakten Knochens von $2,3-2,4\,g/cm^3$ nicht entscheidend übersteigt, läßt sich die Positionskontrolle der Osprovit-Orbitaböden nicht nur mit konventioneller Röntgentechnik durchführen, sondern – ohne jedes Auftreten von Artefakten – auch mit den modernen hochsensiblen, computergestützten bildgebenden Verfahren (Abb. 3 u. 4).

In den Jahren 1985–1990 wurden in der Klinik für Mund- und Kiefer-Gesichts-Chirurgie der Universität Bonn 12 und in der Klinik für Zahn-, Mund-, Kiefer- und Plastische Gesichtschirurgie am Klinikum der RWTH Aachen 8 Osprovit-Orbitabodenimplantate eingesetzt. In 16 Fällen erfolgte die Implantation im Rahmen der Akutversorgung, davon 13mal bei polytraumatisierten Patienten. Bei 5 Sekundäroperationen wurden 3mal ein Bulbustiefstand, 1mal ein Enophthalmus und bei einem Patienten eine Kombination aus beiden Bulbusfehlständen korrigiert.

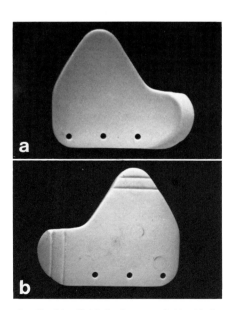

Abb. 1 a u. b Rechter Orbitaboden aus dichter Hydroxylapatitkeramik (Osprovit), Stärke 2 mm, Fläche 300 mm², Volumen 600 mm³. a Oberseite, b Unterseite

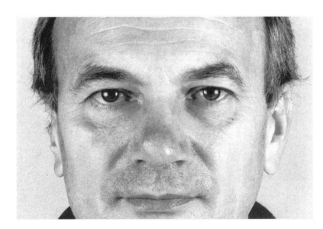

Abb. 3 Klinisches Bild eines Patienten fast 5 Jahre nach Rekonstruktion des rechten Orbitabodens mit einem Osprovitimplantat

Alle Implantate heilten – trotz z. T. schwerster offener Mittelgesichtsfrakturen bei der Primärversorgung – komplikationslos ein. Kein Fall von postoperativem Bulbusfehlstand trat auf. Bei einem Patienten verblieb an dem betroffenen Auge eine diskrete Störung der Motilität. Material- oder implantatbedingte Symptome wie Dauerschmerzen, Schwellungen und vor allem Dislokationen waren in *keinem* Fall nachweisbar – weder klinisch noch röntgenologisch.

Beispielhaft zeigen die Abbildungen 3 u. 4 das Spätergebnis der Versorgung einer in Verbindung mit einer stark dislozierten Jochbeinfraktur eingetretenen Orbitabodenzertrümmerung mit einem Osprovit-Orbitaboden.

Diskussion

Das auffällige Ergebnis, daß nämlich nach der Primäranwendung von Osprovit-Orbitaböden kein Fall von Enophthalmus aufgetreten ist, führen wir darauf zurück, daß dieses neue Implantat nicht nur der Orbita seine anatomische Form zurückgibt, sondern darüber hinaus durch sein langzeitkonstantes Volumen von 0,6 cm^3 auch das Originalvolumen der Augenhöhle auf Dauer wiederherstellt. Damit ist exakt den aus umfangreichen computertomographischen Vermessungen erarbeiteten Kriterien (Manson u. Mitarb. 1986) Rechnung getragen, deren Erfüllung den Erfolg der Behandlung von Orbitaverletzungen ausmacht.

Zusammengefaßt weisen die Orbitabodenimplantate aus dichter Hydroxylapatitkeramik folgende Vorteile auf:

- ideale Kurz- und Langzeitverträglichkeit
- Ortstreue infolge Verwachsung
- einfache Handhabung
- problemlose Darstellbarkeit mit allen bildgebenden Verfahren
- anatomische Form
- rekonstruktionsadäquates, langzeitkonstantes Volumen.

Zusammenfassung

Orbitabodenimplantate aus Polymeren bilden einen kapillaren Spaltraum und neigen daher zu Dislokationen. Mit den bisher zur Verfügung stehenden Konservierungsmethoden ist homologe Dura mater nicht sicher von dem neurotropen Virus, das die Jakob-Creutzfeldsche Enzephalopathie überträgt, zu befreien. Als – sowohl für die primäre als auch für die sekundäre Rekonstruktion des Orbitabodens – geeignete Alternative wird ein seit 5 Jahren erfolgreich eingesetztes, anatomisch geformtes Implantat aus dichter Hydroxylapatitkeramik (Osprovit) vorgeschlagen, das sich in allen Evaluierungstechniken artefaktfrei darstellt. Es disloziert nicht, da es physiologisch mit dem angrenzenden Gewebe verwächst, und ist aufgrund seiner idealen Biokompatibilität unbedenklich als Dauerimplantat geeignet.

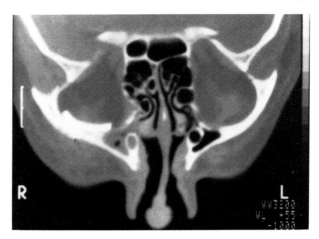

Abb. 4   Die repräsentative Ebene eines koronaren Computertomogramms zeigt die exakte Symmetrie der vertikalen Höhen der rekonstruierten und der originalen Seite. Das Hydroxylapatitkeramik-Implantat imponiert basal durch knöcherne Verwachsung fixiert

Literatur

Frenkel, G., K. Nowak, G. Schulz-Freywald, K. J. Bertram, W. Gruh, E. Dörre: Untersuchungen mit nichtmetallischen Werkstoffen in der Zahn-, Mund- und Kieferchirurgie. Dtsch. zahnärztl. Z. 32 (1977) 295–297

FDA, Update: Creutzfeld-Jacob Disease in a patient receiving a cadaveric dura mater graft. J. Amer. med. Ass. 258 (1987) 309–310

Glasscock, M. E., G. Jackson, G. W. Knox: Can acquired immunodeficiency syndrome and Creutzfeld-Jacob disease be transmitted via otologic homografts? Arch. Otolaryngol. 114 (1988) 1252–1255

Hatzifotiades, D., S. Chrissafis: Klinische und tierexperimentelle Bewertung von Silastik und lyophilisierter Dura bei der Versorgung von Orbitaboden-Frakturen. Zahn-, Mund- und Kieferheilk. 66 (1978) 711–713

Lentrodt, J., H.-G. Luhr, H. J. Metz: Tierexperimentelle Untersuchungen zur Frage der primären Deckung von traumatischen Defekten des Orbitabodens. Dtsch. zahnärztl. Z. 23 (1968) 1418–1424

Luhr, H.-G.: Lyophilisierte Dura zum Defektersatz des Orbitabodens nach Trauma und Tumorresektion. Med. Mitt. (Melsungen) 43 (1969) 233–238

Manson, P. N., A. Grivas, A. Rosenbaum, M. Vanniep, J. Zinreich, N. Iliff: Studies on enophthalmos: II. The measurement of orbital injuries and their treatment by quantitative computed tomography. Plast. reconstr. Surg. 77 (1986) 203–214

Osborn, J. F.: Implantatwerkstoff Hydroxylapatitkeramik – Grundlagen und klinische Anwendung. Quintessenz, Berlin 1985

Osborn, J. F.: The reconstruction of orbital floor with anatomically shaped implants of dense hydroxyapatite ceramic (Osprovit). 9th Congr. Europ. Ass. CranMaxFac. Surg., Athens, Greece, 5.–9. Sept. 1988

Polley, J. W., S. L. Ringler: The use of teflon in orbital floor reconstruction following blunt facial trauma: A 20-year experience. Plast. reconstr. Surg. 79 (1987) 39–43

Kontaktadresse
Dr. Emanuel Spanakis
Abteilung für Mund-, Kiefer- und Gesichtschirurgie
der Universität Bonn
Welschnonnenstr. 17
W-5300 Bonn 1

Helene Matras, Johannes Hachleitner und Helga Thaller-Antlanger, Salzburg

Salzburger Kieferhöhlenendothese

Einleitung

Die Erhaltung bzw. Wiederherstellung des Kieferhöhlen-hohlraumes in ursprünglicher Form und Größe gehört mit zu den Aufgaben der Frakturbehandlung im Mittelgesicht. Dieses Ziel wurde mit unterschiedlichsten Materialien (Waßmund 1939, Eschler 1962) und Formen (Machtens 1970, Fain u. Mitarb. 1981, Kamp u. Bremerich 1987) verfolgt. Um physiologische Verhältnisse wiederherzustellen, sind von einem formgebenden Hohlkörper folgende Eigenschaften zu verlangen:

1. Dünnwandigkeit, Auffüllbar- und Evakuierbarkeit sowie Volumenstabilität
2. Seitenspezifität bei anatomischer Form, die der Kieferhöhle entspricht; damit Vermeidung von Toträumen und Infekten
3. gleichmäßiger Wanddruck ohne Verursachung von Schleimhautnekrosen
4. Kombinierbarkeit mit Platten- und Schraubenosteosynthesen
5. medizinische Unbedenklichkeit des Materials
6. Möglichkeit von Feineinstellungen durch postoperative Volumenkorrektur
7. Kontrollierbarkeit im Röntgenbild
8. Auszugsfestigkeit bei einfacher und schmerzloser Entfernbarkeit

Nach Voruntersuchungen an 24 Leichenkieferhöhlen und Erprobung von Prototypen wurden schließlich je drei verschieden große (10, 15 und 20 cm^3) dünnwandige, seitenspezifische Kieferhöhlenendothesen aus platinvernetztem Silikon entwickelt (Georg Lixl, Medizintechniker der Abteilung für Kiefer- und Gesichtschirurgie, Landeskrankenanstalten Salzburg). Der erste Erfahrungsbericht erschien 1986 (Holzner u. Mitarb.).

Operatives Vorgehen

Schwere Orbitabodenfrakturen werden von infraorbital und transantral revidiert. Nach Reposition abgesunkenen Orbitainhaltes in die Augenhöhle wird von infraorbital mit Lyodura oder besser lamelliertem Lyoknorpel der Defektbereich überbrückt und der Orbitaboden von kaudal mit der Kieferhöhlenendothese geschient. Letztere wird durch ein faziales Kieferhöhlenfenster (Abb. 1) in evakuiertem Zustand eingeführt und über ein Nasendrain mit kontrastmittelhaltiger Lösung gefüllt. Mit Hilfe eines Infusionsbesteckes stellt man den Füllungsdruck ein, der den diastolischen Blutdruck nicht überschreitet und damit das Epithel schont. Das Nasendrain ist patientenfreundlich, zart und nach Abstoppelung in den Nasengang versenkbar.

Liegen zusätzliche Jochbein- und/oder Oberkieferfrakturen vor, müssen diese zuerst mittels stabiler Osteosynthesen versorgt werden. Wird der Orbitaboden bei der Rekonstruktion auf sein ursprüngliches Niveau angehoben, resultiert in vielen Fällen durch das Orbitahämatom

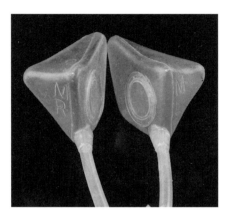

Abb. 1 Rechte und linke Kieferhöhlenendothese mittlerer Größe. Drainaustritt in der mediokaudalen Ecke, mediale Wand mit eingeklebtem Silikonplättchen, konkave Fläche kieferhöhlendachwärts, Ballonbezeichnung an der fazialen Wand

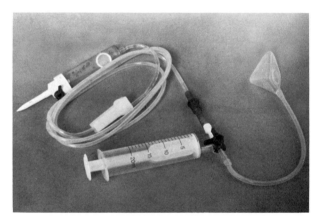

Abb. 2 Druckmeßsystem nach dem Prinzip der kommunizierenden Gefäße; ein Infusionsbesteck mit Dreiweghahn wird auf ca. 100 cm Niveauunterschied eingestellt (entspricht dem diastolischen Blutdruck von ca. 74 mmHg)

ein vorübergehender Exophthalmus. Im Bedarfsfall können Volumenkorrekturen der Endothese postoperativ in Abhängigkeit von dem Motilitätsbefund durchgeführt werden. Die Endothese wird in evakuiertem Zustand nach 4 Wochen durch das Nasenfenster entfernt (Abb. 2 u. 3).

Ergebnisse und Konklusion

Von Januar 1985 bis Mai 1990 wurden an der Abteilung für Kiefer- und Gesichtschirurgie Salzburg 215 Endothesen bei 202 Patienten gelegt. Von den ersten 100 Patienten konnten 51 nachuntersucht werden. Die detailliert

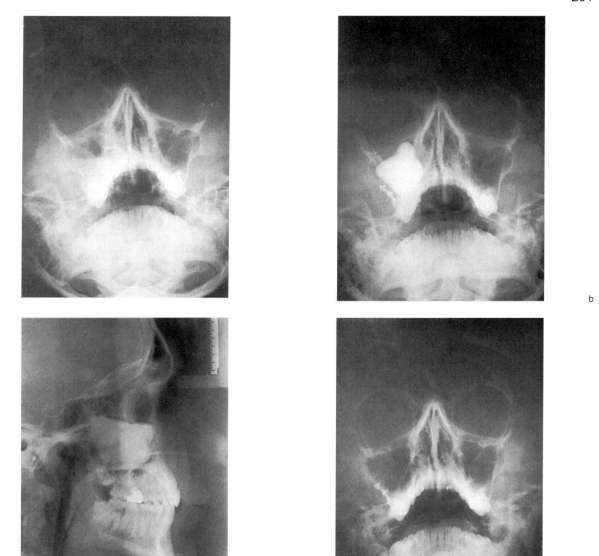

a

b

c

d

Abb. **3a—d** Patient P. H., männlich, geb. 13. 2. 1960, rechtsseitige Oberkiefer-Jochbein-Orbitaboden-Frakturen mit Dislokationen. Operative Behandlung: Knochenrepositionen, Stützplättchen von enoral (Titanminiplättchen), Kieferhöhlenendothese:
a halbaxiale Gesichtsschädelröntgenaufnahme präoperativ,
b u. **c** halbaxiale und Fernröntgenprofil-Aufnahme postoperativ mit Kieferhöhlenendothese,
d halbaxiale Aufnahme 9 Monate postoperativ

publizierten Ergebnisse in Hinblick auf augenärztlichen, endoskopischen und Röntgenbefund (Krenkel u. Mitarb. 1989) bestärkten uns, die Kieferhöhlenendothese weiter zu verwenden. Die hier nach 6jähriger Erprobung vorgestellte Methode erfüllt, wie auch die noch laufenden Nachkontrollen der zweiten 100 Patienten erbringen, die eingangs aufgeführten Postulate. Gerade dadurch, daß es möglich war, die schwierigen anatomischen, in der Größe unterschiedlichen und seitenspezifischen Formen herzustellen, konnte der Individualität der Kieferhöhle Rechnung getragen werden. Alle übrigen früher und auch derzeit in Verwendung stehenden auffüllbaren Stützkör-

per sind in ihrer Form entweder rund, oval oder tetraederförmig und seitenunspezifisch.
Es entstehen somit isolierte Toträume, die infektgefährdet sind. Kugelige Formen können lediglich die Orbitabodenmitte anheben, dieselbe überkorrigieren und andere Anteile der Kieferhöhlenwände dislozieren. Die Verdrängung der medialen Kieferhöhlenwand führt zur Einengung der Nasengänge und zu schlechter Belüftung der pneumatisierten Räume. An der Stelle der größten Druckentfaltung kommt es zu Schleimhautnekrosen.
Wir haben uns erlaubt, die Salzburger Kieferhöhlenendothese in dem hier gesetzten Rahmen zu präsentieren, weil

mit diesem erfolgreichen Heilbehelf eine bereits langjährige Erfahrung am eigenen Krankengut vorliegt und es nun endlich gelungen ist, diese Endothese auch anderen Abteilungen zur Verfügung zu stellen.

Zusammenfassung

Es wird über die an der Abteilung für Kiefer-Gesichtschirurgie Salzburg entwickelte Kieferhöhlenendothese berichtet. Nach Voruntersuchungen an Leichenkieferhöhlen und Erprobung von Prototypen wurden schließlich drei verschieden große seitenspezifische Formenpaare aus platinvernetztem Silikon entwickelt, die der physiologischen Form der Kieferhöhle entsprechen. Die dünnwandige Endothese wird durch ein faziales Kieferhöhlenfenster eingeführt und über ein Nasendrain mit kontrastmittelhaltiger Flüssigkeit gefüllt, wobei der gleichmäßige Wanddruck dem diastolischen Blutdruck entsprechend eingestellt wird. Die Kieferhöhlenform verursacht keine Schleimhautnekrosen, ist volumenstabil, evakuierbar, erlaubt Feineinstellungen postoperativ und ist über das Nasenfenster schmerzlos auszuziehen. Dieser endoantrale temporäre Stützkörper wurde seit Januar 1985 an mehr als 210 Kieferhöhlenwandfrakturen (wie auch bei anderen Läsionen und Defekten der Kieferhöhlenwände) erprobt und hat sich als adjuvantes, formgebendes Medium zumeist in Kombination mit Plattenosteosynthesen sehr bewährt.

Literatur

Eschler, J.: Über eine chirurgisch-orthopädische Methode zur Reposition des posttraumatisch abgesunkenen Augapfels. Dtsch. Z. Zahn-, Mund- u. Kieferheilk. 38 (1962) 18

Fain, J., G. Geri, P. Verge, D. Thevonen: The use of a single frontozygomatic osteosynthesis plate and a sinus balloon in the repair of fractures of the lateral middle third of the face. J. max.-fac. Surg. 9 (1981) 188

Holzner, K., Ch. Krenkel, H. Matras: Retention des frakturierten und reponierten Orbitabodens mit neu konzipiertem Kieferhöhlen-„Ballon". In Watzek, G., M. Matejka: Erkrankungen der Kieferhöhle. Springer, Wien 1986 (S. 121)

Kamp, W., A. Bremerich: Die Behandlung von isolierten und kombinierten Orbitabodenfrakturen durch transantralen Ballonkatheter. Dtsch. Z. Mund-, Kiefer- u. Gesichtschir. 11 (1987) 333

Krenkel, Ch., J. Hachleitner, H. Thaller-Antlanger: Erfahrungen mit der evakuierbaren anatomischen Kieferhöhlenendothese beim Orbita- und Oberkiefertrauma. Dtsch. Z. Mund-, Kiefer- u. Gesichtschir. 13 (1989) 252

Machtens, E.: Die Sofortversorgung der Orbitabodenfraktur. MMW 37 (1970) 1643

Waßmund, M.: Lehrbuch der praktischen Chirurgie des Mundes und der Kiefer, Bd. 11. Meusser, Leipzig 1939

Kontaktadresse
Prim. Univ.-Prof. Dr. Helene Matras
Vorstand der Abteilung für Kiefer- und Gesichtschirurgie
Landeskrankenanstalten Salzburg
Müllner Hauptstr. 48
A-5020 Salzburg

Volkhart Freitag und Michael Engel, Homburg

Über die temporäre infraorbitale Resektion bei der Behandlung von Orbitabodenbrüchen

1982 berichtete Tessier über 10jährige Erfahrung mit der sog. inferioren Orbitotomie als Zugang zum Orbitaboden. Im gleichen Jahr hat auch Wolfe (1982) diese Methode zitiert. Die temporäre Resektion des Infraorbitalrandes wurde empfohlen, um bei sekundären Korrekturen nach disloziert geheilten Orbitafrakturen die narbig im Orbitaboden fixierten Weichteile übersichtlich und schonend präparieren zu können.

1985 wiesen Merville u. Gitton auf den Nutzen dieser Technik bei frischen Orbitabrüchen hin, und zwar speziell bei sog. Fallentürfrakturen des Orbitabodens. 1989 publizierten Sullivan u. Kawamoto über die Anwendung des Prinzipes auch am oberen bzw. lateralen oder medialen Orbitarand.

Die Operationstechnik (Abb. 1) am unteren Rand besteht darin, daß ein flacher Span mitsamt anhängendem vorderen Orbitaboden, bis an die Fraktur heran, im Knochen umschnitten und ausgelöst wird. Infraorbital kann die Fuge, unter Schonung des Nervs, bis an das Foramen geführt werden. Man erhält Einblick und Zugang zu Kieferhöhle und Orbitaboden. Eine übersichtliche und schonende Präparation eingeklemmter Orbitaweichteile ist möglich unter Anheben und Spreizen federnder Frakturlinien. Nach Lösen von Einklemmungen und Stabilisation des Orbitabodens wird der als freier Span entnommene Infraorbitalrand wieder zurückgepflanzt und mit Drahtosteosynthesen fixiert. Wenn für den Knochenschnitt eine Miniaturstichsäge verwendet wurde, sind die entstandenen Fugen sehr schmal, und der Span paßt schlüssig. Der Orbitaboden wird in üblicher Weise durch Überschichtung stabilisiert.

Wir haben diesen Zugang seit 1985 in insgesamt 5 Fällen angewendet. Unsere Erfahrungen beziehen sich auf 2 Nachoperationen wegen unbefriedigenden Resultats bei versorgten Orbitabodenbrüchen und auf 3 primäre Versorgungen von Orbitabodenfrakturen oder, besser gesagt, Fissuren mit sog. Fallentürphänomen (Soll u. Poley 1965, Fujino u. Makino 1980). Speziell möchten wir die Mitteilung von Merville u. Gitton (1985) bestätigen, daß es in manchen Fällen anders als durch temporäre Resektion des Infraorbitalrandes kaum möglich ist, das zwischen den starren Rändern einer Fissur am Boden eingeklemmte Weichgewebe ohne weitere Schädigung bzw. Gewebeverlust auszulösen. Nach Bleeker (1985) bleiben nach operativer Versorgung von Orbitabodenfrakturen wegen Diplopie in 25% der Fälle Störungen der Motilität des Augapfels zurück. Jeder in der Versorgung von Orbitabrüchen Erfahrene kennt entsprechend unbefriedigende Verläufe nach vermeintlich kunstgerechter Operation. Wir haben Anlaß zu der Spekulation, daß bei

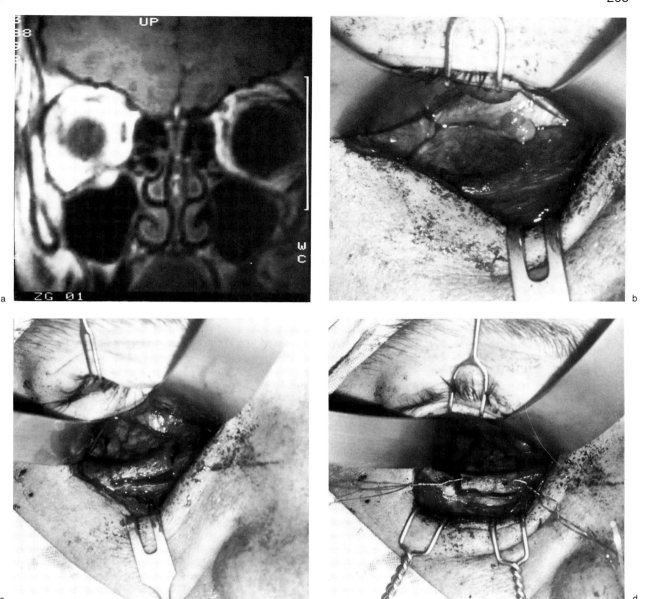

a

b

c

d

Abb. 1a–d 15jähriger Patient mit Orbitabodenfraktur rechts und Diplopie. **a** Das MNR zeigt einen Prolaps von Orbitafett zur Kieferhöhle. Der M. rectus inferior tangiert den Frakturbereich.
b Intraoperative Situation nach Darstellung des Orbitabodens. Der Weichteilprolaps ist in einer Fraktur mit starren Rändern (Fissur) eingeklemmt. Der Duktionstest war positiv.
c Knochenschnitt am Infraorbitalrand zur temporären Resektion. Der anhängende Orbitaboden ist bis an die Fraktur heran umschnitten.
d Zustand nach Auslösen des Weichteilprolaps und Rückpflanzen des Spanes. Drahtosteosynthesen lose angezogen

einem Teil dieser Fälle in die Fraktur eingeklemmte Orbitaweichteile bei der Präparation nicht ausgelöst, sondern einfach abgeschert werden, so daß Anteile am Kieferhöhlendach verbleiben und damit das von Korneef (1982) beschriebene System von Bindegewebssepten zwischen Fett, Muskelhüllen und Periorbita so geschädigt wird, daß funktionsstörende Narben resultieren.

Wir möchten die temporäre Resektion des Infraorbitalrandes für Reoperationen und speziell für die sog. Fallentürfrakturen des Orbitabodens empfehlen. Wie schon eingangs sei verwiesen auf die von Tessier (1982) ursprünglich angegebene Indikation bei der Spätkorrektur alter, disloziert geheilter Frakturen und auf die von Sullivan u. Kawamoto (1989) angeführte Anwendung bei sehr ausgedehnten, frischen Frakturen.

Zusammenfassung

Die von Tessier (1982) angegebene temporäre Resektion des Infraorbitalrandes bietet einen übersichtlichen Zugang zum Orbitaboden. Die schonende Präparation von eingeklemmten Orbitaweichteilen ist möglich. Im eigenen Krankengut wurden in 5 Fällen positive Erfahrungen gesammelt, und zwar bei Nachoperationen wegen unbefriedigenden Ergebnisses von Orbitabodenrevisionen und besonders bei primärer Versorgung von sog. Fallentürfrakturen des Orbitabodens, d. h. Fissuren mit Weichteileinklemmung zwischen den starren Fragmenträndern.

Literatur

Bleeker, G. M.: Blow-out fractures. In Beyer-Machule, C. K., G. K. von Noorden: Atlas of ophthalmic Surgery, vol. I. Thieme, Stuttgart 1985 (p 3.2)

Fujino, T., K. Makino: Entrapment mechanism and ocular injury in orbital blowout fracture. Plast. reconstr. Surg. 65 (1980) 571

Koorneef, L.: Current concepts on the management of orbital blow-out fractures. Ann. plast. Surg. 9 (1982) 185

Merville, L. C., E. Gitton: Une forme inhabituelle de fracture isolée du plancher orbitaire: „la fracture en clapet". Rev. Stomatol. Chir. max.-fac. 86 (1985) 165

Soll, D. B., B. J. Poley: Trapdoor variety of blowout fracture of the orbital floor. Amer. J. Ophthalmol. 60 (1965) 269

Sullivan, W. G., H. K. Kawamoto jr.: Periorbital marginotomies: Anatomy and applications. J. cranio.-max.-fac. Surg. 17 (1989) 206

Tessier, P.: Inferior orbitotomy. A new approach to the orbital floor. Clin. plast. Surg. 9 (1982) 569

Wolfe, S. A.: Application of craniofacial surgical precepts in orbital reconstruction following trauma and tumour removal. J. max.-fac. Surg. 10 (1982) 212

Kontaktadresse
Prof. Dr. Dr. Volkhart Freitag
Abteilung für Mund-Kiefer-Gesichts-Chirurgie,
Universitätskliniken
W-6650 Homburg/Saar

Wolfgang J. Spitzer, Erlangen

Primäre Rekonstruktion der Orbitawandungen

Einleitung

Frakturen der knöchernen Orbita können entweder isoliert oder in Verbindung mit Mittelgesichtsfrakturen auftreten. Da die knöcherne Orbita absolut gleichmäßig mit Weichteilen ausgefüllt ist, kann jede Positionsänderung der knöchernen Wände zu Lageveränderungen des intraorbitären Weichgewebes führen (Hollwich 1979). Von Manson u. Mitarb. (1986) konnte aufgrund computertomographischer Untersuchungen nachgewiesen werden, daß der posttraumatische Enophthalmus vor allem durch eine Vergrößerung der knöchernen Orbita verursacht wird, wobei das Volumen der Orbitaweichteile weitgehend konstant ist. Es ist daher nötig, die infolge von Frakturen veränderte Form und Größe der knöchernen Orbita möglichst exakt primär wiederherzustellen und Defekte in den Orbitawandungen mit geeigneten Materialien zu überbrücken (Manson u. Mitarb. 1986).

Operatives Vorgehen

Neben den verschiedenen periorbitalen Inzisionen fand auch der Bügelschnitt (Unterberger 1958) Anwendung, vor allem zur Darstellung von Frakturen im Bereich der lateralen und medialen Orbitawand und des Supraorbitalrandes. Der Zugang zum Infraorbitalrand und Orbitaboden erfolgte meist über eine Infraorbitalinzision, wobei eine medianpalpebrale Inzision (Albright u. McFarland 1972) bevorzugt wurde. Gelegentlich wurde der Orbitaboden von extraoral und gleichzeitig von transantral aufgesucht.
Nach übersichtlicher Darstellung und nach Reposition der Fragmente wurden die periorbitalen Knochenstrukturen zunehmend mit Miniplattenosteosynthesen stabilisiert, wobei vor allem die von Steinhäuser (1989) ange-

gebenen Osteosyntheseplättchen Anwendung fanden (Abb. 1).
Defekte in den Orbitawandungen wurden dann vor allem mit allogenen Duratransplantaten überbrückt, wobei bei größeren Defekten zunehmend stabilere Materialien ver-

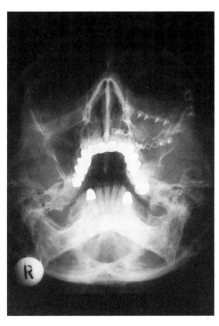

Abb. 1 Nasennebenhöhlenaufnahme nach operativer Versorgung einer Mittelgesichtsfraktur mit Orbitabodenbeteiligung. Die periorbitalen Knochenstrukturen wurden mittels Miniplattenosteosynthesen stabilisiert. Zur Rekonstruktion des Orbitabodens wurde ein bovines Knorpelimplantat verwendet

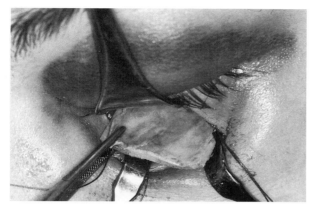

Abb. 2 Transplantat aus der Tabula externa zur Orbitaboden-rekonstruktion. Das Periost wurde belassen und weist in Richtung Bulbus

wendet wurden. Dies waren boviner Knorpel (Chondroplast, Bioplasty GmbH) oder autogene Kalottentransplantate, welche temporoparietal aus der Tabula externa entnommen wurden (Abb. 2). Die Größe der zu entnehmenden Kalottentransplantate wurde zunächst mit einem Bohrer markiert, und mit einem scharfen gebogenen Osteotom wurde dann die äußere Kortikalis abgetragen. Um ein Zerbrechen der Transplantate zu vermeiden, wurde das Periost auf ihnen belassen, und zudem wurden sie nicht breiter als 2 cm entnommen.

Diskussion

Die primäre Wiederherstellung von Form und Größe der traumatisch zerstörten knöchernen Orbita ist eine wesentliche Maßnahme zur Vermeidung eines posttraumatischen Enophthalmus. Dieser kommt dadurch zustande, daß die knöcherne Orbita vergrößert ist und daß der Bulbus in ihr nach medial, dorsal und kaudal verlagert ist (Manson u. Mitarb. 1986). Eine Verkleinerung der knöchernen Orbita infolge von Frakturen kommt dagegen wesentlich seltener vor (Antonyshyn u. Mitarb. 1989).

Neben den verschiedenen periorbitalen Zugängen (Bekker u. Austermann 1977) können durch einen bitemporalen Bügelschnitt (Unterberger 1958) mediale und laterale Orbitawand, Supraorbitalrand und zusätzlich Jochbogen und Nasenwurzel übersichtlich dargestellt werden (Tessier 1971, Shaw u. Parsons 1975, Obwegeser 1985, Weber u. Michel 1989). Die Darstellung des Infraorbitalrandes und des Orbitabodens hingegen erfordert meist eine infraorbitale Inzision. Aus ästhetischen Gründen kann hierfür auch ein transkonjunktivaler Zugang gewählt werden (Sailer 1977). Nach Lentrodt (1973) bietet ein zusätzlicher transantraler Zugang zum Orbitaboden die Möglichkeit, isolierte Knochenfragmente aus der Kieferhöhle zu entfernen und die Orbitaweichteile zu reponieren. Durch die Anwendung von Miniplattenosteosynthesen ist eine sichere dreidimensionale Fixation der periorbitalen Knochenstrukturen möglich, wodurch auch eine verläßliche Wiederherstellung der knöchernen Kontur der Orbita erreicht wird (Champy u. Mitarb. 1985, Ewers u. Schilli 1977, Ewers 1977, Götzfried 1985, Gruss u.

Mitarb. 1989, Härle u. Düker 1976, Härle u. Mitarb. 1977, Luhr 1979, Paulus u. Hardt 1983, Steinhäuser 1989, Weber u. Michel 1989).

Zur Rekonstruktion traumatisch zerstörter Orbitawände werden verschiedene Materialien angegeben (Domarus 1974, Fischer-Brandies u. Dielert 1984, Höltje 1983, Lehnert 1975, Lentrodt 1973, Luhr 1969, Niederdellmann u. Mitarb. 1976, Obwegeser u. Chausse 1975, Osborn 1985, Sailer 1983, Schmelzle 1978). Zusätzlich wird die Unterstützung des rekonstruierten Orbitabodens durch transantral eingebrachte Tamponaden oder Stützbalken empfohlen (Krenkel u. Mitarb. 1989, Lentrodt 1973, Machtens 1970). Vor allem bei größeren Defekten wurden bei den eigenen Patienten anstelle der häufig verwendeten Duratransplantate bovine Knorpelimplantate oder autogene Kalottentransplantate verwendet. Beide Materialien waren ausreichend stabil und heilten reizlos ein. Teile der Knorpelimplantate, welche anläßlich der Metallentfernung freigelegt wurden, konnten histologisch untersucht werden. Dabei konnte eine reaktionslose Einheilung beobachtet werden. Über ähnlich positive Ergebnisse mit bovinem Knorpel, z. B. bei der Orbitadachrekonstruktion berichteten Zahn u. Stindt (1988). Kalottentransplantate zur Rekonstruktion der Orbitawandungen wurden erstmals von Tessier (1982) angegeben. Nach Walton u. Borah (1989) sind die Vorteile von Kalottentransplantaten neben ihrer leichten Verfügbarkeit die gute Anpaßbarkeit und, entsprechend den Untersuchungen von Zins u. Whitaker (1983), ihre im Gegensatz zu endochondralen Knochentransplantaten geringere Resorptionsrate. Von Hauenstein (1977) wurde in ausgewählten Fällen die Verwendung eines periostgestielten Transplantates aus der Tabula externa der Schädelkalotte zur Rekonstruktion der medialen Orbitawand und des Orbitadachs vorgeschlagen. In der Regel sind jedoch die freien Transplantate ohne zusätzlichen Perioststiel ausreichend.

Zusammenfassung

Es wird über die Erfahrungen bei der primären Rekonstruktion traumatisch zerstörter Orbitawandungen berichtet. Neben den Zugangswegen zur Darstellung der Frakturen und neben der Fixation der periorbitalen Knochenstrukturen mittels Miniplattenosteosynthesen wird vor allem der Einsatz von bovinen Knorpelimplantaten und autogenen Kalottentransplantaten zur Rekonstrukion der Orbitawandungen dargestellt. Diese Materialien heilten in allen Fällen reizlos ein, und sie wiesen auch langfristig ausreichende Stabilität auf, um Form und Größe der knöchernen Orbita zu gewährleisten.

Literatur

Albright, C. R., P. H. McFarland: Management of midfacial fractures. Oral Surg. 34 (1972) 858

Antonyshyn, O., J. S. Gruss, E. E. Kassel: Blow-in fractures of the orbit. Plast. reconstr. Surg. 84 (1989) 10

Becker, R., K.-H. Austermann: Zur Wahl des Zugangsweges bei operativer Versorgung von Orbitafrakturen. In Schuchardt, K., R. Becker: Fortschritte der Kiefer- und Gesichts-Chirurgie, Bd. XXII. Thieme, Stuttgart 1977 (S. 33)

Champy, M., K. L. Gerlach, J. L. Kahn, H.-D. Page: Treatment of zygomatic bone fracture. In Hjörting-Hansen, E.: Oral and Maxillofacial Surgery: Proceedings from the 8th International Conference on Oral and Maxillofacial Surgery. Quintessence, Chicago 1985 (p. 226) von Domarus, H.: A technique for reconstruction of blow-out fractures of the medial orbital wall (case report). J. max.-fac. Surg. 2 (1974) 55

Ewers, R.: Die Wiederherstellung des knöchernen Orbitaringes mit einer „langen Orbitaplatte" bei Trümmerfrakturen. Dtsch. zahnärztl. Z. 32 (1977) 763

Ewers, R., W. Schilli: Metallplattenosteosynthese und Drahtosteosynthese zur Versorgung der periorbitalen Frakturen im experimentellen Versuch. Dtsch. zahnärztl. Z. 32 (1977) 820

Fischer-Brandies, E., E. Dielert: Treatment of isolated lateral midface fractures. J. max.-fac. Surg. 12 (1984) 103

Götzfried, H. F.: Combination of miniplate osteosynthesis and transconjunctival approach for reduction of zygomatic fractures. In Hjörting-Hansen, E.: Oral and Maxillofacial Surgery: Proceedings from the 8th International Conference on Oral and Maxillofacial Surgery. Quintessence, Chicago 1985 (p. 229)

Gruss, J. S., R. A. Pollock, J. H. Phillips, O. Antonyshyn: Combined injuries of the cranium and face. Brit. J. plast. Surg. 42 (1989) 385

Härle, F., J. Düker: Miniplattenosteosynthese am Jochbein. Dtsch. zahnärztl. Z. 31 (1976) 31

Härle, F., J. Düker, R. Ewers: Wiederherstellung des knöchernen Orbitaringes. Dtsch. zahnärztl. Z. 32 (1977) 353

Hauenstein, H.: Möglichkeiten zur Rekonstruktion von traumatischen Defekten der Orbita und ihrer unmittelbaren Umgebung. In Schuchardt, K., R. Becker: Fortschritte der Kiefer- und Gesichts-Chirurgie, Bd. XXII. Thieme, Stuttgart 1977 (S. 76)

Hollwich, F.: Augenheilkunde. Thieme, Stuttgart 1979

Höltje, W.-J.: Wiederherstellung von Orbitabodendefekten mit Polyglactin. In Pfeifer, G., N. Schwenzer: Fortschritte der Kiefer- und Gesichts-Chirurgie, Bd. XXVIII. Thieme, Stuttgart 1983 (S. 65)

Krenkel, Ch., J. Hachleitner, H. Thaller-Antlanger: Erfahrungen mit der evakuierbaren anatomischen Kieferhöhlenendothese beim Orbita- und Oberkiefertrauma. Dtsch. Z. Mund-, Kiefer- u. Gesichtschir. 13 (1989) 252

Lehnert, S.: Primärversorgung von Orbitafrakturen durch Knorpeltransplantation. In Schuchardt, K., R. Becker: Fortschritte der Kiefer- und Gesichts-Chirurgie, Bd. XXII. Thieme, Stuttgart 1977 (S. 185)

Lentrodt, J.: Zur Diagnostik und Therapie der Orbitabodenfrakturen. Dtsch. Zahn-, Mund-, u. Kieferheilk. 60 (1973) 232

Luhr, H.-G.: Lyophilisierte Dura zum Defektersatz des Orbitabodens nach Trauma und Tumorresektion. Med. Mitt. (Melsungen) 43 (1969) 233

Luhr, H.-G.: Stabile Fixation von Oberkiefer-Mittelgesichtsfrakturen durch Mini-Kompressionsplatten. Dtsch. zahnärztl. Z. 34 (1979) 851

Machtens, E.: Die Sofortversorgung der Orbitabodenfraktur. MMW 112 (1970) 1643

Manson, P. N., A. Grivas, A. Rosenbaum, M. Vannier, J. Zinnreich, N. Iliff: Studies on enophthalmus: II. The measurement of orbital injuries and their treatment by quantitative computed tomography. Plast. reconstr. Surg. 77 (1986) 203

Niederdellmann, H., G. Frenkel, E. Dörre: Anwendungsmöglichkeiten dichter Aluminiumoxidkeramik zu Rekonstruktionen im Kiefer- und Gesichtsbereich. In Schuchardt, K., G. Pfeifer: Fortschritte der Kiefer- und Gesichts-Chirurgie, Bd. XXI. Thieme, Stuttgart 1976 (S. 51)

Obwegeser, H.: Temporal approach to the TMJ, the orbital and the retromaxillary-intracranial region. Head Neck Surg. 7 (1985) 185

Obwegeser, H., J.-M. Chausse: Verschiedene Knochenmaterialien zur Rekonstruktion von Orbitabodendefekten. In Schuchardt, K., B. Spiessl: Fortschritte der Kiefer- und Gesichts-Chirurgie, Bd. XIX. Thieme, Stuttgart 1975 (S. 191)

Osborn, J. F.: Implantatwerkstoff Hydroxylapatitkeramik. Quintessenz, Berlin 1985

Paulus, G. W., N. Hardt: Miniplattenosteosynthesen bei traumatologischen sowie korrektiven Operationen im Kiefer- und Gesichtsbereich. Schweiz. Mschr. Zahnheilk. 93 (1983) 705

Sailer, H. F.: Erfahrungen mit dem transkonjunktivalen Zugang. In Schuchardt, K., R. Becker: Fortschritte der Kiefer- und Gesichts-Chirurgie, Bd. XXII. Thieme, Stuttgart 1977 (S. 39)

Sailer, H. F.: Transplantation of Lyophilized Cartilage in Maxillo-Facial Surgery. Karger, Basel 1983

Schmelzle, R.: Konservierte Transplantate in der Kiefer- und Gesichtschirurgie. Hanser, München 1978

Shaw, R. C., R. W. Parsons: Exposure through a coronal incision for initial treatment of facial fractures. Plast. reconstr. Surg. 56 (1975) 254

Steinhäuser, E. W.: Miniplate fixation. In Habal, M. B., St. Ariyan: Facial Fractures. Decker, Toronto 1989 (p. 231)

Tessier, P.: Total osteotomy of the middle third of the face for faciostenosis or for sequelae of Le Fort-III-fractures. Plast. reconstr. Surg. 48 (1971) 533

Tessier, P.: Autogenous bone grafts taken from the calvarium for facial and cranial applications. Chir. plast. Surg. 9 (1982) 531

Unterberger, S.: Zur Versorgung fronto-basaler Verletzungen. Arch. Ohr.-, Nas.- u. Kehlk.-Heilk 172 (1958) 463

Walton, R. L., G. L. Borah: Immediate bone grafting of maxillofacial injuries. In Habal, M. B., St. Ariyan: Facial Fractures. Decker, Toronto 1989 (p. 249)

Weber, W., Ch. Michel: Die Versorgung von Mittelgesichtsfrakturen über einen Bügelschnitt. Dtsch. Z. Mund-, Kiefer- u. Gesichtschir. 13 (1989) 256

Zahn, W., D. Stindt: Chondroplast – ein heterologes Gewebe. Dtsch. Z. Mund-, Kiefer- u. Gesichtschir. 12 (1988) 333

Zins, J. E., L. A. Whitaker: Membranous versus endochondral bone: implications for craniofacial reconstruction. Plast. reconstr. Surg. 72 (1983) 778

Kontaktadresse
Priv.-Doz. Dr. Dr. Wolfgang J. Spitzer
Klinik und Poliklinik für Mund-Kiefer-Gesichts-Chirurgie der
Universität Erlangen-Nürnberg
Glückstr. 11
W-8520 Erlangen

Karl-Heinz Hessling, André Eckardt, Rainer Schmelzeisen und Hans Mayer, Hannover

Indikation, Technik und Ergebnisse der Rekonstruktion von traumatischen Defekten des knöchernen Orbitabodens

Einleitung

Die Indikation zur Orbitabodenrevision sowie das operative Vorgehen bei einer klinisch oder röntgenologisch diagnostizierten Orbitabodenfraktur wird in der Literatur kontrovers diskutiert (Bumm u. Decker 1982, Friedburg 1981, Gray u. Mitarb. 1985, Krarup u. Mitarb. 1982, Loewen u. Mitarb. 1979, Waite u. Clanton 1988). Die Meinungen differieren von einer zunächst abwartenden Haltung (Emery u. Mitarb. 1971, Puttermann 1987) bis hin zu einer sofortigen operativen Revision nach Diagnosestellung (Loewen u. Mitarb. 1979).

Für die Rekonstruktion des frakturierten und zertrümmerten Orbitabodens kommt eine Vielzahl von körpereigenen Materialien und Fremdmaterialien unterschiedlichster Struktur, verschiedener mechanischer Resistenz und Gewebeverträglichkeit zur Anwendung (Bagatin 1987, Block u. Kent 1988, Gray u. Mitarb. 1985, Höltje 1983, Kamp u. Bremerich 1987, Kirkegaard u. Mitarb. 1986, Polley u. Ringler 1987, Porteder u. Mitarb. 1985, Waite u. Clanton 1988).

Im Rahmen einer retrospektiven Studie sollen die Indikation zur Defektrekonstruktion des knöchernen Orbitabodens, das operative Vorgehen sowie die funktionellen Langzeitergebnisse unter besonderer Berücksichtigung des zur Rekonstruktion verwandten Implantatmaterials beurteilt werden.

Material und Methode

Im Zeitraum von 1979–1989 wurden an der Klinik für Mund-, Kiefer- und Gesichtschirurgie der Medizinischen Hochschule Hannover insgesamt 95 Orbitabodenfrakturen operativ versorgt. Aus diesem Patientenkollektiv sind 62 Patienten unserer Aufforderung zur Nachuntersuchung nachgekommen und konnten klinisch und röntgenologisch untersucht werden.

Bei 14 von 62 Patienten erfolgte die Rekonstruktion des Orbitabodens durch Reposition der gestielten Knochenfragmente ohne Einlagerung eines Implantatmaterials; bei je 19 Patienten wurde die Rekonstruktion des Orbitabodendefektes durch eine PDS-Schale oder durch lyophilisierte Dura vorgenommen; bei 6 Patienten wurde der zertrümmerte Orbitaboden nach Reposition über einen Antralballon gestützt. Bei je 2 Patienten kam ein Silastikinterponat bzw. autologer Knorpel zur Defektrekonstruktion zur Anwendung.

Bei 18 Patienten wurde die operative Versorgung innerhalb der 1. Woche (2.–7. Tag) nach dem Unfall vorgenommen; 19 Patienten wurden innerhalb der 2. Woche (8.–14. Tag) versorgt, und bei einer Patientin wurde die Sofortversorgung am Unfalltag durchgeführt. Spätversorgungen, durchschnittlich 55 Tage nach dem Unfall, erfolgten bei 18 Patienten; Revisionen mußten bei 6

Patienten etwa 1 Jahr nach der Erstoperation durchgeführt werden.

In 17,7% (11) der Fälle handelte es sich um isolierte, in 82,3% (51) lagen kombinierte Orbitabodenfrakturen vor.

Nach Darstellung des frakturierten Orbitabodens über einen infraorbitalen (79%), subziliaren (4,8%) oder einen kombiniert infraorbital und transantralen Zugang (14,5%) wurde der Kieferhöhlenprolaps exakt reponiert. Wenn möglich, erfolgte die Rekonstruktion des Orbitabodens durch Reposition und Verkeilen der Knochenfragmente. Bei Defekten oder stärkerer Trümmerung wurde eine individuell konturierte 1 mm starke PDS-Schale oder lyophilisierte Dura zur Defektüberbrückung eingelagert.

Die Nachuntersuchung der Patienten erfolgte frühestens 3 Monate nach erfolgter Orbitabodenrekonstruktion unter besonderer Berücksichtigung ophthalmologischer Spätfolgen wie Bulbusdislokationen, Motilitätsstörungen und Diplopie.

Die Bulbusdislokation in sagittaler Richtung (Enophthalmus/Exophthalmus) und in vertikaler Ausrichtung (Bulbustieferstand/Bulbushöherstand) wurde mit dem Spiegelexophthalmometer nach Hertel ermittelt. Weiterhin erfolgten die Erfassung der Doppelbilder und die Ermittlung von Motilitätsstörungen mit Führungsbewegungen und durch die Projektionskoordimetrie nach Hess.

Ergebnisse

Bei 27 (46,6%) Patienten ließ sich postoperativ ein Enophthalmus nachweisen, der bei 11 (19%) Patienten mehr als 2 mm betrug und als ästhetisch auffällig empfunden wurde. Von diesen 11 Patienten wurden 6 mit einer PDS-Schale, 3 mit einer Lyoduraeinlage und 2 mit einem Antralballon versorgt. Zwischen dem Ausmaß des Enophthalmus und funktioneller Beeinträchtigung konnte keine sichere Korrelation nachgewiesen werden. Ein postoperativer Exophthalmus konnte bei keinem der nachuntersuchten Patienten festgestellt werden.

Die Beurteilung der Bulbusdislokaton in vertikaler Richtung ergab bei 20 (34,5%) Patienten eine Verlagerung des Augapfels nach kaudal. Während 21% der mit Lyodura versorgten Patienten einen postoperativen Bulbustieferstand aufwiesen, betrug die Quote bei der operativen Rekonstruktion des Orbitabodens mit einer PDS-Schale 7%. Bei der Versorgung mit einem Antralballon und bei Rekonstruktion ohne Implantatmaterial betrug die Prozentzahl der Patienten mit persistierendem Bulbustieferstand jeweils 3,5% (Abb. 1).

Wir fanden eine direkte Korrelation zwischen dem Ausmaß vorhandener Motilitätsstörungen des Augapfels und dem Auftreten von Doppelbildern (Abb. 2).

In unserem Gesamtpatientenkollektiv konnte eine Reduktion der Doppelbilder von 39,6% präoperativ auf

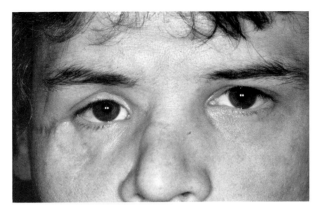

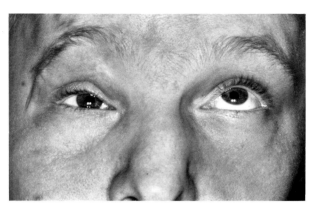

Abb. **1** Patientenbeispiel mit postoperativ deutlich erkennbarer Bulbusdislokation nach kaudal

Abb. **2** Patientenbeispiel mit Motilitätsstörung des rechten Augapfels bei Blickhebung und Doppelbildsehen in dieser Blickposition

10,3% nach der operativen Versorgung erreicht werden. Vergleicht man die Abnahme der Diplopie in Abhängigkeit vom angewandten Implantatmaterial, so sieht man bei der einfachen Reposition eine Reduktion von 10,4 auf 0%, bei der Rekonstruktion mit einer PDS-Schale eine Abnahme von 18,8 auf 5,2%; bei der Verwendung von Lyodura zur Defektrekonstruktion ist eine Reduktion von 6,3 auf 1,7% festzustellen. Bei der Versorgung des Orbitabodens mit einem Antralballon kam es postoperativ zu einer Abnahme der Diplopierate von 4,2 auf 3,4% (Abb. 2).

Bei der Sofortversorgung und bei den Frühversorgungen innerhalb der 1. Woche (2.−7. Tag) nach dem Unfallereignis ließen sich keine postoperativen Doppelbilder nachweisen. Bei den Frühversorgungen innerhalb der 2. Woche (8.−14. Tag) nach dem Trauma zeigte sich eine bleibende Diplopierate von 10,5%, bei den Spätversorgungen von 11,1%. Bei den Revisionen waren persistierende Doppelbilder in 50% der Fälle vorhanden.

Durch den operativen Eingriff induzierte morphologische oder neuroophthalmologische Schädigungen ließen sich in unserem Patientengut nicht nachweisen.

Diskussion

Das Auftreten eines Enophthalmus nach operativer Versorgung von Orbitabodenfrakturen wird in der Literatur mit 6−65% bei isolierten Blow-out-Frakturen angegeben (Forrest u. Mitarb. 1989, Iro 1989, Putterman 1987, Waite u. Clanton 1988). In unserem Patientengut fanden wir bei isolierten und kombinierten Orbitabodenfrakturen bei 46,6% der Patienten einen postoperativen Enophthalmus, der in 19% der Fälle mehr als 2 mm betrug und als ästhetisch auffällig empfunden wurde. Eine Korrelation zum angewandten Implantatmaterial konnte nicht nachgewiesen werden.

Von allen zur Rekonstruktion empfohlenen Implantatmaterialien zeigte die PDS-Schale hinsichtlich der postoperativen Bulbusstellung die besten Ergebnisse.

Die Persistenz von Doppelbildern muß als schwerwiegende funktionelle Einbuße bezeichnet werden (Hartmann u. Haase 1987, Herzau 1975, Iro 1989, Loewen u. Mitarb. 1979, Porteder u. Mitarb. 1985). Je nach Ausmaß

der Diplopie, insbesondere bei nahe beieinanderliegenden Doppelbildern mit Verwechslungsgefahr, werden die betroffenen Patienten hierdurch in ihrem täglichen Leben häufig stark beeinträchtigt. Als besonders störend werden Doppelbilder in Primärblickposition empfunden.

Eine Besserung des Doppelbildsehens durch operative Maßnahmen ist insbesondere dann zu erwarten, wenn Anteile der Tenonschen Kapsel inkarzeriert sind und somit ursächlich an der Entstehung beteiligt sind.

Unsere Ergebnisse zeigen, daß traumatisch bedingtes Doppelbildsehen durch eine exakte Orbitabodenrekonstruktion in 68,4% der Fälle beseitigt werden kann. Bei allen Patienten mit persistierenden Doppelbildern waren diese ausschließlich in extremen Blickrichtungen nachweisbar. Über eine subjektive Beeinträchtigung bei Alltagsverrichtungen wurde nicht berichtet.

In unserer Nachuntersuchung stellten wir bei 10,3% des gesamten Patientenkollektivs eine persistierende Diplopie fest. Die Angaben in der Literatur sind sehr unterschiedlich und reichen von 30,9 bis 9% (Gray u. Mitarb. 1985, Hartmann u. Haase 1987).

Die besten Ergebnisse konnten wir mit der Verwendung der PDS-Schale zur Orbitabodendefektrekonstruktion erzielen, wobei der Zeitpunkt der Frakturversorgung hinsichtlich der funktionellen Ergebnisse eine wesentliche Rolle spielt. In Übereinstimmung mit anderen Autoren (Friedburg 1981, Herzau 1975, Kirkegaard u. Mitarb. 1986, Koch u. Mitarb. 1985, Loewen u. Mitarb. 1979) sahen wir die günstigsten Resultate bei den Versorgungen innerhalb der 1. Woche nach dem Unfallereignis. Deutlich schlechtere Ergebnisse erzielten wir mit den Versorgungen in der 2. Woche nach dem Trauma und den Spätversorgungen. In der Literatur findet man die ungünstigsten Ergebnisse bezüglich persistierender Doppelbilder bei rein konservativem Vorgehen. Hierbei wurden Diplopieraten von nahezu 60% angegeben (Emery u. Mitarb. 1971, Putterman 1987).

Eine absolute Indikation für eine operative Versorgung mit sorgfältiger Rekonstruktion des Orbitabodens sehen wir bei präoperativ nachweisbaren Doppelbildern, zumal die ästhetische Beeinträchtigung durch die Narbenbildung vernachlässigbar ist und wir in unserem Patientengut keine iatrogen induzierten Schädigungen gesehen haben. Aber auch ohne subjektive Doppelbilder erscheint die Rekonstruktion von Orbitabodendefekten angezeigt, da sich mit dem Rückgang der traumatischen Schwellung eine Bulbusdislokation mit Doppelbildern nachträglich manifestieren kann.

Zusammenfassung

Im Rahmen einer retrospektiven Studie wurden die funktionellen Langzeitergebnisse nach operativer Rekonstruktion von traumatischen Defekten des knöchernen Orbitabodens unter besonderer Berücksichtigung des zur Defektrekonstruktion verwendeten Implantatmaterials bewertet. Bei starken Trümmerungen oder großen Orbitabodendefekten konnten die besten Ergebnisse nach Rekonstruktion des Orbitabodens mit einer PDS-Schalen-Einlage erzielt werden. Vorteile gegenüber anderen Rekonstruktionsmaterialien zeigt die PDS-Schalen-Einlage insbesondere hinsichtlich der Reduktion des Doppelbildsehens und der Stabilität des Augenbodens. Die sog. Frühversorgung bis zum Ende der 1. Woche nach dem Trauma verspricht die günstigsten Langzeitresultate.

Literatur

Bagatin, M.: Reconstruction of orbital defects with autogenous bone from mandibular symphysis. J. cranio-max.-fac. Surg. 15 (1987) 103−105

Block, M. S., J. N. Kent: Correction of vertical orbital dystopia with a hydroxylapatite orbital floor graft. J. oral max.-fac. Surg. 46 (1988) 420−425

Bumm, P., W. De Decker: Erfahrungen in der Traumatologie der Periorbita. Arch. Otorhinolaryngol. 235 (1982) 399−402

Emery, J. M., G. K. Noorden, D. A. Schlernitzauer: Orbital floor fractures: long-term follow-up of cases with and without surgical repair. Trans. Amer. Acad. Opthalmol. Otolaryngol. 75 (1971) 802−812

Forrest, L. A., D. E. Schuller, R. H. Strauss: Management of orbital blow-out fractures. Amer. J. Sports Med. 17 (1989) 217−220

Friedburg, D.: Blow-out-Frakturen − Diagnose und Indikation zur Behandlung aus augenärztlicher Sicht. Ber. dtsch. opthalmol. Ges. 78 (1981) 797−804

Gray, L. N., R. Kalimuthu, B. Jayaram, N. Lewis, M. Sohaey: A retrospective study of treatment of orbital floor fractures with the maxillary sinus approach. Brit. J. plast. Surg. 38 (1985) 113−115

Hartmann, N., W. Haase: Diplopie, Enophthalmus und Motilitätsstörungen bei isolierten Orbitabodenfrakturen. Klin. Mbl. Augenheilk. 191 (1987) 116−119

Herzau, V.: Über Symptome, Behandlung und Verlauf der isolierten Orbitabodenfrakturen. Albrecht v. Graefes arch. klin. Exp. Ophthalmol. 196 (1975) 143−151

Höltje, W.-J.: Wiederherstellung von Orbitabodendefekten mit Polyglactin. Eine tierexperimentelle Studie. In Pfeifer, G., N. Schwenzer: Fortschritte der Kiefer- und Gesichts-Chirurgie, Bd. XXVIII. Thieme, Stuttgart 1983

Iro, H.: Funktionelle Ergebnisse nach operativer Versorgung von isolierten Orbitabodenfrakturen (Blow-out-Frakturen). Hals-, Nas.- u. Ohrenarzt 37 (1989) 292−294

Kamp, W., A. Bremerich: Die Behandlung von isolierten und kombinierten Orbitabodenfrakturen durch transantralen Ballonkatheter. Dtsch. Z. Mund-, Kiefer- u. Gesichtschir. 11 (1987) 333−335

Kirkegaard, J., O. Greisen, H. Poul-Erik: Orbital floor fractures: early repair and results. Clin. Otolaryngol. 11 (1986) 69−73

Koch, U., S. Reinert, H. Hartwig: Zur Operationsindikation von Blow-out- und Mittelgesichtsfrakturen. Laryng. Rhinol. Otol. 64 (1985) 388−393

Krarup, J. C., P. Bumm, W. De Decker: Nachuntersuchungen der Spätfolgen von Orbitabodenfrakturen. Fortschr. Ophthalmol. 79 (1982) 239−241

Loewen, U., D. Friedburg, D. Westphal: Die Bulbusmotilität bei Früh- und Spätversorgungen von Orbitabodenfrakturen. Klin. Mbl. Augenheilk. 175 (1979) 475−482

Polley, J. W., S. L. Ringler: The use of teflon in orbital floor reconstruction following blunt facial trauma: a 20-year experience. Plast. reconstr. Surg. 79 (1987) 39−43

Porteder, H., E. Rausch, F. J. Steinkogler, P. Till, H. Aichmair: Komplikationen nach Orbitabodenfrakturen. Klin. Mbl. Augenheilk. 187 (1985) 139−141

Putterman, A. M.: Management of orbital floor blow-out fractures. Advanc. ophthal. plast. reconstr. Surg. 6 (1987) 281−285

Waite, P. D., J. T. Clanton: Orbital floor reconstruction with lyophilized dura. J. oral max.-fac. Surg. 46 (1988) 727−730

Kontaktadresse
Dr. Karl-Heinz Hessling
Klinik und Poliklinik für Mund-, Kiefer- und Gesichtschirurgie,
Medizinische Hochschule Hannover
Konstanty-Gutschow-Str. 8
W-3000 Hannover 61

Christopher Mohr, Joachim Esser und Josef Heesen, Essen

Zur Orbitabodenrevision im Rahmen der Mittelgesichtstraumatologie

Ergebnisse einer prospektiven, interdisziplinären Studie

Einleitung

Trotz einer Vielzahl von Publikationen zur operativen Orbitabodenrevision werden bis heute der ideale Operationszeitpunkt, ja sogar die Operationsindikation nicht einheitlich eingeschätzt (u. a. Bleeker u. Mitarb. 1974, Koch u. Mitarb. 1985, Lentrodt 1973, de Man 1984, Putterman u. Mitarb. 1974). Als ein entscheidendes Erfolgskriterium gilt die langfristige Normalisierung des doppelbildfreien Binokularsehens. Deshalb wurde die Motilitätsentwicklung vor und nach operativer Versorgung von Orbitabodenfrakturen u. a. in Abhängigkeit vom Operationszeitpunkt im Rahmen einer prospektiven Studie analysiert.

Patientengut und Methode

100 Patienten (25 isolierte Orbitabodenfrakturen, 64 Jochbein-Orbitaboden-Frakturen, 11 Mittelgesichtsfrakturen) mit einer intraoperativ gesicherten Orbitabodenfraktur wurden in die Auswertung einbezogen. Sowohl präoperativ als auch am 3., 7., 30. und 180. postoperativen Tag wurden Messungen der monokularen Exkursionsstrecken des Bulbus und haploskopische Motilitätsbestimmungen am Hess-Lees-Schirm durchgeführt. Zusätzlich wurde das Feld des binokularen Einfachsehens an der Harms-Wand bestimmt.
Der Einfluß der initialen Bulbusbeweglichkeit, der Verletzungsart, des Operationszeitpunktes sowie des Patientenalters auf die Langzeitmotilität wurde analysiert.

Ergebnisse

Alle 100 Patienten wurden über einen transkutanen Zugang operiert; nach Auslösen der inkarzerierten Weichteile wurde Lyodura eingelegt.

Bei 51 Patienten bestanden präoperativ unterschiedlich ausgeprägte Motilitätsstörungen. 6 Monate postoperativ waren diese bei mehr als der Hälfte dieser Patienten vollständig behoben. Nur bei 12% der Patienten blieben ausgeprägte Störungen zurück (Abb. 1).

49 Patienten wurden operiert, bei denen präoperativ keine Motilitätsstörungen nachweisbar waren. Unabhängig von der Korrektur des Enophthalmus oder der infraorbitalen Sensibilitätsstörungen mußte festgestellt werden, daß postoperativ bei 4 Patienten leichte Motilitätsstörungen persistierten und dieser Anteil passager sogar bei 20% lag (Abb. 2).

Bei Untersuchung des für die Patienten noch wichtigeren Feldes des doppelbildfreien Binokularsehens waren in der Gruppe mit präoperativen Doppelbildern 77% der Patienten nach 6 Monaten im Gebrauchsblickfeld doppelbildfrei (Abb. 3). In der Gruppe ohne präoperative Doppelbilder blieben bei 3% der Patienten periphere Doppelbilder zurück. Das Gebrauchsblickfeld war hier in allen Fällen doppelbildfrei, so daß die diesbezügliche operationsbedingte Verschlechterung als geringfügig angesehen werden kann.

Während Art und Schwere begleitender Gesichtsschädelfrakturen keinen Einfluß auf die Langzeitmotilität hatten, beeinflußte der Operationszeitpunkt die Spätergebnisse wesentlich. Eine Operation bis zum 10. Tag nach dem Unfall führte in 71% der Fälle zu einer vollständigen Normalisierung der Bulbusbeweglichkeit. Dieser Anteil lag mit 36,8% bei den später operierten Patienten deutlich niedriger (Abb. 4). Entsprechend behielten nur 14,8% der frühoperierten, aber 33,8% der später operierten Patienten Doppelbilder im Gebrauchsblickfeld zurück.

Die Auswertung der Motilitätsentwicklung in bezug auf das Patientenalter erbrachte deutlich schlechtere Anfangs- und Langzeitbefunde bei den kindlichen Patienten (Abb. 5). Während weniger als 7% der über 50jährigen Patienten ausnahmslos diskrete Motilitätsstörungen zurückbehielten, waren dies 60% der unter 10jährigen Kinder, von denen die Hälfte sogar schwere Einschränkungen zurückbehielt.

Diskussion

Andersen u. Mitarb. berichteten 1985 über 22% falschnegative Röntgenbefunde bei Patienten mit traumatischem Enophthalmus, bei denen in ⅔ der Fälle intraoperativ sogar schwere Defektfrakturen des Orbitabodens vorlagen. De Man fand 1984 nur bei 1 von 33 Patienten, bei denen sich intraoperativ eine Fraktur nicht bestätigte, postoperative Motilitätsstörungen. Dagegen entwickelten 7 von 103 seiner Patienten, bei denen wegen anfänglicher Symptomlosigkeit auf eine Operation verzichtet wurde, später mehr oder minder ausgeprägte Bewegungseinschränkungen.

Auch in unserer Untersuchung waren die vorübergehenden postoperativen Verschlechterungen der Bulbusmotilität nach 6 Monaten für den Patienten unerheblich, so daß nach unserer Ansicht die Indikation zur operativen Behandlung einer Orbitabodenfraktur gegeben ist, wenn ein Kardinalsymptom nachweisbar ist: eine typische Motilitätseinschränkung, ein positiver Röntgenbefund oder ein posttraumatischer Enophthalmus (s. auch Friedburg 1981, Hawes u. Dortzbach 1983). Die in unserer Untersuchung gefundenen Vorteile einer frühzeitigen Operation bestätigten die Ergebnisse von Hartmann u. Mitarb. (1985) sowie Westphal u. Mitarb. (1977), die eine Operation innerhalb der ersten 14 Tage fordern.

Dagegen liefert die Literatur keinerlei Daten zu einer evtl. bestehenden Altersabhängigkeit der Behandlungsergebnisse, wie sie unsere Untersuchung vermuten läßt. Hier sind weitere Überprüfungen an größeren Fallzahlen, vor allem kindlicher Patienten, erforderlich. In Anbetracht der bisher schlechten Ergebnisse gewinnt die Forderung nach einer raschen Diagnose und Therapie der kindlichen Patienten besonderes Gewicht.

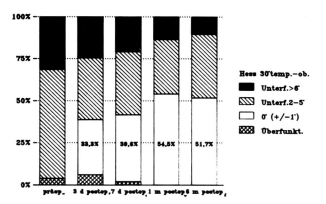

Abb. 1 Motilitätsentwicklung am Hess-Lees-Schirm (30° temporal-oben) bei 51 Patienten *mit* präoperativ nachweisbaren Motilitätsstörungen. Nur bei 12% der Patienten blieben 6 Monate postoperativ ausgeprägte Einschränkungen zurück

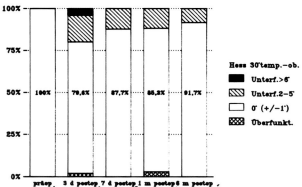

Abb. 2 Motilitätsentwicklung am Hess-Lees-Schirm (30° temporal-oben) bei 49 Patienten *ohne* präoperative Motilitätsstörungen. 6 Monate postoperativ waren bei 4 Patienten endgradige Motilitätseinschränkungen nachweisbar. Zum Zeitpunkt der postoperativen Schwellung bestanden sogar bei 10 Patienten teilweise ausgeprägte Motilitätsstörungen

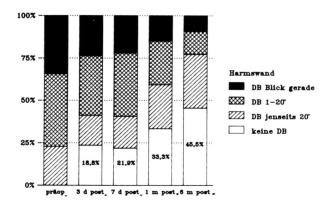

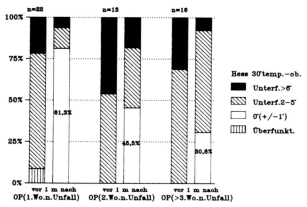

Abb. 3 Entwicklung des binokularen Einfachsehens in der Gruppe *mit* präoperativen Doppelbildern. Bei 23 % der Patienten waren nach 6 Monaten Doppelbilder innerhalb von 20° Bulbusexkursion zumindest in einer Blickrichtung nachweisbar

Abb. 4 Einfluß des Operationszeitpunktes auf die Langzeitmotilität. Eine Operation innerhalb der ersten 10 Tage nach dem Unfall führte bei mehr als 70 % der Patienten zu einer vollständigen Wiederherstellung der Bulbusbeweglichkeit. Dies war nur bei 36,8 % der später operierten Patienten der Fall

Zusammenfassung

Bei einem Kollektiv von 100 Patienten mit isolierten oder mit sonstigen Gesichtsschädelfrakturen kombinierten Orbitabodenfrakturen wurde die Bulbusmotilität im Rahmen einer prospektiven Untersuchung sowohl präoperativ als auch am 3., 7., 30. und 180. Tag postoperativ ausgewertet. 77% der Patienten mit präoperativem Doppelbildsehen waren nach 6 Monaten doppelbildfrei oder hatten nur noch Doppelbilder im peripheren Blickfeld. Bei Patienten ohne präoperative Doppelbilder waren nach 6 Monaten in 3,5% der Fälle periphere Doppelbilder nachweisbar. Während eine Operation innerhalb der ersten 10 Tage nach dem Unfall bei 71,4% der Patienten zu einer vollständigen Normalisierung der Bulbusbeweglichkeit führte, lag dieser Anteil mit 36,8% bei den später operierten Patienten deutlich niedriger. Die Langzeitergebnisse waren um so schlechter, je jünger die Patienten zum Unfallzeitpunkt waren.

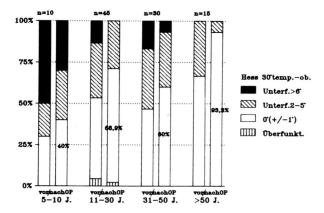

Abb. 5 Einfluß des Patientenalters auf die Langzeitmotilität. Während Kinder unter 10 Jahren schwere und in hohem Prozentsatz persistierende Motilitätsstörungen aufwiesen, normalisierte sich bei den über 50jährigen Patienten die ausnahmslos diskret eingeschränkte Beweglichkeit fast in allen Fällen

Literatur

Andersen, M., P. Vibe, J. Nielsen, K. v. Hall: Unilateral orbital floor fractures. Scand. J. plast. reconstr. Surg. 19 (1985) 193

Bleeker, G. M., H. J. F. Peeters, J. P. Gillissen, T. H. Oei, H. Verkerk: Über den Verlauf und Spätergebnisse von behandelten und unbehandelten Orbitafrakturen. Klin. Mbl. Augenheilk. 165 (1974) 849

de Man, K.: Fractures of the orbital floor: indications for exploration and for the use of a floor implant. J. max.-fac. Surg. 12 (1984) 73

Friedburg, D.: Blow out Frakturen – Diagnose und Indikation zur Behandlung aus augenärztlicher Sicht. Ber. dtsch. ophthalmol. Ges. 78 (1981) 797

Hartmann, N., W. Haase, H. J. Metz: Disturbances of ocular motility and position after therapy of blow out fractures: late results in cases treated in the years 1968 to 1980. In Hjorting-Hansen, E.: Oral and maxillofac. Surg., Proceedings from the 8th international conference on oral and maxillofacial surgery. Quintessenz 1985 (p. 249)

Hawes, M. J., R. K. Dortzbach: Surgery on orbital floor fractures – influence of time of repair and fracture size: Opthalmology 90 (1983) 1066

Koch, U., S. Reinert, H. Hartwig: Zur Operationsindikation von Blow out- und Mittelgesichtsfrakturen. Laryng. Rhinol. Otol. 64 (1985) 388

Lentrodt, J.: Zur Diagnostik und Therapie der Orbitabodenfrakturen. Dtsch. Zahn-, Mund- u. Kieferheilk. 60 (1973) 232

Putterman, A. M., T. Stevens, M. J. Christ: Non surgical management of blowout fractures of the orbital floor. Amer. J. Ophthalmol. 77 (1974) 232

Westphal, D., J. Koblin, U. Loewen: Orbitabodenfrakturen. In Schuchardt, K., R. Becker: Fortschritte der Kiefer- und Gesichts-Chirurgie, Bd. XXII. Thieme, Stuttgart 1977 (S. 12)

Kontaktadresse
Dr. Dr. Christopher Mohr
Universitätsklinik für Gesichts- und Kieferchirurgie
Hufelandstr. 55
W-4300 Essen 1

Friedrich Carls, Philippe Roth und Hermann Franz Sailer, Zürich

Langzeitergebnisse nach Orbitabodenrekonstruktionen mit homologen Knochen-Knorpel-Implantaten bei Mittelgesichtsfrakturen

Einleitung

Zur Rekonstruktion von Orbitabodendefektbrüchen werden die verschiedensten alloplastischen, homologen und autologen Ersatzmaterialien angegeben. Zu den am häufigsten verwendeten homologen Transplantaten gehören lyophilisierte Dura (Lentrodt u. Mitarb. 1968, Luhr 1969), Rippenknorpel autologer Herkunft (Schuchardt 1967, Lehnert 1975), cialitkonservierter Knorpel (Schmelzle 1975) und lyophilisierter Knorpel (Sailer 1976, 1979, 1980, 1983) sowie autologer Knochen, gefriergetrockneter Knochen (Obwegeser u. Chausse 1975) und lyophilisierter Knochen (Sailer 1980). Operationsresultate und Verhalten der transplantierten Gewebe über einen längeren Zeitraum sind Gegenstand der vorliegenden Untersuchung.

Patientengut und Methode

Im Zeitraum von 1980–1989 wurden bei 65 Patienten 70 Defektfrakturen des Orbitabodens mit homologen Transplantaten rekonstruiert, davon:

Blow-out-Frakturen	8 (12,3%)
große Mittelgesichtstrümmerfrakturen	23 (35,3%)
zygomatikomaxilläre Trümmerfrakturen	17 (26,2%)
Jochbeinstückfrakturen (Tripoidfrakturen)	17 (26,2%)

Im Mittel vergingen zwischen Unfall und operativer Versorgung 4,2 Tage.
Der Zugang zum Orbitaboden wurde 33mal über eine infraorbitale Inzision nach Mustarde, 21mal transkonjunktival und 10mal über eine vorbestehende Rißquetschwunde gewählt. Je 3mal wurde subziliar und bitempo-

ral inzidiert. Zur Rekonstruktion wurden 53mal homologer, lyophilisierter Knorpel, 8mal homologer, lyophilisierter Knochen, 4mal lyophilisierte Dura und 5mal autologer Knochen verwendet. Die Indikation für lyophilisierten Knochen wurde bei großen Defekten gestellt, bei denen der Orbitaboden in der gesamten Breite multipel frakturiert war. Lyoknorpel wurde bei Defekten implantiert, die nicht größer als ⅔ des Orbitabodens waren.

Ergebnisse

In keinem Fall wurden die Transplantate abgestoßen oder durch Infekt verloren. Einmal kam es direkt postoperativ zu einer 2 Wochen anhaltenden Konjunktivitis, welche mittels antibiotischer Augensalbe zur folgenlosen Ausheilung kam. Niemals sahen wir eine Sinusitis. Die Repneumatisation des Sinus maxillaris wurde jeweils 1–3 Monate nach der Operation radiologisch nachgewiesen (Abb. 1).
Die Komplikationen lassen sich folgendermaßen zusammenfassen: 3mal war der transplantierte lyophilisierte Knorpel überdimensioniert, und von einer lyophilisierten Rippe löste sich ein Splitter, so daß wir bei insgesamt 4 Patienten eine zweite Revision des Orbitabodens vornehmen mußten. Davon ließen sich 2 Revisionen in Lokalanästhesie durchführen.
10 unfallbedingte Amaurosen (15% aller Unfälle), Sofortintubation am Unfallort oder Amblyopien verhinderten in 14 Fällen die präoperative Abklärung von Doppelbildern (Abb. 2).
48 Patienten litten präoperativ an Diplopie, wobei in 12 Fällen (25%) die Doppelbilder nicht am Unfalltag, son-

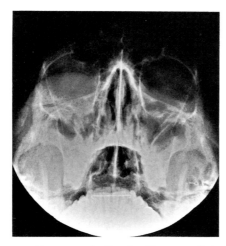
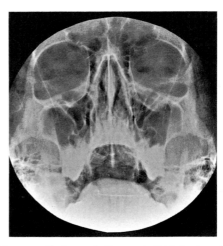

Abb. **1a** u. **b**   Repneumatisation des Sinus maxillaris: Verschattung des Sinus maxillaris am 2. Tag nach Orbitabodenrekonstruktion rechts (**a**) mit Lyoknorpel und vollständige Repneumatisation (**b**) nach 3 Monaten

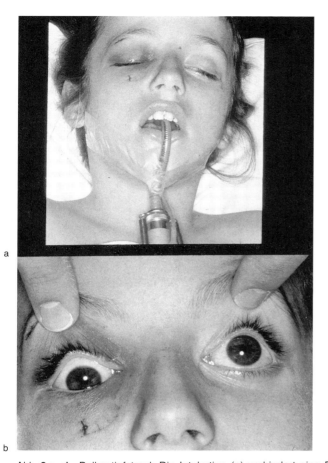

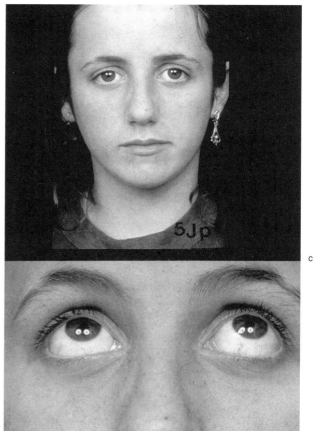

Abb. **2a–d** Bulbustiefstand: Die Intubation (**a**) verhindert eine Prüfung auf Diplopie; in diesem Fall ist der Bulbustiefstand (**b**) jedoch deutlich; die 5-Jahres-Kontrolle zeigt die Patientin mit normaler Augenposition (**c**) und perfekter Bulbusmotilität (**d**)

dern erst in den folgenden 10 Tagen, im Mittel nach 3 Tagen, auftraten. Bei 3 operierten Patienten bestanden weder vor noch nach der Operation Doppelbilder. Postoperativ besteht bei 41 Patienten keine Diplopie mehr (85,4%). Davon erlangten 6 Patienten erst nach mehr als 1 Jahr binokulares Einfachsehen auch außerhalb des Gebrauchsblickfeldes. Bei 7 Patienten (14,6%) ist nach mehr als 2 Jahren eine Restdiplopie in 1–3 Blickrichtungen außerhalb des Gebrauchsblickfeldes persistent. Diese Patienten hatten präoperativ schwere Diplopien in 5 oder mehr Blickrichtungen. 59 Patienten wiesen präoperativ Motilitätseinschränkungen des Bulbus auf; diese konnten nur in 2 Fällen nicht behoben werden.

18mal führten die Verletzungen im Bereich der Orbita zu einem Enophthalmus, 9mal zum Tiefstand des Bulbus. Postoperativ zeigen 3 Augen einen nicht vollständig korrigierten Enophthalmus von 3–4 mm, und bei nur einem Bulbus wurde nicht ein voller Höhenausgleich erreicht. Eine Zusammenfassung der Resultate findet sich in der Tab. **1**.

Tabelle **1** Symptome der Orbitabodendefektfraktur vor und nach Rekonstruktion

	Präoperativ	Postoperativ
Doppelbilder	48	7
Motilitätseinschränkung	59	2
Enophthalmus	18	3
Bulbustiefstand	9	1

Diskussion

Alle die von uns verwendeten homologen Gewebe eignen sich zur Rekonstruktion von Orbitabodendefektbrüchen, wobei die Entnahme autologer Transplantate den Nachteil eines weiteren Operationssitus beinhaltet. Während Lyodura im Tierexperiment im Bereich der Orbita nach 41–60 Tagen weder klinisch noch histologisch nachweisbar ist (Schmelzle 1977) und von Bindegewebe ersetzt wird, kommt es bekanntlich beim Lyoknorpel zur Kalzifizierung und zum knöchernen Umbau (Sailer 1983, Rohner u. Sailer 1990, Carls 1990). Die Stabilität des Lyoknorpels ist gegenüber Lyodura von Beginn an größer;

erscheint sie nicht ausreichend, bietet sich lyophilisierter Knochen zur Defektheilung an. Cialitkonserviertes Gewebe verlangt einen hohen Wartungsaufwand, während lyophilisiertes Gewebe, praktisch wartungsfrei, unbeschränkt haltbar ist.

Zusammenfassung

Im Zeitraum von 1980−1989 wurden bei 65 Patienten 70 Defektfrakturen des Orbitabodens mit homologen Transplantaten rekonstruiert. Dabei handelte es sich in 53 Fällen um lyophilisierten Knorpel, in 8 Fällen um lyophilisierte, halbierte Rippen und in 9 Fällen um übrige homologe Gewebe. Keines der Transplantate ging verloren; es wurden nur wenige, kleinere Komplikationen beobachtet. Diese sowie die funktionellen Resultate bezüglich Doppelbilder, Bulbusstand und Bulbusmotilität werden dargestellt.

Literatur

Carls, F. R.: Langzeitergebnisse nach Unterkiefer-Sandwichaufbau mit allogenem, lyophilisiertem Knorpel (Lyoknorpel) als Interpositionsmaterial. Diss., Zürich (1990)

Lehnert, S.: Primärversorgung von Orbitafrakturen nach Knorpeltransplantation. In Schuchardt, K., B. Spiessl: Fortschritte der Kiefer- und Gesichts-Chirurgie, Bd. XIX. Thieme, Stuttgart 1975 (S. 185)

Lentrodt, J., H.-G. Luhr, H. J. Metz: Tierexperimentelle Untersuchungen zur Frage der primären Deckung von traumatischen Defekten des Orbitabodens. Dtsch. zahnärztl. Z. 12 (1968) 1418

Luhr, H.-G.: Lyophilisierte Dura zum Defektersatz des Orbitabodens nach Trauma und Tumorresektion. Med. Mitt. (Melsungen) 43 (1969) 233

Obwegeser, H. L., J.-M. Chausse: Verschiedene Knochenmaterialien zur Rekonstruktion von Orbitabodendefekten. In Schuchardt, K., B. Spiessl: Fortschritte der Kiefer- und Gesichts-Chirurgie, Bd. XIX. Thieme, Stuttgart 1975 (S. 191)

Rohner, P., H. F. Sailer: Defektfüllung von Zysten und zystoiden Prozessen mit homologen, lyophilisierten Knorpelchips (Lyoknorpel). Swiss Dent. 11 (1990) 35

Sailer, H. F.: Experiences with the use of lyophilized bank cartilage for facial contour correction. J. max.-fac. Surg. 4 (1976) 149

Sailer, H. F.: Gefriergetrockneter Knorpel in der rekonstruktiven Gesichtschirurgie. In Schuchardt, K., N. Schwenzer: Fortschritte der Kiefer- und Gesichts-Chirurgie, Bd. XXIV. Thieme, Stuttgart 1979 (S. 56)

Sailer, H. F.: Erfahrungen mit der Reosteotomie des in Fehlstellung verheilten Jochbeinkomplexes. Méd. et Hyg. 38 (1980) 1034

Sailer, H. F.: Transplantation of Lyophilized Cartilage in Maxillofacial Surgery. Experimental Foundations and Clinical Success. Karger, Basel 1983

Schmelzle, R.: Tierexperimentelle Untersuchungen zur Orbitaplastik. In Schuchardt, K., B. Spiessl: Fortschritte der Kiefer- und Gesichts-Chirurgie, Bd. XIX. Thieme, Stuttgart 1975 (S. 193)

Schuchardt, K.: zit. in Walser, E.: Plastische Chirurgie der Orbita. In Gohrband, E., J. Gabka, A. Berndorfer: Handbuch der Plastischen Chirurgie, Bd. II, 36. de Gruyter, Berlin 1967 (S. 142)

Kontaktadresse
Dr. Friedrich Carls
Kieferchirurgische Klinik und Poliklinik
des Universitätsspitals Zürich
Frauenklinikstr. 10
CH-8091 Zürich

Elmar Esser, Robert Berges und Hans-Jürgen Meyer, Osnabrück

Langzeitergebnisse nach Versorgung von Trümmer- und Defektfrakturen des Orbitabodens durch Kieferhöhlentamponade

Einleitung

Unsere Standardtherapie dislozierter Frakturen des Orbitabodens besteht in der operativen Revision unter Einlage eines lyophilisierten Duraimplantates von einem medianen Unterlidschnitt. Trümmer- und Defektfrakturen des zygomatikoorbitalen Komplexes wurden in den Jahren 1980−1987 durch osteosynthetische Rekonstruktion der Orbitaränder und Stützung des getrümmerten bzw. defekten Orbitabodens durch Kieferhöhlentamponade behandelt. Das simultane transorbital-transantrale Vorgehen besteht in der schonenden Anhebung der Weichteilperiorbita unter Belassung etwaiger Knochenfragmente und der individuellen Ausformung eines temporären Orbitabodens durch eine 200%ige Jodoform-Nebacetin-Tamponade. Dabei werden nach Auffüllung der Kieferhöhle die Bulbushöhe durch Seitenvergleich und die Bulbusbeweglichkeit durch Traktionstest geprüft. Die Tamponade wird über ein nasoantrales Fenster geführt und nach 3−4 Wochen entfernt.

Material und Methode

In unserem Krankengut von 208 Orbitabodenfrakturen der Jahre 1980−1987 befanden sich 27 Trümmer- und Defektfrakturen des Orbitabodens (Abb. 1), die nach dem dargestellten Konzept behandelt wurden. In 23 dieser Fälle (Abb. 2) war nach einem durchschnittlichen Intervall von 38 Monaten eine Nachuntersuchung möglich. Dabei wurden neben Erhebung eines klinischen Befundes (Kontur, Narbenbildung, Funktion, Beschwerden, Visus- und Sehschärfenbestimmung) eingehendere apparative ophthalmologische Untersuchungen (Appla-

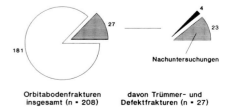

Abb. 1 Anteil der Trümmer- und Defektfrakturen am Krankengut der Jahre 1980−1987 mit Orbitabodenfrakturen

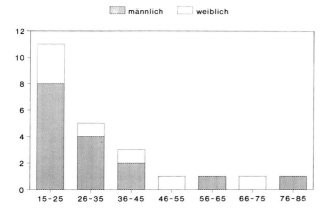

Abb. 2 Alters- und Geschlechtsverteilung der nachuntersuchten Patientengruppe

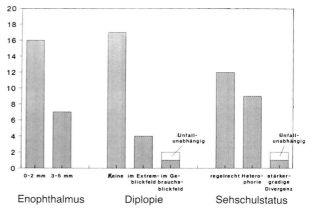

Abb. 3 Zusammenstellung der ophthalmologischen Untersuchungsergebnisse

nationstonometrie, Exophthalmometrie nach Hertel, Lees-Screen, Profilperimetrie) und ein Sehschulstatus (Cover-Test, Synoptophor) sowie eine röntgenologische Untersuchung (NNH-Übersichtsbild, Schichtaufnahmen im anteroposterioren Strahlengang) durchgeführt.

Ergebnisse

Trotz häufiger komplexer Begleitverletzungen zeigte die klinische Nachuntersuchung (Tab. 1) ein relativ günstiges Ergebnis. Nur in 2 Fällen bestand ein leichtgradiger Hypertelorismus. Bei einem Patienten war die Rekonstruktion eines abgerissenen Tränenkanals durch Ringintubation erfolgt. Dieser und 2 weitere Patienten klagten über gelegentliches Tränenträufeln.
Die Exophthalmometrie (Abb. 3) ergab in 6 Fällen eine Dislokation von 3–4 mm und in einem Fall von 5 mm. Das Sehvermögen war in keinem Fall unfallbedingt gemindert. In der 60°-Perimetrie zeigten alle Patienten normale Befunde. Der Augeninnendruck war nicht

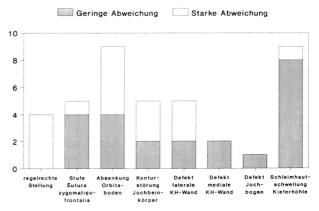

Abb. 4 Zusammenstellung der röntgenologischen Befunde zum Zeitpunkt der Nachuntersuchung

pathologisch erhöht und zeigte keine auffallende Seitendifferenz.
Bei 17 Patienten war kein Doppelbildsehen (Abb. 3) nachweisbar. Eine klinisch relevante Bulbusmotilitätsstörung mit Bezug zum nachuntersuchten Orbitatrauma fand sich nur bei einem Patienten mit einem deutlichen Heberdefizit. Nach Prismenkorrektur bestand eine Doppelbildfreiheit für die Primärposition und den Abblick. Ein zweiter Patient wies ein unfallunabhängiges Doppelbildsehen auf, während bei einem dritten Patienten eine sekundär durchgeführte Schieloperation das doppelbildfreie Sehen im Gebrauchsblickfeld (je 20° in jede Blickrichtung) ermöglicht hatte. Bei 3 weiteren Patienten (Abb. 3) wurde Doppelbildsehen lediglich bei extremen Blickrichtungen vorgefunden.
Der Sehschulstatus wies nur bei 12 Patienten eine völlig freie Bulbusmotilität auf (Abb. 3). Die teilweise geringen Funktionsstörungen bei insgesamt 9 Patienten verteilten sich auf alle 6 Augenmuskeln, wobei in 6 Fällen 2 oder mehrere Muskeln betroffen waren.
Bei der röntgenologischen Untersuchung (Abb. 4) war nur in 4 Fällen eine anatomisch gerechte Stellung sämtlicher ehemaliger Frakturen nachzuweisen. Am häufigsten

Tabelle 1 Ergebnisse der klinischen Nachuntersuchung

	Keine	Gering	Ausgeprägt
Lidspaltendifferenz	10	10 (< 2 mm)	3 (> 2 mm)
Ektropion	22	1	–
Enophthalmus	12	5	6
Diplopie	18	4 (Extremblickfeld)	1 (Gebrauchsblickfeld)
Bulbusmotilitätsstörung	22	1	–
Konturstörung	18	2	3
Narbenbildung	16	5	2 (Keloid)
Sensibilitätsstörung	12	7 (Hypästhesie)	4 (An-/Parästhesie)
Sinusitis maxillaris	16	7	–

fanden sich im Seitenvergleich Absenkung des Orbitabodens und leichtgradige Schleimhautschwellung der Kieferhöhle. In einem Fall war die ehemalige Kieferhöhle nicht abgrenzbar.

Diskussion

Die vorliegenden Behandlungsergebnisse sehen wir hinsichtlich der funktionellen Wiederherstellung auch im Vergleich zu retrospektiven Analysen jeweils unselektionierter Patientenkollektive anderer Autoren (Haarmann u. Mitarb. 1977, Westphal u. Mitarb. 1977, Gray u. Mitarb. 1985, Kamp u. Bremerich 1985) als günstig an. Dabei muß die Begrenzung der nachuntersuchten Methode auf ausgedehnte Trümmer- bzw. Defektfrakturen betont werden. Die von Waßmund (1939) beschriebene und bis in die 70er Jahre vielfach verwendete Kieferhöhlentamponade (Schuchardt 1966, Lentrodt 1973, Fries 1977) mag im Vergleich zu der technisch aufwendig geprägten Versorgung von Mittelgesichtsfrakturen als obsolet erscheinen. Es bleibt jedoch die eindeutige Feststellung, daß sie bei geringem Aufwand und Zeitbedarf die Wiederherstellung eines weitgehend regelrecht konturierten Orbitabodens mit funktionell ausreichender Narbenbildung induziert und mechanische Irritationen durch Knochensplitter und harte Ersatzmaterialien sowie Hohlräume und Infekte vermeidet. Sekundäreingriffe sind nicht erforderlich. Probleme bzw. Schmerzen bei der Entfernung (Simon 1985, Kamp u. Bremerich 1987), unzureichende Stabilisation (Eimind 1970, Freeman 1972) oder fötide Geruchsbelästigung (Simon 1985) sind uns bislang nicht aufgefallen. Wir verfügen über keine eigenen Erfahrungen mit dem von Anthony (1952) propagierten Ballonkatheter. Ein bewertender Vergleich ist uns daher nicht möglich.

Die Ergebnisse lassen unserer Auffassung nach den Rückschluß zu, daß bei den teilweise unübersichtlichen Verhältnissen einer Trümmer- oder Defektfraktur die schonende anatomiegerechte Anhebung der Weichteilperiorbita von der Kieferhöhle aus die Methode der Wahl für eine funktionelle Wiederherstellung darstellt. Die nachfolgende Stabilisation kann vergleichsweise einfach durch eine Kieferhöhlentamponade oder mit einem gewissen materiellen und technischen Mehraufwand durch eine anatomisch geformte Kieferhöhlenendothese (Matras u. Mitarb. 1990) erfolgen. Als weitere Alternative für die Stabilisation, insbesondere der kaudalen Periorbita, sehen wir die Anwendung des im Stirnhöhlenbereich bewährten Titangitters (Esser u. May 1990) oder des Mikrosystems nach Luhr (1988).

Zusammenfassung

Die Waßmund-Tamponade erzielt bei der temporären Stützung des getrümmerten bzw. defekten Orbitabodens eine stabile Narbenbildung und eine weitgehend regelrechte Position und Funktion des Bulbus. Die heute bevorzugten allo- bzw. autoplastischen Verfahren zur Wiederherstellung des Augenbodens müssen hinsichtlich ihrer definitiven Erfolgsbewertung an den Ergebnissen dieses relativ einfachen und effektiven Verfahrens gemessen werden.

Literatur

Anthony, D.-H.: Symposium: facial injuries, diagnosis and surgical treatment of fractures of the orbit. Trans. Amer. Acad. Ophthalmol. 56 (1952) 580

Eimind, K.: Transmaxillary approach in old and fresh orbital fractures. In: Blecker, G.-M., R. Keithyle: Fractures of the Orbit. Excerpta Medica 1970 (pp. 223—226)

Esser, E., H.-J. May: Primäre und sekundäre Stirnhöhlenrekonstruktion durch das Titangitter-System. Dtsch. Z. Mund-, Kiefer- u. Gesichtschir. 14 (1990) 190—195

Freeman, B.-S.: The direct approach to acute fractures of the zygomaticomaxillary complex and immediate prosthetic replacement of the orbital floor. Plast. reconstr. Surg. 29 (1962) 587—595

Fries, R.: Zeitliche Koordination der chirurgischen Behandlung der posttraumatischen Diplopie bei Orbitabodenfrakturen. In Schuchardt, K., R. Becker: Fortschritte der Kiefer- und Gesichts-Chirurgie, Bd. XXII. Thieme, Stuttgart 1977 (S. 42—44)

Gray, L.-N., R. Kalimuthu, B. Jayaran, N. Lewis, M. Sohaey: A retrospective study of treatment of orbital floor fractures with the maxillary sinus approach. Brit. J. plast. Surg. 38 (1985) 113—115

Haarmann, G., J. Dieckmann, Z. Laffers: Kieferchirurgische und ophthalmologische Spätfolgen nach Orbitabodenfrakturen. In Schuchardt, K., R. Becker: Fortschritte der Kiefer- und Gesichts-Chirurgie, Bd. XXII. Thieme, Stuttgart 1977 (S. 115—116)

Kamp, J., A. Bremerich: Die Behandlung isolierter und kombinierter Orbitabodenfrakturen durch nasoantralen Ballonkatheter. Dtsch. Z. Mund-, Kiefer- u. Gesichtschir. 11 (1987) 330—335

Lentrodt, J.: Zur Therapie von in Dislokation verheilter Jochbeinfrakturen bzw. Brüchen der kaudalen und/oder lateralen Orbitabegrenzung. In Schuchardt, K., R. Becker: Fortschritte der Kiefer- und Gesichts-Chirurgie, Bd. XXII. Thieme, Stuttgart 1977 (S. 68—71)

Luhr, H.-G.: A Micro-system for cranio-maxillofacial skeletal fixation. J. cranio-max.-fac. Surg. 16 (1988) 312—316

Matras, H., H. Hachleitner, H. Thaller-Antlanger: Die Salzburger Kieferhöhlenendothese. Vortrag 40. Kongreß der Dtsch. Ges. MKG-Chir., Salzburg 29. 5.—2. 6. 1990

Schuchardt, K.: Diagnose und Therapie der Orbitaverletzungen. In Schuchardt, K.: Fortschritte der Kiefer- und Gesichts-Chirurgie, Bd. XI. Thieme, Stuttgart 1966 (S. 52—58)

Simon, H.: Neue therapeutische Konzepte bei Frakturen der knöchernen Orbita und des Jochbeins. Rhinol. Laryng. Otol. 64 (1985) 93—97

Waßmund, M.: Lehrbuch der praktischen Chirurgie des Mundes und der Kiefer. Barth, Leipzig 1939

Westphal, D., I. Koblin. U. Loewen: Orbitabodenfrakturen: Häufigkeit, Diagnostik, Therapie und Spätergebnisse anhand von 139 Fällen. In Schuchardt, K., R. Becker: Fortschritte der Kiefer- und Gesichts-Chirurgie, Bd. XXII. Thieme, Stuttgart 1977 (S. 10—16)

Kontaktadresse:
Prof. Dr. Dr. Elmar Esser
Kiefer- und Gesichtschirurgische Klinik,
Plastische Operationen,
Städtische Kliniken
Natruper-Tor-Wall 1
W-4500 Osnabrück

Rüdiger Krainau, Bernd Klesper, Dieter Hellner und Raphael Reinhardt, Hamburg

Langzeitergebnisse nach Orbitatrümmerfrakturen unter besonderer Berücksichtigung der Orbitabodenrekonstruktion mit einer resorbierbaren PDS-Platte

Einleitung

Die PDS-Platte wurde erstmals in Hamburg implantiert. Höltje hat 1984 in den „Fortschritten" darüber berichtet. PDS ist ein synthetisches Material, das sog. Polydioxanon, das im Gewebe durch Hydrolyse zu CO_2 und H_2O abgebaut wird (Docin u. Hein 1981). Die ca. 1 mm dicke und 28 mm im Durchmesser große, uhrglasförmige Platte hat eine hohe mechanische Resistenz. Verformungen treten – wie eigene Messungen zeigen – erst nach punktuellen Belastungen von mehr als 500 N auf (Abb. 1). Im lebenden Gewebe implantiert kommt es nach etwa 4 Wochen zu einer deutlichen Abnahme der Biegefestigkeit, wie in In-vivo-Untersuchungen festgestellt wurde (Ray u. Mitarb. 1981). Nach ca. 3−4 Monaten ist die Platte völlig abgebaut, und man findet im ehemaligen Implantatgewebe eine Bindegewebsnarbe.

Operationstechnisch erfolgt der Zugang zum Orbitaboden in typischer Weise über einen infraorbitalen Schnittpunkt. Die Indikation zur Implantation einer PDS-Platte ergab sich früher aus der Größe des Defektes. Die Defekte waren nach OP-Berichten zu urteilen etwa 2,5 cm im Durchmesser. Die von uns zwischen 1983 und 1989 implantierten Platten wurden teilweise mit PDS-Naht am Gewebe fixiert.

Untersuchungsergebnisse

14 Patienten konnten nachuntersucht werden, der postoperative Zeitraum betrug 1−6 Jahre. In einem Fall konnten wir im Rahmen einer Materialentfernung das ehemalige Operationsgebiet einsehen und eine Gewebsprobe aus dem ehemaligen Transplantatlager entnehmen.

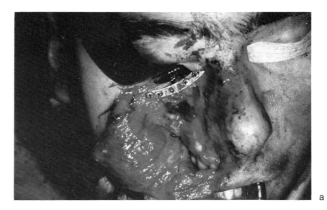

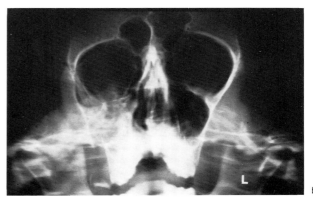

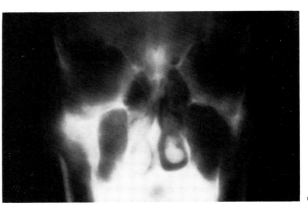

Abb. **2a−c** Intraoperativer Situs einer Jochbeintrümmerfraktur mit ausgedehnter Weichteilverletzung. Der Orbitaboden wurde mit einer PDS-Platte stabilisiert (**a**). **b** Röntgenbild der Jochbeintrümmerfraktur. Rechts erkennt man deutlich den abgesunkenen Orbitaboden mit dem Weichteilprolaps. **c** Röntgentomographie der Jochbeintrümmerfraktur 1 Jahr postoperativ. Rechts erkennt man die deutlich verkleinerte Kieferhöhle sowie den lateral abgesunkenen, knöchern durchbauten Orbitaboden

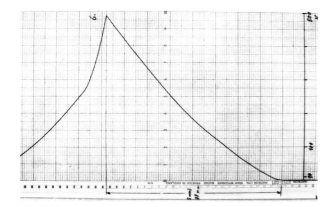

Abb. **1** Weg-Kraft-Diagramm bei punktueller Belastung einer PDS-Platte mit 500 N. Die beginnende plastische Verformung ist am Kurvenverlauf deutlich zu erkennen

218

Tabelle 1 Nachuntersuchungsergebnisse bei 14 Patienten mit Jochbeintrümmerfraktur und Orbitabodenstabilisierung durch eine PDS-Platte

Symptomatik	Präoperativ	Postoperativ
Diplopie	12	1
Sensibilität	10	1
Bulbusdislokation	8	2
Bulbusmotilität	6	1
Ex-/Enophthalmus	2	2

Röntgenologisch wurde jeweils eine Orbitaübersicht und eine Kieferhöhlenaufnahme angefertigt, die in der Abteilung von Herrn Professor Rottke befundet wurde.
11 Patienten waren ohne Störung des Aussehens und der Funktion. Bei 3 Patienten wurden teilweise mehrere Störungen wie Diplopie, Sensibilität, Bulbusdislokation bzw. Motilität sowie En- bzw. Exophthalmus festgestellt (Tab. 1). Der intraoperative Befund bei einem Patienten zeigte lediglich Narben im ehemaligen Implantationsgebiet. Die histologische Untersuchung der Gewebeprobe ergab keinen Hinweis für Gewebereaktionen, insbesondere keinen Anhalt für Riesenzellen. Der Orbitaboden war knöchern fest.
Es handelt sich um einen Zustand nach Jochbein-Orbita-Trümmerfraktur mit Weichteilverletzung (Abb. 2a u. b). Röntgenologisch war die Kieferhöhle verkleinert (Abb. 2c), der Orbitaboden insgesamt jedoch seitlich abgesunken. Die ophthalmologische Untersuchung ergab einen Bulbustiefstand 4 Tage postoperativ von 4 mm. Klinisch war der Patient sonst unauffällig.

Diskussion

Wie die Ergebnisse unserer Untersuchungen zeigen, war die PDS-Platte früher eine Alternative zur Deckung ausgedehnter Orbitabodendefekte. Neben den Vorteilen wie Gewebeverträglichkeit, Resorption und Verfügbarkeit ergibt sich bei der Platte der Nachteil einer deutlichen Überdimensionierung. Ein Bulbustiefstand kann trotz der Dicke der Platte nicht dauerhaft kompensiert werden, da sich die Platte völlig auflöst und sogar ein weiteres Absinken des Bulbus beobachtet werden kann. Durch die Entwicklung der PDS-Folie konnte hier ein Fortschritt erzielt werden.

Zusammenfassung

14 Patienten, bei denen eine Orbitabodendefektrekonstruktion mit einer PDS-Platte durchgeführt wurde, konnten nach einem Zeitraum von 1–6 Jahren kontrolliert werden. 3 Patienten waren auch nach der Operation nicht beschwerdefrei. Eine Fremdkörperreaktion wurde in keinem Fall festgestellt. Zur dauerhaften Korrektur eines ausgeprägten Bulbustiefstandes war die Platte allein nicht geeignet.

Literatur

Docin, N., P. Hein: PDS ein neues Material. Ethicon Op. Forum Heft 108 (1981)
Höltje, W.-J.: Wiederherstellung von Orbitabodendefekten mit Polyglactin. In Pfeifer, G., N. Schwenzer: Fortschritte der Kiefer- und Gesichts-Chirurgie, Bd. XXVIII. Thieme, Stuttgart 1983 (S. 65–67)
Ray, I. A., N. Doddi, D. Regula, I. A. Williams, A. Melveger: Polydioxanone, PDS, a novel monofilament synthetic absorbable suture. Surg. Gynecol. Obstet. 153 (1981) 497–507

Kontaktadresse
Dr. Dr. Rüdiger Krainau
Nordwestdeutsche Kieferklinik
der Universität Hamburg
Martinistr. 52
W-2000 Hamburg 20

Johann Beck-Mannagetta und Wolfgang Piotrowski, Salzburg

Zur operativen Versorgung von Läsionen des Orbitadaches

Bei ausgedehnten Trümmerfrakturen oder Defekten der Frontobasis ist häufig auch das Dach der Augenhöhle mit betroffen. Dadurch kann einerseits Orbitainhalt nach endokraniell disloziert werden, andererseits aber auch das Gewicht des Frontallappens die Orbita einengen. Zumeist resultieren Enophthalmus und Ptosis, u. U. auch Doppelbildsehen oder Exophthalmus (Hötte 1970, Rougier u. Mitarb. 1970).
In den meisten Fällen handelt es sich um schwerstverletzte, intubierte Patienten, die so rasch wie möglich einer interdisziplinären Versorgung zugeführt werden müssen. Um das Ausmaß der Verletzung möglichst genau zu erfassen, erfolgt zunächst die computertomographische Abklärung, die allerdings oft nur in axialer Richtung durchführbar ist. Wünschenswert wären zusätzlich koronare Schichtaufnahmen der Orbita, doch lassen sich diese nur ausnahmsweise anfertigen. – Die exakte augenärztliche Beurteilung der Bulbusmotilität oder eines evtl. Enophthalmus mit Ptosis ist aufgrund der Bewußtlosigkeit und des beträchtlichen Hämatoms gleichfalls ausgeschlossen. Wegen dieser Schwierigkeiten in der präoperativen Diagnostik ist die Beurteilung eines Operationserfolges nur bedingt möglich; häufig erschweren zusätzliche Probleme ein abschließendes Urteil, wie z. B. Zerstörungen der Rhinobasis, Frakturen weiterer Orbitawände, Lähmung von Augenmuskeln oder Bulbustrauma u. ä.

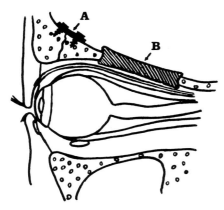

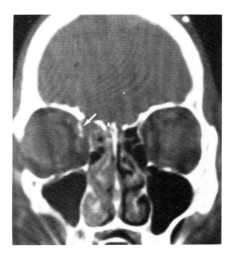

a

Abb. **1** Stabilisation einer Fraktur des Orbitadaches mittels Titanminiplatte (A). Rekonstruktion eines knöchernen Defektes durch lyophilisierten homologen Knorpel (B)

Methodik

Um schwierige Späteingriffe zu vermeiden, versuchen wir schon bei der Primärversorgung der Frontobasis, das Orbitadach zu stabilisieren oder zu rekonstruieren. Nach der Kraniotomie und der neurochirurgischen Versorgung, z. B. Revision der Rhinobasis, Duraplastik (vgl. Samii u. Draf 1989), führen wir die Stabilisierung der reponierten Fragmente des Orbitadaches mit Titanminiplatten durch (Abb. **1**). Dieses Metall bietet den Vorteil, daß es bei späteren computertomographischen oder Kernspinuntersuchungen keine störenden Artefakte hervorruft (Nadjmi u. Mitarb. 1981, Pavlicek 1988).
Liegen größere Defekte vor oder sind die Zertrümmerungen sehr ausgedehnt, so ersetzen wir diesen Teil des Augenhöhlendaches durch rehydrierten, lyophilisierten homologen Knorpel (Abb. **1**). Es ist wichtig, den Knorpel fest zu verankern, entweder durch entsprechende Einkerbungen oder durch Matratzennähte, die durch Bohrlöcher in den Knochenrändern geführt werden. Der Knorpel kann auf diese Weise keine spätere Dislokation in superiorer oder inferiorer Richtung erleiden. Form und Konvexität des Knorpels werden dem ursprünglichen Orbitadach möglichst angeglichen, wobei sich durch die Elastizität dieses Materials auch ein Gewölbe erzielen läßt. Gewebeverträglichkeit und Formstabilität von Knorpel lassen uns ein dauerhaftes Endergebnis als wahrscheinlich annehmen (Abb. **2**; vgl. Sailer 1983).
Die oben dargestellte Methode wurde bisher bei 17 Patienten angewendet (15 Frakturen und 2 Meningeome des Orbitadaches), wobei wir keine Komplikationen beobachteten.

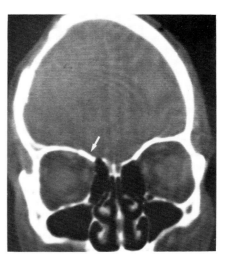

b

Abb. **2a–c** Im koronaren CT-Bild (**a**) erkennt man ein in die ▶ Orbita disloziertes Knochenfragment aus dem medialen Anteil des Augenhöhlendaches (18jähr. Pat., 3 Wochen nach Verkehrsunfall mit schwerem Schädel-Hirn-Trauma). **b** Dieses Fragment konnte nicht erhalten werden und wurde operativ entfernt. Das Orbitadach wurde mit lyophilisiertem Knorpel rekonstruiert (koronares CT-Bild, 1 Jahr postop.). **c** Der Patient 1 Jahr nach dem Eingriff

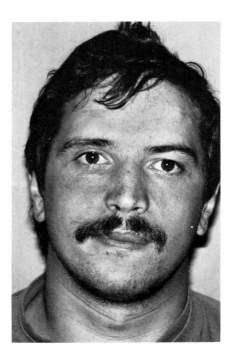

c

Zusammenfassung

Disloziert verheilte Frakturen des Orbitadaches machen sich am ehesten durch Enophthalmus und Ptosis störend bemerkbar. Bei Trümmerfrakturen oder Defekten in diesem Bereich empfiehlt sich daher eine primäre Versorgung im Rahmen der neurochirurgischen Revision der Frontobasis. Größere Knochenfragmente werden durch Titanminiplatten stabilisiert, während Defekte durch lyophilisierten Knorpel ersetzt werden.

Literatur

Hötte, H. H. A.: Orbital Fractures (Habil.-Schrift). Van Gorkum 1970 (S. 279−281)

Nadjmi, M., U. Piepgras, M. Vogelsang: Kranielle Computertomographie. Thieme, Stuttgart 1981 (S. 6−11)

Pavlicek, W.: Safety considerations. In Stark, D. D., W. G. Bradley jr.: Magnetic Resonance Imaging. Mosby, St. Louis 1988 (pp. 244−257)

Rougier, J., C. Freidel, M. Freidel: Fractures of the orbital roof and of the ethmoid region. In Bleeker, G. M., T. K. Lyle: Fractures of the Orbit. Excerpta Medica, Amsterdam 1970 (pp. 139−148)

Sailer, H. F.: Transplantation of Lyophilized Cartilage in Maxillofacial Surgery. Karger, Basel 1983

Samii, M., W. Draf: Surgery of the Skull Base. Springer, Heidelberg 1989 (pp. 131−153)

Kontaktadresse
Dr. Johann Beck-Mannagetta
Abteilung für Kiefer- und Gesichtschirurgie,
Landeskrankenanstalten Salzburg
Müllner Hauptstr. 48
A-5020 Salzburg

Karl Meier und Thomas Schmidt, München

Diagnostische und therapeutische Aspekte bei medialen Orbitafrakturen

Einleitung

Seit Einführung des Begriffs „Blow-out-Fraktur" durch Converse u. Smith (1957) wird als Ursache des isolierten Orbitabodeneinbruchs eine plötzliche Druckerhöhung des Orbitainhalts mit gleichmäßiger Kraftübertragung auf alle Wände bei großflächigem stumpfem Trauma auf den Bulbus angenommen (Converse u. Mitarb. 1967, Dodick u. Galin 1971). Dieser Frakturmechanismus wurde von Walser bereits 1897 beschrieben. Neueren experimentellen Untersuchungen zufolge sind isolierte Orbitabodenfrakturen meist Folge eines vom Infraorbitalrand fortgeleiteten Traumas, welches den kräftigeren Orbitalring selbst unverletzt läßt, im Bereich des dünnen Orbitabodens aber wegen der „schraubstockartigen" Stauchung zu einer Fraktur führt. Diese Theorie der fortgeleiteten Bruchkräfte wurde bereits von Fuchs (1893) aufgestellt.

Ätiologie

Durch die als „Hydraulic-force"-Mechanismus bezeichnete intraorbitale Drucksteigerung als Folge stumpfer Gewalteinwirkung werden lediglich Frakturen der medialen Orbita, als Schwachstelle der knöchernen Orbita, hervorgerufen (Austermann 1979). Die Deformierung des Bulbus bei traumatischer Belastung führt durch direkte Kraftübertragung an den Stellen maximaler Dehnung bzw. Biegung zu Frakturen der Orbitawände (Schneider 1989). Obwohl der Knochen im Bereich der Lamina papyracea nur wenige Zehntel Millimeter dick ist, wird die mediale Orbita durch das Netzwerk der dahinterliegenden Ethmoidalzellen versteift, so daß die isolierte mediale Orbitafraktur selten ist (Weidauer u. Alexandridis 1985). Nur 1,7% aller Orbitafrakturen betreffen ausschließlich die mediale Wand, wohingegen isolierte Orbitabodenfrakturen 8,3% der Fälle ausmachen (Prasad 1973). Isolierte mediale Orbitafrakturen wurden in experimentellen Untersuchungen zwischen 18,2% (Jones u. Evans 1967) und 31% (Pearl u. Vistness 1978) der Fälle beobachtet. Bei Kombinationsverletzungen mit Orbitabodenfrakturen ist die mediale Orbitawand mit einer Häufigkeit zwischen 10 und 71% betroffen (Gould u. Titus 1966, Dodick u. Galin 1971, Leone u. Mitarb. 1984).

Diagnostik

Das klinische Bild einer medialen Orbitafraktur wird durch deren Verletzungsmechanismus bestimmt: Durch die traumatische Verlagerung des Orbitainhaltes und die anschließende Dekompression („Blow-in"-Mechanismus) kommt es zur Herniation und Inkarzeration der periorbitalen Weichteile (Schneider 1989, Weidauer u. Alexandridis 1985).

Als unmittelbare Folgen können ein charakteristisches Orbitaemphysem, Nasenbluten sowie Enophthalmus, der allerdings durch ein Retrobulbärhämatom maskiert sein kann, beobachtet werden. Besondere Bedeutung bei der klinischen Untersuchung gewinnt die Diplopie bei Seitblick. Die Einklemmung des M. rectus medialis bzw. seiner Hüllgewebe schränkt die Adduktionsbewegung ein, da nur die ventral der Hernie gelegene Muskelportion eine effiziente Kontraktion ausführen kann. Bei Abduktion bleibt der M. medialis fixiert, so daß es durch Kontraktion der lateralen Muskeln zur Bulbusretraktion kommt. Im Gegensatz zu Orbitabodenfrakturen, für die die Diplopie bei Aufblick typisch ist, können die horizontalen Motilitätseinschränkungen bei medialen Frakturen sehr diskret sein. Die horizontalen Fusionskräfte des Auges sind größer, und der M. rectus medialis kann als kräftigster Augenmuskel eine Inkarzeration durch Eigenkraft überwinden.

Trotz der geringen Symptomatik steht die klinische Untersuchung an erster Stelle (Thering u. Bogart 1979). Auf konventionellen Röntgendarstellungen kann die mediale Orbitafraktur wegen der extrem dünnen Knochen und der zahlreichen Überlagerung anderer Strukturen oft nur an indirekten Frakturzeichen wie Verschattung der Siebbeinzellen oder Orbitaemphysem erkannt werden. Können Orbitabodenfrakturen auf Nasennebenhöhlen- und Orbitaaufnahmen (Projektion nach Waters bzw. Caldwell) zu 96% erkannt werden, waren nur 15% der medialen Frakturen nachweisbar (Langen u. Mitarb. 1989). Am ehesten gelingt der Frakturnachweis mit der Computertomographie, wobei axiale und koronare Schichten vergleichbare Ergebnisse erbringen (Abb. **1**). Hilfreich ist besonders die Möglichkeit, durch Dichtebestimmungen im CT zwischen knöcherner Verletzung und Weichteilprolaps zu unterscheiden. Andere bildgebende Verfahren wie die konventionelle Tomographie, Kernspintomographie oder Ultraschall sind von eher nachgeordneter Bedeutung (Ord u. Mitarb. 1981, Dorobisz u. Mitarb. 1983, Langen u. Mitarb. 1989). Bei schweren Gesichtsschädel-Frakturen, insbesondere im Rahmen von Mehrfachverletzungen, ist die Diagnostik schwierig, da die Folgen der Begleitverletzungen wie schlechter Allgemeinzustand, eingeschränkte Lagerungsmöglichkeiten oder fehlende Kooperation des bewußtlosen Patienten eine subtile Untersuchung nicht immer zulassen. In der Akutdiagnostik des Kopfverletzten kann eine axiale Schichtung des Mittelgesichts ohne großen Zeitaufwand im Rahmen einer kranialen Computertomographie, die meist zur Abklärung des begleitenden Schädel-Hirn-Traumas erforderlich ist, erfolgen (Ord u. Mitarb. 1981, Cocker u. Mitarb. 1983, Feuerbach 1986).

Da mediale Orbitafrakturen bei geringer klinischer Symptomatik in einer radiologisch schwer darzustellenden Region liegen, bleiben sie vielfach unerkannt (Thering u. Bogart 1979, Arthus u. Mitarb. 1987, Anderson u. Mitarb. 1988, deVisscher u. v. d. Waal 1988).

Therapie

Zur Versorgung der medialen Orbitafraktur hat sich der nach medial verlängerte tiefe Infraorbitalschnitt bewährt (Converse u. Mitarb. 1967, Leone u. Mitarb. 1984, Weidauer u. Alexandridis 1985). Nach Reposition des Orbitainhalts und Entfernung einspießender Knochensplitter wird der Defekt meist mit allogenen Transplantaten (Lyo-Dura) abgedeckt (Lentrodt u. Mitarb. 1968, Luhr 1971). Besondere Beachtung sollte dabei dem Erhalt des medialen Lidbändchens geschenkt werden.

Trotz rechtzeitiger Diagnose und adäquater Therapie können noch nach 1 Jahr Motilitätseinschränkungen beobachtet werden. Die Langzeitprognose wird nicht ausschließlich durch die Verletzungsfolgen der Periorbita, sondern vielmehr auch durch die Kontusion des Orbitainhalts mit Läsion der Muskeln und Nerven bestimmt (Schönhardt u. Mitarb. 1984).

Zusammenfassung

Mediale Orbitafrakturen kommen weitaus häufiger vor als bislang angenommen. Wegen der geringen klinischen Symptomatik und den vielfach bestehenden Begleitverletzungen wird diese Frakturform leicht übersehen. Als Leitsymptom kann das Orbitaemphysem angesehen werden. Die Röntgendiagnostik stützt sich im wesentlichen auf die kraniale Computertomographie. Die wichtigsten Hinweise liefert eine subtile ophthalmologische Untersuchung mit besonderer Berücksichtigung von Ab- und Adduktionseinschränkungen. Bei sog. Therapieversagern nach Orbitatrauma sollte u. a. an eine nicht diagnostizierte mediale Orbitafraktur gedacht werden.

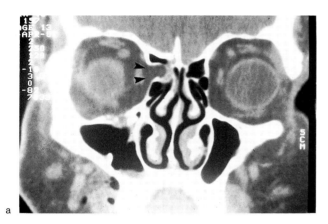

a

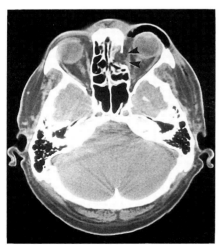

b

Abb. **1 a** u. **b** Darstellung einer medialen Orbitafraktur in der Computertomographie: **a** koronare Schichtung, **b** axiale Schichtung

Literatur

Anderson, A., T. Frank, J. Loftus: Fractures of the medial infraorbital rim. Arch. Otolaryngol. 114 (1988) 1461–1463

Arthus, B., P. Silverstone, R. della Rocca: Medial wall fractures. Advanc. ophthalmol. plast. reconst. Surg. 6 (1987) 393–401

Austermann, K.: Untersuchungen zum Entstehungsmechanismus der 'Blow-out'-Frakturen. Dtsch. Z. Mund-, Kiefer- u. Gesichtschir. 3 (1979) 220–223

Cocker, N., B. Brooks, T. el Gammal: Computed tomography of orbital medial wall fractures. Head Neck Surg. 5 (1983) 383–389

Converse, J., B. Smith: Enophthalmos and diplopia in fractures of the orbital floor. Brit. J. plast. Surg. 9 (1957) 265–274

Converse, J., B. Smith, M. Obear, D. Wood-Smith: Orbital blowout fractures: A ten-year survey. Plast. reconstr. Surg. 39 (1967) 20–36

Dodick, J., M. Galin: Concomitant medial wall fracture and blow-out fracture of the orbit. Arch. Ophthalmol. 85 (1971) 273

Dorobisz, H., E. Voegeli, N. Hardt: Konventionelle Radiologie und Computertomographie bei Gesichtsschädelfrakturen. Röntgenblätter 36 (1983) 428–433

Feuerbach, S.: Traumatologie des Mittelgesichts. Hals-, Nas.- u. Ohrenarzt 34 (1986) 11–14

Fuchs, E.: Demonstration eines Falles von traumatischer Lähmung des Obliquus inferior mit Enophthalmus. Wien. klin. Wschr. 6 (1893) 184

Gould, H., C. Titus: Internal orbital fractures. Amer. J. Roentgenol. 97 (1966) 618

Jones, D., J. Evans: 'Blow-out'-fractures of the orbit: An investigation into their anatomical basis. J. Laryngol. 81 (1967) 1109

Langen, H., H. Daus, K. Bohndorf, K. Klose: Konventionelle Röntgenuntersuchung und Computertomographie bei der Diagnostik von Orbitafrakturen. Fortschr. Röntgenstr. 150 (1989) 582–587

Lentrodt, J., H.-G. Luhr, H. J. Metz: Tierexperimentelle Untersuchungen zur Frage der primären Deckung von traumatischen Defekten des Orbitabodens. Dtsch. zahnärztl. Z. 23 (1968) 1418

Leone, Ch., W. Lloyd, G. Rylander: Surgical repair of medial wall fractures. Amer. J. Opthalmol. 97 (1984) 349–356

Luhr, H.-G.: Die primäre Rekonstruktion von Orbitabodendefekten nach Trauma und Tumoroperation. Dtsch. Zahn-Kiefer-Heilk. 57 (1971) 1

Ord, R., M. LeMay, J. Duncan, K. Moos: Computerized tomography and B-scan ultrasonography in the diagnosis of fractures of the medial orbital wall. Plast. reconstr. Surg. 67 (1981) 281–288

Pearl, R., L. Vistness: Orbital blow-out fractures: An approach to management. Ann. plast. Surg. 1 (1978) 267

Prasad, S.: Blowout Fracture of the Medial Wall of the Orbit. Mod. Probl. Ophthalmol., vol. 14. Karger, Basel 1973 (p. 493)

Schneider, D.: Neue experimentelle Erkenntnisse zum Mechanismus der Blow-out-Frakturen. Zahn-Mund-Kiefer-Heilkd. 77 (1989) 316–318

Schönhardt, R., H.-H. Horch, M. Lochner, W. Rüßmann: Mediale Orbitafrakturen. Z. prakt. Augenheilk. 5 (1984) 255–257

Thering, H., J. Bogart: Blowout fracture of the medial orbital wall, with entrapment of the medial rectus muscle. Plast. reconst. Surg. 63 (1979) 848–852

Visscher, de, J., K. van der Waal: Medial orbital wall fracture with enophthalmos. J. cranio-max.-fac. Surg. 16 (1988) 55–59

Walser, B.: Vorläufige Mitteilung über Versuche experimenteller Erzeugung von Lidemphysem am Cadaver. Graefes Arch. Ophthalmol. 45 (1897) 236

Weidauer, H., E. Alexandridis: Zur Diagnostik und Therapie der medianen Blow-out-Fraktur. Laryngol. Rhinol. Otol. 64 (1985) 567–570

Kontaktadresse
Dr. Karl Meier
Klinik und Poliklinik für Mund-Kiefer-Gesichts-Chirurgie der Technischen Universität München,
Klinikum rechts der Isar
Ismaninger Str. 22
W-8000 München

J. Thomas Lambrecht und Wilfried de Decker, Kiel

Bulbusmotilitätsstörungen vor und nach Orbitaringfrakturen

Einleitung

Verschiedene Mechanismen kommen als Ursache traumatisch bedingter Bulbusmotilitätsstörungen in Betracht. Verletzungen eines motorischen Augenmuskelnervs werden meist in Verbindung mit ausgedehnten frontobasalen Frakturen gesehen. Intraorbitale Hämatome können bei schneller Visusabnahme eine sofortige OP-Indikation darstellen; Einspießungen von Knochenfragmenten sind ebenso wie der Prolaps orbitaler Gewebsteile in Nebenhöhlen besser im CT als in traditionellen Tomographien zu erkennen. Bereits die Einklemmung von Bindegewebssepten und Fett kann Bulbusmotilitätsstörungen hervorrufen (de Decker u. Mitarb. 1982). Unfallpatienten mit Orbitabeteiligung werden in Kiel stets prä- und postoperativ in der Abteilung Orth- und Pleoptik untersucht.

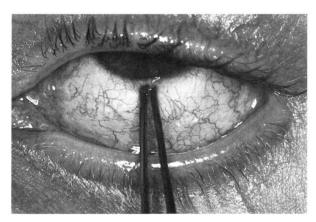

Abb. 1 Traktionstest mit feiner chirurgischer Pinzette am Limbus corneae: keine Hebungseinschränkung

Material und Methodik

Folgende Voraussetzungen waren nötig, um die Patienten in die vorliegende Untersuchung aufzunehmen:

1. primäre Orbitaringrekonstruktion (Härle u. Düker 1975)
2. prä- und postoperativer orth- und pleoptischer Befund mit Visuskontrolle, Abdecktest, Motilitätsanalyse, Konvergenztest, Exophthalmometrie und Überprüfung des Fundus (de Decker 1973, de Decker u. Wangerin 1986).

Intraoperativ wurde zur sofortigen Kontrolle der Bulbusmotilität ein Traktionstest (Abb. 1) durchgeführt.
Die Voraussetzungen zur Aufnahme in die Studie erfüll-

ten 218 Patienten aus dem Zeitraum 1981–1989. Die Geschlechts- und Altersverteilung ist in der Abb. 2 dargestellt. Es ergibt sich ein Maximum im 3. Lebensjahrzehnt. In der Tab. 1 werden die Frakturen mit Orbitabeteiligung eingeteilt in Jochbeinfrakturen, Le-Fort-II- und -III-Frakturen und „sonstige". Unter „sonstige" sind zentrale Mittelgesichtsfrakturen, frontobasale- und Orbitadachfrakturen zusammengefaßt.
Sämtliche Sekundäreingriffe bei Patienten mit länger als 3 Monate persistierenden Bulbusmotilitätsstörungen wurden nach den von Wangerin u. Mitarb. (1985) beschriebenen Verfahren operiert.

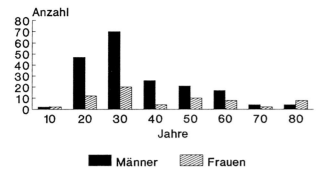

Abb. 2 Altersverteilung der Patienten mit Orbitaringfrakturen: Unfallhäufigkeit in Beziehung zum Alter (n = 218)

Tabelle 1 Unterteilung der Frakturen mit Orbitabeteiligung in einzelne Diagnosen

	n	%
Jochbeinfrakturen	180	82,6
Le-Fort-II- und -III-Frakturen	29	13,3
sonstige	9	4,1
	218	100

Ergebnisse

In der großen Gruppe der gering dislozierten Jochbeinfrakturen (Tab. 2) waren präoperativ bei 16 und 1 Woche postoperativ noch bei 11 von 97 Patienten Bulbusmotilitätsstörungen feststellbar, die ohne weitere Therapie bis auf einen Fall nach 6 Wochen gebessert waren. Späte Augenmuskeloperationen waren nicht notwendig. Bei etwa einem Drittel der Fälle lag eine erhebliche Dislokation des Jochbeins vor. Prä- und postoperative Bulbusmotilitätsstörungen waren in dieser Gruppe am häufigsten. 3 Patienten zeigten auch nach 6 Wochen keine Besserung; davon war 1 Patient nach insgesamt 9 Mona-

ten ohne Symptome; 2 Patienten mit Hebungseinschränkungen wurden Spätkorrekturen unterzogen. Bei den Patienten mit Le-Fort-II- und Le-Fort-III-Frakturen (Tab. 3) fällt auf, daß alle präoperativen Motilitätsstörungen auch 1 Woche postoperativ vorhanden waren. Weiter wurden alle Patienten mit 6 Wochen lang bestehenden Motilitätsstörungen einer Korrekturoperation unterzogen. Diese Operationen wurden zwischen dem 3. und 6. Monat vorgenommen. In 3 Fällen mußte zweimal korrigiert werden, bis ein befriedigendes Ergebnis erreicht war. In einem Fall war auch nach dreimaliger Korrektur kein befriedigendes Ergebnis zu erzielen.

Die unter „sonstige" zusammengefaßte Patientengruppe hatte in bezug auf die ophthalmologischen Komplikationen das schlechteste Ergebnis. Bei allen Patienten bestand hier die Indikation zur Sekundäroperation; nur in 3 Fällen konnte Doppelbildfreiheit erzielt werden. 3 Patienten blieben ohne Besserung; 2 Patienten entzogen sich der weiteren Behandlung; 1 Patient erlitt zusätzlich eine Bulbusruptur.

Diskussion

44 der 218 vorgestellten Patienten wiesen 1 Woche nach Orbitaringfraktur Bulbusmotilitätsstörungen auf. Dies steht in Korrelation zu den Ergebnissen von Rüßmann u. Mitarb. (1977). 6 Wochen nach dem Trauma waren noch bei 19 Patienten pathologische Befunde zu erheben. Insgesamt waren aus dieser Gruppe in 16 Fällen Spätoperationen aus orthoptischer Indikation notwendig, in der Mehrzahl bei Patienten mit schweren Verletzungen. Die Schwere der Verletzung steht proportional zur Häufigkeit der Spätkorrekturen. Je schwerer das initiale Trauma, desto häufiger Sekundäroperationen. Bei der primären Versorgung stellt sich die Indikation zur Orbitaboden-/Orbitawandrevision (Hakelius u. Ponten 1973, Faupel u. Mitarb. 1977) über den Infraorbitalrand durch den orth- und pleoptischen Befund und das Computertomogramm. Bei der sekundären Versorgung hat sich gezeigt, daß durch eine abwartende Haltung in fast zwei Drittel der Fälle, vor allem bei leichten Verletzungen, eine Besserung der Bulbusmotilität innerhalb von 6 Wochen zu

Tabelle 2 Bulbusmotilitätsstörungen bei Jochbeinfrakturen vor und nach operativer Versorgung (n = 180)

	Anzahl	Prä-operativ	Post-operativ 1 Wo.	Post-operativ 6 Wo.	Sek. OP
ohne Dislokation (keine OP)	19	0	0	0	0
leichte Dislokation	97	16	11	1	0
erhebliche Dislokation	64	17	13	3	2

Tabelle 3 Bulbusmotilitätsstörung bei Le-Fort-II- und -III-Frakturen vor und nach operativer Versorgung (n = 29)

	Anzahl	Prä-operativ	Post-operativ 1 Wo.	Post-operativ 6 Wo.	Sek. OP
Le Fort II	10	3	3	1	1
Le Fort III	4	3	3	2	2
Kombination	15	5	5	3	2

verzeichnen ist. Frühestens 8–12 Wochen nach dem Trauma sollte ein augenmuskelchirurgischer Eingriff oder eine Orbitaunterfütterung mit Hydroxylapatit, abhängig von einer sorgfältigen orthoptischen Differentialdiagnostik, erfolgen. Weiteres Abwarten bringt keine Verbesserung der Ergebnisse.

Zusammenfassung

Von 218 Patienten mit Orbitabodenfrakturen, die zwischen 1981 und 1989 prä- und postoperativ orth- und pleoptisch untersucht wurden, hatten präoperativ 44 und 35 noch 1 Woche postoperativ Bulbusmotilitätsstörungen; ihre Zahl sank nach 6 Wochen auf 19. Davon war insgesamt 16mal vor allem bei Patienten mit schwerem initialem Trauma eine Sekundäroperation nötig. Nach primärer Orbitarekonstruktion und Orbitaboden-/Orbitawandrevision wird empfohlen, 8–12 Wochen abzuwarten. Sekundäreingriffe aus orth- und pleoptischer Indikation sollten 3–6 Monate nach der Primärversorgung vorgenommen werden.

Literatur

de Decker, W.: Orbitaverletzungen unter besonderer Berücksichtigung der Motilitätsstörungen. Hals-, Nas.- u. Ohrenarzt 21 (1973) 153

de Decker, W., K. Wangerin: Das Syndrom der erweiterten Orbita. Klin. Mbl. Augenheilk. 188 (1986) 2

de Decker, W., P. Bumm, W. Haase, L. Koorneef, H. Mühlendyck: Rundtischgespräch über Blow-out-Frakturen. Fortschr. Ophthalmol. 79 (1982) 174

Faupel, H., D. Linnert, F. Schröder, G. Schargus: Ophthalmologische Nachuntersuchungen von Mittelgesichtsfrakturen. In Schuchardt, K., R. Becker: Fortschritte der Kiefer- und Gesichts-Chirurgie, Bd. XXII. Thieme, Stuttgart 1977 (S. 113)

Hakelius, L., B. Pontén: Results of immediate and delayed surgical treatment of facial fractures with diplopia. J. max.-fac. Surg. 1 (1973) 130

Härle, F., F. Düker: Druckplattenosteosynthese bei Jochbeinfrakturen. Dtsch. zahnärztl. Z. 30 (1975) 71

Rüßmann, W., G. Friedmann, M. Galanski, H.-D. Pape, U. Riewenherm: Okuläre Motilitätsstörungen bei Mittelgesichtsfrakturen. In Schuchardt, K., R. Becker: Fortschritte der Kiefer- und Gesichts-Chirurgie, Bd. XXII. Thieme, Stuttgart 1977 (S. 108)

Wangerin, K., R. Ewers, F. Härle, W. de Decker: Sekundärkorrekturen nach Orbitaringfrakturen. In Pfeifer, G.: Die Ästhetik von Form und Funktion in der Plastischen und Wiederherstellungschirurgie. Springer, Berlin 1985 (S. 332)

Kontaktadresse
Priv.-Doz. Dr. Dr. J. Thomas Lambrecht
Abteilung Kieferchirurgie, Klinikum der Christian-Albrechts-Universität Kiel
Arnold-Heller-Str. 16
W-2300 Kiel 1

Gabriele A. Schobel, Werner Millesi, Inge M. Watzke, Erich Steiner und Panos Papapanos, Wien

Blow-in-Frakturen – Vergleich operative/konservative Therapie

Einleitung

Bei einer Blow-in-Fraktur handelt es sich um die Verlagerung eines Knochenfragmentes in die Orbita. Definitionsgemäß (Antonyshyn u. Gruss 1989) wird zwischen einer direkten und einer indirekten Blow-in-Fraktur unterschieden, je nachdem, ob die Orbitawand (Abb. 1a) oder der Orbitarand (Abb. 1b) betroffen ist. Damit keine Blow-in-Fraktur unerkannt bleibt, besteht die Forderung nach einer CT-Schichtung von 2–4 mm und, falls es der Allgemeinzustand des Patienten erlaubt, die in zwei Ebenen. Die Häufigkeit dieses Frakturmusters wird oft unterschätzt, da die Dunkelziffer auf Grund der aufwendigen und nicht bei allen Patienten routinemäßig durchgeführ-

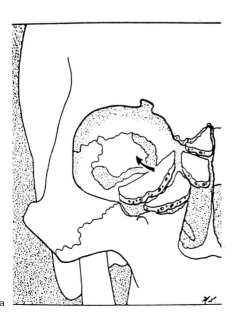
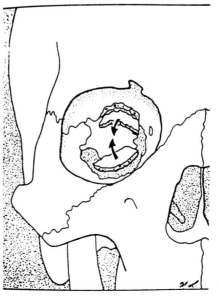

Abb. 1 a u. b Bei einer direkten Blow-in-Fraktur besteht eine isolierte Fraktur der Orbitawand (**a**). **b** Beispiel für eine indirekte Blow-in-Fraktur, wobei die Fraktur den Orbitaring betrifft (beide Skizzen nach Antonyshyn u. Gruss)

ten Diagnostik sehr hoch sein dürfte. In dieser retrospektiven Studie wurden Patienten nach Reposition einer Blow-in-Fraktur jenen bei nicht reponierten Frakturen gegenübergestellt.

Patienten und Methode

Im Zeitraum von 1987–1989 wurden an der Wiener Universitätsklinik für Kiefer- und Gesichtschirurgie 236 Patienten mit Mittelgesichtsfrakturen behandelt. Davon konnte bei 27 Patienten (6 Frauen, 21 Männer im Durchschnittsalter von 30 Jahren) eine Blow-in-Fraktur retrospektiv diagnostiziert werden. In 19 Fällen war die Ursache des Traumas ein Verkehrsunfall. 18 Patienten erlitten dabei ein SHT, 19 zusätzlich eine frontobasale Fraktur.
Im Rahmen dieser Nachuntersuchung wurde bei jedem Patienten eine Computertomographie durchgeführt. Unter Berücksichtigung der Lokalisation der Blow-in-Fraktur bei der Erstbefundung, wurde die Schnittebene der jetzigen Kontrollcomputertomographie gewählt. Zur optimalen Darstellung der medialen und der lateralen Wand sowie des Optikuskanals wurde eine axiale Schichtung gewählt, während für den Orbitaboden und das Dach eine koronare Schnittebene bevorzugt wurde (Langen 1989).
Weiterhin wurde jeder Patient ophthalmologisch untersucht. Dabei wurde eine Objektivierung eines En- bzw. Exophthalmus mit dem Exophthalmometer nach Hertel durchgeführt. Die Untersuchung beinhaltete außerdem eine Visusprüfung sowie eine Stellungnahme zur Bulbusmotilitätsstörung bzw. Diplopie. Hier wiederum wurde differenziert zwischen einer subjektiven Diplopie und einer Rotglasdiplopie. Nach Gegenüberstellung der Ergebnisse mit den posttraumatischen Erstbefunden wurde in zwei Gruppen eingeteilt:
Die erste Gruppe bestand aus 15 Patienten, bei denen eine Blow-in-Fraktur operativ reponiert worden war. Die zweite Gruppe zählte 12 Patienten, bei denen die Blow-in-Fraktur nicht diagnostiziert bzw. nicht repositionswürdig erschienen war.
Das prätherapeutische Intervall war für beide Gruppen gleich, nämlich 8 Tage im Durchschnitt, mit einer Streuung von 1–41 Tagen.

Ergebnisse

Bei Beurteilung der radiologischen Ergebnisse zeigte sich ein deutlicher Unterschied in der Lokalisation der Blow-in-Fraktur zwischen der Gruppe der reponierten und der nichtreponierten Frakturen (Abb. 2 u. 3). Bei den Patienten nach operativer Reposition überwogen die Frakturen der medialen Orbitawand sowie die indirekten Blow-in-Frakturen des Orbitarandes. Bei den 12 Patienten mit nichtreponierten Blow-in-Frakturen war die laterodorsale Wand bevorzugt frakturiert. Bei 9 Patienten war der Orbitatrichter an mehreren Stellen gleichzeitig frakturiert.
11 Patienten zeigten in typischer Weise einen Exophthalmus, 16 Patienten hatten jedoch gleichzeitig eine Blow-out-Fraktur und wiesen einen Enophthalmus auf.
Die weiteren ophthalmologischen Befunde zeigten, daß alle 12 Patienten aus der nichtreponierten Gruppe Bulbusmotilitätsstörungen hatten (Abb. 4). Bei lediglich 5 der 15 Patienten nach operativer Reposition wurden Motilitätsstörungen erhoben. Die Untersuchung der Diplopie gestaltete sich schwierig, da insgesamt 16 Patienten im Rahmen eines Schädel-Hirn-Traumas eine partielle oder totale traumatische Optikusatrophie erlitten hatten. Daher gaben nur 3 Patienten subjektive Doppelbilder an; in 4 Fällen bestand eine Rotglasdiplopie. Bei 6 der 16 amaurotischen Patienten wurde die Blow-in-Fraktur computertomographisch diagnostiziert und ein ursächlicher Zusammenhang vermutet (Abb. 5 u. 6). 2 dieser Patienten wurden innerhalb von 48 Std. einer chirurgischen Intervention im Sinne einer Optikusdekompression unterzogen, jedoch ohne Erfolg.

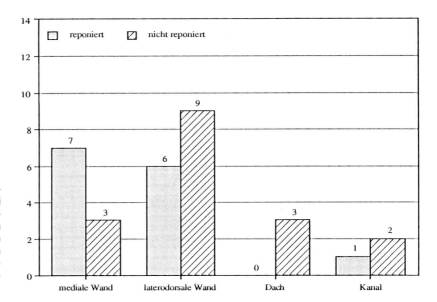

Abb. **2** Graphische Darstellung der Beteiligung der einzelnen Orbitawände bei den direkten Blow-in-Frakturen. Bei Gegenüberstellung der reponierten mit den nichtreponierten Frakturen überwiegen die reponierten deutlich bei der medialen Wand, während die Häufigkeit der nichtreponierten in der laterodorsalen Wand auffällt

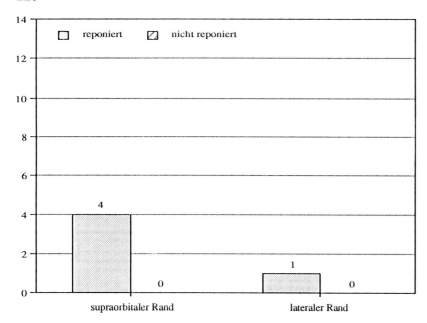

Abb. **3** Darstellung der Häufigkeit der betroffenen Orbitarandabschnitte bei den indirekten Blow-in-Frakturen. Bei diesen Frakturen blieb keine unerkannt oder nicht reponiert

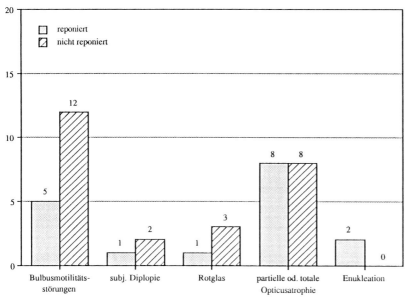

Abb. **4** Graphische Gegenüberstellung der erhobenen ophthalmologischen Befunde bei den reponierten mit jenen bei den nichtreponierten Frakturen. Deutlich vermehrt waren Bulbusmotilitätsstörungen bei den nichtreponierten Patienten.

Diskussion

Das Überwiegen der Frakturen der medialen Orbitawand sowie des Orbitarandes in der Gruppe der reponierten Frakturen läßt sich durch die bessere Zugänglichkeit des vorderen Orbitatrichters und der leichteren Diagnostik, auch mit konventionellen Röntgenbildern, erklären. Die Frakturen des laterodorsalen Abschnittes gelangten jedoch deutlich seltener zur Befundung. Durch die Nähe dieser Fragmente zum Anulus tendineus communis, zum N. opticus und der Fissura orbitalis superior sind diese Frakturen prognostisch besonders wichtig. Bei Patienten mit dem Verdacht einer orbitalen Frakturbeteiligung sollte eine prompte und exakte computertomographische Diagnostik durchgeführt werden. Dabei sollte eine axiale und, wenn es der Allgemeinzustand des Patienten

erlaubt, auch eine koronare Schichtung erfolgen. Im Bereich des Canalis opticus ist die Schichtdicke mit 2 mm zu wählen.

Nach Angaben in der Literatur ist ein Charakteristikum der isolierten Blow-in-Fraktur die Volumenreduktion der Orbita (Manson 1986) (Abb. **7**). Differentialdiagnostisch ist auch an ein retrobulbäres Hämatom oder ein Luftemphysem zu denken (Godoy 1985). Bei unseren Patienten lag jedoch in 16 Fällen, entsprechend der großen Häufigkeit der kombinierten Orbitawandfrakturen, gleichzeitig eine Blow-out-Fraktur und damit ein Enophthalmus vor. Die hohe Anzahl der Amaurosen weist auf die topographische Nähe der Frakturen zum N. opticus hin. Eine rasche Diagnose und Beurteilung der Dislokation sind für die Indikation zur operativen Dekompression von ent-

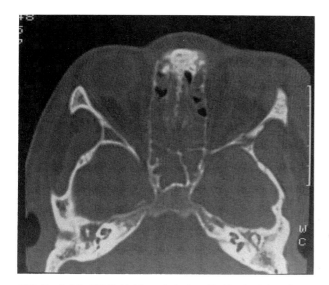

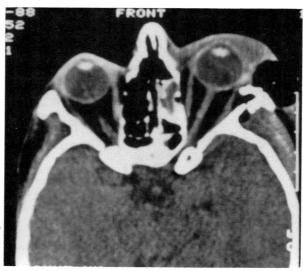

Abb. 5 Axiale CT-Schichtung bei einer Fraktur im laterodorsalen Abschnitt links mit konsekutiver Optikuskompression. Gleichzeitig litt die Patientin an einer Bulbusmotilitätsstörung in allen Richtungen, was durch die Nähe des Knochenfragmentes zum Anulus tendineus communis erklärbar ist

Abb. 6 Axiales CT-Bild einer laterokranialen indirekten Blow-in-Fraktur rechts. Durch die Volumenreduktion der Orbita kam es zum Auftreten des posttraumatischen Exophthalmus, wobei der N. opticus gezerrt und irreversibel geschädigt wurde

a

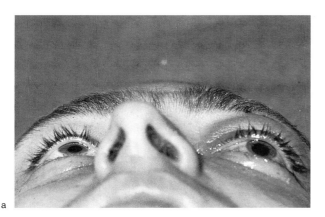

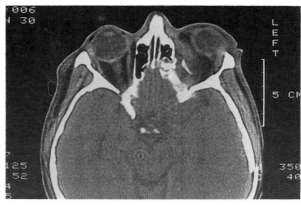

b

Abb. 7 a u. b Posttraumatischer pulsierender Exophthalmus bei direkter Blow-in-Fraktur des Orbitadaches links (a). b Axiale CT-Schicht bei gleichem Patienten; man findet das ausgesprengte Knochenfragment intraorbital wieder

scheidender Bedeutung. Das Überwiegen der Bulbusmotilitätsstörungen in der Gruppe der nichtreponierten Frakturen spricht ebenso wie das ästhetische Ergebnis für die offene Reposition (Gruss 1989).

Zusammenfassung

Unter einer Blow-in-Fraktur versteht man die Verlagerung eines Knochenfragmentes in die Orbita. Bei 236 Patienten mit Mittelgesichtsfrakturen im Zeitraum von 1987–1989 wurde in 29 Fällen retrospektiv eine Blow-in-Fraktur diagnostiziert, und diese Patienten wurden nachuntersucht. Die Patienten wurden ophthalmologisch begutachtet, und bei jedem Patienten wurde eine Computertomographie angefertigt. Zur weiteren Analyse wurden die Patienten in zwei Gruppen eingeteilt: 15 Patienten mit reponierten Blow-in-Frakturen und 12 Patienten mit nichtreponierten Blow-in-Frakturen, die entweder nicht diagnostiziert

oder für nicht repositionswürdig erachtet wurden. Dabei zeigte sich, daß zur exakten Diagnostik eine Computertomographie von mindestens 4 mm Schichtdicke und, wenn möglich, in zwei Ebenen erforderlich ist. Bei Gegenüberstellung ergaben sich zwischen den beiden Gruppen deutliche Unterschiede. In der Gruppe der nichtreponierten Frakturen hatten alle 12 Patienten Bulbusmotilitätsstörungen, gegenüber 5 Patienten der reponierten Gruppe. Auffallend häufig betraf die Lokalisation der nichtreponierten Blow-in-Frakturen die laterodorsale Wand.

Literatur

Antonyshyn, O., J. S. Gruss: Blow in fractures. Plast. reconst. Surg. 84 (1989) 10–20

Godoy, J.: Malar fractures associated with exophthalmos. Arch. Otolaryngol. 111 (1985) 174–177

Gruss, J. S.: Combined injuries of the cranium and face. Brit. J. plast. Surg. 42 (1989) 385–398

Langen, H. J.: Konventionelle Röntgenuntersuchung und CT bei der
Diagnostik von Orbitafrakturen. Fortschr. Röntgenstr. 150 (1989)
582–587
Manson, P. N.: Studies on exophthalmos. Plast. reconst. Surg. 77 (1986)
203–214

Kontaktadresse
Dr. Gabriele A. Schobel
Klinik für Kiefer- und Gesichtschirurgie
der Universität Wien
Alserstr. 4
A-1090 Wien

Hans-Peter Howaldt und Joachim Neubert, Frankfurt

Blow-in-Frakturen der Orbita – eine Indikation zur Sofortoperation

Bei der klinischen und radiologischen Beschreibung der Mittelgesichtsfrakturen mit Beteiligung der Orbita trifft man vielfach auf Unklarheiten (Fueger u. Mitarb. 1966). So werden Jochbein- und Orbitabodenfrakturen unterschieden, obwohl doch bei fast jeder Jochbeinfraktur der Orbitaboden beteiligt ist (Leibsohn u. Mitarb. 1976). In der Regel kommt es bei diesen Frakturen zu einer nach kaudal gerichteten Dislokation der durch die Gewalteinwirkung gelösten Fragmente. Ist dabei der Orbitaboden isoliert betroffen, spricht man von einer Blow-out-Fraktur (Converse u. Smith 1957, Crumley u. Mitarb. 1977). Durch Vergrößerung des Volumens der Orbita können klassische Symptome wie Bulbustiefstand, Enophthalmus, Diplopie, Motilitätsstörungen des Auges und Paresen, z. B. des N. infraorbitalis, auftreten (Vinik u. Gargano 1966, Smith u. Regan 1957). Alle diese Symptome können durch begleitende Weichteilverletzungen mit Schwellungen und Hämatomen maskiert sein. Die gleiche Problematik ergibt sich bei einer weit selteneren Gruppe von Frakturen, bei denen die Fragmente in die Augenhöhle hinein disloziert sind. Eine zentripetale Gewalteinwirkung bringt in wesentlich stärkerem Maße die Gefahr der Schädigung von empfindlichen Strukturen der Orbita mit sich (Lighterman u. Reckson 1979). Deshalb ist es sinnvoll, derartige knöcherne Verletzungen mit dem Begriff Blow-in-Fraktur von allen anderen Brüchen an der Orbita zu unterscheiden (Antonyshyn u. Mitarb. 1989). Hervorstechendes, wenn auch nicht obligates Symptom ist ein Exophthalmus, der sich aus der Verkleinerung des Orbitavolumens ergibt (Bernard u. Mitarb. 1978, Godoy u. Mathog 1985). Der Exophthalmus ist somit bereits initial nach dem Trauma festzustellen und entsteht nicht erst durch Einblutungen oder Schwellungen. Grundsätzlich können Fragmente vom Orbitadach, von der medialen oder, häufiger, von der lateralen Orbitawand sowie vom Orbitaboden in die Augenhöhle einbrechen (Edwards u. Ridley 1968, Margarone 1982). Bei von kranial eingebrochenen Fragmenten kann sich ein Fissura-orbitalis-superior-Syndrom mit Paresen der Nn. oculomotorius, abducens und trochlearis zeigen (Smith u. Blount 1974). Reichen die Fragmente weit nach dorsal in den Orbitatrichter hinein, so ist auch der Sehnerv gefährdet.

Im folgenden Fall ist ein junger Patient mit dem Fahrrad frontal gegen einen Zigarettenautomaten geprallt. Es lagen nur geringe Weichteilverletzungen vor. Die Abb. **1a** zeigt eine NNH-Aufnahme dieses Patienten, bei der eine Jochbeinfraktur links zu erkennen ist. Die Aufnahme läßt keine über das normale Maß hinausgehende Dislokation erkennen. Ein präoperativ angefertigtes CT zeigt jedoch ganz andere Verhältnisse. Auf der Abb. **1b** ist eine Schicht durch das Jochbeinmassiv dargestellt, auf der ebenfalls keine wesentliche Dislokation erkennbar ist. Eine weiter kranial gelegene Schicht, die etwa durch die Bulbusmitte geht, zeigt jedoch das wahre Ausmaß der Dislokation (Abb. **1c**). Ein Fragment der Crista zygomaticofrontalis ist nach zentripetal weit in die Orbita hinein disloziert. Durch Verkleinerung des Orbitavolumens besteht ein Exophthalmus. Gleichzeitig wird hier deutlich, daß dieser Exophthalmus nicht durch eine äußere Weichteilschwellung hervorgerufen wird, denn diese Strukturen zeigen sich normal dick. Weiterhin wird in einer anderen Schicht (Abb. **1d**) die gefährliche Nähe dieses Fragmentes zum M. rectus lateralis deutlich. Die operative Versorgung dieser Fraktur erfolgte innerhalb weniger Stunden nach dem Unfall in typischer Weise mit Miniplattenosteosynthese. Der Patient hat keinerlei dauerhafte Schäden davongetragen.

Unabhängig von möglichen begleitenden Weichteilverletzungen ist die eigentliche Sofortindikation aufgrund der knöchernen Verletzung mit zentripetaler Dislokation eines Fragmentes in die Orbita hinein zu stellen. Wie der dargestellte Fall zeigt, darf sich die Diagnose dabei nicht allein auf eine Nasennebenhöhlenaufnahme stützen. Sie ist entweder klinisch anhand der beschriebenen Symptome oder durch ein Computertomogramm zu stellen. Derartige Frakturen sind zwar selten, müssen jedoch auch bei fehlender Weichteilverletzung gleich erkannt und wegen der möglichen Gefahren für das Auge sofort operativ versorgt werden. So können am ehesten Schädigungen an Nerven, aber auch an Augenmuskeln, die durch Kompression oder progredientes Ödem bedingt sind, vermieden werden (Antonyshyn u. Mitarb. 1989).

Zusammenfassung

Mittelgesichtsfrakturen mit Beteiligung der Orbita führen meistens zu einer zentrifugalen Dislokation nach kaudal oder distal. In seltenen Fällen ist eine Dislokation von Fragmenten in die Orbita hinein möglich, wobei in wesentlich stärkerem Maße die Gefahr der Schädigung von empfindlichen Strukturen der Orbita gegeben ist. Häufiges Symptom dabei ist ein durch Verringerung des Orbitavolumens bedingter Exophthalmus. Wie anhand eines geeigneten Beispiels gezeigt, ist dabei die Indikation zur sofortigen Operation mit Rekonstruktion der knöchernen Kontinuität der Orbita gegeben. Dieses gilt auch, wenn keine begleitende Weichteilverletzung vorliegt.

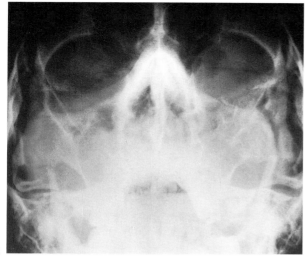
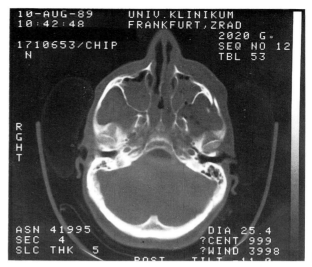
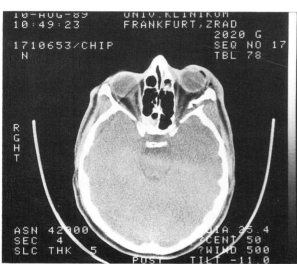
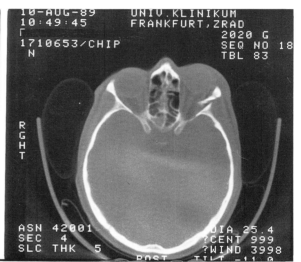

Abb. 1 a−d NNH-Aufnahme einer scheinbar normalen Jochbeinfraktur (**a**). **b** CT durch das Jochbeinmassiv mit geringer Disloka-tion. **c** Blow-in-Fraktur mit zentripetaler Dislokation, Verkleinerung der Orbita und Exophthalmus. **d** Verdrängung des M. rectus lateralis durch das imprimierte Fragment

Literatur

Antonyshyn, O., J. S. Gruss, E. E. Kassel: Blow-in fractures of the orbit. Plast. reconstr. Surg. 84 (1989) 10

Bernard, R. W., G. R. Matusow, P. C. Bonnano: Blow-in fracture causing exophthalmos. N. Y. St. J. Med. 78 (1978) 652

Converse, J. M., B. Smith: Enophthalmos and diplopia in fractures of the orbital floor. Brit. J. plast. Surg. 9 (1957) 265

Crumley, R. L., J. Leibsohn, C. J. Krause, T. C. Burton: Fractures of the orbital floor. Laryngoscope 87 (1977) 934

Edwards, W. C., R. W. Ridley: Blowout fracture of medial orbital wall. Amer. J. Ophthalmol. 65 (1968) 248

Fueger, G. F., A. T. Milauskas, W. Britton: The roentgenologic evalua-tion of orbital blow-out injuries. Amer. J. Roentgenol. 97 (1966) 614

Godoy, J., R. H. Mathog: Malar fractures associated with exophthalmos. Arch. Otolaryngol. 111 (1985) 174

Leibsohn, J., T. C. Burton, W. E. Scott: Orbital floor fractures: A retrospective study. Ann. Ophthalmol. 8 (1976) 1057

Lighterman, I., C. Reckson: "Blow-in" fracture of the orbit. Ann. plast. Surg. 3 (1979) 572

Margarone, J. E.: Lateral orbital rim fracture: an unusual case. J. Amer. dent. Ass. 105 (1982) 657

Smith, B., W. F. Regan: Blow-out fracture of the orbit. Amer. J. Ophthalmol. 44 (1957) 733

Smith, R. R., R. L. Blount: Blowout fracture of the orbital roof with pulsating exophthalmos, blepharotosis, and superior gaze paresis. Amer. J. Ophthalmol. 71 (1974) 1052

Vinik, M., F. P. Gargano: Orbital fractures. Amer. J. Roentgenol. 97 (1966) 607

Kontaktadresse
Dr. Dr. Hans-Peter Howaldt
Klinikum der Johann Wolfgang Goethe-Universität,
Abteilung für Mund-, Kiefer- und Gesichtschirurgie
Theodor-Stern-Kai 7
W-6000 Frankfurt/Main 70

Norbert Kübler, Marshall R. Urist und Jürgen Reuther, Würzburg

Osteoinduktion und Knorpelbildung in vivo und in vitro durch „Bone Morphogenetic Protein"

Einleitung

„Bone Morphogenetic Protein" (BMP) ist als Morphogen in tierischer und humaner Knochenmatrix sowie in Dentin und Osteosarkomgewebe enthalten (Urist u. Mitarb. 1982). Nach der Dekalzifikation von Knochen und der darauf folgenden Umwandlung in Knochenmatrixgelatine beruht seine Isolation aus dieser hauptsächlich auf seiner Löslichkeit in 4molarem Guanidinhydrochlorid bzw. in 6molarer Harnsäure (Urist u. Mitarb. 1987). Es handelt sich um ein nichtkollagenes Protein mit einem Molekulargewicht von 18 kDa (Urist u. Mitarb. 1984). Die osteoinduktive Wirkung von BMP erklärt sich aus der Differenzierung mesenchymaler perivaskulärer Zellen in knorpel- und knochenbildende Vorläuferzellen (Urist u. Mitarb. 1983).

Material und Methoden

BMP wurde, wie an anderer Stelle beschrieben, aus boviner Knochenmatrix isoliert (Urist u. Mitarb. 1987). Die Methodik der Gewebekultur wurde analog zu einem früher publizierten Verfahren durchgeführt (Sato u. Urist 1984).

Resultate

BMP wurde aus Knochenmatrix isoliert und mittels SDS-PAGE elektrophoretisch untersucht. Die Abb. 1 zeigt die Proteinbanden einer mittelhoch gereinigten Proteinfraktion.

Die Implantation von 1−10 mg BMP in den M. quadriceps femoris von Swiss-Webster-Mäusen erzeugt nach 7 Tagen Chondroid und Knorpel und nach 14 Tagen Geflechtknochen. Nach 21 Tagen wird dieser in Lamellenknochen umgewandelt. Radiologisch stellt sich ein neu gebildeter Ossikel dar, welcher intramedullär Knochenmark beinhaltet (Abb. 2). Die Größe des Ossikels ist der Menge an implantiertem BMP proportional.

Auch die subperiostale Implantation von 10−50 mg BMP neben das Femur von Kaninchen führt zur Osteoinduktion (Abb. 3). Histologisch stellt sich nach 4 Wochen als Endprodukt ein mit Knochenmark ausgefüllter, neu gebildeter Lamellenknochen dar. Dieser ist dem bereits vorhandenen Röhrenknochen aufgelagert, wobei dessen Kortikalis ummodelliert wird. Dabei weist der neugebildete Knochen annähernd dieselbe Dimension wie der ursprüngliche Knochen auf. Das Volumen an Knochenneubildung ist auch hier direkt von der Menge an implantiertem BMP abhängig.

Im Hundeexperiment wurde der knöcherne Verschluß eines künstlich geschaffenen Defektes der Schädelkalotte von 1,5 cm Durchmesser durch Implantation von 100 mg BMP durchgeführt. Die Implantation von Albumin auf

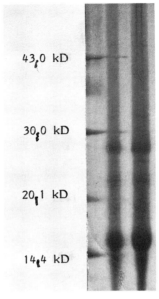

Abb. 1 SDS-Page eines mittelhoch gereinigten Proteinextraktes aus boviner Knochenmatrix, welcher wasserunlösliches, Triton-X100-unlösliches BMP enthält

Bildbeschriftungen:
43,0 kD
30,0 kD
20,1 kD
14,4 kD
bBMP/NCP, 5 µl
bBMP/NCP, 2 µl
Standard

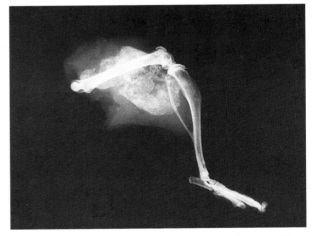

Abb. 2 Ossikelbildung 21 Tage nach Implantation von 10 mg BMP im M. quadriceps femoris einer Swiss-Webster-Maus

der kontralateralen Seite führt im Gegensatz zur Implantation von BMP selbst nach 1 Jahr nicht zur knöchernen Konsolidierung.

In der Gewebekultur führt die Hinzufügung von BMP zum Nährmedium nach 14 Tagen zur Chondrogenese in neonataler Rattenmuskulatur (Abb. **4**). Die Inkorporation von radioaktiv markiertem Schwefelsulfat zeigt, bezogen auf den Gewebe-DNA-Gehalt, eine Zunahme der Glykosaminoglykan-Syntheserate, einem Indikator für die Knorpelneubildung. Die Inkorporation von radioaktiv markiertem Wasserstoff-Thymidin als Korrelat der DNA-Synthese nimmt durch BMP nicht zu (Abb. **5**).

Diskussion

Die Ergebnisse demonstrieren, daß es sich bei BMP im Gegensatz zu TGF-beta und anderen aus Knochenmatrix isolierten Proteinfaktoren um keinen Wachstumsfaktor handelt. Knorpelneubildung wird bei Inkubation von neonatalem Muskelgewebe sowohl auf inaktivierter Knochenmatrix als auch auf Kollagenmembranen und auf Celluloseacetatmembranen beobachtet. Die Knorpelinduktion auf den beiden letztgenannten Trägersubstanzen und die In-vivo-Ergebnisse zeigen, daß die hier verwandten Proteinfraktionen im Gegensatz zu isolierten oder rekombinanten Proteinen anderer Arbeitsgruppen (Sampath u. Mitarb. 1987, Wozney u. Mitarb. 1988, Wang u. Mitarb. 1990) auch per se, d. h. ohne zusätzliche Faktoren aus inaktivierter Knochenmatrix, zur Induktion von Knorpel in vitro und von Knochen in vivo befähigt sind.

BMP wurde bisher bereits zur knöchernen Konsolidierung von Pseudarthrosen langer Röhrenknochen (Johnson u. Mitarb. 1988) sowie zur Knochenregeneration nach Tumorkürettage (Urist u. Mitarb. 1986) erfolgreich klinisch eingesetzt. In Fortführung unserer Untersuchungen hoffen wir in naher Zukunft erstmals über den erfolgreichen klinischen Einsatz von BMP zur Regeneration von Knochendefekten im Gesichtsschädel berichten zu können.

Zusammenfassung

Aus Knochenmatrix extrahiertes BMP induziert sowohl im heterotopen, d. h. muskulären, als auch im orthotopen, d. h. knochennahen, Implantatlager Knochenneubildung in vivo. In vitro erzeugt BMP in neonataler Muskulatur Knorpelneubildung. Es handelt sich bei BMP um ein Morphogen und nicht um einen Wachstumsfaktor.

Literatur

Johnson, E. E., M. R. Urist, G. A. M. Finerman: Bone morphogenetic protein augmentation grafting of resistant femoral nonunions. Clin. Orthop. 230 (1988) 257–265

Sampath, T. K., N. Muthukumaran, A. H. Reddi: Isolation of osteogenin, an extracellular matrix-associated, bone-inductive protein, by heparin affinity chromatography. Proc. nat. Acad. Sci. 84 (1987) 7109–7113

Sato, K., M. R. Urist: Bone Morphogenetic protein-induced cartilage development in tissue culture. Clin. Orthop. 183 (1984) 180–187

Urist, M. R., H. Mizutani, M. A. Conover, A. Lietze, G. A. M. Finerman: Dentin, bone and osteosarcoma tissue bone morphogenetic proteins. In: Factors and mechanisms influencing bone growth. Liss, New York 1982 (pp. 61–81)

Urist, M. R., R. J. DeLange, G. A. M. Finerman: Bone cell differentiation and growth factors. Science 220 (1983) 680–686

Urist, M. R., Y. K. Huo, A. G. Brownell, W. M. Hohl, J. Buyske, A. Lietze, P. Tempst, M. Hunkapiller, R. J. DeLange: Purification of bovine bone morphogenetic protein by hydroxyapatite chromatography. Proc. nat. Acad. Sci. 81 (1984) 371–375

Urist, M. R., S. Kovacs, K. A. Yates: Regeneration of an enchondroma defect under the influence of human bone morphogenetic protein. J. Hand Surg. 11 A (1986) 417–419

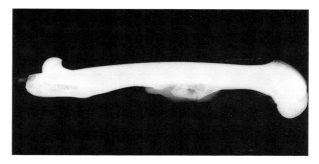

Abb. **3** Subperiostale Knochenneubildung 28 Tage nach subperiostaler Implantation von 25 mg BMP im Kaninchen

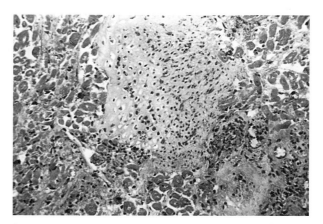

Abb. **4** In-vitro-Knorpelneubildung nach 14 Tagen Inkubation von neonatalem Rattenmuskelgewebe in Nährmedium mit 0,1 µg/ml BMP

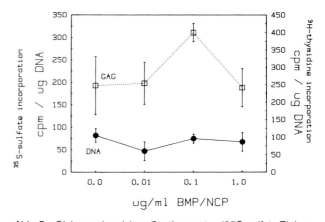

Abb. **5** Glykosaminoglykan-Syntheserate (35S-sulfat Einbau pro µg DNA von inkubiertem Gewebe) und DNA-Syntheserate (^{3}H-Thymidin Einbau pro µg DNA von inkubiertem Gewebe) bei Inkubation von neonatalem Rattenmuskelgewebe in Nährmedium mit unterschiedlichen BMP-Konzentrationen in Gewebekultur. Die Glykosaminoglykan-(GAG-)Syntheserate zeigt einen signifikanten Anstieg bei einer BMP-Konzentration von 0,1 µg/ml. Höhere BMP-Konzentrationen hemmen die GAG-Syntheserate. Die DNA-Syntheserate ist unabhängig von der BMP-Konzentration im Medium

232

Urist, M. R., J. J. Chang, A. Lietze, Y. K. Huo, A. G. Brownell, R. J. DeLange: Preparation and bioassay of bone morphogenetic protein and polypeptide fragments. Meth. in Enzymol. 146 (1987) 294−312

Wozney, J. M., V. Rosen, A. J. Celeste, L. M. Mitsock, M. J. Whitters, R. W. Kriz, R. M. Hewick, E. A. Wang: Novel regulators of bone formation: molecular clones and activities. Science 242 (1988) 1528−1534

Wang, E. A., V. Rosen, J. S. D'Alessandro, M. Bauduy, P. Cordes, T. Harada, D. I. Israel, R. M. Hewick, K. M. Kerns, P. LaPan, D. P. Luxenberg, D. McQuaid, I. K. Moutsatsos, J. Nove, J. M. Wozney: Recombinant human bone morphogenetic protein induces bone formation. Proc. nat. Acad. Sci. USA 87 (1990) 2220−2224

Kontaktadresse
Dr. Dr. Norbert Kübler
Klinik und Poliklinik für Mund-, Kiefer- und Gesichtschirurgie,
Bayerische Julius-Maximilians-Universität
Pleicherwall 2
W-8700 Würzburg

Bernd Klesper, Hartmut Arps und Rainer Schmelzle, Hamburg

Autologer Gewebeersatz durch in vitro gezüchtete Fibroblasten

Einleitung

Bei Weichteilverletzungen im Gesichtsbereich kommt es häufig zu narbigen Veränderungen bzw. Einziehungen aufgrund des subkutanen Substanzverlustes. Trotz eines relativ geringen strukturellen Unterschiedes der deckenden Kutis zur umgebenden Hautregion kann es hierdurch zu einem kosmetisch sehr störenden Erscheinungsbild kommen. Seit Jahren versucht man, solche Unterhautdefekte durch Implantation von tierischen und pflanzlichen Materialien oder organisch-chemischen Substanzen zu therapieren (Pitanguy 1983). Letztendlich mußten aber alle therapeutischen Methoden, die auf diesen Substanzen basieren, verworfen werden, da es nach kurzzeitigen Anfangserfolgen zum Verschwinden oder zur Wanderung des Implantatmaterials, zu chronischen Entzündungen oder gar zu Hautnekrosen kam (Blank 1983, Knapp 1977, 1983). Auch rein äußerliche Maßnahmen, wie z. B. die Dermabrasion, bringen nach Krainau u. Mitarb. (1989) hierbei nur in begrenztem Umfang zufriedenstellende Ergebnisse.

Eine therapeutische Möglichkeit unter Vermeidung der erwähnten Risiken bestünde in der Vermehrung des körpereigenen, ortsständigen Subkutangewebes. So könnte durch subkutan injizierte, autologe Fibroblasten eine konsistenzgerechte Harmonisierung erreicht werden, ohne die bereits korrigierte Kutis erneut zu traumatisieren.

Material und Methode

Hierzu wurden in einer tierexperimentellen Studie bei weißen Laborratten aus subkutan entnommenen Gewebeproben im Bereich beider Glandulae submandibulares autologe und homologe Fibroblastenkulturen angelegt. Als Wachstumsmedium wurde Leibowitz L 15 mit 10%igem FKS-Zusatz verwendet. Nach einem etwa 2wöchigen Anzüchtungsintervall in vitro konnten bei gutem Wachstum ca. 1−1,5 Mio. Zellen einmal wöchentlich trans- bzw. replantiert werden. Die herangewachsene Gewebesubstanz (Abb. 1) wurde bei den Tieren als Zellsuspension in 0,3-ml-Portionen subkutan in die Flanke

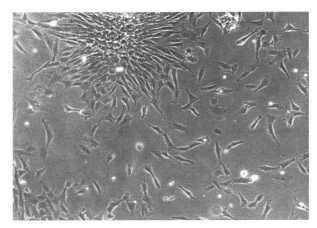

Abb. **1** Rattenfibroblasten in der Kultur. Nach einem etwa 10tägigen Anzüchtungsintervall konfluieren die Fibroblasten zu einem zusammenhängenden Zellrasen (Vergr. 380:1)

oder frontal unter den Skalp injiziert. Nach 10maliger Injektion wurden die entsprechenden Hautareale bei den drei Tiergruppen entnommen und nach einer Bouin-Fixierung lichtmikroskopisch aufgearbeitet.

Ergebnisse

Nach 10maliger Injektion zeigen die entnommenen Gewebeproben der drei Tiergruppen charakteristische Unterschiede. Während in der Kontrollgruppe (Abb. **2**), verglichen mit der Ausgangssituation (Abb. **3**), lediglich eine dezente Gewebeverbandsauflockerung zu beobachten ist, die auf unterschiedliche Resorption des injizierten Mediums zurückgeführt werden kann, stellt man in der Gruppe mit homologer Fibroblasteninjektion (Abb. **4**) eine subkutan erhöhte Zellkernanzahl fest. Dies bedeutet eine subkutane Vermehrung der Fibroblasten. Bei einigen Präparaten der homologen Gruppe kann man an vereinzelten perivaskulären Leukozyteninfiltraten entzündliche Reaktionen erkennen.

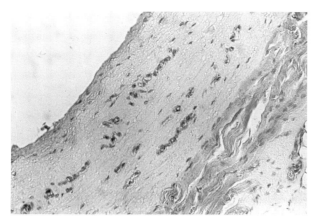

Abb. **2** Unbehandeltes Subkutangewebe (H.-E.-Färbung, Vergr. 250:1)

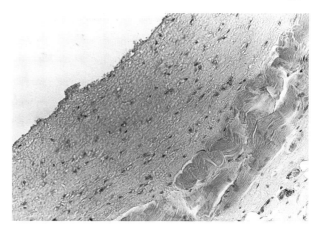

Abb. **3** Subkutangewebe nach 10maliger Injektion des Nähr-mediums. Es ist zu einer Auflockerung des Gewebeverbandes gekommen, ohne erkennbare Zellvermehrung (H.-E.-Färbung, Vergr. 250:1)

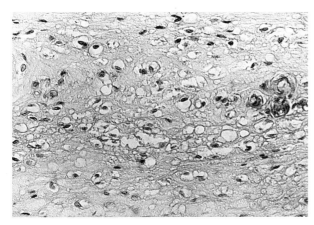

Abb. **4** Subkutangewebe nach 10maliger Injektion mit homolo-ger Fibroblastensuspension. Deutliche Zunahme der Zellkern-anzahl sowie Zeichen einer Entzündung am rechten Bildrand (H.-E.-Färbung, Vergr. 250:1)

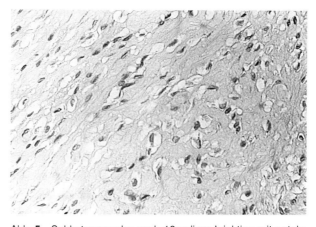

Abb. **5** Subkutangewebe nach 10maliger Injektion mit autolo-ger Fibroblastensuspension. Hohe Zunahme der subkuta-nen Zellkernanzahl, keinerlei Entzündungszeichen erkennbar (H.-E.-Färbung, Vergr. 250:1)

Die Tiergruppe mit autologer Fibroblastenreplantation (Abb. **5**) zeigt deutlich sichtbar die stärkste subkutane Zellvermehrung. Entzündliche Reaktionen werden hier nur äußerst selten beobachtet, meist im Bereich von Einblutungen. Sie sind daher vermutlich durch die Gewe-betraumatisierung bei der Injektion zu erklären. Neben der Gewebeauflockerung durch das Nähr- bzw. Trans-portmedium zeigt sich in der autologen Gruppe eine über den gesamten Injektionsbereich annähernd homogene subkutane Fibroblastenvermehrung, die makroskopisch durch eine spürbar erhöhte Resilienz der Kopfhaut im Injektionsbereich bestätigt wird.

Diskussion

Subkutane Substanzverluste nach unfallbedingten Verlet-zungen bei weitgehend korrigierter Kutis oder bei Aknenarben stellen noch immer ein plastisch-chirur-gisches Problem dar. Einige wenige Injektionspräparate

sind auf dem Markt vorhanden, so z. B. Zyderm und Zyplast, basierend auf hochgereinigtem Rinderkollagen (De Lustro u. Mitarb. 1986, Stegmann u. Mitarb. 1980, 1987, Kligman u. Armstrong 1986, Kligman 1988). Abge-sehen davon, daß bei den genannten Präparaten häufig wiederholte Injektionen zur Erhaltung eines therapeuti-schen Ergebnisses notwendig sind, reagieren ca. 2–3% der Patienten mit allergischen Reaktionen (Burke u. Mitarb. 1983, 1985, Peters u. Müller 1988). Zudem ent-hält Zyplast die sehr umstrittene Substanz Glutaralde-hyd. Im Gegensatz zu homologem bzw. artfremdem Material zeigt die Injektion autologer Fibroblasten kei-nerlei Reaktionen, die auf eine Fremdkörperreaktion oder gar eine Abstoßung des injizierten Materials hinwei-sen. Neben der histologisch mikroskopisch nachgewiese-nen erhöhten subkutanen Zellanzahl fällt nach wieder-holter Injektion makroskopisch eine spürbar erhöhte Resilienz im behandelten Hautareal auf. Da das zu replantierende Fibroblastenmaterial in Form einer Zell-

234

suspension injiziert wird, kann die deckende Kutis praktisch unangetastet bleiben; zudem erlaubt diese Handhabung eine gute Dosierbarkeit.

Schlußfolgerung

Autologe Fibroblasten zeigen in der beschriebenen tierexperimentellen Studie eine deutliche subkutane Substanzvermehrung und somit ein vielversprechendes Verhalten, da die Vermutung naheliegt, daß die replantierten Zellen vor Ort nicht nur eine Platzhalterfunktion erfüllen, sondern auch noch weiterhin in begrenztem Umfang aktiv Zellteilung bzw. Zellvermehrung vornehmen. Diese noch zu untersuchende Funktion eines implantierbaren Wachstumspotentials auf zellulärer Ebene könnte künftig hinsichtlich einer unterstützenden Substanzvermehrung im stoffwechselgeschädigten, also im bestrahlten Gewebe von Bedeutung sein.

Zusammenfassung

In einer tierexperimentellen Studie wurden bei weißen Laborratten aus subkutan entnommenen Gewebeproben homologe und autologe Fibroblastenkulturen angelegt. Nach einem etwa 2wöchigen Anzüchtungsintervall in vitro konnten bei gutem Wachstum ca. 1–1,5 Mio. Zellen einmal wöchentlich trans- bzw. replantiert werden. Die herangewachsenen Fibroblasten wurden bei den Tieren als Zellsuspension subkutan in die Flanke oder frontal unter den Skalp injiziert. Nach einem 10wöchigen Behandlungszeitraum zeigten die entnommenen und lichtmikroskopisch aufgearbeiteten Gewebeproben charakteristische Unterschiede. Während die Präparate mit homolog transplantierten Fibroblasten vereinzelte entzündliche Reaktionen aufwiesen, konnten bei der Tiergruppe mit autologer Fibroblastenreplantation keinerlei Hinweise auf eine Abstoßung der Zellen gefunden werden. Neben der histologisch mikroskopisch nachgewiesenen deutlich erhöhten subkutanen Zellanzahl fiel nach wiederholter Injektion der autologen Fibroblasten makroskopisch eine spürbar erhöhte Resilienz im behandelten Hautareal auf.

Literatur

Blank, A., F. Eichmann: Xenogenes Kollagen zur Implantation bei der Behandlung eingesunkener Narben und kutaner Atrophien. Akt. Dermatol. 9 (1983) 165–171

Burke, K. E., G. Naughton, E. Waldo, N. Cassai: Bovine collagen implant: histologic chronology in pig dermis. J. dermatol. Surg. Oncol. 9 (1983) 889–895

Burke, K. E., G. Naughton, N. Cassai: A histological, immunological and electron microscopic study of bovine collagen implants in the human. Ann. plast. Surg. 14 (1985) 515–522

De Lustro, F., R. A. Condell, M. A. Nguyen, J. M. McPherson: Biologische und immunologische Reaktionen gegenüber Biomaterialien auf Basis von Hautkollagen. J. biomed. Mater. Res. 20 (1986) 109–120

Kligman, A. M.: Histologic response to collagen implants in human volunturs: comparison of zyderm collagen with zyplast implants. J. dermatol. Surg. Oncol. 14 (Suppl 1) (1988) 35–38

Kligman, A. M., R. C. Armstrong: Histological response to intradermal zyderm and zyplast (glutaraldehyde-cross-linked) collagen in humans. J. dermatol. Surg. Oncol. 12 (1986) 351–357

Knapp, T. R.: Development of an injectable collagen for soft tissue restoration. In Rubin, L. R.: Biomaterials in Reconstructive Surgery, ch 58. Mosby, St. Louis 1983 (pp. 882–910)

Knapp, T. R., E. Luck, J. R. Daniels: Behavior of solubilized collagen as a bioimplant. J. Surg. Res. 23 (1977) 96–105

Krainau, R., D. Hellner, R. Schmelzle: Dermabrasion als Methode der plastischen Gesichtschirurgie. In Schwenzer, N., G. Pfeifer: Fortschritte der Kiefer- und Gesichts-Chirurgie, Bd. XXXIV. Thieme, Stuttgart 1989 (S. 75–77)

Peters, J., R. P. A. Müller: Indikationen und Grenzen von Kollagen-Implantationen in der Dermatologie. In Haneke, E.: Gegenwärtiger Stand der operativen Dermatologie. Springer, Berlin 1988 (S. 295–302)

Pitanguy, I.: Implante colageno na correcao de deformidades cutaneas avaliacao preliminar. Rev. bras. de Cirurg. 73 (1983) 124

Stegman, S. J., T. A. Tromovitch: Implantation of collagen for depressed scars. J. dermatol. Surg. Oncol. 6 (1980) 450–453

Stegman, S. J., S. Chu, K. Bensch, R. Armstrong: A light and electron microscopic evaluation of zyderm collagen and zyplast implants in aging human facial scin. Arch. Dermatol. 123 (1987) 1644–1649

Kontaktadresse
Dr. Dr. Bernd Klesper
Universität Hamburg, Nordwestdeutsche Kieferklinik, Mund-, Kiefer- und Gesichtschirurgie
Martinistr. 52
W-2000 Hamburg 20

Friedrich-Wilhelm Neukam, Henning Schliephake, Hans L. Berten und Jarg-Erich Hausamen, Hannover

Verletzungen des Mittelgesichtes im Kindesalter

Einleitung

Die geschützte Lage des Mittelgesichtes unter einem relativ großen Neurokranium wird neben der Elastizität des kindlichen Knochens, der geringen Pneumatisation der Nebenhöhlen und der relativ dicken Weichteildecke als ursächlich für die geringe Inzidenz kindlicher Mittelgesichtsfrakturen angesehen (z. B. MacLennan 1957, Rowe 1969, Scheunemann 1984, Schwenzer 1984). Die Seltenheit dieser Verletzungen dürfte ein wesentlicher Grund dafür sein, daß sich in der Literatur nur wenige Angaben über Langzeitergebnisse nach Behandlung knöcherner Verletzungen des Mittelgesichtes im Kindesalter finden. Ziel der vorliegenden Studie war es daher, die Patienten, die als Kinder bis zum 15. Lebensjahr aufgrund einer Mittelgesichtsfraktur versorgt worden waren, retrospektiv auf mögliche Folgeschäden zu untersuchen.

Material und Methode

Von 16 Kindern, die in den Jahren 1979–1989 wegen knöcherner Verletzungen des Mittelgesichtes in Behandlung gewesen waren, wurden Unfallursache, Verletzungsmuster, Häufigkeit im Verhältnis aller in diesem Zeitraum behandelten Mittelgesichtsfrakturen und die Art

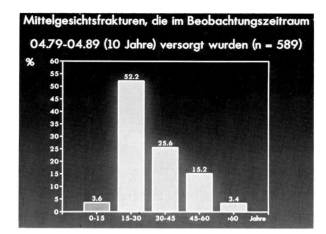

Mittelgesichtsfrakturen, die im Beobachtungszeitraum 04.79-04.89 (10 Jahre) versorgt wurden (n = 589)

Abb. **1** Mittelgesichtsfrakturen, die unter Berücksichtigung des Lebensalters in der Zeit von April 1979–April 1989 versorgt wurden (n=589)

Gruppengliederung

| Alter | ≤ 7 Jahre (n=4) |
| | › 7 Jahre (n=8) |

| Ausmaß der Verletzung | leicht: isolierte Frakt. (n=5) |
| | schwer: kombinierte Frakt. (n=7) |

| Art der Versorgung | konservativ (n=3) |
| | operativ (n=9) |

Abb. **2** Gruppengliederung der nachuntersuchten Patienten (n = 12) nach Mittelgesichtsfrakturen im Kindesalter

der Versorgung analysiert (Abb. **1**). Insgesamt konnten 12 Patienten retrospektiv untersucht werden (Abb. **2**). Der Nachuntersuchungszeitraum umfaßte durchschnittlich 6,8 Jahre (min: 1 Jahr, max: 10 Jahre). Klinisch erfolgte die Prüfung auf Stufenbildung oder Mobilität im Bereich der ehemals frakturierten Knochen neben der Beurteilung von Narbenbildungen oder Hyperpigmentierungen der Weichteile. Darüber hinaus wurden die Motorik der Augenmuskeln, die Sensibilität im Versorgungsgebiet des ersten und zweiten Trigeminusastes und die Funktion des N. facialis überprüft. Zur Beurteilung der knöchernen Durchbauung der Frakturspalten und der Stellung der Fragmente dienten als Röntgen-Standardaufnahmetechniken: NNH und Jochbogen spezial, sog. Henkeltopf.

Ergebnisse

Epidemiologie

Von 589 Patienten mit Mittelgesichtsfrakturen, die in den Jahren 1979–1989 versorgt wurden, fielen 16 (3,6%) in die Altersgruppe unterhalb von 15 Jahren. Über die Hälfte der Kinder (n = 9) war zum Zeitpunkt des Unfalles älter als 10 Jahre; im Alter von 6–10 Jahren verunfallten 3 Kinder; im Alter bis zu 5 Jahren waren es 4. Bei 13 der insgesamt 16 kleinen Patienten lagen Mehrfachfrakturen vor, die in der überwiegenden Anzahl der Fälle (11 = 78,5%) mit Jochbeinfrakturen kombiniert waren. Nur bei 3 Kindern waren isolierte Jochbeinfrakturen aufgetreten. Bei 6 der kleinen Patienten bestand zusätzlich zur Mittelgesichtsfraktur eine Schädelkalotten- oder -basisfraktur, bei 9 lag gleichzeitig ein Schädel-Hirn-Trauma II. oder III. Grades vor. Als Ursache der Verletzungen überwogen die Verkehrsunfälle mit 50% (n = 8), gefolgt von Sport- und Spielverletzungen (25%, n = 4). Zeitpunkt und Ausmaß der chirurgischen Therapie wurden einerseits durch die Schwere der Begleitverletzungen bestimmt und andererseits durch die Komplexität der Frakturen im Bereich des Gesichtsschädels entscheidend beeinflußt. Während alle knöchernen Verletzungen im

lateralen Mittelgesicht und der Orbita oder bei Frakturen mit deren Beteiligung (n = 11) operativ versorgt wurden, stand bei komplexen Frakturen im zentralen Mittelgesicht (n = 5) die konservative Therapie im Vordergrund.

Weichteil- und knöcherne Frakturheilung

Bei 8 Patienten waren Asymmetrien, die in 6 Fällen die Orbita betrafen, feststellbar, deren Ursache lediglich zweimal einer nachweisbaren ossär bedingten Abflachung der Nasenwurzel und des Jochbeinmassivs zuzuordnen war (Abb. **3**). Demgegenüber war die Ursache einer Veränderung der Gesichtskontur bei den übrigen 6 Patienten in einer subjektiv nicht störenden unfallbedingten narbigen Verziehung der Weichteile der Periorbita zu sehen.

Bei 6 der 12 nachuntersuchten Patienten imponierte klinisch eine subjektiv nicht störende knöcherne, wenige Millimeter betragende Stufenbildung, die mit einer Ausnahme immer den lateralen und kaudalen Orbitarahmen betraf und in 3 Fällen mit einem Tieferstand des Bulbus oculi verbunden war. Nur in einem Fall bestand zusätzlich Mobilität im Bereich einer nicht knöchern konsolidierten Sutura zygomaticofrontalis nach Jochbeintrümmerfraktur. Demgegenüber stellten sich röntgenologisch bei allen übrigen Patienten die ehemaligen Frakturberei-

Spätfolgen nach Mittelgeschichtsfrakturen im Kindesalter

Asymmetrien	8
des Orbitarahmens	6
kombiniert mit einem Bulbustieferstand	3
Os Frontale	1
Jochbeinmassiv	1

Abb. **3** Spätfolgen nach Mittelgesichtsfrakturen im Kindesalter (n = 12) der nachuntersuchten Patienten

che knöchern durchbaut dar. In einem Fall war es nach der Entfernung der Osteosyntheseplatten zu einem nachträglichen Absinken eines Fragmentes des Os frontale am Oberrand der Orbita gekommen, ohne daß hieraus eine Veränderung der Gesichtskontur erwuchs. Weiter lagen keine Doppelbilder vor. Bei keinem Patienten bestand eine traumatisch bedingte Okklusionsstörung; eine Einschränkung der Kaufunktion ergab sich nicht.

Funktionelle Ausfälle

Eine einseitige posttraumatische Amaurosis fand sich bei einem Patienten. Riechstörungen wurden einmal und Einschränkung der Nasenatmung in 4 Fällen angegeben. Nur bei 2 Patienten war eine Sensibilitätsstörung in Form einer Hypästhesie im Ausbreitungsgebiet des N. infraorbitalis verblieben. Seit dem Unfallereignis blieb aufgrund einer Läsion im ossären Verlauf des Felsenbeins eine Einschränkung in der Funktion des N. facialis – Ausfall des Stirn- und des Augenastes – bei 2 Patienten bestehen (Abb. 4).

Diskussion

Typische Frakturen des Mittelgesichtes im Kindesalter sind seltene traumatische Ereignisse und häufig Folge großer Krafteinwirkungen auf den kindlichen Schädel. Durch das anteilmäßige Überwiegen des Hirnschädels kommt es zu einer hohen Beteiligung von Kalotten- oder Basisfrakturen neben anderen schweren Begleitverletzungen (Meier u. Barsekow 1988, McCoy u. Mitarb. 1966). Da Gesichtsschädelfrakturen im Kindesalter vielfach mit Schädel-Hirn-Traumata einhergehen, bestimmt nach dem Unfallereignis die Sicherung der vitalen Funktionen neben dem Ausschluß bzw. der Therapie einer Hirnverletzung den unmittelbaren Behandlungsgang (Fortunato u. Mitarb. 1982). Nachfolgend werden unsererseits unabhängig von der Art des Vorgehens eine möglichst frühzeitige Reposition und Frakturversorgung angestrebt, da die große osteogene Potenz des kindlichen Knochens die Therapiemaßnahmen bei verzögertem Behandlungsbeginn erschweren kann. Obwohl in der Literatur zur Behandlung kindlicher Mittelgesichtsfraktu-

ren wegen möglicher Zahnkeimverletzungen und Störungen des Gesichtsschädelwachstums konservative Maßnahmen befürwortet werden, bevorzugen wir in Übereinstimmung mit Gerlach u. Mitarb. (1983) die operative Frakturbehandlung erheblich dislozierter Mittelgesichts- und Jochbeinfrakturen. Weitere Indikationen sehen wir, wenn stark dislozierte Fragmente sich auf konservativem Wege nicht sicher reponieren und stabilisieren lassen oder im Milch- bzw. Wechselgebiß, wenn die Stabilisierung und die Okklusionseinstellung über Drahtschienenverbände Probleme aufwerfen. Eine der möglichen Folgen von Verletzungen des kindlichen Mittelgesichtes oder der Frakturversorgung können Schädigungen synchondraler oder suturaler Wachstumszentren mit nachfolgender Änderung des Gesichtsschädelwachstums sein. Demgegenüber konnten wir in unserer retrospektiven Untersuchung lediglich geringe Asymmetrien beobachten, die sich zudem eng begrenzt im Sinne einer Orbita- oder Jochbeinprominenzabflachung auf der verletzten Seite unabhängig von der Art der Frakturversorgung darstellten (Schliephake u. Mitarb. 1990). Ein Grund für die von uns beobachteten geringen skelettalen Veränderungen nach Mittelgesichtsfrakturen im Wachstumsalter könnte darin liegen, daß suturale Wachstumsprozesse bereits nach dem 3. Lebensjahr stark nachlassen (Rowe 1968) und das Gesichtsschädelwachstum nach Angaben von Converse (1974) im 5. Lebensjahr bereits zu 80% erfolgt sein soll.

In der Literatur werden Sensibilitätsstörungen des N. infraorbitalis nach Mittelgesichtsfrakturen beim Erwachsenen in einer Häufigkeit von 30–40% beschrieben (Reichenbach 1978, Fischer-Brandies u. Klattenhoff 1989, Reuther u. Mitarb. 1976). Diese Angaben fanden wir für kindliche Mittelgesichtsfrakturen bestätigt.

Zusammenfassung

Die Auswertung der Krankenblattunterlagen von 16 Kindern (< 15 Jahre) und die Nachuntersuchung von 12 Patienten zeigt, daß traumatisch bedingte Änderungen des Gesichtsschädelwachstums bei frühzeitiger Reposition und Stabilisierung kindlicher Mittelgesichtsfrakturen auch nach operativer Frakturversorgung nicht zu befürchten sind. Sensibilitätsstörungen im Ausbreitungsgebiet des N. infraorbitalis sind in vergleichbarer Häufigkeit wie im Erwachsenenalter zu erwarten.

Funktionelle Ausfälle nach Mittelgeschichtsfrakturen im Kindesalter

Amaurosis (einseitig)	1
Anosmosie	1
Eingeschränkte Nasenatmung	4
Hypästhesie (N. infraorbitalis)	2
N.facialis (Stirn-u.Augenast)	2

Abb. 4 Funktionelle Ausfälle nach Mittelgesichtsfrakturen im Kindesalter (n = 12) der nachuntersuchten Patienten:

Literatur

Converse, J. M.: Facial injuries in children. In Kazanjan, V. H., J. M. Converse: The Surgical Treatment of Facial Injuries. Williams & Wilkins, Baltimore, 1974, 3rd ed.

Fischer-Brandies, E., C. J. Klattenhoff: Kiefer-Gesichtsverletzungen beim Polytrauma – Ergebnisse einer Nachuntersuchung. Unfallchirurg 92 (1989) 209–215

Fortunato, M., A. Fielding, L. Guernsey: Facial bone fractures in children. Oral Surg. 53 (1982) 225–230

Gerlach, K. L., J. Özdilek, H.-D. Pape: Welche Rolle spielt die operative Frakturbehandlung bei Kindern und Jugendlichen? Dtsch. zahnärztl. Z. 38 (1983) 149–151

McCoy, F. J., R. A. Chandler, M. L. Crow: Facial fractures in children. Plast. reconstr. Surg. 37 (1966) 209–215

MacLennan, W. D.: Injuries involving the teeth and jaws in young children. Arch. dis. Child. 32 (1957) 492–494

Meier, K., F. Barsekow: Frakturen des Gesichtsschädels bei Mehrfachverletzungen im Kindesalter. Z. Kinderchir. 43 (1988) 11–14

Reichenbach, W.: Über Spätfolgen nach vielfachen Mittelgesichtsfrakturen. Diss., Erlangen-Nürnberg 1978

Reuther, J., J.-E. Hausamen, W. Esswein: Neurologische Störungen nach Frakturen im Kiefer- und Gesichtsbereich. In Schuchardt, K., G. Pfeifer: Fortschritte der Kiefer- und Gesichts-Chirurgie, Bd. XXI. Thieme, Stuttgart 1976 (S. 200)

Rowe, N. L.: Fractures of the facial skeleton in children. J. oral. Surg. 26 (1968) 505–515

Rowe, N. L.: Fractures of the jaws of children. J. oral. Surg. 27 (1969) 497–507

Scheunemann, H.: Die Versorgung des Schädeltraumas im Kindesalter. Laryngol. Rhinol. Otol. 63 (1984) 109–112

Schliephake, H., J. L. Berten, F. W. Neukam, K.-J. Bothe, J.-E. Hausamen: Wachstumsstörungen nach Frakturen des Mittelgesichtes im Kindesalter. Eine retrospektive Studie. Dtsch. zahnärztl. Z. 45 (1990) 819

Schwenzer, N.: Zur Diagnose und Therapie von Kiefer- und Gesichtsverletzungen bei Kindern. Dtsch. zahnärztl. Z. 39 (1984) 425–429

Kontaktadresse
Priv.-Doz. Dr. Dr. F.-W. Neukam
Klinik und Poliklinik für Mund-, Kiefer- und Gesichtschirurgie,
Medizinische Hochschule Hannover
Konstanty-Gutschow-Str. 8
W-3000 Hannover 61

Irene Jend-Rossmann, Hamburg

Wachstumsstörungen des Gesichtsskeletts nach Blow-out-Frakturen des Orbitabodens und Jochbeinfrakturen im Kindesalter

Einleitung

Gesichtsschädelfrakturen treten beim Kind sehr viel seltener auf als beim Erwachsenen; sie führen aber häufig zu vergleichsweise schwereren Folgen. Im Anschluß an das unmittelbare Behandlungsergebnis können spätere Wachstumsstörungen zu stärkeren Deformierungen führen als sie primär zu erkennen waren (Pfeifer 1966, Kriens u. Pfeifer 1967, Swischuk 1974). Obwohl in der Literatur immer wieder darauf hingewiesen wurde, fehlen genauere Angaben, da es kaum Berichte über größere Fallzahlen gibt. Es ist außerdem bei Nachuntersuchungen der erwachsenen Patienten im Einzelfall schwierig zu unterscheiden, in welchem Ausmaß eine festgestellte Formabweichung als Ergebnis ungenügender Reposition zu deuten sei, die durch Proportionsveränderungen am Erwachsenenschädel akzentuiert sein mag, bzw. wann eine echte Wachstumsstörung eingetreten ist (vgl. Jend-Rossmann 1986). So ist auch die Diskussion über die Steuerung der Wachstumsvorgänge nicht abgeschlossen.

In einer umfassenden retrospektiven Studie sind wir speziell der Frage nachgegangen, ob in einzelnen Fällen sekundäre Wachstumsstörungen von primären Traumaresiduen unterschieden werden können.

Material und Methode

Die Auswertung erstreckte sich auf die in einem Zeitraum von 15 Jahren an der Universitätsklinik Eppendorf stationär behandelten Fälle kindlicher Gesichtsschädelfrakturen bis zu einer Altersgrenze von 15 Jahren. Es wurden dazu die in den verschiedenen Kliniken archivierten Krankenakten und die vorhandenen Röntgenbilder von 447 Patienten herangezogen. Die Frakturen wurden nach der Lokalisation und nach verschiedenen Altersgruppen (0–5, 6–10 und 11–15 Jahre) aufgeschlüsselt. Die aktenkundigen Diagnosen wurden anhand der Röntgenbilder und der Operationsberichte überprüft und ggf. revidiert.

Alle Patienten, deren derzeitige Adresse ausfindig zu machen war, wurden zu einer Nachuntersuchung einbestellt, die nach einem festen Schema erfolgte. Falls entsprechende Befunde klinisch festgestellt werden konnten, wurden eine routinemäßige Fotodokumentation sowie eine Röntgenuntersuchung vorgenommen. Bei ausgedehnten Gesichtsschädelveränderungen wurde nach Möglichkeit ein Computertomogramm angefertigt. Auffällige Asymmetrien, insbesondere einseitige Gesichtsabflachungen, wurden darüber hinaus mit Hilfe der Moiré-Topographie dargestellt und ausgewertet (vgl. Jend-Rossmann u. Mitarb. 1985). Festgestellte Befunde wurden mit den Abschlußbefunden der Krankenakten oder früheren Nachuntersuchungen verglichen.

Ergebnisse

Zur Nachuntersuchung gelangten insgesamt 280 Patienten. Bei 65% der Patienten konnten Befunde erhoben werden, die mit Sicherheit oder großer Wahrscheinlichkeit in ursächlichem Zusammenhang zum Trauma standen. Die meisten sichtbaren Deformierungen und funktionellen Störungen erlaubten keine Differenzierung zwischen unvollständiger Reposition und späterer Wachstumsstörung. Interessante Ergebnisse fanden wir jedoch in der Gruppe der isolierten Orbitabodenfrakturen und der Jochbeinfrakturen.

Es handelte sich um 26 Blow-out-Frakturen des Orbitabodens, 24 typische und 16 untypische Jochbeinfrakturen (Altersverteilung s. Tab. 1). Nachuntersucht wurden

Tabelle 1 Verteilung der ausgewerteten Frakturfälle

Frakturen	N	Altersverteilung		
		0–5 J.	6–10 J.	11–15 J.
Blow-out-Frakturen Orbitaboden	26	0	11	15
Jochbeinfrakturen (typisch)	24	1	3	20
Jochbeinfrakturen (untyptisch)	16	2	7	7

Tabelle 2   Befunde der nachuntersuchten Patienten

Frakturen	N	Asymmetrien der Jochbeinprominenz
Blow-out-Frakturen Orbitaboden	16	8 (50%)
Jochbeinfrakturen (typisch)	16	11 (69%)
Jochbeinfrakturen (untypisch)	14	8 (57%)

jeweils 16 Blow-out-Frakturen, 16 typische und 14 untypische Jochbeinfrakturen. Wir fanden in der Gruppe der Blow-out-Frakturen zu 50% Asymmetrien der Jochbeinprominenz, in den anderen Gruppen jeweils einen noch größeren Anteil von 69 bzw. 67% (Tab. **2**).

Anhand der zur Vermessung und Dokumentation angefertigten Moiré-Topogramme (Abb. **1**—**3**) ließen sich Seitendifferenzen in der Größenordnung von 2 mm und mehr nachweisen. Dies wurde durch Auszählen der Moiré-Linien an korrespondierenden Stellen ermittelt.

In der Gruppe der Blow-out-Frakturen fanden wir bei 6 Patienten eine Abflachung (Abb. **2**) und zweimal eine verstärkte Prominenz (Abb. **3**) der Jochbeinregion der betroffenen Seite. Eine weitere Hyperplasie fand sich in der Gruppe der typischen Jochbeinfrakturen; im übrigen handelte es sich um Abflachungen.

Bei den Jochbeinfrakturen ließen sich die meisten Asymmetrien in Fällen nachweisen, bei denen laut Operationsbericht eine stärkere Frakturbeteiligung des Orbitabodens bestanden hatte.

Diskussion

Die Blow-out-Frakturen des Orbitabodens waren als eng begrenzte Frakturen im Hinblick auf ihre Auswirkungen auf die Umgebung besonders interessant. Es ist bekannt, daß eine ungenügende Reposition und Stabilisierung des Orbitabodens zu Bulbusfehlstellungen und sekundären funktionellen Störungen führen kann. Man befürchtete darüber hinaus eine Atrophie des Orbitainhaltes. Über Wachstumsstörungen der knöchernen Umgebung wurde bisher nichts berichtet. Bei unseren Patienten bestand jedoch in 6 Fällen eine eindeutige Abflachung der Jochbeinprominenz, ohne daß eine Fraktur des Jochbeins oder der fazialen Kieferhöhlenwand vorgelegen hatte. Dies ist aufgrund der Überprüfung der Operationsberichte gesichert, so daß eine mangelnde oder übermäßige Reposition als Ursache nicht in Betracht kommt. Bei allen hatte jedoch eine Defektfraktur des Orbitabodens bestanden, die durch Einlage einer Schicht Lyodura überbrückt worden war. Ein Enophthalmus oder Bulbustiefstand lag bei der Nachuntersuchung nur bei 2 dieser Patienten vor. Im Gegensatz dazu hatte es sich bei den Patienten, deren Fraktur ohne Folgen ausgeheilt war, überwiegend um nicht oder kaum dislozierte Frakturen ohne Defekt gehandelt.

Man kann diese Befunde mit dem Konzept von Enlow u. Hunter (1966) sowie Moss (1959, 1960, 1971) in Einklang bringen, das besagt, daß der Wachstumsdruck der Eingeweide den Impuls für das regionale Skelettwachstum darstellt. Es ist einleuchtend, daß bei einem Defekt der knöchernen Kapsel dieser Wachstumsdruck nicht voll zur Auswirkung kommen kann. Andererseits wird immer wieder ausdrücklich auf die Stabilität des kindlichen

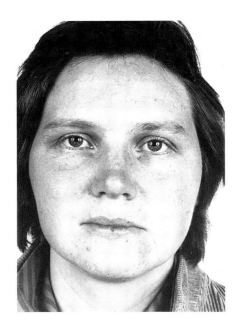

a

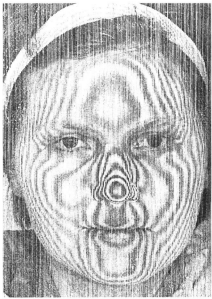

b

◄ Abb. **1 a** u. **b**   31jährige Patientin, 17 Jahre nach typischer linksseitiger Jochbeinfraktur.
a Klinisches Dokumentationsfoto mit nahezu unauffälligem Erscheinungsbild,
b Moiré-Topogramm mit erkennbarer linksseitiger Abflachung der Jochbeinprominenz (Medialverschiebung korrespondierender Linien)

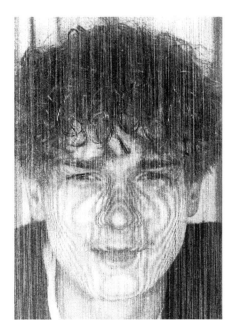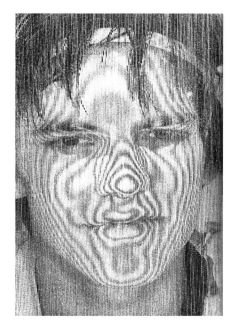

a

b

Abb. **2a** u. **b** Moiré-Topogramme mit Abflachungen der Jochbeinprominenz von 3−4 mm nach linksseitigen Blow-out-Frakturen des Orbitabodens. Zustand nach Blow-out-Fraktur: **a** im Alter von 9 Jahren und **b** im Alter von 11 Jahren

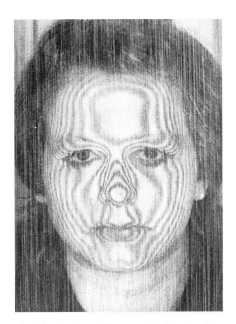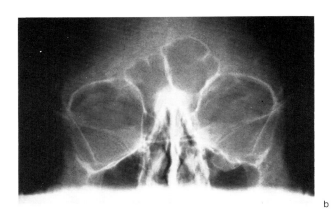

a

b

Abb. **3a** u. **b** Zustand nach Blow-out-Fraktur des linken Orbitabodens im Alter von 15 Jahren.
a Moiré-Topogramm mit Darstellung einer verstärkten Jochbeinprominenz links (Lateralverschiebung korrespondierender Linien)
b Typischer Röntgenbefund mit „hängendem Tropfen"

Periosts sowie auf die gute Regenerationsfähigkeit hingewiesen (Converse 1979).

Man muß sich wundern, daß ein über einen relativ kurzen Zeitraum bestehender Defekt sich langfristig so entscheidend auswirken kann. Es könnte eine Rolle spielen, ob sich das Kind zum Zeitpunkt der Verletzung gerade in einem Wachstumsschub befindet.

Die beiden verstärkten Prominenzen der Jochbeinregion dagegen, die nach Blow-out-Frakturen auftraten, lassen sich durch dieses Konzept nicht erklären. Da sie sich in der Größenordnung von 2 mm befanden, während andererseits die Abflachungen z. T. 3−4 mm betrugen, muß man sich fragen, ob diese Größenordnung sich nicht im Bereich der physiologischen Variabilität bewegt. Moiré-

Vermessungen wurden von uns lediglich bei den Patienten vorgenommen, bei denen klinisch eine Asymmetrie aufgefallen war. Die ermittelte Differenz betrug dann mindestens 2 mm. Geringere Asymmetrien wurden offenbar klinisch nicht erfaßt. Bei den anderen untersuchten Frakturgruppen (z. B. Unterkieferfrakturen, Alveolarfortsatzfrakturen) waren keine entsprechenden Asymmetrien aufgefallen, obwohl anhand eines systematischen Befundschemas auch frakturunabhängige Befunde notiert wurden.

Im Gegensatz zur Beobachtung Pfeifers (1968) waren nach den untersuchten Jochbeinfrakturen, sowohl bei den typischen wie den untypischen Formen, trotz rechtzeitig erfolgter Reposition zahlreiche Störungen festzustellen. Bei der Mehrzahl der sichtbaren Formfehler handelte es sich um Abflachungen. Interessant waren vor allem die Fälle mit Deformierungen, bei denen keine knöcherne Stufe als Hinweis auf eine wahrscheinlich inkomplette Reposition zu tasten war. Diese wurden daher genauer betrachtet: Bemerkenswerterweise war bei 7 dieser insgesamt 11 Fälle wegen einer ausgedehnteren Orbitabodenbeteiligung außer der Jochbeinreposition auch eine Orbitabodenrekonstruktion mit Lyodura durchgeführt worden. Umgekehrt waren nur in 4 von 10 Fällen, die nicht zu einer Abflachung geführt hatten, Orbitabodenrekonstruktionen erforderlich gewesen. Im Zusammenhang mit den bereits diskutierten Folgen der Orbitabodenfrakturen deuten diese Ergebnisse darauf hin, daß die Gefahr einer Wachstumshemmung nach Jochbeinfrakturen vom Ausmaß der jeweiligen Orbitabodenbeteiligung bzw. der Stabilität des Orbitabodens bestimmt wird. Andererseits läßt diese Tatsache auch den Schluß zu, daß die operative Revision per se einen wachstumshemmenden Einfluß ausüben könnte. Da wegen der Gefahr funktioneller Schäden, gerade bei stärkerer Dislokation, auf eine operative Revision nicht verzichtet werden kann, muß eine möglichst schonende Operationstechnik gefordert werden.

Zusammenfassung

Im Rahmen einer Nachuntersuchung wurden Frakturen des Gesichtsskeletts von 477 Patienten ausgewertet, die im Alter bis zu 15 Jahren eingetreten waren. Bei 280 nachuntersuchten Patienten wurde speziell darauf geachtet, ob es in der Folge zu Wachstumsstörungen gekommen war. Während diese Frage bei der Mehrzahl der verschiedenen Frakturtypen nicht eindeutig zu beantworten war, stellten wir in der Gruppe der isolierten Orbitabodenfrakturen bei 8 von 16 nachuntersuchten Patienten eine knöcherne Asymmetrie der Jochbeinprominenz fest, die sich nur als Wachstumsstörung interpretieren ließ. Ähnliche Hinweise ergab eine genaue Analyse der Jochbeinfrakturen.

Literatur

Converse, J. M.: Facial injuries in children. In Mustardé, J.: Plastic Surgery in Infancy and Childhood. Churchill Livingstone, Edinburgh 1979 (pp. 189−215)

Enlow, D. H., W. S. Hunter: A differentiation analysis of sutural and remodeling growth in the human face. Amer. J. Orthodont. 52 (1966) 823−830

Jend-Rossmann, I.: Zur Entstehung und Auswirkung von Frakturen des kindlichen Gesichtsschädels; Experimentelle und klinische Untersuchungen. Habil.-Schrift, Hamburg 1986

Jend-Rossmann, I., M. Feindt, H.-H. Jend: Dreidimensionale Vermessung von Gesichtsasymmetrien mit Hilfe der Moiré-Topographie. In Pfeifer, G.: Bedeutung der Aesthetik in der plastischen und Wiederherstellungschirurgie. Springer, Berlin 1985

Kriens, O., G. Pfeifer: Über Wachstumsstörungen nach Verletzungen des Mittelgesichtsskeletts in den ersten Lebensjahren. In Schuchardt, K.: Fortschritte der Kiefer- und Gesichts-Chirurgie, Bd. XII. Thieme, Stuttgart 1967

Moss, M. L.: Embryology, growth and malformations of the temporomandibular joint. In Schwartz, L.: Disorders of the Temporomandibular Joint. Saunders, Philadelphia 1959 (pp. 89−103)

Moss, M. L.: Functional analysis of human mandibular growth. J. prosth. Dent. 10 (1960) 1149−1159

Moss, M. L.: Ontogenetic aspects of craniofacial growth. In Moyers, R. E., W. M. Krogman: Cranio-Facial Growth in Man. Pergamon, Oxford 1971

Pfeifer, G.: Kieferbrüche im Kindesalter und ihre Auswirkungen auf das Wachstum. In Schuchardt, K.: Fortschritte der Kiefer- und Gesichts-Chirurgie, Bd. XI. Thieme, Stuttgart 1966

Pfeifer, G.: Weichteilverletzungen, Frakturen und Luxationen im Mund-Kiefer-Gesichtsbereich. In Opitz, H., F. Schmid: Handbuch der Kinderheilkunde, Bd. IX. Springer, Berlin 1968

Swischuk, L. E.: The growing skull. Sem. Roentgenol. 9 (1974) 115−124

Kontaktadresse
Priv.-Doz. Dr. Dr. Irene Jend-Rossmann
Nordwestdeutsche Kieferklinik
Martinistr. 52
W-2000 Hamburg 20

Franz-Josef Steinkogler, Hubert Porteder und Kurt Vinzenz, Wien

Diagnose und Therapie von Tränenwegsverletzungen im Rahmen von Mittelgesichtstraumen

Einleitung

Bei Gesichtsschädelfrakturen und Weichteilverletzungen des Gesichtes stellt die Beteiligung der Tränenwege eine erhebliche Komplikation dar. Verletzungen im Bereich des medialen Lidwinkels können neben dem Canalis nasolacrimalis den Tränensack selbst betreffen und zur intrasakkalen Stenose führen. Klinisch findet sich oft ein ektatischer Tränensack mit einer ausgeprägten Neigung zur eitrigen Dakryozystitis.

Die häufigsten Ursachen für solche Verletzungen sind Verkehrsunfälle, Akte zwischenmenschlicher Gewalteinwirkung und Arbeitsunfälle.

Das Ziel unserer Untersuchungen war es, bei Vorliegen ausgedehnter Defekte im Bereich des Tränenwegssystems die natürlichen Abflußwege durch eine Bypassoperation mittels eines speziellen Tränenwegimplantates (Goretex-Polytetrafluoroäthylen – Gefäßprothese) zu ersetzen.

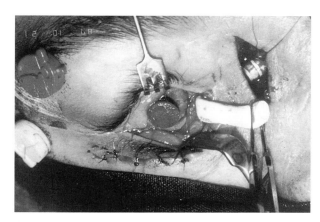

Abb. 1   Goretex-PTFE-(Polytetrafluoroäthylen-)Tränenwegsprothese

Material und Methode

In einem Zeitraum von 5 Jahren konnte bei 198 nachuntersuchten Patienten (84% m, 16% w) mit Mittelgesichtsfrakturen in 7 Fällen eine Beteiligung der Tränenwege gefunden werden.

Bei den hier beschriebenen Läsionen des Tränenwegssystems handelt es sich um Tränensackzerreißungen, prä- und postsakkale Stenosen mit z. T. erheblicher Defektbildung (Porteder u. Mitarb. 1985, Steinkogler 1988).

In der Diagnostik spielen die Spülung der Tränenwege und die Kontrastmittelfüllung des Tränenwegssystems die wichtigste Rolle. Sie liefern die Indikation zur Dakryozystorhinostomie – im Falle intrasakkaler Stenosen zur mikroskopischen Tränenwegsoperation – deren Ziel die Schaffung eines neuen Abflußweges darstellt (Mustarde u. Mitarb. 1970).

Bei 7 Patienten, bei welchen die Tränenwege vollständig zerstört oder vernarbt waren, wurde eine PTFE-Tränenwegsprothese als Bypass eingesetzt. Bei diesen Patienten war die primäre Bildung eines Abflußkanales mit Hilfe der noch vorhandenen Tränenwegsschleimhaut nicht möglich.

Wir verwendeten das Goretexmodell, das mit Teflonringen von außen verstärkt ist, wodurch ein Kollabieren durch Gewebedruck und Narbenzug verhindert wird (Abb. 1).

Nach Revision des Verletzungsgebietes und Ausschluß einer primären Versorgungsmöglichkeit durch Anastomose und Schienung der natürlichen Tränenwege wird die Endoprothese nach Schaffung eines konjunktivalen Zuganges und Anlegen eines knöchernen Nasenfensters in ein vorbereitetes Implantatlager gelegt und sowohl mit der konjunktivalen als auch mit der nasalen Schleimhaut mikroskopisch anastomosiert.

Ergebnisse

Die 7 implantierten PTFE-Bypässe zeigten primär ein sehr zufriedenstellendes Ergebnis. Epiphora sowie auch die begleitenden Sekundärinfektionen an der Haut konnten damit ausreichend verhindert werden. Die Patienten klagten auch nicht über ein störendes Fremdkörpergefühl.

Im Beobachtungszeitraum von 4 Jahren mußte jedoch in 3 Fällen das Implantat entfernt werden. Als Hauptursache für das Versagen des Bypasses wurde eine chronische Entzündungsreaktion mit reichlicher Granulationsgewebsbildung mit Obstruktion des Lumens festgestellt.

3 Implantate befinden sich in situ und funktionieren bis jetzt zufriedenstellend. In einem Fall sind zeitweise auftretende Entzündungen zu beobachten. Regelmäßige Kontrollen und Spülungen sind erforderlich.

Diskussion

Das Material (Goretex-PTFE) ist biokompatibel, stabil und elastisch. Es ist seit vielen Jahren in der Herz- und Gefäßchirurgie in Verwendung. Die spezielle Mikrostruktur des Materials (Knoten und Fibrillen) ermöglicht das Einwachsen von Fibrozyten in die intrafibrillären Räume, so daß eine bindegewebige Integration der Prothese erfolgt (Bryan 1983).

Das Einwachsen von Epithel sowohl vom Konjunktivafornix wie auch von der nasalen Schleimhaut ist erwünscht. Kommt es jedoch durch eine aszendierende Entzündung zur Bildung von reichlichem Granulationsgewebe mit Obstruktion des Lumens, so bedeutet dies den Funktionsverlust des Implantates.

Vorläufige mikroskopische Untersuchungen am eigenen wegen entstandener Komplikationen entnommenem Material zeigten das Vorhandensein von fagozytären Ele-

242

menten in einem fibrovaskulären Bindegewebe, das dem eines pyogenen Granuloms entspricht. Dies deutet auf ein Fremdkörpergranulationsgeschehen hin und wird Gegenstand weiterer Untersuchungen sein.

Literatur

Bryan, H. N.: Implants of Gore-Tex. Arch. Otolaryngol. 109 (1983)
Mustardé, J. C., L. D. Jones, A. Callahan: Ophthalmic Plastic Surgery Up-to-date. Aesculapius, Birmingham (AL) 1970

Porteder, H., E. Rausch, F. J. Steinkogler, P. Till, H. Aichmair: Komplikationen nach Orbitabodenfrakturen. Klin. Mbl. Augenheilk. 187 (1985) 139−141
Steinkogler, F. J.: Polytetrafluoroäthylen in der Enukleationschirurgie. Fortschr. Ophthalmol. 85 (1988) 321−322
Steinkogler, F. J.: Polytetrafluoroethylene in lacrimal surgery. Orbit 7 (1988) 37−41

Eberhard Bender, Wolfgang J. Spitzer, Erlangen, und Klaus W. Ruprecht, Homburg (Saar)

Modifizierte Intubationstechnik bei der Rekonstruktion traumatisch zerstörter Tränenwege

Einleitung

Traumen verschiedener Genese können zu direkten oder indirekten Verletzungen der ableitenden Tränenwege führen, mit der Gefahr einer späteren Stenosierung. Kurz (1969) beobachtete, daß infolge von Gesichtsschädeltraumen bei 71% der Patienten eine Stenosierung der Tränenkanälchen, bei 18% des Sakkus und bei 11% des Duktus vorlagen. Eine Sakkus- oder Duktusstenose nach Gesichtsschädelfrakturen fanden Busse u. Mitarb. (1974) bei 9,3% der Patienten. Bei Stenosen der ableitenden Tränenwege ist zur Wiederherstellung des Tränenabflusses meist eine chirurgische Behandlung erforderlich. Die dabei notwendigen operativen Techniken sind vor allem abhängig von Ursache und Lokalisation der Stenose (Busse u. Hollwich 1978, Jünemann u. Schulte 1978, Busse u. Meyer-Rüsenberg 1984a, 1984b, 1986). Bei Stenosen im Bereich des Tränensackes und des Ductus nasolacrimalis kommt die Dacryocystorhinostomia externa (Toti 1910) oder interna (West 1910, Weidenbecher 1989) als rekanalisierender Eingriff in Betracht. Vor allem bezüglich der Schleimhautadaptation hat das Originalverfahren von Toti (1904) zahlreiche entscheidende Verbesserungen erfahren (Ohm 1921, Dupuy-Dutemps u. Bourget 1921, Kaleff 1937, Hollwich 1977). Von Ruprecht (1983a, 1985) wurde eine Y-förmige Silikonschlauchintubation der Sakkus-Nasenhöhlen-Anastomose angegeben.

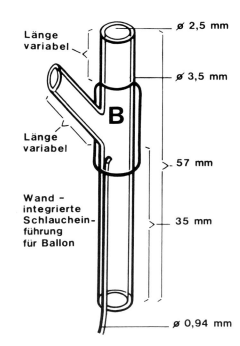

Abb. 1 Y-förmige Silikonschlauch-Intubation mit Ballon (B), welcher aufblasbar ist

Material und Methode

Das von Ruprecht (1983, 1985) angegebene Verfahren besteht darin, daß in die Sakkus-Nasenhöhlen-Anastomose eine ballonierte Y-förmige Silikonschlauchintubation (Hersteller Fa. Storz-Klein, Heidelberg) eingelegt wird (Abb. 1). Diese wird passend gekürzt, mit 5×0-Vicryl im Fornix und an der Schleimhaut des Tränensakkes befestigt und endonasal herausgeführt. Der Ballon wird individuell mit Kontrastmittel oder Ringer-Lösung aufgefüllt, wodurch die Anastomose und die Nasenschleimhaut blutstillend tamponiert werden. Abschließend wird das zuführende Ballonierungsschläuchlein

ligiert. In diese Y-förmige Intubation kann eine modifizierte Ringintubation (Hersteller Fa. Storz-Klein, Heidelberg) (Ruprecht 1983b) mit einem Außendurchmesser von 0,64 mm End zu Seit eingeführt werden, womit die Kanaliculi bikanalikulär U-förmig intubiert werden (Abb. 2). Diese Silikonschläuchlein werden zusammen mit der Y-förmigen Intubation durch Sakkus, Anastomose und Nasenhöhle endonasal herausgeführt, gekürzt und dann am nasenwendigen Ausgang der Y-förmigen Intubation in sich geknotet und an ihr befestigt (Abb. 3). Nach etwa 3 Monaten werden die beiden Intubationssysteme nach Durchtrennung der Kanalikulusintubation im medialen Augenwinkel endonasal entfernt.

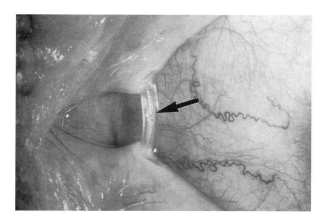

Abb. 2 U-förmige Intubation (Pfeil) im Bereich der Kanalikuli

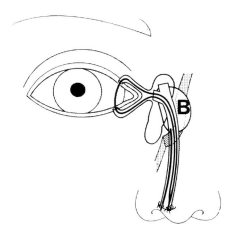

Abb. 3 Prinzip der kompletten Tränenwegsintubation mit bikanalikulärer, U-förmiger Silikonschlauchintubation und ballonierter Y-förmiger Intubation der Sakkus-Nasenhöhlen-Anastomose. Der Ballon (B) ist aufgeblasen, wodurch ein „Tamponierungseffekt" entsteht (nach Ruprecht)

Ergebnisse

Bei 16 Patienten der Augenklinik mit Poliklinik und der Klinik und Poliklinik für Mund-Kiefer-Gesichts-Chirurgie der Universität Erlangen-Nürnberg mit posttraumatischen Stenosen im Sakkus- und Duktusbereich wurde im Rahmen der Dacryocystorhinostomia externa als rekanalisierender Eingriff eine Y-förmige Silikonschlauchintubation entsprechend der angegebenen Methodik in die Sakkus-Nasenhöhlen-Anastomose eingelegt. Bei 6 Patienten wurde das komplette ableitende Tränenwegssystem U- und Y-förmig intubiert. Die Stenose war bei 4 Patienten präsakkal und bei 10 Patienten postsakkal lokalisiert. Bei 2 Patienten bestand eine kombinierte prä- und postsakkale Stenose. Bei 13 (81,25%) der 16 Patienten konnte eine endgültige passive und aktive Durchgängigkeit der ableitenden Tränenwege erzielt werden. Bei 3 Patienten waren die Tränenwege nicht oder nur nach Überwindung eines Widerstandes spülbar (Lehmann 1990). Die Analyse der Mißerfolge zeigte, daß diese durch äußerst ungünstige anatomische Verhältnisse bedingt waren. Bei allen 3 Patienten lagen zusätzliche Lidverletzungen vor; 2 Patienten waren bereits mehrfach voroperiert.

Diskussion

Bei richtiger Indikationsstellung gelingt mittels der Dacryocystorhinostomia externa oder interna bei den heute üblichen Techniken in einem hohen Prozentsatz die Wiederherstellung des Tränenabflusses (Busse u. Hollwich 1978, Jünemann u. Schulte 1978, Busse u. Meyer-Rüsenberg 1984b, Weidenbecher 1989). Bei der Anwendung von Improvisationstechniken im Rahmen von Revisionsoperationen ist die Erfolgsquote dagegen geringer (Busse u. Hollwich 1978).
Bezüglich der Notwendigkeit einer Intubation im Rahmen der Dakryozystorhinostomie besteht keine einheitliche Meinung (Jünemann u. Schulte 1978). Bei unkomplizierten infrasakkalen Stenosen halten wir die Intubation

der Sakkus-Nasenhöhlen-Anastomose unter Aussparung der Kanalikuli für ausreichend. Bei Revisionsoperationen und bei schweren traumatischen Tränenwegszerstörungen mit Beteiligung der knöchernen Strukturen erscheint uns dagegen die komplette Tränenwegsintubation für sinnvoll. Durch ihre Anwendung konnte bei Revisionsoperationen die Erfolgsquote gesteigert werden (Ruprecht u. Mitarb. 1988). Vorteile der Intubation sehen wir darin, daß die neugeschaffenen Tränenwege sicher langfristig offengehalten werden und daß die sich häufig mantelartig ausbildenden Schleimhäute nicht zur Lumenverlegung, insbesondere im Anastomosenbereich, führen können. Dies ist vor allem bei Revisionsoperationen oder bei ungenügenden Schleimhautverhältnissen von besonderer Bedeutung. Die Ballonierung bietet zusätzlich die Möglichkeit einer individuell anzupassenden Dilatation der neugeschaffenen Anastomose bei gleichzeitig sicherer Endotamponade der Nasenschleimhaut und des Knochenfensters. Dadurch können Nachblutungen verhindert werden, ohne die Nasenatmung zu beeinträchtigen.

Zusammenfassung

Es wird die Anwendung eines Y-förmigen Silikonschlauchintubations-Systems bei der Dacryocystorhinostomia externa vorgestellt. Diese Intubation kann mit einer U-förmigen bikanalikulären Intubation zur kompletten Tränenwegsintubation kombiniert werden. Bei 13 von 16 Patienten konnte mittels der Dakryozystorhinostomie als rekanalisierendem Eingriff zusammen mit der modifizierten Intubationstechnik eine permanente passive und aktive Durchgängigkeit der ableitenden Tränenwege erreicht werden.

Literatur

Busse, H., F. Hollwich: Erkrankungen der ableitenden Tränenwege und ihre Behandlung. Bücherei des Augenarztes Nr. 74. Enke, Stuttgart 1978
Busse, H., H.-W. Meyer-Rüsenberg: Mikrochirurgische Spätrekonstruktion bei posttraumatischen Canaliusstenosen. Fortschr. Ophthalmol. 83 (1984a) 90

Busse, H., H.-W. Meyer-Rüsenberg: Spätrekonstruktion verletzter Tränenwege. In Rettig, H.: Biomaterialien und Nahtmaterial, Springer, Berlin 1984b (S. 230)

Busse, H., H.-W. Meyer-Rüsenberg: Conjunctivo-Dacryocystostomie Technik und Ergebnisse. Fortschr. Ophthalmol. 83 (1986) 254

Busse, H., A. Promesberger, H. Promesberger: Indikation, Technik und Ergebnisse der Totischen Operation. S.-B. Vers. Rhein.-Westf. Augenärzte 128 (1974) 90

Dupuy-Dutemps, L., J. Bourget: Procede plastique de Dacryocysto-Rhinostomie. Ann. Oculist. (Paris) 158 (1921) 241

Hollwich, F.: Über die Modifikation der „Totischen Operation". Klin. Mbl. Augenheilk. 170 (1977) 633

Jünemann, G., D. Schulte: Ursachen und Therapie der Stenosen der abführenden Tränenwege des Erwachsenen. In Meyer-Schickerath, G., K. Ullerich: Moderne Erkrankungen der Lider und des Tränenapparates. Enke, Stuttgart 1978 (S. 243)

Kaleff, R.: Eine vereinfachte Modifikation der Dacryocystorhinostomia externa. Z. Augenheilk. 91 (1937) 140

Kurz, M.: Zur Stenosierung der Tränenwege bei Traumen. Klin. Mbl. Augenheilk. 155 (1969) 899

Lehmann, W.: persönl. Mitt. 1990

Ohm, J.: Bericht über 70 Totische Operationen. Z. Augenheilk. 46 (1921) 37

Ruprecht, K. W.: Eine Y-förmige Silikon-Schlauch-Intubation bei der Dacryocystorhinostomie. Klin. Mbl. Augenheilk. 182 (1983 a) 166

Ruprecht, K. W.: Ein Ring-Intubations-Set zur bikanalikulären Ringintubation (nach Murube del Castillo). Klin. Mbl. Augenheilk. 183 (1983 b) 509

Ruprecht, K. W.: Ballonierte Y-förmige Silikonschlauchintubation bei der Dacryocystorhinostomie. Klin. Mbl. Augenheilk. 186 (1985) 136

Ruprecht, K. W., W. Lehmann, M. Kapp: Ergebnisse rekonstruierter Tränenwegschirurgie. Fortschr. Ophthalmol. 85 (1988) 526

Toti, A.: Technique systematique de la dacryocystorhinostomie. Ann. Oculist. 143 (1910) 417

Weidenbecher, M.: Dacryocystorhinostomia interna. In Wigand, M. E.: Endoskopische Chirurgie der Nasennebenhöhlen und der vorderen Schädelbasis. Thieme, Stuttgart 1989 (S. 118)

West, J. M.: A window resection of the nasal duct in cases of stenosis. Trans. Amer. ophthalmol. Soc. 12 (1910) 659

Kontaktadresse
Dr. Eberhard Bender
Klinik und Poliklinik für Mund-Kiefer-Gesichts-Chirurgie der Universität
Erlangen-Nürnberg
Glückstr. 11
W-8520 Erlangen

Claus Udo Fritzemeier und S. Reinert, Düsseldorf

Ungewöhnliche Indikationen für Osteosyntheseplatten bei Mittelgesichtstraumen

Osteosyntheseplatten, meist aus hochwertigen bioinerten Metallen gefertigt, sind bezüglich ihrer eigentlichen Einsatzgebiete und technischen Anwendung hinreichend bekannt. Wegen dieser guten Materialeigenschaften und Verarbeitungstechnologie sollten diese Platten aber nicht nur ihrem eigentlichen Zweck zugeführt werden. Etliche darüber hinausgehende Indikationen ergeben sich aus den oben genannten guten Eigenschaften:

1. Nasengerüstvorformung und -stabilisierung
2. Nasengerüstkonturierung
3. Orbitahöhlenrekonstruktion
4. intermaxilläre Fixation bei zahnlosen Patienten

Bei der Rekonstruktion des durch Unfall zerstörten Nasengerüstes (Abb. **1**) sind z.B. Winkelspäne aus Kunststoff als temporärer Ersatz bzw. Winkelspäne aus Knorpel das Mittel der Wahl. Häufig beobachtete Nachteile sind jedoch Verbiegungen (Kapovits 1976, Pfeifer u. Fritzemeier 1981), weil der Druck und die Spannung der rekonstruierten oder narbig verzogenen Weichteile die Stützmaterialien deformieren können. Wir haben darum zunächst mit einer winkelförmig gebogenen Osteosyntheseplatte das Nasengerüst vorgeformt. An der Klinik für Kiefer- und Plastische Gesichtschirurgie der Universität Düsseldorf arbeiten wir mit dem Luhr-System und haben daher Platten dieses Systems verwendet.

Folgende Vorteile ergeben sich aus diesem Vorgehen:

1. individuell formbares, stabiles Gerüst
2. solide, problemlose Fixation
3. dimensionsgerechte Platzhalterfunktion

Die Vorpflanzungs-Osteosyntheseplatte des Nasengerüstes ist dimensions- und winkelgerecht zu konturieren und hat mit Sicherheit die notwendige Stabilität. Die Fixation erfolgt sicher mittels Osteosyntheseschrauben an der Glabella und/oder der Spina nasalis anterior (Abb. **2**). Der Formkörper ist zwar etwas überdimensioniert, bietet damit jedoch den Vorteil, daß nach Austausch der Osteosyntheseplatte ein ausreichender Raum für das spätere Knorpelmaterial vorhanden ist und dieses problemlos implantiert werden kann. Die überdehnten Weichteile schrumpfen auf das endgültige grazil gestaltete Knorpelgerüst auf, ohne daß der verpflanzte Knorpel dann noch deformiert wird.

Bei der knorpeligen Rekonstruktion des Nasengerüstes, gleich ob autologes oder heterologes Material zur Anwendung kommt, bieten sich bei der Konturierung die Mikroplatten des Luhr-Systems an, mit denen der jeweilige Knorpelspan in Form gebracht und, wenn es notwendig ist, zusammengesetzt werden kann (Abb. **3**). Auch kommt eine Befestigung mit diesen Platten und Schrauben in Betracht.

Die Rekonstruktion der traumatisch zerstörten oder deformierten Orbita gehört zu den aufwendigsten und schwierigsten plastisch-chirurgischen Techniken. Wegen der Narbenschrumpfung und der zukünftigen Stellung der Augenprothese muß eine ausreichend dimensionierte Prothesenhöhle in definierter Stellung zum Gesichtsschädel ausgeformt werden.

Dieses erfolgte in der Vergangenheit mit Hilfe von Augenpelotten, die über Galerieschienen an den Zähnen

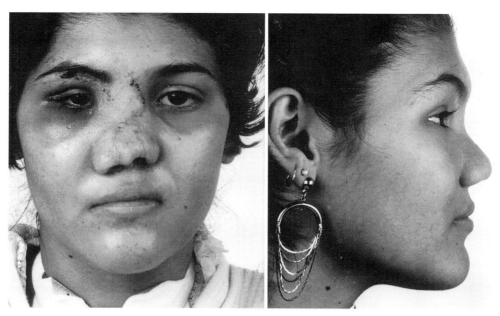

Abb. **1a** u. **b** Durch Verkehrsunfall deformierte Nase: **a** vor und **b** nach Rekonstruktion mittels Osteosyntheseplatte und Knorpelspan

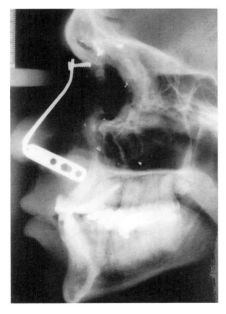

Abb. **2** Inkorporierte und an der Glabella fixierte Osteosyntheseplatte zur Aufrichtung des zerstörten Nasengerüstes

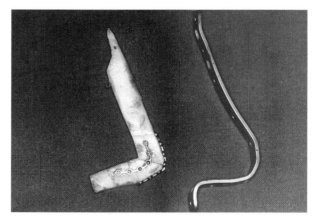

Abb. **3** Vorpflanzungs-Osteosyntheseplatte und danach mit Mikroplatten konturierter Knorpelspan

stabilisiert wurden. Eine derartige funktionsbehindernde, pflegeaufwendige und ästhetisch beeinträchtigende Technik kann mit Hilfe von modifizierten Osteosyntheseplatten um ein Vielfaches vereinfacht werden (Abb. **4**). Die konturierte und mit einer Schraubenhülse versehene Miniplatte wird über einen unauffälligen Schnitt in der Augenbraue am Stirnbein mit den dazugehörigen Schrauben befestigt. Die Schraubenhülse, vorwiegend aus Messing gefertigt, kann entweder mit Autopolymerisat oder

besser mit Goldlot an der Vitalliumplatte befestigt werden. Über die Schraubenhülse kann die Augenpelotte individuell ausgerichtet und fixiert werden. Die intraorbitalen Rekonstruktionen mit Schleimhaut und Stützmaterialien werden wie üblich vorgenommen und mit Hilfe der Pelotte stabilisiert. Für die Dauer der Ausformungsbehandlung ist der Halt der Osteosyntheseschrauben am Stirnbein immer ausreichend.

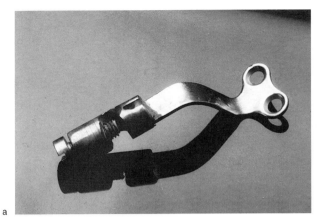

a

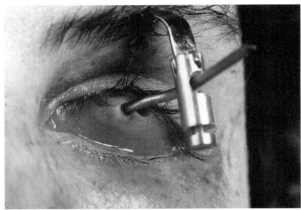

b

Abb. **4 a** u. **b**   Mit Schraubenhülse versehene Miniosteosynthe-seplatte (**a**) zur Stabilisierung einer Augenpelotte (**b**)

Abschließend noch eine weitere Zusatzindikation für Osteosyntheseplatten, die bei der täglichen kieferchirurgischen Tätigkeit von Nutzen sein kann. Hierzu gehört die Herstellung der intermaxillären Fixation bei zahnlosen Patienten. Unter Leitungsanästhesie werden nach Schleimhautschnitt einfach 2 Osteosyntheseplatten in der Eckzahnregion an Ober- und Unterkiefer eingeschraubt. Es lassen sich so häufig komplizierte Protheseschienungen mit Drahtaufhängungen und/oder Umschlingungen vermeiden.

Somit werden in der Zukunft sicher weitere über diese Verwendungszwecke hinausgehende Nebenindikationen für die Osteosyntheseplatten gefunden werden.

Zusammenfassung

Die meist aus hochwertigen bionierten Metallen gefertigten Osteosyntheseplatten können wegen ihrer guten Materialeigenschaften weiteren über die Osteosynthese hinausgehenden Zwecken zugeführt werden. Verschiedene Beispiele zur Rekonstruktion der durch Trauma zerstörten Nase und Orbita mit Hilfe von modifizierten Osteosyntheseplatten werden angeführt.

Literatur

Kapovits, M.: Die temporäre Anwendung eines Kunststoffwinkelspans bei der Nasenplastik mit einem Knorpelwinkelspan und Tantalnadeln. In Schuchardt, K., H. Scheunemann: Fortschritte der Kiefer- und Gesichts-Chirurgie, Bd. XX. Thieme, Stuttgart 1976 (S. 68)

Pfeifer, G., C. U. Fritzemeier: Implantate und Transplantate als Gerüstsubstanz bei der Nasenrekonstruktion. In Cotta, H., A. K. Martini: Implantate und Transplantate in der Plastischen und Wiederherstellungschirurgie, Bd. 17. Springer, Berlin 1981 (S. 259)

Kontaktadresse
Prof. Dr. Dr. Claus Udo Fritzemeier
Klinik für Kiefer- und Plastische Gesichtschirurgie
der Universität Düsseldorf, Westdeutsche Kieferklinik
Moorenstr. 5
W-4000 Düsseldorf 1

Wolfgang Bähr, Freiburg

Osteosynthese im Mittelgesicht – Gewindevorschnitt versus selbstschneidende Schrauben

Einleitung

Bei der Verwendung kleiner Schraubensysteme, wie sie im Mittelgesicht üblich sind, ist es strittig, ob selbstschneidende Schrauben oder Schrauben mit vorgeschnittenem Gewinde vorteilhafter sind (Bähr 1987, Foley u. Mitarb. 1990, Phillips u. Rahn 1989).

Material und Methode

In einer Studie wurden bei 20 Frischverstorbenen über 300 2-mm-AO-Minischrauben mit bzw. ohne Gewindevorschnitt infraorbital, in den Bereich der Sutura fronto-zygomatica und des Jochbeinpfeilers eingebracht. Bei 100 Implantaten wurde das maximal erreichbare Drehmoment beim Anziehen der Schrauben ermittelt[1]. Bei 131

Proben wurde mit Hilfe des Rasterelektronenmikroskops die knöcherne Gewindeoberfläche der Implantatlager untersucht. Bei 140 Proben wurde mit Hilfe von Hartschliffpräparaten der Übergangsbereich vom Schraubengewinde zum knöchernen Gewinde überprüft[2].

---

[1] Von den erhaltenen Werten wurden das arithmetische Mittel (x) und die empirische Standardabweichung s_x des jeweiligen Stichprobenumfangs (n) berechnet.

[2] Mit Hilfe des Chi[2]-Tests wurden die Unterschiede im Knochenkontakt zwischen den Schrauben mit und ohne Gewindevorschnitt untersucht.

Ergebnisse und Diskussion

In der Infraorbitalregion lag der Mittelwert der untersuchten Drehmomente mit Gewindevorschnitt bei 2,25 kpcm (s_x = 0,221 kpcm, n = 25), und ohne Gewindevorschnitt bei 2,7 kpcm (s_x = 0,220 kpcm, n = 25). Am Jochbeinpfeiler betrugen die Werte mit Gewindevorschnitt 1,55 kpcm (s_x = 0,198 kpcm, n = 25) und ohne Gewindevorschnitt 1,9 kpcm (s_x = 0,205 kpcm, n = 25) (Abb. **1**). Damit waren sowohl am Infraorbitalrand als auch im Bereich des Jochbeinpfeilers die Drehmomentwerte um 20–22% größer, wenn man auf den Gewindevorschnitt verzichtete.

Die rasterelektronenmikroskopischen Untersuchungen zeigten sowohl mit als auch ohne Gewindevorschnitt Schädigungen des Schraubenlagers in Form von Knochenrissen, gequetschtem, geschertem und aufgestauchtem Knochenmaterial. Das Ausmaß der Schädigungen differierte dabei in den verschiedenen Implantatlagern und in den verschiedenen knöchernen Gewindeflanken erheblich. Daher scheint eine quantitative Auswertung der genannten Veränderungen nicht möglich.

Bei der Beurteilung der Hartschliffpräparate ist ein allgemeines Prinzip in der Technik zu berücksichtigen. Dieses Prinzip findet auch bei den Osteosyntheseschrauben Anwendung. Der Schraubenkerndurchmesser ist nämlich kleiner als der Durchmesser des zugehörigen Spiralbohrers. Dabei geht man davon aus, daß der Gewindeschneider in seiner dafür vorgesehenen Nute nicht alle Knochenspäne aufnehmen kann. Das liegengebliebene Knochenmaterial soll in den Raum zwischen Schraubenkern und Vorbohrloch gedrückt werden und dort Platz finden (Abb. **2**).

Dieser Platz scheint jedoch im Mittelgesichtsknochen in diesem Ausmaß nicht notwendig zu sein. Bei den Hartschliffpräparaten mit Gewindevorschnitt war dieser

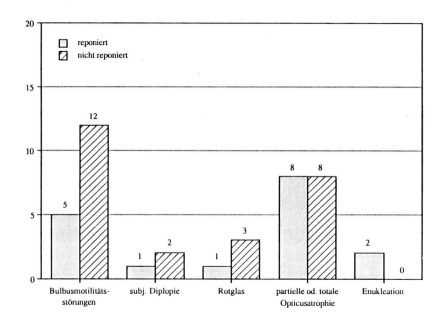

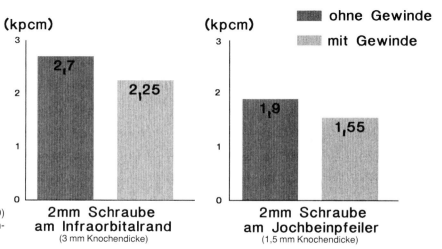

Abb. **1** Max. Drehmoment (n = 100) beim Anziehen der Schrauben am Infraorbitalrand und am Jochbeinpfeiler

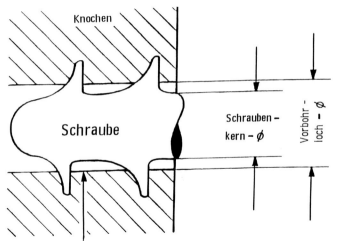

Knochen

Schraube

Schrauben-
kern - ∅

Vorbohr-
loch - ∅

Abb. **2** Dimensionierung der 2-mm-AO-Minischrauben. Der Durchmesser des Vorbohrlochs ist um 0,2 mm größer als der Schraubenkerndurchmesser

der Raum zwischen Schraubenkern und Vorbohrloch soll durch nicht abtransportierte Knochenspäne aufgefüllt werden

Bereich meistens nicht von Knochen ausgefüllt. Wurde jedoch auf den Gewindevorschnitt verzichtet, lag der Knochen meistens vollständig der Schraube an (Tab. **1**, Abb. **3**).

Bei den Proben mit Gewindevorschnitt, bei denen im Bereich des Kerndurchmessers der Schraube kein Knochen vorhanden war, beobachteten wir noch drei zusätzliche Variationen:

Bei der Variation I war der Kontakt zwischen Gewinde-flanke und Knochen durch komprimierte Gewindegänge unterbrochen. Dies wurde dann beobachtet, wenn beim Eindrehen der Schraube deren Achse um mehr als 10° von der Achse des Gewindeschneiders abwich (Bähr 1989). Die Schraube schnitt dann also ihr eigenes Gewinde.

Bei der Variation II hatten einige Gewindeflanken guten Kontakt zum Knochen, während andere Gewindeflanken keinen Kontakt zum Knochen aufwiesen. Bei diesen Pro-

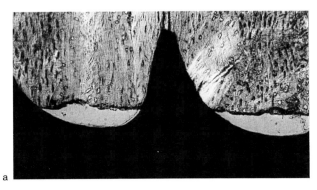

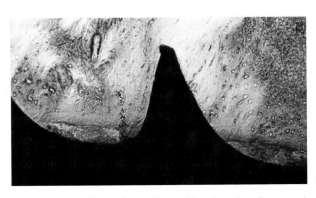

a

b

Abb. **3 a** u. **b** Knochenkontakt der 2-mm-AO-Minischraube (polarisationsoptische Darstellung: Vergr. 32mal). **a** Der Raum zwischen Schraubenkern und Vorbohrloch ist nicht von Knochen ausgefüllt. **b** Der Knochen liegt überall an den Gewindeflanken an

Tabelle **1** Knochenkontakt im Bereich des Kerndurchmessers der Schrauben mit und ohne Gewindevorschnitt (n = Anzahl der Proben)

Gruppe	n	Bereich um den Kerndurchmesser der Schraube mit Knochen ausgefüllt		
		Vollständig	Teilweise	Leer
mit Gewindevorschnitt	100	3%	19%	78%
ohne Gewindevorschnitt	40	64%	36%	0%
		Chi² Test	p < 0,001	

ben wurde beim Gewindeschneiden wahrscheinlich ein inkonstanter Druck auf die Längsachse des Gewindeschneiders ausgeübt.

Bei der Variation III hatten die meisten Gewindeflanken nur wenig Kontakt zum Knochen. Dies kam vermutlich dann zustande, wenn beim Eindrehen des Gewindeschneiders eine kreiselnde Bewegung durchgeführt wurde. Da dadurch ein konisches Gewindeloch entsteht, ist nur an der Schraubenspitze ein guter Knochenkontakt zu erwarten.

Es bleibt festzustellen, daß ohne Gewindevorschnitt der Kontakt zwischen Schraube und Knochen besser ist. Dieser ausgedehntere Kontakt ist vermutlich für die höheren Drehmomentwerte verantwortlich. Die Stabilität der Schraubenverbindung dürfte dadurch verbessert werden. Aufgrund der Untersuchungsergebnisse erscheint es vorteilhaft, im menschlichen Mittelgesichtsknochen bei der Schraubenapplikation kein Gewinde vorzuschneiden.

Zusammenfassung

Mit Hilfe von Drehmomentmessungen, Untersuchungen des Schraubenkontakts zum Knochen und morphologischen Untersuchungen wurden 371 Minischrauben mit bzw. ohne Gewindevorschnitt verglichen. Bei 100 Schrauben wurde das maximale Drehmoment beim Durchdrehen ermittelt. Bei 140 Schrauben wurde mit Hilfe von Hartschliffpräparaten der Kontakt zum Knochen und bei 131 Proben mit Hilfe des Rasterelektronenmi-

kroskops die Oberfläche des Schraubenlagers untersucht. Ohne vorgeschnittenes Gewinde war der Knochenkontakt der Schrauben ausgedehnter, und die ermittelten Drehmomente lagen höher als mit Gewindevorschnitt. Wich beim Eindrehen der Schrauben deren Achse um mehr als 10° von der Achse des Gewindeschneiders ab, war die Gewindeoberfläche des Schraubenlagers durch einen zweiten Gewindegang beschädigt. Wurde auf den Gewindevorschnitt verzichtet, waren die Schraubenlager insgesamt weniger beeinträchtigt.

Literatur

Bähr, W.: Erste Ergebnisse biomechanischer Untersuchungen über Osteosyntheseschrauben im Mittelgesicht. Dtsch. Z. Mund-, Kiefer- u. Gesichtschir. 11 (1987) 301–304

Bähr, W.: Morphologie des Knochengewindes nach Implantation von 2 mm AO Minischrauben im Mittelgesicht. Unfallchirurg 92 (1989) 54–58

Foley, W. L., D. E. Frost, M. R. Tucker: The effect of repetitive screw hole use on the retentive strength of pretapped and self-tapped screws. J. oral max.-fac. Surg. 48 (1990) 264–267

Phillips, J. H., B. A. Rahn: Comparison of compression and torque measurements of self-tapping and pretapped screws. Plast. reconstr. Surg. 83 (1989) 447–456

Kontaktadresse
Dr. Dr. Wolfgang Bähr
Universitätsklinik für Zahn-, Mund- und Kieferheilkunde
Hugstetter Str. 55
W-7800 Freiburg

Hans-Albert Merten, Alfred Patyk, Karl Günther Wiese und Hans-Georg Luhr, Göttingen

Überbrückung zweiwandiger Orbitadefekte mit biologisch abbaufähigen Kunststoffolien

Eine tierexperimentelle Untersuchung

Einleitung

Zur primären Überbrückung größerer Defekte bzw. ausgedehnter Trümmerzonen des Orbitabodens bzw. der Orbitawandungen werden an das Reparaturmaterial besondere Anforderungen gestellt. Neben einer ausreichenden Belastbarkeit sind die individuelle Konfigurierbarkeit und Formbeständigkeit sowie die sofortige Verfügbarkeit von wesentlicher praktischer Bedeutung (Lentrodt u. Pfeifer 1981). Zudem sollte das Implantatmaterial wenig auftragen und trotzdem eine ausreichende mechanische Stabilität aufweisen, so daß auf zusätzliche Stützungsmaßnahmen des Orbitabodens wie Kieferhöhlentamponaden verzichtet werden kann. Darüber hinaus sollte es die biologischen Anforderungen erfüllen, die generell an Implantationsmaterialien gestellt werden, wie reizlose Gewebeintegration mit dauerhafter Einheilung, Vermeidung von Kapselbildungen und Substitution abbaufähiger Materialien durch Bindegewebe bzw. Knochen (Scales 1953).

Absorbierbare Kunststoffimplantate scheinen diese Anforderungen größtenteils zu erfüllen (Kronenthal 1975), wie die von Höltje (1983) für die Überbrückung

von Orbitabodendefekten entwickelte PDS-Schale zeigt. Das konfektionierte, uhrglasförmige Orbitaimplantat aus Polydioxanon (PDS) ist konturierbar, zur Überbrückung mehrwandiger Orbitadefekte jedoch weniger gut geeignet. Es erscheint daher sinnvoll im Tierexperiment zu überprüfen, inwieweit größer dimensionierte Kunststofffolien geeignet sind, den zwangsläufig höheren mechanischen Belastungen bei der Überbrückung mehrwandiger Orbitadefekte standzuhalten. Da zudem bisher nur wenige, meist an Kleintieren durchgeführte Untersuchungen zur Orbitabodenrekonstruktion mit unterschiedlichen Implantatmaterialien vorliegen, soll erstmals an klinisch relevanten Orbitawanddefekten des Minischweins der Remodellierungsprozeß der defizitären Orbitawandungen nach Implantation biologisch abbaubarer Kunststoffimplantate histologisch aufgezeigt werden (Cutright u. Hunsuck 1972, Hatzifotiadis u. Chrissafis 1978, Höltje 1983, Lentrodt u. Mitarb. 1968, Schmelzle 1975).

Material und Methode

Die Implantate werden durch Schmelzen (165°C) von Vicrylnetzen (Fa. Ethicon, Hamburg) bzw. von Resomer-207-Pulver (Fa. Boehringer, Ingelheim) selbst hergestellt. Die in eine Form überführte Schmelze wird zu 1,0 mm starken (50 mm ∅) Folien gepreßt (15 sec bei 4 bar). Die mit Formalindampf gassterilisierten Implantate werden mindestens 1 Woche gelagert. Beide Implantate liegen als homogene Plättchen vor. Das kurzfristig resorbierbare Vicrylimplantat besteht aus dem Copolymer Polyglactin 910 (Polylactid/Polyglykolid = 1/9), welches durch Hydrolyse in seine physiologischen Ausgangssubstanzen depolymerisiert wird, die anschließend von kompetenten Zellen zu Wasser und Kohlendioxid metabolisiert werden. Das mittelfristig hydrolysierbare Resomerimplantat mit einer dem PDS vergleichbaren Resorptionszeit besteht aus dem Stereopolymer-Poly, d,1-Lactid (MG 209000, Biegefestigkeit 87,3 N/mm^2) und wird ebenfalls nach seiner Degradation zu H_2O und CO_2 metabolisiert.

Bei 5 ausgewachsenen Göttinger Miniaturschweinen (Tierversuchsgenehmigung: 504.42502/Bezirksregierung Braunschweig) (w=4, m=1, mittleres Gewicht = 42 kg) werden in Allgemeinnarkose über Orbitarandschnitte einzeitig in beiden Orbitae jeweils die mediale Orbitawand bzw. das Orbitadach dargestellt (das Schwein besitzt keinen Orbitaboden !) und mit der Stichsäge ein 25 x 35 mm großes Areal osteotomiert. Nach Resektion der osteotomierten Orbitabegrenzungen resultiert ein zweiwandiger Defekt, der mit Anteilen der Schädelgrube, dem Stirnhöhlen-Siebbein-System sowie der Nasenhaupthöhle konnektiert. Die Defekte werden anschließend mit den jeweiligen Folien (im Seitenvergleich) breitflächig überbrückt. Zuvor werden jedoch die Implantate durch Erwärmung im Wasserbad (90°C) kurzfristig thermoplastisch verformbar gemacht (bei Bedarf wiederholbar) und dem jeweiligen Orbitadefekt individuell angepaßt. Eine Fixierung der Implantate ist nicht erforderlich. Postoperativ erfolgt eine zweimalige Fluorochrommarkierung (Tetracyklin und Calcein) nach Rahn (1976). Die Tötung der Tiere erfolgt nach 2, 10, 12 und 16 Wochen (ein Versuchstier befindet sich noch im einjährigen Langzeitversuch). Die Orbitae werden jeweils en bloc entnommen und nach 4wöchiger Fixierung in 4%igem neutralen Formalin in 10 mm dicke Scheiben zersägt, anschließend in der aufsteigenden Alkoholreihe entwässert und in Kunststoff eingebettet. Die histologische Auswertung erfolgt lichtmikroskopisch an unentkalkten Dünnschliffpräparaten (Donath u. Breuner 1982).

Klinische Ergebnisse

Sämtliche Implantate heilen reizlos ein. Während der gesamten Versuchsdauer verhalten sich die Tiere völlig normal. Gangunsicherheiten bzw. Koordinationsstörungen können nicht beobachtet werden. Klinisch findet sich kein Anhalt für Enophthalmus bzw. Bulbustiefstand, die Bulbusmotilität ist bei passiver Überprüfung der narkotisierten Tieren nicht eingeschränkt.

Histologische Ergebnisse

2 Wochen nach der Implantation liegen beide Kunststoffplättchen noch unverändert vor (Abb. 1). Die Blutkoagula zwischen den Knochendefekten werden bindegewebig organisiert. Zusätzlich beginnt trabekulärer Faserknochen vom Rand her den Defekt zu überbrücken. Periimplantär findet sich ein relativ breiter Saum aus Granulationsgewebe, in dem Rundzellformationen im zur Orbita zugewandten Teil dominieren. Riesenzellen kommen vereinzelt zur Darstellung.

Nach 10wöchiger Liegedauer ist die Absorption der Polyglactinfolie bereits weit fortgeschritten. Die Kontinuität des Implantates ist aufgehoben, lediglich partiell können noch größere Fragmente nachgewiesen werden. Der abgebaute Kunststoff wird durch eine bindegewebige Kapsel substituiert, die den Orbitainhalt ohne Zeichen von narbigen Adhäsionen begrenzt. Der Orbitadefekt wird von einem Regenerat aus reifem Lamellenknochen und darauf aufgepfropftem Geflechtknochen durchbaut und zusätzlich von einer tragfähigen Bindegewebskapsel überspannt (Abb. 2). Das Resomerimplantat ist weiterhin vollständig erhalten und von einem fibroblasten- und fibrozytenreichen Bindegewebssaum umgeben. Zusätzlich beginnen seitliche Knochenregenerate das Implantat zu inkorporieren.

Ein fast unverändertes Bild findet sich nach 12 Wochen. Das Polyglactinimplantat ist jedoch nur noch schemenhaft zu erkennen. Die seitlichen Knochenregenerate sind teilweise zusammengewachsen und bilden eine tragfähige, der ehemaligen Orbitawandung entsprechende knöcherne Begrenzung (Abb. 3). Auch fluoreszenzmikroskopisch kann eine ungestörte Knochenneubildung nachgewiesen werden, indem die Implantatunterseite als Leitschiene für den seitlich einwachsenden Knochen fungiert.

16 Wochen post implantationem ist die Polyglactinfolie vollständig absorbiert und durch straffes Bindegewebe

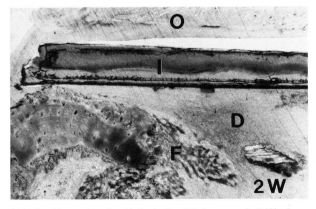

Abb. 1 Absorption des Polyglactinplättchens nach 2 Wochen. Sowohl das schnell depolymerisierbare Polyglactinimplantat als auch das nicht im Bild dargestellte protrahiert abbaufähige Kunststoffimplantat liegen noch unverändert vor. I = Implantat, D = Orbitadefekt, O = Orbita, F = seitliches Knochenregenerat aus Faserknochen (unentkalkter Dünnschliff, 40 μm, Toluidinblau, Vergr. 4,25mal)

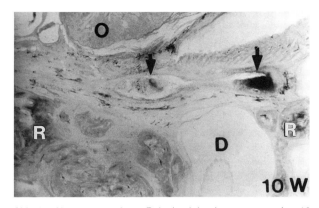

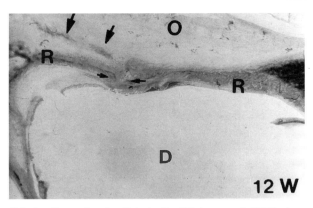

Abb. 2 Absorption des Polyglactinimplantates nach 10 Wochen. Der hydrolytische Abbau des Kunststoffplättchens ist bereits weit fortgeschritten. Die Pfeile markieren noch partiell vorhandene größere Kunststofffragmente. O = Orbitainhalt mit Anteilen äußerer Augenmuskulatur, D = Orbitadefekt, R = seitliche Knochenregenerate (unentkalkter Dünnschliff, 40 μm, Toluidinblau, Vergr. 4,25mal)

Abb. 3 Absorption des Polyglactinplättchens nach 12 Wochen. Nach 12 Wochen ist das Implantat nur noch schemenhaft zu erkennen (große Pfeile). Die seitlichen Knochenregenerate beginnen zu konnektieren (kleine Pfeile). O = Orbita. D = Orbitadefekt, R = seitliche Knochenregenerate bilden eine tragfähige Orbitabegrenzung (unentkalkter Dünnschliff, 40 μm, Toluidinblau, Vergr. 4,75mal)

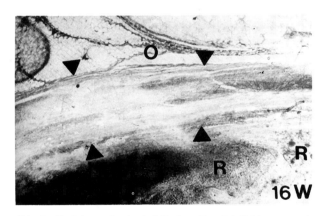

Abb. 4 Endphase des hydrolytischen Kunststoffabbaues nach 16wöchiger Liegedauer. 16 Wochen p. i. ist die vollständig depolymerisierte Polyglactinfolie durch Bindegewebe (von Pfeilen flankiert) substituiert. O = Orbitainhalt mit Anteilen äußerer Augenmuskulatur und Fettgewebe, R = Knochenregenerat (unentkalkter Dünnschliff, 40 μm, Toluidinblau, Vergr. 12,5mal)

ersetzt. Die kollagenen Faserzüge verlaufen parallel zur Oberfläche des Knochenregenerates und begrenzen im Sinne einer Gleitschicht den Orbitainhalt (Abb. 4). Die langsam resorbierbare Folie ist dagegen noch weitestgehend in ihrer ursprünglichen Form erhalten, obwohl jedoch eine beginnende Fragmentierung erkennbar wird.

Diskussion

Beide Kunststoffimplantate zeigen an der Implantat-Gewebe-Grenze ein vergleichbares feingewebliches Bild, wobei die Absorption des Resomerimplantates erwartungsgemäß protrahiert verläuft. Auf die Materialien zurückführbare Unterschiede können histologisch nicht nachgewiesen werden. Ebenso fehlen chronische Entzündungszeichen. Vergleichbare histologische Ergebnisse

findet Gerlach (1988) bei der Verplattung von Unterkieferfrakturen des Hundes mit resorbierbaren Osteosyntheseplatten. Fremdkörperreaktionen sind vereinzelt nachweisbar und eher Folge einer intraoperativen Kontamination des Wundgebietes bzw. auf Partikel zurückzuführen, die mit dem Atemstrom via konnektierendem Defekt zwischen Nasenhaupthöhle und Orbita auf die Implantatunterseite transportiert werden. Die Resorption der Polyglactinfolien verläuft ähnlich den von Höltje (1983) verwendeten Polyglactinplättchen. Erstmals kann die vollständige knöcherne Überbrückung ausgedehnter Orbitawanddefekte nachgewiesen werden. Vergleichbare Beobachtungen werden von Cutright u. Hunsuck (1972) mitgeteilt, die jedoch isolierte Orbitabodenfrakturen bei Makakenaffen mit einem langsam resorbierbaren Kunststoffimplantat überbrücken. Die knöcherne Reparatur der Orbitadefekte geschieht in der gleichen Weise wie die von Schenk u. Willenegger (1977) beschriebene Spaltheilung bei größeren enossalen Defekten, indem innerhalb von 1−2 Wochen zuerst ein aus Faserknochen („woven bone") bestehendes Trabekelgerüst errichtet wird, dessen Maschen sich später mit Lamellenknochen ausfüllen (Abb. 3 u. 4). Da die Bildung von Lamellenknochen eine bereits bestehende, möglichst plane knöcherne Unterlage voraussetzt, wird die unregelmäßig reliefierte Oberfläche zunächst durch eine Schicht aus Faserknochen planiert, ehe die Bildung von Lamellenknochen einsetzen kann (Abb. 2).

Die Implantatunterseite dient hierbei als Leitschiene. Wie von Schmelzle (1975) für den cialitkonservierten Knorpel beschrieben, gilt auch für die Kunststoffimplantate, daß im Zuge der Resorption eine Knochenneubildung stattfindet, die zu einer annähernd identischen Reduplikation des Implantates führt. Im Unterschied zu lyophilisierter Dura, die sich ohne Kapselbildung durch einwachsendes Bindegewebe zu einer Narbenplatte organisiert (Lentrodt u. Mitarb. 1968, Luhr 1969), wird das Kunststoffimplantat bis zu seiner vollständigen Hydrolyse zunächst von einer Bindegewebskapsel umgeben, die jedoch, der narbig organisierten Lyodura vergleichbar, ebenfalls zur Ausbildung einer belastungsfähigen Orbitabegrenzung führt.

Zusammenfassung

Bei 5 Göttinger Miniaturschweinen werden in beiden Orbitae klinisch relevante, zweiwandige Defekte (25 x 35 mm) gesetzt und mit Kunststoffolien unterschiedlicher Resorptionsdauer überbrückt. Die histologischen Ergebnisse zeigen: 1. Zur Defektüberbrückung reichen kurzfristig (10–12 Wochen) depolymerisierbare Kunststoffolien (0,5–1,0 mm Stärke) aus. 2. Die Knochendefekte sind nach 16 Wochen größtenteils von einem dünnwandigen Knochenregenerat überbrückt, indem die Implantatunterseite als Leitschiene fungiert. 3. Der resorbierte Kunststoff wird durch eine tragfähige, zu keinerlei Adhäsionen neigende reizlose Narbenplatte ersetzt. 4. Zusätzliche Stützungsmaßnahmen entfallen. 5. Resorbierbare Kunststoffimplantate erscheinen aufgrund ihres reaktionsarmen hydrolytischen Abbaus sowie der individuellen Konfigurierbarkeit zur Orbitadefektüberbrückung geeignet.

Literatur

Cutright, D. E., E. E. Hunsuck: The repair of fractures of the orbital floor using biodegradable polylactic acid. Oral Surg. 33 (1972) 28

Donath, K., G. Breuner: A methode for the study of undecalcified bones and teeth with attached soft tissues. J. oral. Path. 11 (1982) 318

Gerlach, K. L.: Biologisch abbaubare Polymere in der Mund-, Kiefer- und Gesichtschirurgie. Tierexperimentelle Ergebnisse. Hanser, München 1988

Hatzifotiadis, D., S. Chrissafis: Klinische und tierexperimentelle Bewertung von Silastik und lyophilisierter Dura bei der Versorgung von Orbitaboden-Frakturen. Dtsch. Zahn-, Mund- u. Kieferheilk. 66 (1978) 711

Höltje, W.-J.: Wiederherstellung von Orbitabodendefekten mit Polyglactin. Eine tierexperimentelle Studie. In Pfeifer, G., N. Schwenzer: Fortschritte der Kiefer- und Gesichts-Chirurgie, Bd. XXVIII. Thieme, Stuttgart 1983 (S. 65)

Kronenthal, R. L.: Biodegradable polymers in medicine and surgery. In Kronenthal, R. L., Z. Oser, E. Martin: Polymers in Medicine and Surgery. Plenum, New York 1975

Lentrodt, J., H.-G. Luhr, H.-J. Metz: Tierexperimentelle Untersuchung zur Frage der primären Deckung von traumatischen Defekten des Orbitabodens. Dtsch. zahnärzt. Z. 26 (1968) 1418

Lentrodt, J., G. Pfeifer: Implantate und Transplantate bei Augenhöhlenbodendefekten. In Cotta, H., A. K. Martin: Implantate und Transplantate in der plastischen und Wiederherstellungschirurgie. Springer, Berlin 1981 (S. 170)

Luhr, H.-G.: Lyophilisierte Dura zum Defektersatz des Orbitalbodens nach Trauma und Tumorresektion. Melsunger med. Mitt. 43 (1969) 233

Rahn, B. A.: Die polychrome Fluoreszenzmarkierung des Knochenanbaues. Zeiss Informationen 22 (1976) 36

Scales, J. T.: Discussion on metals and synthetic materials in relation to soft tissues; tissue reaction to synthetic materials. Prob. roy. soc. Med. 46 (1953) 647

Schenk, R. K., H. R. Willenegger: Zur Histologie der primären Knochenheilung. Modifikation und Grenzen der Spaltheilung in Abhängigkeit von der Defektgröße. Unfallheilkunde 80 (1977) 155

Schmelzle, R.: Tierexperimentelle Untersuchungen zur Orbitabodenplastik. In Schuchardt, K., B. Spiessl: Fortschritte der Kiefer- und Gesichts-Chirurgie, Bd. XIX. Thieme, Stuttgart 1975 (S. 193)

Kontaktadresse
Dr. Dr. Hans-Albert Merten
Abteilung Kieferchirurgie
des Zentrums Zahn-, Mund- und Kieferheilkunde
der Universität Göttingen
Robert-Koch-Str. 40
W-3400 Göttingen

Henning Schliephake, Friedrich-Wilhelm Neukam und Detlev Klosa, Hannover

Tierexperimentelle Untersuchung zur Bestimmung der In-vivo-Resorption an PDS-Osteosynthesematerial

Einleitung

Polydioxanon (PDS) ist ein synthetischer Polyester, der durch Hydrolyse in vivo abbaubar ist und eine gute Gewebeverträglichkeit aufweist (Dociu u. Hein 1981, Ray u. Mitarb. 1981). Nach Osteosynthese mit resorbierbarem PDS-Material ist in tierexperimentellen Untersuchungen die knöcherne Konsolidierung des Fraktur- bzw. Osteotomiespaltes nach 3 Monaten beschrieben worden (Claes u. Mitarb. 1986, Ewers u. Förster 1985, Gay u. Mitarb. 1984). Innerhalb dieses Zeitraumes sinkt die Reißfestigkeit des Materials auf unter 5% der Ausgangskraft (Dociu u. Hein 1981, Ray u. Mitarb. 1981); die Mikrohärte (n. Shore) liegt nach 8 Wochen bei 60% des Ausgangswertes (Gay u. Mitarb. 1984). In der Literatur findet sich jedoch keine Beschreibung der Volumenresorption von PDS-Osteosynthesematerial in Knochengewebe während der Frakturheilungsphase.

Ziel der vorliegenden Untersuchung war es daher, Ausmaß und Verlauf der Volumenresorption an Polydioxanonkörpern in Knochengewebe histometrisch zu bestimmen und räumlich zu analysieren.

Material und Methode

An 8 Göttinger Minischweinen (5–15 kg) wurden in Allgemeinnarkose von einer submandibulären Schnittführung aus pro Tier 3 Polydioxanonstifte (Ethipin, Durchmesser 1,2 mm) in den Unterkiefer unterhalb des Canalis mandibulae eingebracht. Die Bestimmung des Ausgangsvolumens der Stifte erfolgte vor dem Einbringen durch Wiegen und Division des Gewichtes durch die Dichte ($\Phi = 1,37$ g/cm^3). Nach 2, 4, 8, 12, 17, 22 und 26 Wochen wurde das Untersuchungsmaterial gewonnen, nach Entkalken in Methylmethakrylat eingebettet und mit Hilfe einer Innenlochsäge (Fa. Leitz, Wetzlar) in Serienschnitten (30 μm Dicke, 300 μm Abstand) senkrecht zur Längsachse der Stifte aufbereitet. Die histometrische Vermessung der mit Giemsa-Lösung und Alizarin/Methylenblau (Smith u. Karagianes 1974) gefärbten Stiftquerschnitte, die räumliche Rekonstruktion der Stifte und die Volumenberechnung erfolgten rechnergestützt mit Hilfe eines vollautomatischen Bildanalysesystems (TAS-System, Fa. Leitz, Wetzlar, gekoppelt an eine PDP11/02 und PDP11/23, Digital Equipment) bei 62,5facher Vergrößerung. Mit Hilfe eines speziellen Einbettungsverfahrens und durch den Einsatz eines programmgesteuerten Scanningtisches in der mikroskopischen Meßanordnung war es möglich, die Umrißlinien der Stiftquerschnitte auf einem Bildschirm zu umfahren und als x/y-Koordinaten zu speichern (Schliephake 1990). Durch Einsatz polarisierten Lichtes war eine kontrastreiche Darstellung des Stiftquerschnittes möglich, da Polydioxanon bei gekreuzten Polars aufleuchtet. Die Umrißlinien wurden dann mit Hilfe eines dafür entwickelten Programmes der Serienschnitthöhe entsprechend rechnerintern räumlich zugeordnet, berechnet und dargestellt.

Ergebnisse

In den ersten 17 Wochen nach der Insertion der Stifte war keine Volumenverminderung erkennbar (Abb. 1 u. 2). Die gemessenen Volumina schwankten methodisch bedingt zwischen 95,1 und 106,3% des Ausgangsvolumens. Das PDS-Material war in den präparierten Bohrkanälen vom umgebenden Knochen durch eine Bindegewebsschicht getrennt, deren Stärke mit zunehmender Liegedauer abnahm. Die beim Einbringen der Stifte geschaffenen Kanäle waren nach 12 Wochen knöchern verschlossen. 17 Wochen postoperativ war von den bukkalen Weichteilen her Bindegewebe zapfenförmig in das Material vorgewachsen (Abb. 3a) und hatte durchschnittlich 40,7% des Stiftvolumens resorbiert. Gleichzeitig konnte in geringerem Umfang das Eindringen von Bindegewebe von lateral beobachtet werden, so daß lamellenartige Wände in diesen Bereichen zurückblieben, die von dem eindringenden Bindegewebe auseinandergedrängt wurden (Abb. 3b). Dieser Vorgang war histologisch mit dem gehäuften Auftreten von sog. Schaumzellen verbunden, in deren Zytoplasma und Interzellularraum sich im

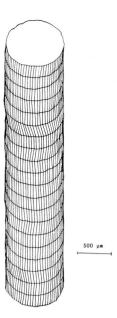

Abb. 2 3D-Rekonstruktion eines unresorbierten Stiftes

polarisierten Licht PDS-Partikel nachweisen ließen. 22 Wochen post implantationem ließen sich keine zusammenhängenden Stiftfragmente mehr nachweisen. Das Stiftvolumen war bindegewebig ersetzt; im polarisierten Licht ließen sich zahlreiche gruppierte PDS-Mikropartikel im gesamten Bereich des ehemaligen Stiftes nachweisen. Zu diesem Zeitpunkt war lamellenförmige Knochenregeneration in der Mitte des Stiftkanals sichtbar (Abb. 4).

Diskussion

Das histologische Bild der Vorgänge im periimplantären Bereich der Stifte bestätigt die gute Gewebeverträglichkeit des Polydioxanons. In keinem Fall wurden Entzündungsreaktionen oder die Exfoliation eines Stiftes gesehen. Das Material ist bereits in klinischen und experimentellen Fragestellungen eingesetzt und untersucht worden. Obwohl in vivo die Abnahme der Härte und der Bruch- und Reißfestigkeit langsamer als bei anderen bioresorbierbaren Polyestern (Bos 1989, Dociu u. Hein 1981) verläuft, sind die mechanischen Eigenschaften für zug- und biegungsbelastete Frakturen in einigen Arbeiten als unzureichend beurteilt worden (Dumbach 1984, Ewers u. Förster 1985, Gay u. Bucher 1985). Der Abbau des Polydioxanons erfolgt auf nichtenzymatischem Weg durch chemische Hydrolyse im physiologischen Milieu, wobei es innerhalb von 10 Wochen zu einem nahezu vollständigen Verlust der Bruchfestigkeit kommt (Ray u. Mitarb. 1981). Wie die quantitativen Ergebnisse der vorliegenden Untersuchung zeigen, ist damit aber keineswegs ein Massenverlust verbunden, da sich zu diesem Zeitpunkt das Volumen der implantierten Stifte nicht vermindert hat. Die vollständige Auflösung des Polydioxanons ist im kortikalen Knochen nach den vorliegenden Ergebnissen erst nach 22 Wochen zu erwarten, wobei der Abtransport der Mikropartikel sich noch über längere

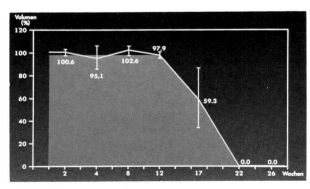

Abb. 1 Volumenresorption

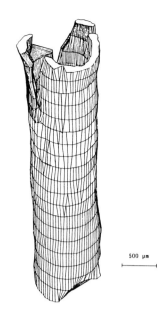

a

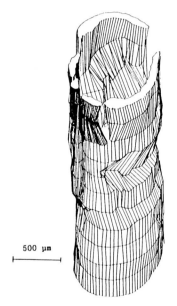

b

Abb. **3 a** u. **b**   3D-Rekonstruktion   anresorbierter   Stifte
(17. Woche)

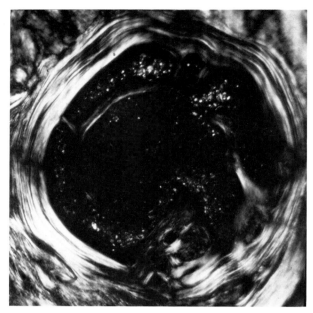

Abb. **4** PDS-Mikropartikel nach 22 Wochen (polarisiertes
Licht, Vergr. 40mal)

mentierung des Materials durch Bindegewebeeinwuchs
von den bedeckenden Weichteilen her. Schließlich
kommt es bis zur 22. Woche post implantationem zur
Isolierung einzelner Teile und zum raschen hydrolytischen Abbau, aber auch zellulären Abtransport. Die
zeitliche Versetzung von Festigkeits- und Volumenmin-
derung des Polydioxanons bestätigt die Hypothese von
Kronenthal (1974), daß der Abbau von bioresorbierbaren
Polyestern in mehreren Schritten verläuft, wobei die morphologische Resorption von der physikalischen abgekop-
pelt phasenversetzt verläuft.

Zusammenfassung

Ziel der vorliegenden Untersuchung war die Bestimmung der
Volumenresorption an resorbierbarem PDS-Osteosynthesematerial. An 7 Göttinger Minischweinen wurden je 3 Polydioxanonstifte in die Kortikalis des Unterkiefers eingebracht und die
Volumenreduktion nach 2, 4, 8, 12, 17, 22 und 26 Wochen nach
räumlicher Rekonstruktion der anresorbierten Stifte anhand von
Serienschnitten histometrisch bestimmt. Erst 17 Wochen postoperativ war es zu einer meßbaren Volumenresorption gekommen, die sehr rasch zu einer vollständigen Auflösung der Stifte
innerhalb 1 Monats geführt hat. Eingeleitet wurde die Resorption durch zapfenförmiges Vorwachsen von Bindegewebe in das
Polydioxanon.

Literatur

Bos, R. R. M.: Poly (L-lactide) Osteosynthesis – a Development of
  Bioresorbable Bone Plates and Screws. Thesis, University of Gronin-
  gen 1989
Claes, L., C. Burri, H. Kiefer, W. Mutschler: Resorbierbare Implantate
  zur Refixierung von osteochondralen Knochenfragmenten in Gelenk-
  flächen. Akt. Traumatol, 16 (1986) 74–77
Dociu, N., P. Hein: PDS – ein neues chirurgisches Nahtmaterial. Ethicon
  Op-Forum 108 (1981) 3–21

Zeit erstrecken kann. Die Ergebnisse entsprechen mit
einer Resorptionszeit von 160 Tagen annähernd den
Resultaten, die an einzelnen planimetrierten Querschnit-
ten von PDS-Nahtmaterial nach der entsprechenden Lie-
gezeit im Muskel ermittelt wurden (Ray u. Mitarb. 1981).
Die entwickelte Methode erlaubt neben der Berechnung
von Oberfläche und Volumen am gesamten implantierten
Objekt auch eine morphologische Beurteilung der
Resorptionsvorgänge. Hier zeigt sich im Unterschied zu
konzentrischen Resorptionsvorgängen im Weichgewebe
im Knochen ein anderer Resorptionsmodus mit einer ab
der 12. Woche post implantationem beginnenden Frag-

Dumbach, J.: Zugschraubenosteosynthese nach Ramusosteotomie mit resorbierbaren Osteosyntheseschrauben (PDS). Dtsch. Z. Mund-, Kiefer- u. Gesichtschir. 8 (1984) 145–148

Ewers, K., H. Förster: Resorbierbare Osteosynthesematerialien. Dtsch. Z. Mund-, Kiefer- u. Gesichtschir. 9 (1985) 196–201

Gay, B., H. Bucher: Tierexperimentelle Untersuchung zur Anwendung von absorbierbaren Osteosyntheseschrauben aus Polydioxanon (PDS). Unfallchirurgie 88 (1985) 126–133

Gay, B., H. Bucher, H. P. Romen, W. Düsel, B. Gutzeit: Mikrohärtebestimmung und histologische Untersuchung an Knochenschrauben aus Polydioxanon (PDS) im Tierexperiment. In Rettig, H. M.: Biomaterialien und Nahtmaterial. Springer, Berlin 1984 (S. 252–256)

Kronenthal, R. L.: Biodegradable polymers in medicine and surgery. Proceedings of the Johnson & Johnson Symposium held in Morristown, NY 1974

Ray, J. A., N. Doddi, D. Regula, J. A. Williams, A. Melveger: Polydioxanone (PDS), a novel filament synthetic absorbable suture. Surg. Gynecol. Obstet. 153 (1981) 497–507

Schliephake, H.: Tierexperimentelle Untersuchung zur Bestimmung der knöchernen Einheilung titanschraubenfixierter Hydroxylapatitblöcke bei Kieferaugmentationen am Göttinger Minischwein. Diss. Hannover 1990

Smith, L. G., M. T. Karagianes: Histological preparation of bone to study ingrowth into implanted materials. Calcif. Tiss. Res. 14 (1974) 333–337

Kontaktadresse
Dr. Henning Schliephake
Klinik und Poliklinik für Mund-, Kiefer- und Gesichtschirurgie, Medizinische Hochschule Hannover
Konstanty-Gutschow-Str. 8
W-3000 Hannover 61

Konrad Wangerin, Stuttgart, und Wulf Kiesbye, Kiel

Einfluß operativer Frakturversorgung auf das Wachstum des Mittelgesichts

Eine zephalometrische und histologische Studie an jungen Ratten

Einleitung und Fragestellung

Die operative Versorgung von Mittelgesichtsfrakturen im Wachstumsalter ist mit besonderen Risiken verbunden. Wegen der grazilen anatomischen Strukturen ist ein besonders vorsichtiges operatives Vorgehen nötig (James 1985). Der dicke Periostschlauch verhindert oft Verschiebungen der Frakturenden, so daß lediglich Grünholzfrakturen entstehen. Er kann aber ebenso die Reposition und Fixation dislozierter Frakturenden erheblich erschweren (Converse 1979). Die schnelle Kallusheilung erfordert die sofortige operative Versorgung dislozierter Frakturen (James 1985, Härtel u. Sonnenburg 1982) und beeinträchtigt eine exakte sekundäre Reposition der Frakturenden. Bei den Spätschäden unterscheiden Kriens u. Pfeifer (1967) primäre Wachstumsstörungen durch direkte Veränderungen anatomischer Beziehungen von sekundären, die erst in der weiteren Entwicklung sichtbar werden. Unter die sekundären fallen auch Wachstumsstörungen an einzelnen Zähnen, Deformierungen von Kronen und Wurzeln, Zahnretentionen sowie eine Hemmung des alveolären Wachstums (Reichenbach 1958, Schwenzer 1984). Frakturbedingt können durch knöcherne Wachstumsstörungen auch Gesichtsasymmetrien hervorgerufen werden (McCoy u. Mitarb. 1966, Kriens u. Pfeifer 1967, Pfeifer 1968, Thies 1972). Jend-Rossmann (1986) beobachtete in einer umfangreichen Nachuntersuchung Hypoplasien der Jochbeinprominenz bei Jungendlichen nach isolierten Orbitabodenfrakturen sowie nach Jochbeinfrakturen.

Deshalb sollte in einer experimentellen Studie an jungen Ratten der Frage nachgegangen werden, welchen Einfluß eine Jochbeinfraktur, die Schaffung des operativen Zuganges und die operative Versorgung einer dislozierten Jochbeinfraktur auf das Wachstum des Mittelgesichts ausüben.

Material und Methoden

38 weibliche Wistarratten im Alter von 8 Wochen mit einem Gewicht von 180–200 g standen für die Versuche zur Verfügung. 4-Loch-Miniplatten aus Titan mit einer Länge von 12 mm, einer Breite von 3 mm und einer Dicke von 1,2 mm wurden durch die Firma Synthes hergestellt. Dazu wurden 4 mm lange Schrauben, Gewindeschneider und Schraubendreher geliefert.

Drei Versuchsreihen wurden mit jeweils 12 Tieren vorgenommen und die Versuchszeiträume von 36, 63 und 126 Tagen gewählt. Als Kontrolle dienten zwei gleichaltrige Tiere und die nicht operierten Mittelgesichtshälften der Versuchstiere.

In intraperitonealer Nembutalnarkose wurde in erster Versuchsreihe der operative Zugang zum Jochbogenansatz mit Periostlösung durch infraorbitale Schnittführung vorgenommen. In zweiter Versuchsreihe ist zusätzlich eine Miniplatte angebracht worden, die den Jochbogen am Nasenskelett fixiert. In dritter Vesuchsreihe wurde der Jochbogen in Höhe des Foramen infraorbitale frakturiert, disloziert, reponiert und mit einer Miniplatte wieder fixiert. Nach Ablauf der oben angegebenen Versuchszeiträume wurden die Tiere durch eine Überdosis Nembutal getötet. Die Versuchsauswertung erfolgte zephalometrisch am mazerierten Schädel mit Bestimmung der Jochbogenlänge und -dicke. Als Kontrollen standen die Gegenseite und die zwei Kontrolltiere zur Verfügung. Die Röntgenbilder wurden nach einem von Härle (1971) und Düker (1974) beschriebenen modifizierten Verfahren ausgewertet und die Gesichtsasymmetrie

256

durch Winkelmessungen bestimmt. Histologisch wurden die Frakturregionen mit der Sägeschlifftechnik von Donath u. Breuner (1982) aufgearbeitet.

Ergebnisse

Die alleinige Schaffung des operativen Zuganges zum Jochbein mit Lösung des Periosts führte in erster Versuchsreihe in allen Versuchszeiträumen zu einer durch periostale Osteoneogenese verursachte Aufrauhung der Knochenoberfläche, die nach 4 Monaten eine Tendenz zur Glättung zeigte. Weiter fiel am mazerierten Schädel aller Versuchstiere der Umbau einer physiologischen Knochenrinne am Oberrand des Foramen infraorbitale auf (Abb. **1**). Die zephalometrischen Messungen am Schädel ergaben bereits nach 1 Monat eine Verringerung der Jochbogendicke von durchschnittlich 0,7 mm und der Jochbogenlänge von durchschnittlich 0,5 mm. Nach 4 Monaten zeigte sich mit Durchschnittswerten von 0,25 mm allerdings eine fast vollständige Kompensation dieser Wachstumshemmung. Auch die zephalometrischen Winkelmessungen am Röntgenbild zeigten ähnliche Resultate. Seitabweichungen der Maxilla zur operierten Seite und Wachstumshemmung des Jochbogenansatzes traten nach 1 Monat bis zu jeweils 2,8° auf, vergrößerten sich nach 2 Monaten im Höchstfall bis auf 6° (Abb. **2**), durchschnittlich aber nur auf 3° und betrugen nach 4 Monaten nur noch 1,3°.

In zweiter Versuchsreihe führte die Periostlösung mit zusätzlicher Miniplattenfixierung ebenfalls zu einer im Verlauf der Versuche abnehmenden Rauhigkeit der Knochenoberfläche. Um die Titanplatte herum zeigten sich aber erhebliche Knochenneubildungen (Abb. **3**), die bei einigen Tieren die Lösung der Platte besonders nach langen Versuchszeiträumen erschwerte. Deshalb waren die Längen- und Dickenmessungen am Jochbogen nicht auswertbar. Am Röntgenbild ergaben sich für die Maxilla Abweichungen zur operierten Seite nach 1 Monat von bis zu 8°, durchschnittlich von 5,3°, nach 2 Monaten noch

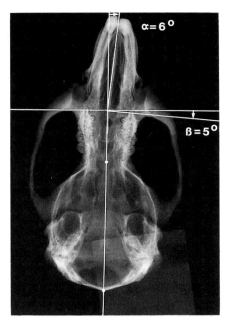

Abb. **2** Seitabweichung des Oberkiefers (Alpha = 6°) und Wachstumshemmung des Jochbogenansatzes (Beta = 5°) nach Schaffung ds operativen Zuganges mit Periostlösung. (Tier Nr. 27, erste Versuchsreihe, 63 Tage)

von 3,5° und nach 4 Monaten von nur noch 2,3°. Die Wachstumshemmung des Jochbogenansatzes reduzierte sich von 5,5° nach 1 Monat auf 3,8° und weitere auf 3,0° nach 4 Monaten.

Die dritte Versuchsreihe mit Jochbeinfraktur, Dislokation, Reposition und Miniplattenosteosynthese ergab die stärksten Wachstumshemmungen. Am mazerierten Schädel wurden die gleichen Veränderungen der Knochenoberfläche gefunden wie zuvor. Am Jochbogen konnten die Messungen wegen extremer Schwankungen nicht ausgewertet werden. Um die Titanplatte herum wurde wieder eine reaktive Osteoneogenese gefunden. Im Röntgenbild wurden zephalometrisch Seitabweichungen des

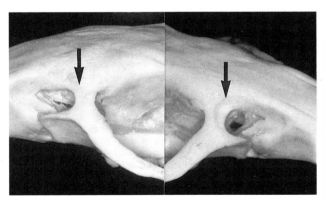

Abb. **1** Physiologische Knochenrinne (Pfeil) des Kontrolltieres (rechts), die nach Schaffung des operativen Zuganges und Periostlösung (links) am Foramen infraorbitale (Pfeil) nicht mehr vorhanden ist. Zusätzliche Aufrauhung der Knochenoberfläche durch periostale Osteoneogenese. (Tier Nr. 51, erste Versuchsreihe, 126 Tage)

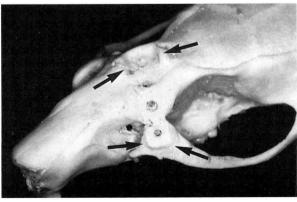

Abb. **3** Erhebliche randständige Knochenneubildung nach Titanplattenentfernung (Pfeile). (Tier Nr. 32, zweite Versuchsreihe, 63 Tage)

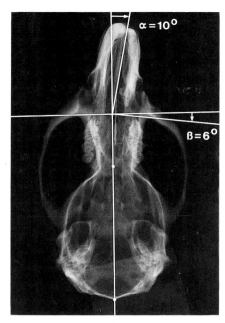

Abb. 4 Seitabweichung des Oberkiefers (Alpha = 10°) und Wachstumshemmung des Jochbogenansatzes (Beta = 6°) nach Osteosynthese einer Jochbeinfraktur rechts mit einer bereits wieder entfernten Titanminiplatte. (Tier Nr. 59, dritte Versuchsreihe, 126 Tage)

vorderen Gesichtsschädels bis zu 10° zur operierten Seite gefunden (Abb. 4). Nach 1 Monat betrug der durchschnittliche Wert 3,8°, vergrößerte sich nach 1 weiteren Monat auf 4,3° und betrug nach 4 Monaten durchschnittlich 6,0°. Der Jochbogenansatz lag nach 1 Monat mit 3,3°, nach 2 Monaten mit 4,5° und nach 4 Monaten mit 6,5° gegenüber der Kontrollseite zurück. Eine Kompensation der Wachstumshemmung wie in den ersten beiden Versuchsreihen zeigte sich nach Trauma und Miniplattenosteosynthese nicht mehr, sondern eine konsekutive Zunahme der Folgeschäden.

Histologisch waren im Frakturbereich überwiegend Spaltheilungen nachweisbar. In zwei Präparaten wurde auch partiell die Interposition von Weichgewebe im Frakturspalt gefunden, so daß trotz erheblicher Geflechtknochenbildung in einigen Präparaten keine vollständige Überbrückung des Frakturspaltes zustande gekommen war.

Diskussion

Die in der ersten Versuchsreihe durch Schaffung des operativen Zuganges mit Periostlösung gefundenen geringen Wachstumsstörungen sind auch von Kazanjian u. Converse (1974) beschrieben worden. Diese Autoren geben als wachstumshemmende Faktoren, die für die vorliegenden Versuchsergebnisse ebenfalls Gültigkeit besitzen könnten, den Verlust muskulärer Aktivität, temporäre Durchblutungsstörungen an Wachstumsorten und den Zug von Weichgewebsnarben an. Härle (1971) beschreibt nach Knochentransplantation Gesichtsschädelasymmetrien durch frühzeitige Verknöcherung von Suturen, die in unseren Versuchen auch histologisch nicht

nachgewiesen werden konnten. Watzek u. Mitarb. (1982) dagegen beschreiben nach Periostresektion und Osteotomie keine gravierenden Wachstumsstörungen nach allerdings erheblich längerer Versuchsdauer. Möglicherweise ist es durch diese lange Versuchszeit bereits zu einer Kompensation anfänglicher Wachstumsstörungen gekommen, wie es in diesen Versuchszeiträumen nach 2 und 4 Monaten ebenfalls beobachtet wurde.

Eine fesselnde Wirkung des Periostschlauches, der nach seiner Durchtrennung ein überschießendes Wachstum des jugendlichen Unterkiefers am Hund ermöglicht (Bekkers 1987), läßt sich am Oberkiefer der Ratte nicht finden. Eine Verstärkung der Wachstumshemmung durch Fixierung einer Miniplatte in der zweiten Versuchsreihe läßt sich mit einer Vergrößerung des Operationstraumas erklären. Dazu kommt die negative Wirkung von Osteosynthesematerialien auf die Durchblutung des Knochens, die Reismann schon 1979 angegeben hat. Im Gegensatz dazu stehen die Materialeigenschaften von Titan, die nicht nur eine direkte Verbindung des Knochens mit der Metalloberfläche ermöglichen (Wagner u. Valentin 1987), sondern nach kurzer Zeit zu einer erheblichen Knochenneubildung um die Platte herum führen.

Die ausgeprägtesten Deformierungen des Schädels sind nach Miniplattenosteosynthese einer Jochbeinfraktur in dritter Versuchsreihe aufgetreten. Kriens u. Pfeifer (1987), Schwenzer (1984) und Jend-Rossmann (1986) geben ebenfalls Wachstumsstörungen des Mittelgesichts als Folge einer Fraktur an. Thies (1972) differenziert, daß das Ausmaß der Spätfolgen abhängig ist von der Größe des Traumas, vom Zeitpunkt und von der Qualität der Primärversorgung. Im Gegensatz dazu wird aus der Kinderchirurgie gelegentlich über vermehrtes Längenwachstum von Extremitäten nach Fraktur und operativer Versorgung mit Osteosynthesematerialien berichtet (Weber 1978, Kuner 1986). Diese Ergebnisse resultieren offensichtlich aus durch traumatische Einflüsse vermehrtem epiphysealem Wachstum der Extremitäten. Epiphysenfugen sind im Gesichtsbereich nicht vorhanden. Dort wird suturales von appositionellem und enchondralem Wachstum unterschieden (Björk 1955, Enlow u. Hunter 1966, Moss u. Rankow 1968).

Schlußfolgerung

Schlußfolgerung aus diesen Versuchsergebnissen ist, daß nicht nur die Jochbeinfraktur zur Wachstumshemmung im Mittelgesicht führt, sondern auch der operative Eingriff zur Therapie dieser Fraktur. Während die Folgen des alleinigen operativen Eingriffes im Verlauf des Wachstums größtenteils kompensiert werden, verstärken sie sich nach Fraktur plus operativer Versorgung. Das Ausmaß der Spätfolgen ist direkt proportional zum Frakturumfang und seiner operativen Versorgung. Ein Vergleich dieser Experimente mit klinischen Nachuntersuchungen nach Jochbeinfrakturen im Kindesalter zeigen ähnliche Resultate. Die Humanrelevanz der Ergebnisse ist wegen erheblicher Differenz zwischen Versuchs- und Wachstumszeitraum und zwischen Plattenlänge und Jochbeingröße jedoch nicht gegeben.

Literatur

Beckers, H.: Die Bedeutung des Periostes für Wachstum und Gefäßversorgung des zahntragenden Unterkiefers. Dtsch. Z. Mund-, Kiefer- u. Gesichtschir. 11 (1987) 195−207

Björk, A.: Facial growth in man, studied with the aid of metallic implants. Acta odontol. scand. 13 (1955) 9−34

Converse, J. M.: Facial injuries in children. In Mustardé, J.: Plastic Surgery in Infancy and Childhood. Churchill Livingstone, Edinburgh 1979 (pp. 189−215)

Donath, K., G. Breuner: A method for the study of undecalcified bones and teeth with attached soft-tissues. J. oral Path. 11 (1982) 318−326

Düker, J.: Der Einfluß der Vornaht auf das Oberkieferwachstum beim operativen Verschluß der Lippenspalte. Tierexperimentelle Untersuchung an jungen Ratten. Diss., Freiburg 1974

Enlow, D. H., W. S. Hunter: A differential analysis of sutural and remodeling growth in the human face. Amer. J. Orthodont. 52 (1966) 823−830

Härle, F.: Die Zeitwahl der Osteoplastik bei Lippen-Kiefer-Gaumen-Spalten. Habil.-Schrift, Freiburg 1971

Härtel, J., I. Sonnenburg: Frakturen im Kindesalter. Zahntechnik 23 (1982) 81−84

James, D.: Maxillofacial injuries in children. In Rowe, N. L., J. L. Williams: Maxillofacial Injuries. Churchill Livingstone, Edinburgh 1985

Jend-Rossmann, I.: Zur Entstehung und Auswirkung von Frakturen des kindlichen Gesichtsschädels. Habil.-Schrift, Hamburg 1986

Kazanjian, V. H., J. M. Converse: The Surgical Treatment of Facial Injuries, 3th ed. Wilkins, Baltimore 1974

Kriens, O., G. Pfeifer: Über Wachstumsstörungen nach Verletzungen des Mittelgesichtsskelett in den ersten Lebensjahren. In Schuchardt, K.: Fortschritte der Kiefer- und Gesichts-Chirurgie, Bd. XII. Thieme, Stuttgart 1967 (S. 106−116)

Kuner, E. H.: Die Indikation zur Osteosynthese beim kindlichen Knochenbruch. Chirurg 46 (1985) 164−169

McCoy, F. J., R. A. Chandler, M. L. Crow: Facial fractures in children. Plast. reconstr. Surg. 37 (1966) 209−215

Moss, M. L., R. Rankow: The role of the functional matrix in mandibular growth. Angle Orthodont. 38 (1968) 95−103

Pfeifer, G.: Weichteilverletzungen, Frakturen und Luxationen im Mund-Kiefer-Gesichtsbereich. In Opitz, H., F. Schmid: Handbuch der Kinderheilkunde, Bd. IX. Springer, Berlin 1968

Reichenbach, H.: Probleme der Frakturbehandlung beim wachsenden Schädel. In Schuchardt, K.: Fortschritte der Kiefer- und Gesichts-Chirurgie, Bd. IV. Thieme, Stuttgart 1958 (S. 212−219)

Reismann, B.: Die Ursachen des Mehrwachstums nach Frakturen im Kindesalter. Z. Kinderchir. 26 (1979) 348−364

Schwenzer, N.: Zur Diagnose und Therapie von Kiefer- und Gesichtsverletzungen bei Kindern. Dtsch. zahnärztl. Z. 39 (1984) 425−429

Theis, A.: Untersuchungen von Verletzungen der Kiefer-Gesichtsregion im Wachstumsalter unter Berücksichtigung der Spätfolgen. Diss., Hamburg 1972

Wagner, W., A. H. Valentin: Morphometrischer Vergleich der Knochenregeneration an Titan und einer vanadiumhaltigen und vanadiumfreien Titanlegierung. Z. zahnärztl. Implant. 3 (1987) 48−52

Watzek, G., F. Grundschober, H. Plenk, J. Eschberger: Experimental investigations into the clinical significance of bone growth at viscerocranial sutures. J. max.-fac. Surg. 10 (1982) 61−79

Weber, B. G.: Frakturheilung am ausgereiften und am wachsenden Skelett. In Weber, B. G., Ch. Brunner, F. Freuler: Die Behandlung von Frakturen beim Kind und Jugendlichen. Springer, Berlin 1978

Kontaktadresse
Priv.-Doz. Dr. Dr. Konrad Wangerin
Klinik für Plastische Chirurgie, Gesichts-, Kiefer- und Wiederherstellungschirurgie, Marienhospital
Böheimstr. 37
W-7000 Stuttgart 1

Sachverzeichnis